JN316974

ランタブ

チベット・モンゴル医学古典名著

Yang Haiying
楊　海英 編著

The Lhantab

A Masterpiece in Tibetan & Mongolian Classics on Medicine

大学教育出版

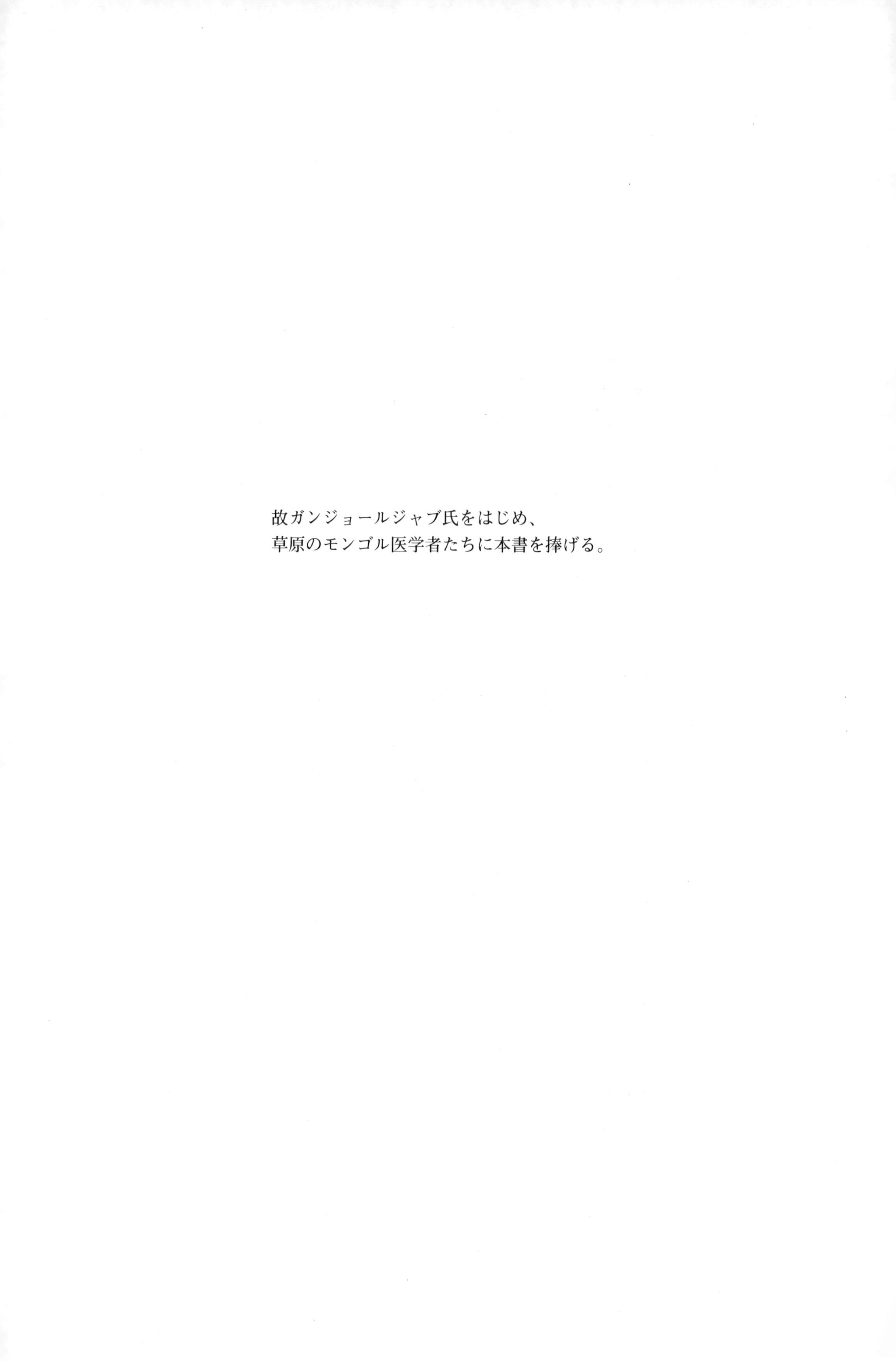

故ガンジョールジャブ氏をはじめ、
草原のモンゴル医学者たちに本書を捧げる。

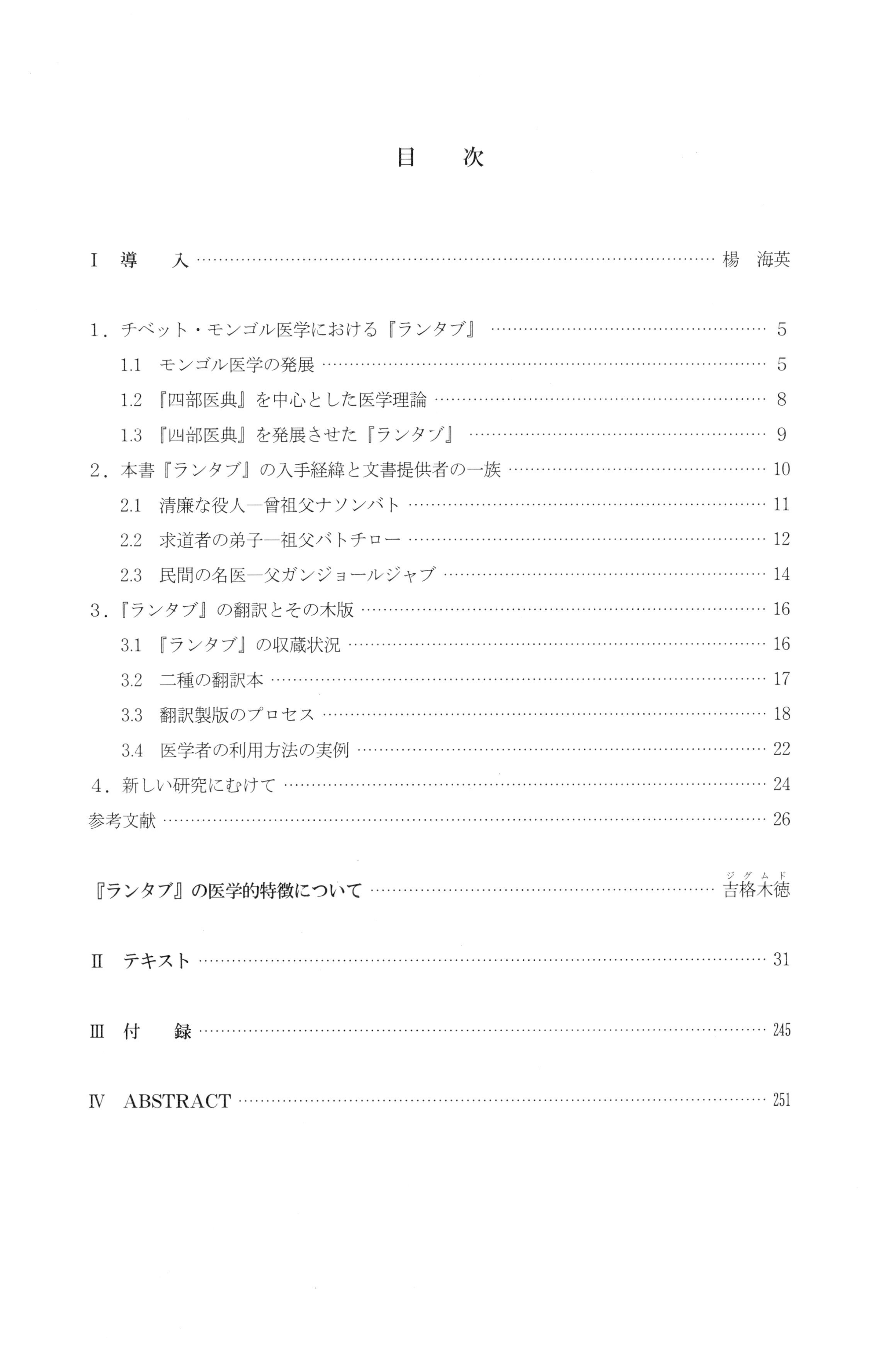

目　次

I　導　　入

本書は、チベット・モンゴル医学の古典名著『ランタブ』(*Lhantab*)のテキスト公開を目的とするものである。1746年に北京で木版印刷されたこの著作の全文を影印のかたちで呈示し、チベット・モンゴル医学の理論的な根幹を究明する手がかりとなることを期待する。それだけでなく、木版本の公開によって、18世紀におけるチベットとモンゴル間の文化の翻訳状況とモンゴル語の言語学的な特徴、さらには当時の出版文化を研究する材料ともなる。また、チベット・モンゴル医学の理論が如何に民間に浸透し、医学者たちがその理論をどのように活用していたかを解明するのにも寄与できよう。

1.　チベット・モンゴル医学における『ランタブ』

北アジアに位置するモンゴル高原は、古くから東西文明が交叉する地点のひとつであった。医学の分野においては、シャマニズムと結びついた独自の医術が存在していたが、チベット仏教の伝来とともに、古代インド起源の医学思想が新たに導入された。モンゴルの医学者たちは、固有の医術をチベット医学の理論と結合させて新しい医学体系を創りあげた。

1.1　モンゴル医学の発展

モンゴルにおける医学の誕生と発展について、中国・内モンゴル医学院大学教授ジグムド(J̌igmed)氏の概説史がもっとも体系的とされている。ジグムド氏の著作『モンゴル医学史[1]』(*Mongγol-un anaγaqu uqaγan-u tobči teüke*)の記述を以下のように要約できよう。

ジグムド氏はまず、モンゴル族の社会、経済と文化的な特徴にもとづいて、医学史の段階区分をおこなっている。氏は、20世紀半ば以前のモンゴル医学史を大きく三つに分類している。

第一段階：モンゴル諸部族が統一される以前の段階。時期的には有史以来から12世紀までつづく。モンゴル高原の代表的な住民であった匈奴は、すぐれた外傷治療の技術をもち、遊牧民たちはその居住地の風土や気候に適した特徴的な治療法を創造し、医療や保健衛生に関する豊富な経験をつんできた。この時期は、いわばモンゴル医学の芽生えの段階である(J̌igmed 1985：8-38)。

---

[1] ジグムド教授の著作は小長谷有紀監訳、ジュルンガと竹中良二両氏によって和訳され、1991年に社団法人・農山漁村文化協会より出版されている。本書においてもその和訳を参照させていただいた。

第二段階：統一モンゴル期の段階を指す。チンギス・ハーンによってモンゴル諸部が統一され、巨大な帝国運営を経たあと、アラビアやインドなどの医学の影響を受けながら、伝統的な医薬の臨床経験をより一層豊かにすることができた。いわば中世の伝統的なモンゴル医学の形成期である（J̌igmed 1985：40-101）。

第三段階：ラマ教伝来以降の段階。16世紀末にラマ教が正式にモンゴルに導入された。それにともなって古代インドの医学経典『医経八支』（*Naiman gesigütü*, サンスクリット語 *Astānga hrdaya sāmhita*）やチベット医学の古典『四部医典』（*Dörben ündüsü*）も伝えられた。『四部医典』は８世紀にチベットの著名な医学者大ユトクユンダンゴンブが著し、のちに12世紀には小ユトクユンダンゴンブが再編集したものである[2]。モンゴルの医学者たちはインドやチベットの医学理論を盲信することなく、なによりもモンゴルの生活状況と固有の医薬臨床経験などと結合させるために工夫した。つまり、チベット医学のモンゴル化、『四部医典』のモンゴル医学理論化につとめてきたのである。モンゴル人は『四部医典』のなかの気（kei)、胆（sir-a)、痰（badγan）の理論、七つの活力（doluγan tamir）と三穢（γurban gkir）に関する理論、五元素理論などを吸収した。それらは機械的に導入するのではなく、モンゴルの伝統医学の技術を体系的に理論化するためであった。つまり、モンゴルの医学者たちは、モンゴル固有の伝統医学の技術と『四部医典』の理論の双方を重視してきたのである（J̌igmed 1985：104-135)。

『四部医典』は元朝のときに一度モンゴルに伝えられたとの情報もあるが、広く流布されるまでには至らなかった（J̌igmed 1985：115-117)。16世紀末に正式に伝来され、清朝初期に正黄旗出身の僧グーシ・チョルジ・ミンジュールドルジ（Güüsi Minǧurdoři）がモンゴル語に翻訳し、北京で木版印刷されている（Temür 1993(87)：1-5)。

いうまでもなく、グーシ・チョルジ・ミンジュールドルジの北京版がもっとも権威ある訳本とされてきた。清朝初期から医学者たちにもっともよく利用されてきたのもこの北京版である。現代においてもその価値は変わらない。たとえば、1987年に内蒙古科学技術出版社がテムール氏の校注した『四部医典』を出版した。これも、名僧グーシ・チョルジ・ミンジュールドルジの訳本（北京版）を底本としたものである（Temür 1993(87)：5)。その後、原典を深く理解するため、邢鶴林氏の編訳したチベット語・モンゴル語対訳版が1991年に出版されている。

---

[2] ユトクユンダンゴンブについては、最近、中川和也氏による翻訳『ユトク伝―チベット医学の教えと伝説』が上梓されている（中川 2001)。

しかし、『四部医典』をはじめてモンゴル語に翻訳したのは、グーシ・チョルジ・ミンジュールドルジではない。この点について、グーシ・チョルジ・ミンジュールドルジ自身が北京版『四部医典』の最後のコロフォン（貞上九十八）のなかでつぎのように明言している（図１）。

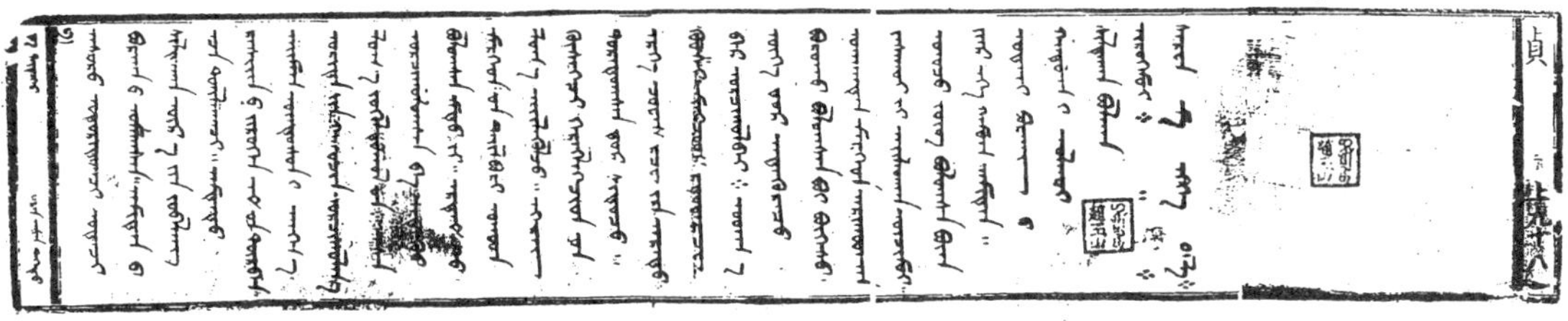

図１　『四部医典』のコロフォン（貞上九十八，編著者所蔵）

「以前から伝わる古い翻訳と比較し、訳されなかった部分を訳出し、誤訳を訂正し、智恵ある学者たちの解釈を採り入れて、医学者たちのかねてからの待望に答えて『四部医典』を翻訳した（em-ün dörben ayimaγ ündüsün-i angq-a urida-yin qaγučin orčiγulγ-a luγ-a ǰokilduγul-un ❖ ese orčiγuluγsan ba endeküü boluγsan metü-i:erdem-tü merged-ün tayilburi nuγud luγ-a neyilegülčü:egeren küsegči kereglegčid-ün duraduγsan-dur sidü ǰü:erke čoras rči-yin neretü Güüši mingčuur rduvarče-ber orčiγulbai ❖）」、とある。つまり、グーシ・チョルジ・ミンジュールドルジは以前から存在していた別の翻訳を検討していたということである。その際、原典にあたって間違いなどを訂正し、不完全なものをさらに完璧に翻訳し、新たな臨床知識をも解釈に活かした。そうした意味で、グーシ・チョルジ・ミンジュールドルジの作業は、いわば一種の編訳であったかもしれない。

実際、民間にはグーシ・チョルジ・ミンジュールドルジが中心となって「編訳」した『四部医典』とは異なる、まったく別の『四部医典』の翻訳本の写本が流布されている。本書所収の『ランタブ』の提供者であるガンジョールジャブ（Γanǰurǰab）氏も一種の『四部医典』の写本の断篇を保存していた。私はそれを全文公開し、語彙の運用や表現方法について若干の検討を行っている（Yang　2001:29-33;41-79）。また、ハイシッヒもコペンハーゲンのロイヤル・ライブラリーに僧ソルム・ジャムソ（Sürüm J̌amsu）が訳した『四部医典』が保存されていることを伝えている（Heissig　1971:188）。

私はまだこの僧ソルム・ジャムソが翻訳した『四部医典』の実物を見ていない。モンゴルの僧はモンゴル名の他に、チベット語の名前やサンスクリット語の法号を用いることもあり、僧ソルム・ジャムソとは如何なる人物かについて、今後詳しい研究が期待されよう。いずれにしても、『四部医典』の理論はモンゴルの医学界に大きな影響を及ぼしていたことは事実である。

1.2 『四部医典』を中心とした医学理論

『四部医典』の構成は以下のとおりである。

1 「根本医典」(iǰaγur-un ündüsü)

2 「釈義医典」(nomlaqui-yin ündüsü)

3 「秘訣医典」(ubadis-un ündüsü)

4 「後続医典」(qoyidu-yin ündüsü)

チベットやモンゴルの医学者たちを魅了した『四部医典』の特徴のひとつに、病や医術をすべて哲学にもとづき社会構造と結びつけて解説している点があげられよう(Temür 1993(87)：3)。たとえば、いわゆる「生命の樹」を用いた認識がもっとも典型的といえよう。この樹は3本の根（ündüsü）からなる。3本の根から9本の樹が生い茂り、それには47本の枝、224枚の葉がある。健康と長寿という2輪の花が満開し、3つの果実がみのる（Temür 1993(87)：4-5)。このような哲学的な原理で描かれた「生命の樹」は、医学精神をよりよく理解するのに役立っていると考えられよう。

『四部医典』はチベット・モンゴル医学の根幹をなす、もっとも基本的な経典である。現代においてもモンゴル国や内モンゴル自治区から複数種が出版されている[3]。

ところが、『四部医典』は誰もが簡単に理解できる書物ではなかった。それは病を哲学にもとづいて解釈し、医術を秘密とする背景からだけでなく、難解かつ優雅な言葉で表現しているからである。そのため、チベットやモンゴルにおいて、数百年にわたって、無数の『四部医典』の註釈本が上梓される結果となった。たとえば、モンゴルの場合だと、ジグムド教授は『モンゴル医学史』のなかで16世紀から20世紀までのモンゴルの医学者たちの著作を詳しく紹介しているが（J̌igmed 1985：161-203)、その大半が『四部医典』の註釈、解説書であ

[3] J̌oriγtu によると、1959年と1977年に二度、内モンゴル人民出版社から『四部医典』が出版されている。ただし、その際は「迷信」とされる哲学的な部分は削除されたという。その後、原典を深く理解するため、邢鶴林氏の編訳したチベット語・モンゴル語対訳版が1991年に出版されている。J̌oriγtu はそれに序文を寄せている。また1991年にモンゴル国からキリル文字で出版されたものは、1978(1977?)年に内モンゴル人民出版社から出されたものを転写した出版である（Tumbaa 1991:3-4)。中国には漢語訳もある。

る。

近年、内モンゴルの医学者たちは歴史上に書かれた『四部医典』の注釈書を積極的に出版している。そのうちの主要なものは以下のとおりである。

1、『四部医典』第一部「根本医典」の注釈書として、『医学本統全釈』(*Anaγaqu uqaγan-u ǐjaγur ündüsü-yin bürin tayilburi*, 1989)がある。これには1893年にチベット語で書かれたロンリゲダンダルの『四部医典の難解語の解釈―訶子の数珠』、ロブサンダンジンジャルサン(1639-1704)の『根本医典を註釈した燈明』などが含まれている(Norbu他　1989：2)。また、ロンリゲダンダルのもうひとつの著作『四部医典解釈』こと『タジョート』(*Ǐudsi taǰud*)も1996年に出版された。

2、『四部医典』第二部「釈義医典」の注釈書として、1984年にロブサンチョイラクの『金光註釈集』(*Altan qadamal*)が出版されている。これは17世紀にモンゴルの医学者がチベット語で書いたものである。1960年代からすでに内モンゴルで注目されていた(Lorui　1998)。

以上は現段階で私が把握している情報にすぎない。今後は、より一層公開出版が期待されよう。

1.3 『四部医典』を発展させた『ランタブ』

以上、チベット・モンゴル医学における『四部医典』およびその第一、二部に関する註釈書の重要性について述べてきた。『四部医典』第三部については、その増補としての著作『ランタブ』が古くから注目されてきた。医学者たちによると、増補著作である『ランタブ』は、「秘訣医典」と同等に重要であるというより、両者が補完しあうかたちで、チベット・モンゴル医学に貢献するところが計りしれない、と評価されている。

『ランタブ』は1691年にチベットのディセルン・サンジャイジャムソがチベット語で著したものである(Temür　1987：1)。

1653年生まれのサンジャイジャムソは幼少より聡明で、８歳のときに五世ダライ・ラマの弟子となる。1705年に圓寂されるまで27種の著作を残しているという(Temür　1987：1)。そのうち『ランタブ』の方は、17世紀末から数回にわたって北京、ラサ、デケなどの地で版刻、印刷されている(Ǐoriγtu　1992：2)。

当然のように、『ランタブ』はすぐにモンゴルに伝わり、18世紀半ばころにあいついで二種の翻訳が現れ、モンゴルの医学者たちの高度の注目ぶりがうかがえる。それは以下二種の翻訳である。

その一：イケ・クレー（庫倫，現ウランバートル）の医学院の名医ロブサンジャムソとゲリクジャムソが訳し、ハルハの貴族（tayiǰi）セレンラシが1746年に製版印刷をすすめたものである（Temür　1987：2；J̌oriγtu　1992：2）。

その二：ジャルト部の僧チョイジジャムソが1747年に訳し、木版印刷したものである（J̌oriγtu　1992：2）。

このように、両種の翻訳、印刷にはわずか一年の差があったことが分かる。さて、両者の木版がつくられた場所についてであるが、ドイツのモンゴル学者ハイシッヒは1746年版に「達」という版号があると伝えている（Heissig　1954：125）。ジャルトの僧は翻訳の際にチベット語の北京版を利用しており、モンゴル語版も北京で印刷されたことが示唆されている（J̌oriγtu　1992：2）。ジグムド教授は両種とも北京の嵩祝寺で木版印刷されたと私に説明した。

上記両種の『ランタブ』の現代語版はいずれも内モンゴルから出版されている。1746年版はテムール氏が校注し、1987年に出版されている。出版にあたって、1746年版を底本とし、他の木版本と比較しチベット語版を参考にしながら、校訂をおこなっている。また文全体を現代モンゴル語正字法にしたがって書きなおしている（Temür　1987：2-3）。

一方、1747年版は、ジョリクト氏が序文を寄せ、邢鶴林氏がジャルト僧の訳本を底本としながら、チベット語北京版と比較し、新訳のかたちで1992年に出版されている。そのモンゴル語は現代正字法になおしている（J̌oriγtu　1992：3-4）。

後者すなわち1992年の新訳出版は、1987年の出版に比べると、チベット語との対訳形式が採用された点が特徴的である。チベット・モンゴル医学の経典を再認識し、その知的財産を広く普及させるためには、現代モンゴル語正字法になおしたうえでの出版は、効果的な方法であると評価しても良かろう。また、財政と技術的な問題から、木版文書そのものの影印出版も制約されているのが内モンゴルの現状である。

2.　本書『ランタブ』の入手経緯と文書提供者の一族

『ランタブ』がモンゴル語に訳されてから二種の木版が彫られて印刷されたにもかかわらず、現在に伝わるその木版本は非常に少ないという（Temür　1987：2）。チベットとモンゴルの医学者たちに数百年間にわたって珍重され、医学の発展に多大な影響をおよぼしてきた経典の影印出版が学界の有識者たちに期待されてきた。影印出版によって、本来の訳文の全容が明らかになり、医学をはじめ、言語学や文字学ひいては出版文化の実態究明にも寄与できよう。したがって、今回民間から収集できた『ランタブ』の木版本を影印のかたちで世に公開することは大きな意義をもつ。

『ランタブ』の木版本を中国・内モンゴル自治区オルドス地域ウーシン旗に住むブヤンデレゲル氏（Buyandelger，2002年現在41歳）から、1999年冬に提供された。ブヤンデレゲル氏の父はガンショールジャブ（Γanǰurǰab）で、祖父の名はバトチロー（Batučilaγu，趙玉山）、曽祖父の名はナソンバト（Nasunbatu）という。木版本の表紙と奥付、それに文中数カ所に「Batučiluu　趙玉山」という朱印が押されている。木版本は本来ブヤンデレゲル氏の祖父の所有であったことが分かる。木版本所有者一族の背景を理解するためには、ナソンバトの時代から述べる必要があろう。ナソンバトやバトチローなどの一生をふりかえることにより、当時のモンゴル社会の一端をうかがいしることができよう。

ブヤンデレゲル氏の一族は、内モンゴル自治区オルドス地域の名門である。近現代内モンゴル史において、その一族はさまざまな分野において活躍してきた。彼らについて民間には未だに多くの伝承がある。また、ブヤンデレゲル氏の叔父で、バトチローの次男ムンケジャラガル氏は近年『ウーシン旗文史資料』第二、第五輯にそれぞれナソンバトとバトチローとの伝記を発表している（Möngkeǰirγal　1986；1988）。以下、主としてムンケジャラガル氏の書いた伝記にもとづいて、私自身の調査資料ともあわせて一族の事跡を述べておきたい。

2.1　清廉な役人―曾祖父ナソンバト（1865-1937）

ナソンバト一族はハラチン部（Qaračin　Obuγ）に属し、清朝時代はガルハタン・ハラー（Γarqatan Qariy-a）の一部を構成していた。

長いあいだオルドス右翼前旗（ウーシン旗）の管旗章京をつとめたナソンバトは、旗衙門から「正直で公正かつ有用な、聡明にして鼎柱たる英雄宰相、大臣」（sidurγu ǰirumtu tusalaltu mergen tüsiyetü baγatur ǰayasang amban）の爵号を与えられている。管旗章京とは、旗の法曹界の最高位である。彼は高位にいながらも、一般牧民の利益を優先する政策を実施していたため、モンゴル人から「清廉正直な役人」（sidurγu čaγan noyan）とみられ、親しみにてナト・アンバン(Natu amban、「ナト大人」との意)と呼ばれていた(Möngkeǰirγal　1986：1-2)。

ナソンバト一族はもともと無定河南岸、長城に近いシャルタラ（sir-a tala）に住んでいた。裕福な家庭であったが、19世紀末のイスラム教徒回民反乱に巻きこまれて没落をよぎなくされた。安住の地をもとめて旗の北部へ移住し、生計をたてるため漢族の委託放牧も受けていたという。23歳のとき、旗衙門の炊事係（γalči）に雇われ、3年後には五十戸長に任命される。この間、行政管理能力が認められて、1904年に旗の管旗章京に抜擢される（Möngkeǰirγal 1986：1-4；11）。

清朝が弱体化して崩壊し、中華民国が成立するという混乱期に、ナソンバトが管旗章京をつとめていた。当時、衙門の腐敗がすすみ、民間には旗の政治状況の改善を求める大衆運動（duγuyilang）が発生していた。また、外部からは漢族農民の草原への入植も頻発し、モンゴル人の安定した生活が脅かされていた。こうしたなか、ナソンバトは各方面と接触し、旗の政治改革に着手し、漢族入植者を駆逐するなどの政策を実施した（Möngkeǰirγal 1986：11-16）。数十年たった現在でもナソンバトが人びとに愛されているのは、法律にもとづいて政治を運営し、公平と清廉を最後まで維持し、反漢の立場を貫きとおしたからであろう。

2.2 求道者の弟子―祖父バトチロー（1904-1949）

1904年陰暦12月29日、管旗章京ナソンバトがホンジンチャイダムという地に住んでいたとき、一人息子バトチローが生まれた。ナソンバトの第一夫人はザンダンといい、結婚後子どもが生まれなかったため、ナムカミドクという女性を第二夫人に迎える。やがて第二夫人はバトチローを生むが、産後出血多量で亡くなる。バトチローは第一夫人ザンダンによって育てられる（Möngkeǰirγal 1988：1-2）。バトチローはのちに熱心に医薬を学ぶが、生母の早死と無関係ではなかろう。また彼は趙玉山という漢字名をつかうこともあったが、これは彼のモンゴル名バトチローの訳である。

父ナソンバトは文字が読めなかった。そのため、彼は息子のバトチローに厳しい教育を受けさせた。当時ウーシン旗衙門の専属教師をつとめていたウルジバヤル（Ölǰibayar）の弟子として息子を預ける。ウルジバヤルはモンゴル語だけでなく、チベット語と漢語もできる人で、名医でもあった。当時、医学書の入手がきわめて困難だったため、ウルジバヤルは夫人をつれて徒歩で北京へ旅し、『四部医典』や『ランタブ』などを買ってきて、医学研究に励んでいた（Möngkeǰirγal 1988：3-4）。オルドスから北京までの一往復は3,000キロにのぼる行程だ。ウルジバヤルはまさに求道者の精神で医療活動に従事していたといえよう。

ウルジバヤルが北京から買ってかえった『四部医典』や『ランタブ』などの医学経典は、のちに弟子のバトチローに継承されることになる。本書所収『ランタブ』の最後「達満續下乙[4]」に葦ペンでつぎのようなことばが書きこまれてある（244頁）。

[4]ハイシッヒは達蒲櫝としている（Heissig 1954:125）。

Badaraγultu Törü-yin γučin dörbedüger on
光緒三十四年（1908）、
ebül-ün terigün sarayin arban tabun-a
冬の最初の月（陰暦10月）の十五日に、
meyirin ǰerge emči Ölǰibayar-ber Begeǰing
梅林銜の医学者ウルジバヤルが北京
kemekü neyislel qotan-dur kürčü
という京城につき、
bodatai boγda dalai blam-a-dur mörgüged
聖なるダライ・ラマに叩見した。
ergüǰü olaγsan möngü-ber dörben ündüsü
（故郷の人々から）寄付された金で『四部医典』、
Lhantab terigüten čöm abču irebei.
『ランタブ』をはじめとする（医学経典を）たくさん買いかえった。
ene buyan-iyar bi kiged qamuγ amitan törül
この御蔭で私と一切衆生が
totum ebečin ǰabalang ügei aliba sanaγsan
病気や苦難がなくなり、すべての心情や
sedkilčilen bötüǰü darui türgen bodi qutuγ-
祈願が成就され、菩提福がすみやかに
yi qamtu olqu boltuγai.ene sudur-un
生成されるよう。この書（『ランタブ』）の
dotur-a niγuγsan ba dutaγsan-i olǰu
なかで秘密（とされたり）、あるいは（記述）不足なところを見つけて
bičiǰü talbibai.amitan-u tusa-yi üilen
補筆しておいた。衆生のために
duγǰid amur kelber keregletuγai:
役立てるよう。

1908年といえば、アメリカの東洋学者ベルトルド・ラウファーが北京で東アジア関係の文献を買いあさっていた時期である。彼は北京市内の嵩祝寺で72点の木版本を入手し、それを

含めた「シカゴ・コレクション」を築きあげた（Krueger　1966:156-183; ハイシッヒ　2000(67):258-260）。モンゴル語木版本の価値に気づいていたのは何も東洋学者だけではなかった。ウルジバヤルのような草原の医学者たちも主役をつとめていたのである。

話をバトチローにもどそう。13歳で成人式を迎えるモンゴルだが、バトチローも15歳のときに結婚する。その後管旗章京をつとめる父親ナソンバトにつれられて衙門をおとずれ、旗の有力者たちに紹介される。1932年から1942年までの10年間、バトチローは衙門の写字生をつとめながら、医学者ウルジバヤルのもとで修行をかさね、チベット語、漢語そして医学の知識をも一層身につけることができるようになる（Möngkeǰirγal　1988：7-8）。

1930年代になると、内モンゴルをとりまく政治情勢が激変する。中国共産党の赤軍が長征を経て陝西省北部の延安に拠点をつくるようになる。日本軍も帰綏（現フフホト市）を占領する。オルドス・モンゴルが中国共産党や日本軍に追随するのを防ごうと、国民党中央政府は大軍をオルドス地域に派遣し、駐屯させた。結局、オルドス・モンゴル族は国民党、共産党それに日本軍の三者とも巧みに接触せざるを得なくなる。

そうしたなか、オルドス・モンゴルは47人からなる代表団を1937年陰暦２月中旬に延安に派遣した。代表団にバトチローも加わっていた。一行は延安で毛沢東や朱徳らと面会し、中国共産党の対少数民族政策に関する説明を受けたという（Möngkeǰirγal　1988：14-15）。

国民党、共産党それに日本軍の三者による闘争が激しくなるにつれ、オルドス地域に駐屯していた国民党軍陳長捷の部隊が武力で「軍墾」をすすめたことで、モンゴル人の反発をまねいた。陳長捷はウーシン旗西部出身の有力貴族ドブチンドルジ（奇国賢）を殺害したのを契機に、ウーシン旗のモンゴル軍は国民党に対する反乱を起こした。それ以降バトチローを含む一部は親共産党的な立場をとるようになる（Möngkeǰirγal　1988：29-42）。

その後、内モンゴル全域が次第に共産党の支配下に入っていく。1949年９月22日、ウーシン旗のモンゴル軍は今度共産党に対して反乱を起こす。バトチローは反乱に巻きこまれて負傷し、1949年10月６日に亡くなる（Möngkeǰirγal　1988：78-82）。毒殺されたとの情報もある。

2.3　民間の名医―父ガンジョールジャブ（1920-1997）

ガンジョールジャブはバトチローの長男である。幼少のときに出家し、シブル寺（siber süm-e）の僧になっていた。チベット語と漢語を操り、医術にすぐれた僧として知られていた。1958年にシブル寺が共産党に破壊され、ガンジョールジャブも還俗させられるが、医療活動はずっと続いていた。

私の両親とガンジョールジャブ夫妻は親しくしていた。文化大革命期の1971年秋、私はガンジョールジャブ家に約１ヶ月間滞在した。当時、我が家は「反共産党的な階級」に属するとみなされ、家畜が没収され、大衆による批判闘争を受けていた。両親は子どもの私に乳製品を食べさせるため、ガンジョールジャブ家に預けたものである。乳製品は子どもの成長に欠かせない、とモンゴル人はみているからである。ガンジョールジャブ一家も決して恵まれていなかったが、我が家の政治的な立場よりは多少良かったらしい。ガンジョールジャブの息子、ブヤンデレゲルは私の幼馴染である。

1980年代、改革開放政策の実施にともない、シブル寺も一部再建され、ガンジョールジャブは僧の身分にもどっていた。1992年夏、私はシブル寺を訪れ、ガンジョールジャブに会ってインタビューをした（写真）。私は彼からその一族の歴史やモンゴル医学のことなどをさら

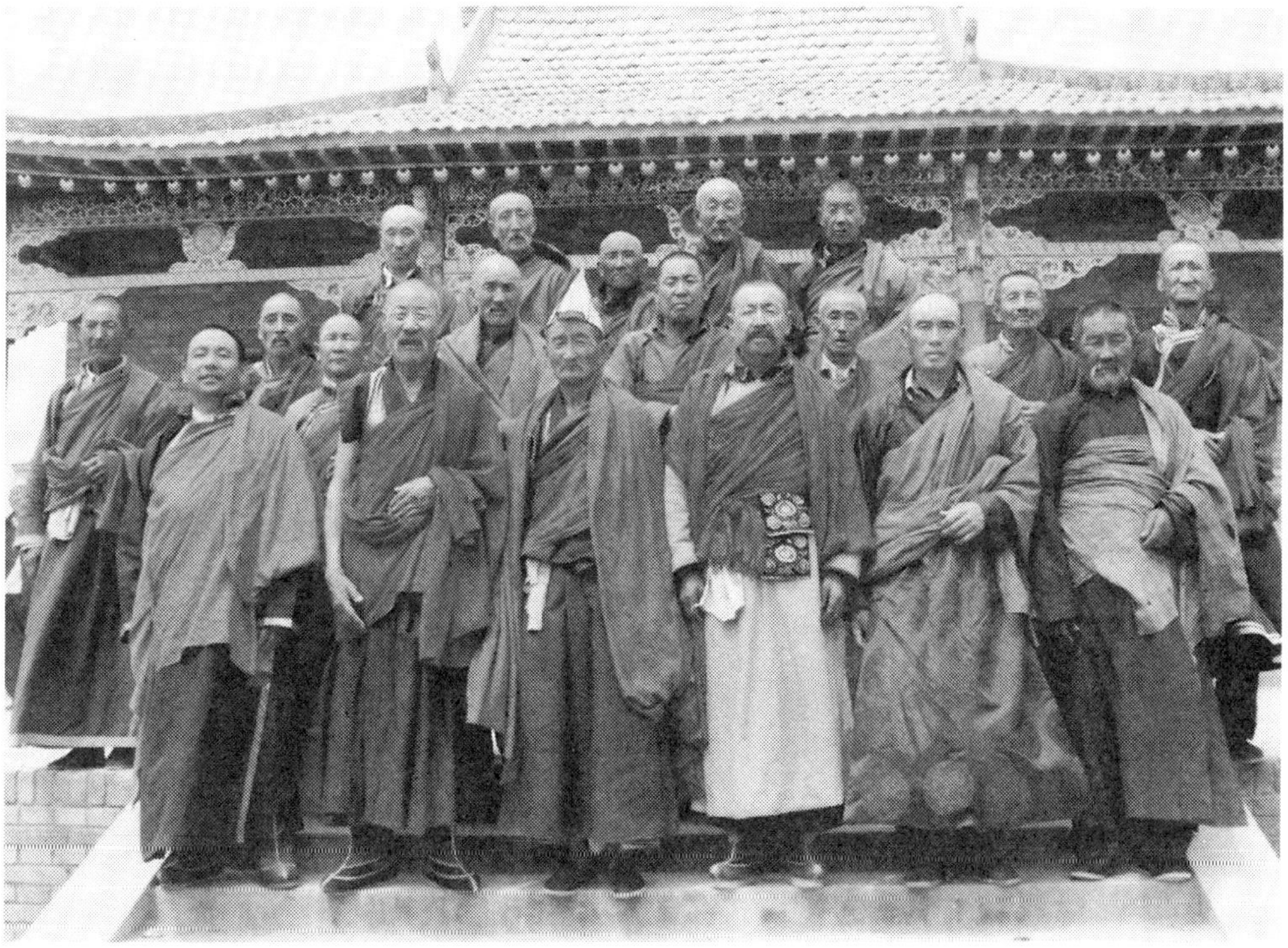

ジブル寺の僧たち（後方右から二人目がガンジョールジャブ、1992 年）

に詳しく記録することを約束して別れたが、1997年陰暦９月13日についに不帰の人となってしまった。ガンジョールジャブは亡くなる前、自らの写本を私に見せるようにと息子のブヤンデレゲルに指示していたという。

その後、1999年冬にブヤンデレゲル氏から依頼されて、故ガンジョールジヤブ氏が保存していた文献を整理することになった。『四部医典』のモンゴル語写本の断篇を含め、カルテ類など合計28種の写本を影印出版した（Yang　2001）。

このように、本書所収の『ランタブ』は名医ウルジバヤルが徒歩で北京から持ちかえり、バトチローとガンジョールジャブの父子二代を通して使われたものである。『四部医典』第三

部「秘訣医典」は秘密たる医術について述べていることから、もっとも広く読まれていたという。『四部医典』はきわめて難解のため、その第三部の増補本である『ランタブ』の方が実際に医療活動にたずさわる医学者たちに指針書として仰がれていた、との証言が多い。本書所収の『ランタブ』もウルジバヤル、バトチロー、ガンジョールジャブら複数の医学者たちに利用されてきたため、本文中に彼らが残したと思われるメモ類が多い。以下、二種の『ランタブ』のコロフォンを呈示し、モンゴル語に訳されたプロセスを回顧し、かつ、実際に如何に利用されていたかを若干例示する。

3. 『ランタブ』の翻訳とその木版

すでにふれたように、『ランタブ』のモンゴル語訳は二種類ある。ここでまずこれらの『ランタブ』が翻訳された経緯とその版本を見てみよう。

3.1 『ランタブ』の収蔵状況

『ランタブ』は以前から研究者や探検家たちの蒐集の対象とされてきた[5]。たとえば、日本の東洋文庫にも以下のような二種類の『ランタブ』がある(Poppe,Hurvitz & Okada 1964：115-116)。

その一:No.115:*Rasiyan-u ǰirüken naiman gesigütü:niγuča ubadis-un erdem-ün ündüsün-ü emnelge-yin arγ-a ebersil-ün qalaγun enelge-yi arilγaγči garbow-a čaγ busu-yin ükülün selm-e-yi oγtaluγči:ildün kemekü-eče ebečin-ü siltaγan terigüten-i üǰigülügsen sudur orosiba::*
(「医療を説き不慮の死を絶つ法を示したる経」)

その二:No.116:*Rasiyan-u ǰirüken naiman* gesigütü *niγuča ubadis-un erdem-ün ündüsün-ü emnelg-yin arγ-a.ebersil-ün qalaγun enelge-yi arilγaγči kadbur-a čaγ busu-yin ükül-ün selme-yi oγtaluγči:ildün kemekü-eče ebečin-ü siltaγan terigüten-i üǰügülügsen sudur orusiba::*
(「秘術根元」)

---

[5] 『ランタブ』の収蔵状況については、以下のような情報がある。Bese, No.19,20; Farquhar, No.50,50a;I Ieissig Blockdrucke, No.106,137; Heissig Handschriften, No.634; Heissig Copenhagen, MONG.444; Γarčaγ , No.09922,09923,09924,09927,09928; Krueger, L-458; Ligeti, No.3606; Toyo Bunko, No.115,116; Uspensky, No.874,875,876; Сазыкин No.1552,1553,1554,1555,1558.

上記和文タイトルは整理者によるものであろう。また、No.116すなわち「秘術根元」の方にはコロフォンがない。私が東洋文庫で上記二種の『ランタブ』を調べたところ、両者とも綴じ糸もついたままで、全く利用された痕跡がないことが分かった。

本書所収の『ランタブ』は数葉が手書きとなっており、版面に破損が見られる葉もある。そのため、これらのものを補完するかたちで、東洋文庫所収の「医療を説き不慮の死を絶つ法を示したる経」から複写したものを巻末に付録として呈示する。

3.2　二種の翻訳本

ハイシッヒは1746年のオリジナル・タイトルを *Rasiyan-u ǰirüken nayiman gesigütü niγuča ubadis erdem-ün ündüsün-ü nemegsen arγa.emkeg-ün enelgeküi qalaγun-i arilγaγči qadbur-a. čaγ busu-yin ükül-ün selme-yi oγtaluγči ildün kemekü-eče ebečin-ü siltaγan terigüten-i üǰigülügsen sudur orusiba* と記している[6] (Heissig 1954：125)。日本語に訳せば、「《四部医典》第三部〈医術医典〉を増補した医療方法、宿疾からの悲しい熱を消去する者たる妙薬、不慮の死を絶つ剣刀、病の原因を診断する書」となろう。また、1747年版本のオリジナルのタイトル[7]をハイシッヒは *Rasiyan-u ǰirüken nayiman gesigütü niγuča ubadis-un erdem-ün ündüsün-ü emlege-yin arγa. ebersil-i qalaγun nemelge-yi arilγaγči qadbur-a čaγ busu-yin ükül-ün selm-e-yi oγtaluγči ildün kemekü-eče ebečin-ü siltaγan terigüten-i üǰigülügsen sudur orusiba* としている (Heissig 1954：94)。こちらの方は「《四部医典》第三部〈医術医典〉を増補した医療方法、苦しい熱の膨張を消去する妙薬、不慮の死を絶つ剣刀、病の原因を診断する書」と訳せよう。このように、1746年版と1747年版のタイトルが微妙に異なっていることが明らかである。

さて、本書所収の『ランタブ』は1746年版である。大きさが51.5センチ×10.6センチで、計428葉ある。ここで本書所収の『ランタブ』のタイトルをみてみよう。まず、表紙のタイト

---

[6] テムール氏が校注した1746年版本のタイトルは *Rasiyan-u J̌irüken naiman gesigütü niγuča ubadis-un erdem-ün ündüsün-ü nemegsen arγ-a. emkeg-ün enelgeküi qalaγun-i arilγaγči kadbur-a (γabur). čaγ busu-yin ükül-ün čelm-e-yi oγ tuluγči ildün kemekü-eče ebedčin-ü siltaγan (uγ) terigüten-i üǰigülügsen suder orusibai* となっている (Temur 1987:1)。これは現代語正字法になおした表現である。

[7] ジョリクトが序文を寄せ、邢鶴林編訳の1747年版のタイトルは *Rasiyan-u ǰirüken naiman gesigütü niγuča ubadis-un erdem-ün ündüsün-ü nemelge arγ-a. ebersil-ün qalaγun enelge-yi arilγaγči γabur čaγ busu-yin ükül-ün čelm-e-yi oγtaluγči ildün* となっている (J̌oriγts 1992:1)。これも現代正字法にしたがった表記である。

ルは上記ハイシッヒのいう1747年版のタイトルとまったく同じで、*Rasiyan-u ǰirüken naiman gesigütü niγuča ubadis-un erdem-ün ündüsün-ü emlege-yin arγ-a. ebersil-ün qalaγun nemelge-yi arilγaγči qadbur-a čaγ busu-yin ükül-ün selm-e-yi oγtaluγči ildün kemeküeče ebečin-ü siltaγ an terigüten-i üǰigülügsen sudur orusiba* となっている。[8]このタイトルは何故か、ハイシッヒがいう1746年版のタイトルとは一致しない。ただし、本書所収の『ランタブ』でも、その本文の冒頭部分「達満字下二号」には『ランタブ』のタイトルをつぎのように表現している。*Mongγol-un keleber Rasiyan-u ǰirüken naiman gesigütü niγuča ubadis erdem-ün ündüsün-ü nemegsen arγ-a.emkeg-ün enelgeküi qalaγun-i arilγaγči kadbur-a. čaγ busu-yin ükül-ün selm-e-yi oγtaluγči ildün neretü sastir* とある。全部で133章からなる『ランタブ』であるが、各部分の終わりにもかならず「達満字下二号」で明記されたタイトルがくりかえされている。本文中のこのような表現は、その表紙のタイトルとは一致しないが、ハイシッヒのいう1746年のタイトルには近い。

以上のように比較したところ、つぎのようなことが想像できよう。

1746年版も1747年版もともに北京の嵩祝寺で製版印刷されていたという情報を考えれば、両者の表紙を同じように刷ったかもしれない。あるいは、後世になると、つまりオルドスのウルジバヤルが北京を訪れて『ランタブ』などを購入した際、販売者の方が両者の表紙をまちがって入れ替えた可能性も否定できない。

3.3 翻訳製版のプロセス

ここでまず、1747年版のコロフォンを見てみよう。邢鶴林氏があらたに編訳した『ランタブ』にその全文が収録されている。それはつぎのような内容である(邢鶴林　1992：1137-1138)。

> Tabun öngge dörben qari ulus-un eǰes küčün-ü kürdün orčiγuluγči sütu boγda Činggis qaγan-u qoyaduγar degüü qorčin ulus-i eǰelegsen mergen Qasar eǰen-ü qorin tabuduγar üy-e-yin köbegün manǰu ulus-un tngri tayisung boγda qaγan-u keüken ulus-un ariγun itegeltü Gürni Güng ǰü-yin ači köbegün süsüg lüge tegülder buyan-u kü čün lüge tegüsügsen qorčin-u ǰiyün vang Aγvangsangbu luγ-a:tegün-ü takil-un orun emči gelüng ilaγuγsan čimeg dalai tan luγ-a erkin yamandaka-yin

---

[8]ただし、上記ハイシッヒの表記のなかで、ebersil-i となっているのはまちがいで、ebersil-ün とすべきである。

süm-e-yin terigün da lama sayin sanaltu buyan-a durasiγči γambu-bar:egün-i orčiγulǰu olan-u tusa-dur keb seyilsügei kemegsen-ü tula:dorunaki šasin-u sadun degedü boγda lama-yin ǰarliγ-iyar ülemǰi biligtü güüsi kemekü busu ner-e J̌arud gelüng Čoyiǰiǰamsu neretü orčiγulun üiledbei……

五色四夷の国々の主、力量の法輪の転生たる英明聖主チンギス・ハーンの第二の弟、ホルチン部を領有する名射手ハサル主君の第二十五代目の子孫、満洲国の天太宗皇太極の娘、ウルスイン・アリグン・イテゲルトゥ・グルニ公主の孫、信心から完美な福力で成就されたホルチン部の郡王アグワンザンブをはじめ、王の祭祀をつかさどる医者で僧イラグクサン・チメク・ダライら、偉大なヤマンダカ寺の大ラマで、好意造福者ガンブらから〈この書を訳して大勢の人々に役立たせよう〉といわれた。下界の仏教の信者たち、上界の聖なる僧たちの命令で、ウレムジ・ビリクト・グーシの称号をもつ僧、チョイジジャムソが訳した。

このウレムジ・ビリクト・グーシは称号で、名前はチョイジジャムソである。同じコロフォンのなかで、チョイジジャムソはまたダルマ（Dharm-a）と自称している（邢鶴林　1992：1137）。チベット語のチョイジジャムソとサンスクリット語のダルマはともに「経典」の意味である。ジョリクト氏はこのダルマを彼の法名であろうと解釈している（J̌oriγtu　1992：3）。

ハイシッヒはジャルトの僧チョイジジャムソすなわちダルマを年代記『金輪千輻』（*Altan kürdün mingγan gegesütü*）の作者ダルマとを同一人物であると特定している（Heissig　1954：95）。内モンゴルの歴史学者チョイジ氏もこの意見に賛成している（Čoyiǰi　1987：36-39）。『金輪千輻』は1739年に書かれたものである。1742年には『タンジョール』を翻訳するための辞書『智慧之源』（*Merged* γarqu orun）を著し、さらに数年後に『ランタブ』を訳している（Heissig　1954：94-95）。数々の偉業を残したチョイジジャムソは、18世紀におけるモンゴル仏教界を代表する見識ある学僧のひとりとみなされている。

つぎに本書所収『ランタブ』の場合は、どのような目的で訳されたのであろうか。「下四百廿五」から「上四百廿六完」にかけて、そのコロフォンが示されている（243頁）。

Boγda Činggis-ün altan ür-e
聖チンギスの黄金後裔
J̌alayir Qungtayiǰi-ača

ジャライル・ホン・タイジから
ündüsülügsen nayimaduγar
根源を発する第八
üy-e-yin köbegün：büǰil
代目の息子、無垢
ügei ünen čin süsügtei
で真心誠意の
Dalai Qungtayiǰi Günga Čibel-
ダライ・ホン・タイジ・グンガ・チベル
ber：burqan-u saǰin ba：olan
から「仏教および衆
amitan-u tusa-dur buyan-u
生の為に福の
ündüsü boltuγai：kemen
根本となるように」と
sedkiǰü duraduγsan-iyar
指示されたことで、
boγda J̌ibcundamba-yin
聖ジェブツンダムバの
küriyen-ü em-ün surγaγuli-yin
行轅の医薬学校の
terigün blam-a manaramba
主席ラマで、医学博士
Lubsanggimca：ded blam-a güüsi
ロブサンジャムサと次位ラマで、グーシ・
Geliggimca qoyar ariγun
ゲリクジャムサの二人が鋭意
singǰilel-iyer enedkeg töbed-ün
研究し、インドやチベットの
merged-ün nomlaγsan em-ün olan
知者たちの著した医薬の多くの

γoul sudur luγ-a neyilegülǰü

主要な著作と比較し、

endegürel ügei kečiyen

過失なくつつしみぶかく

orčiγuluγsan：

訳した。

以上は翻訳者についての言及である。チンギス・ハーンの子孫と称されるジャライル・ホン・タイジとは、モンゴルの年代記[9]に登場するゲルセンジェ（Gersenǰe,1513-1549）のことである。歴史学者はゲルセンジェをモンゴル高原におけるハルハ部の開祖にあたる人物として見ている（Γongγur　1990:275）。このゲルセンジェの第八代目の子孫たるダライ・ホン・タイジについては、私は現段階で詳しい情報を持たない。

つづいて「達満續上乙」と「達満續下乙」では、製版について述べている（244 頁）。

lhan tabs-un sudur-i

『ランタブ』という書物を

süsüg bisirel tegüsügsen

信心が成就された

Qalq-a tayiǰi Sering Rasi

ハルハの貴族スレンラシが

narmai olan ulus-tur

全世界の人びとに

tusalaqui sedkiǰü keb-tür

役立たせることを希望して版を

seyilgeged……

つくらせた。

また、別の箇所ではハルハの貴族（タイジ）スレンラシをエルデニ・セチェン・ジノンとも称している。

[9] たとえば *Asaraγ či neretü-yin teüke* はジャライル・ホン・タイジの子孫が書いたものとされている。

3.4　医学者の利用方法の実例

本書所収の『ランタブ』は、少なくともウルジバヤル、バトチロー、ガンジョールジャブという３人の医者に使われてきたため、随所に彼らの使用痕跡が残っている。以下では、木版本に見られるさまざまな跡をとおして上記３人の医学者たちの経典利用の方法を見てみよう。これは木版本の現状における特徴でもある。

まず、欠落ページの補給方法を見てみよう。本書所収の『ランタブ』の「達満上五号」、「達満下五号」、「達満上六号」、「達満下六号」、「達満上八号」、「達満下八号」、「達満上九号」、「達満下九号」の４葉８面はなんらかの原因で紛失したらしく、葦ペンもしくは毛筆を用いた手書きの写本で補充している。東洋文庫にある同一版本と比較したところ、si をši とするなど多少文字の書き換えはあるものの、内容はほぼ忠実に書写している。本書ではこの手書きの写本とともに、東洋文庫所蔵本より撮影したものも同時に巻末に付録として呈示する（245 頁）。

つぎに、随所に書きこまれたメモ類を見てみよう。メモ類の大半は葦ペンを用いている。インクは黒、朱、黄、緑の数種がある。他人のメモと区別するために意識的に異なる色のペンを使用したのか、あるいはかつてインク類は貴重なものであったため、手元にあるもので間に合わせていたかもしれない。また、段落のはじまりとおわりの箇所を朱もしくは黄色でマークしている。これは利用者がつけたもので、モンゴル語写本や木版本によくある現象である。

さて、メモ類のなかで葦ペンを使用したのは誰であろうか。上記呈示した「達満續下乙」にある「本書のなかで秘密（とされたり）、あるいは（記述）不足なところを見つけて補筆しておいた。衆生のために役立てるよう」との語句を想起すれば、葦ペンの使用者は恐らく、北京に行って『ランタブ』等を購入してきたウルジバヤルであろう。

メモ類にはモンゴル語とチベット語の両方が見られる。内容的には病名、処方、病理解説などとなっている。たとえば、「達満上一百廿九」（95 頁）のメモには「イレムという病気は最初かなり便秘になりやすく、熱がでる。翌日は下痢になる。場合によってはすぐに下痢する」（irem kemekü ene ebečin angqan yekede bögleǰin bey-e qalamui:marγad inü saγulγamui ǰarim inü darui saγulγamui:）という表現がある。

もう一つ、補筆の例をあげよう。「達満上四百」の右端にはもともとチベット文字入りの絵があった。民間ではこの種の絵を「秘密の呪術絵」（niγuča tarni-yin ǰiruγ）と呼ぶことが多い。本書所収の『ランタブ』では、絵の上に黄色い紙が貼られ、毛筆でつぎのような言葉が書かれている（230 頁）。

doluγan ǰangda-yi dalabči
七つのジャンダ（?）の羽を
tegüǰü qayaγad ǰangda-i
拾って捨てて、ジャンダを
takiyan öndegen-ü dotur-a
ふたたび卵のなかに
kiǰü ǰingneged ǰangda-yi qayaǰu
入れて蒸し、（その後）ジャンダを捨てて
öndege-yi dakin dakin idebesü
卵を何回も食べれば
sigesün luγ-a čisu nöǰi γarǰu sigesü
尿とともに血塊が出て、尿が
tungγalaγ bolumui.
うすくなろう。

以上の例はいわば「秘密たる医術」の一つを補完したことになるのではないかと理解している。

木版本の利用者は、別の紙に書いたメモを文書に貼った例もある。たとえば「達満下一百廿九」にチベット語で書かれたメモと図が貼ってある。その近くにモンゴル語で「周囲に火を描いた」（küriye-len γal ǰirumui）とある。

最後に、不可思議なことが一つある。「達満上二百〇四」は、本書所収の『ランタブ』と東洋文庫本とは版面が異なるということである。本書所収の『ランタブ』は右半分は木版刷りで、左半分には紙が貼られ、その上に毛筆による文章がある（132頁）。これに対し、東洋文庫本の方はまったく異なる版面となっている（247頁）。本書所収『ランタブ』の「達満上二百〇四」にある毛筆による文章の内容は、1992年に出版された、かの邢鶴林氏の新訳（図２）とほぼ一致する。すでに触れたように、邢鶴林氏の新訳は1747年に北京で印刷されたジャルト僧の訳本を底本としたものである。つまり、「達満上二百〇四」にある毛筆の書き手は、1746年に開版印刷された本書所収の『ランタブ』とは違う、いわゆるジャルト僧の訳本か、あるいは『ランタブ』のチベット語版を参考にしていた可能性が出てきたのである。

このように、木版本に書きこまれているメモ類は、経典に関する一種の注釈である、と位置付けても過言ではなかろう。ある一つの経典を盲信せずに、別の版本や原典にも当ったり、臨床にもとづく新しい知識で解釈したりしていた厳密な医療行為が如実に反映されているといえよう。

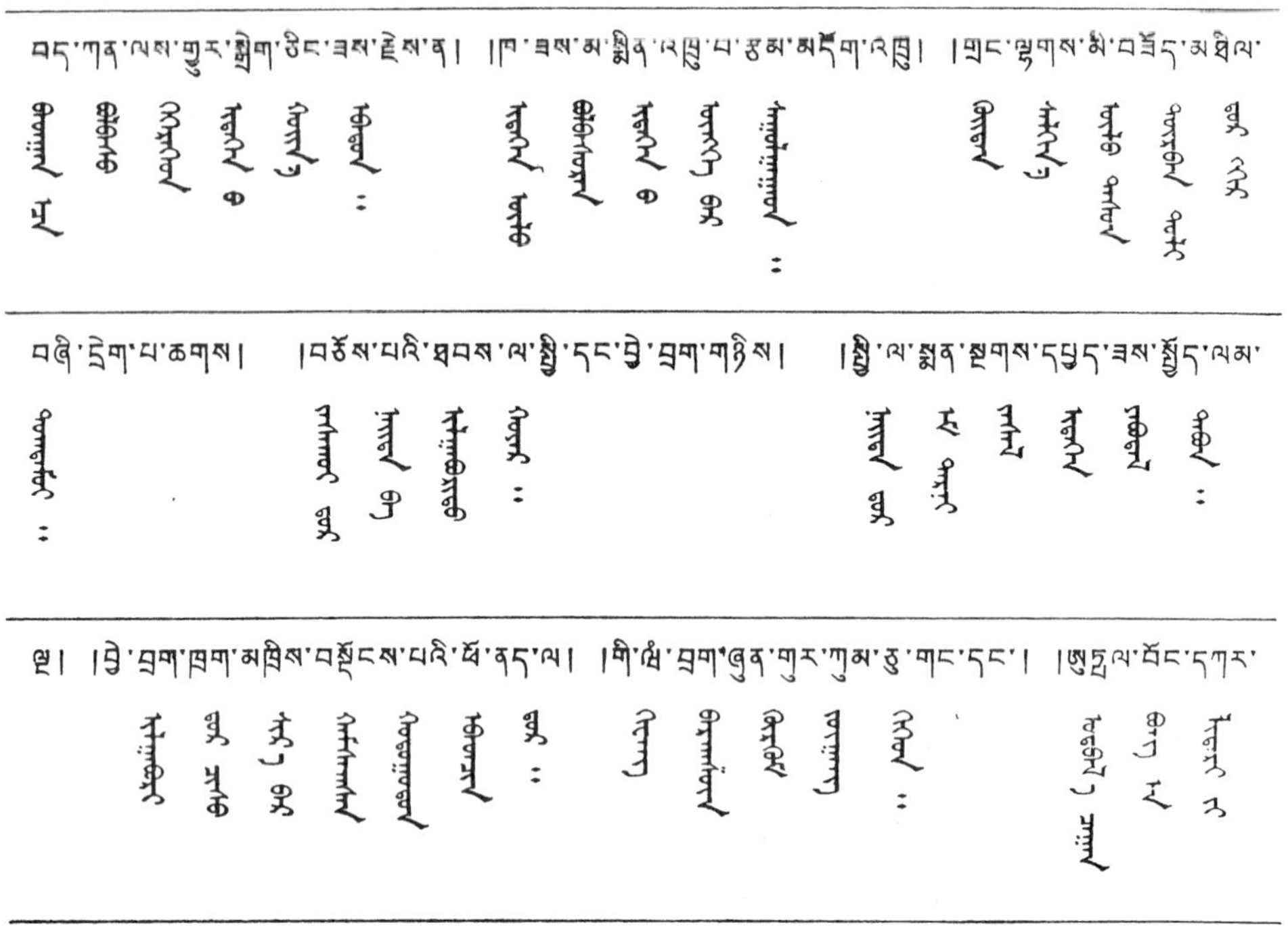

図２　邢鶴林氏翻訳の『ランタブ』（1992,　P547）

4.　新しい研究にむけて

『四部医典』第三部「秘訣医典」の増補としての医学経典『ランタブ』のモンゴル語訳は二種類ある。いずれも18世紀半ばの訳で、北京で木版印刷されている。北京版木版本はいまや非常に珍しくなった。1960年代の文化大革命を経た現在、木版そのものはもはや存在しないのであろう[10]。当時のありのままの訳本を研究するためには、『ランタブ』の木版本を影印出版する以外に方法はあるまい。

本書が公開する『ランタブ』は、医療の第一線で活躍していた３人の医学者に実際に利用されていた。この３人は師弟もしくは父子関係にあった。時代的にはちょうど20世紀を生きとおしたことになる。彼らは『ランタブ』の行間にたくさんのメモ類を残した。これらのメ

[10] 嵩祝寺の最後について、ハイシッヒはつぎのように記述している。嵩祝寺は明代から清朝時代を経て、およそ300年以上にわたってモンゴル語とチベット語でラマ教の宗教書を印刷していた。店主はずっと同じ漢人であった。ラウファーが一番乗りしてモンゴル語の書物を買った1910年以来、世界各国の東洋学者が必ず訪れるようになった。いいかえれば、ここで印刷された書物が世界各国のモンゴル文

モ類は、医学者たちによる『ランタブ』の校注ともいえよう。そうした意味で、本書所収の『ランタブ』には、もとの木版本以上にモンゴル・チベット医学者たちの知識が凝集されていると評価できよう。今後は木版本の内容だけでなく、注釈文も含めて、総合的な研究が必要となってくるにちがいない。

謝　辞

幼馴染のブヤンデレゲル（宝音徳力格爾）氏、いまは亡きガンジョールジャブ（甘珠爾札布）氏が貴重な資料を惜しみなく提供してくださらなかったら、本書の成立はなかったであろう。本書執筆の段階で内蒙古医学院大学のジグムド（吉格木徳）教授にいろいろとご教示いただいた。東京外国語大学アジア・アフリカ言語文化研究所の中見立夫先生を通して「財団法人　東洋文庫」所蔵資料を閲覧できた。「財団法人　東洋文庫」図書部の方々には資料検索の段階からお世話になり、巻末に「財団法人　東洋文庫」所蔵本の複写の転載を許可していただいた。大量の木版本の撮影にあたっては、株式会社大学教育出版の取締役出版部長の佐藤守氏にご尽力をいただいた。併せてお礼を申し上げたい。

最後に、本書は静岡大学「平成13年度教育改善推進費（学長裁量経費）」の交付を受けて出版できたものである。人文学部同僚の方々、人文総務係の皆様に感謝しなければならない。

書コレクションの中核を形成するようになったのである。店は製版印刷するだけでなく、北京の他の印刷屋が彫った版木も数多く保存されていた。1949 年、人民解放軍が北京に迫り、燃料欠乏に陥った時に版木は煙に化したのである（ハイシッヒ 2000:260-266）。2002 年春、私が嵩祝寺を訪れた際、若干残っていた版木はのちに 1950 年代に雍和宮に移管されたという情報を得た。

参考文献

Aalto,P.

1953 'A catalogue of the Hedin collection of Mongolian literature', *The Sino-Swedish expedition*,38,Stockholm:Tryckeri Aktiebolaget Thule.

Bese,L.

1977 'The Mongolian collection in Berkeley,California',*Acta Orientalia*,xxxi,p17- 50.

Čoyiǰi

1987 '"*Altan kürdün mingγan gegesütü*"-yin uduridqal ügülel'(モンゴル文「『金輪千輻』解題」), *Altan kürdün mingγan gegesütü*, 呼和浩特：内蒙古人民出版社。

Dumdadu Ulus-un erten-ü Mongγol nom bičig-ün yerüngkei γarčaγ

1999 Beǰing:Begeǰing nom-un sang keblel-ün qoriy-a.

Farquhar ,D.

1955 'A description of the Mongolian manuscripts and xylographs in Washington, D.C.', *Central Asiatic Journal*,1:p161-218.

Γongγur

1990 *Qalq-a tobčiyan*(モンゴル文『ハルハ簡史』上), 呼和浩特：内蒙古教育出版社。

Heissig,W.

1954 *Die Pekinger lamaistischen blockdrucke in Mongolischer sprache,*Wiesbaden:Otto Harrassowitz.

1961 *Mongolische handschriften,blockdrucke,landkarten：Verzeichnis der Orientalischen handschriften in Deutschland,*Wiesbaden：Franz steiner verlag gmbh.

1971 *Catalogue of Mongol books,manuscripts and xylographs,*Copenhagen:The Royal Library.

ハイシッヒ

2000(67) 『モンゴルの歴史と文化』東京：岩波書店。

J̌igmed

1985 *Mongγol-un anaγaqu uqaγan-u tobči teüke* (モンゴル文『モンゴル医学史』), 赤峰：内蒙古科学技術出版社。和訳はジュルンガ・竹中良二訳、1991年 農山漁村文化協会。

J̌oriγtu

1992 Emüneke üge(モンゴル文「《ランタブ》の序言」),Seng Helin(邢　鶴林編訳,1992) *Ubadis-un ündüsün-ü nemegsen arγ-a*(モンゴル文『ランタブ』), 北京：民族出版社。

Krueger,J.

1966 'Catalogue of the Laufer Mongolian collections in Chicago', *Journal of the American Oriental Society,* 86・2：p156-183.

Ligcti,L.

1942 *Catalogue du kanjur Mongol imprimé,*Budapest:SociêtéKörösi Csoma.

Lorui

1998(84) *Altan qadamal*(モンゴル文『金光註釈集』), 呼和浩特：内蒙古人民出版社。

Löngrigdandar

1996 *Taǰud*(モンゴル文『タジョート』), 赤峰：内蒙古科学技術出版社。

Möngkeǰirγal

1986 *Nasunbatu ǰakiruγči ǰanggi-yin namtar teüke-yin emkidgel*(モンゴル文「管旗章京ナソンバトの略伝」),Üüsin Qosiγun-u soyul teüke-yin materiyal(2),Dabča γ:ulus-un törü-yin ǰöblelgen-ü Üüsin Qosiγun-u soyul teüke-yin ǰöblel emkidgebe.

1988 *Batučilaγu(J̌oo iüi šan)-yin tobči namtar emkidgel*(モンゴル文「バトチローの略伝」),Üüsin Qosiγun-u soyul teüke-yin materiyal(5),Dabčaγ:ulus-un törü-yin ǰöblelgen-ü Üüsin Qosiγun-u soyul teüke-yin ǰöblel emkidgebe.

中川和也（訳）

2001 『ユトク伝―チベット医学の教えと伝説』，東京：岩波書店。

Norbu 他

1989 *Anaγaqu uqaγan-u iǰaγur ündüsü-yin bürin tayilburi*(モンゴル文『医学本統全釈』), 赤峰：内蒙古科学技術出版社。

Poppe,N,Hurvitz,L & Okada, H.

1964 *Catalogue of the Manchu-Mongol section of the Toyo Bunko,*The Toyo Bunko & the University of Washington Press.

Сазыкин,А.

1988 *Каталог Монгольских рукописей и ксилографов,Москва.*

Seng Helin（邢鶴林編訳）

1991 *Anaγaqu uqaγan-u dörben ündüsün*（モンゴル文『四部医典』），北京：民族出版社。

1992 *Ubadis-un ündüsün-ü nemegsen arγ-a*（モンゴル文『ランタブ』），北京：民族出版社。

Temür

1987 *Lhantab*（モンゴル文『ランタブ』），北京：民族出版社。

1993(87) *Anaγaqu uqaγan-u dörben ündüsu*（モンゴル文『四部医典』），呼和浩特：内蒙古科学技術出版社。

Tumbaa

1991 *Anaγaax uqaani dörben ündes*,Ulaanbaatar:Ulsin Xebleliin Γazar.

Uspensky,V.

1999 *Catalogue of the Mongolian manuscripts and xylographs in the St.Petersburg State University library*,edited and foreword by Tatsuo Nakami, Tokyo：Institute for the study of languages and cultures of Asia and Africa.

Yang Haiying

2000 *Manuscripts from private collections in Ordus,Mongolia(1),Mongolian Culture Studies* Ⅰ,International Society for the Study of the Culture and Economy of the Ordos Mongols(OMS e.V.),Köln,Germany.

2001 *Manuscripts from private collections in Ordus,Mongolia(2)— The Γanǰurǰab collection,Mongolian Culture Studies* Ⅲ, International Society for the Study of Culture and Economy of the Ordos Mongols(OMS e.V.),Köln,Germany.

『ランタブ』の医学的特徴について[11]

―吉格木徳（ジグムド）（中国・内モンゴル医学院大学教授）―

『四部医典』第三部「秘訣医典」の増補著作である『ランタブ』は、チベット族のディセルン・サンジャイジャムソが1691年に書かれたものである。『ランタブ』のチベット・モンゴル医学界に貢献するところは計り知れない。

サンジャイジャムソには『ランタブ』のほかに、『四部医典』の総合解説書としての『蘭瑠璃』をはじめ、『チベット医学史』といった作品もある。また天文学の著作として『白瑠璃』、歴史作品として『黄瑠璃』、それに法学書『水晶鑑』など、多分野にわたる豊富な著作類を後世に残した。これらの作品についても今後学際的な研究が期待されるが、本書『ランタブ』の影印出版によって、大きな一歩が踏み出されたことになる。

さて、『ランタブ』の医学的な内容とその特徴について見てみよう。『ランタブ』は全部で133章からなる。各章は具体的には以下の諸病について述べている。

1．病因　2．気病　3．命脈気症　4．狼頭気症　5．喘息　6．胆症　7．痰症　8．聚合症 9．食不消症　10．痞塊症　11．浮腫　12．洰型水腫　13．水腫　14．大癆消耗症 15．熱病　16．熱病四要　17．熱病山原界喩　18．未成熟熱　19．盛熱　20．空虚熱　21．隠伏熱　22．陳熱　23．濁熱　24．傷熱　25．騒熱　26．瘟疫　27．天然痘　28．出疹　29．感冒 30．粘性脳刺痛　31．粘性白喉　32．粘性急刺痛　33．粘性痧症　34．粘性腸刺痛　35．粘性丹毒　36．粘性腺病　37．転筋粘症　38．粘性炭疽　39．粘性核瘡40．粘性頸痙攣病 41．粘性黄胆症　42．粘性内炭疽　43．粘性蛋状痛　44．独遊粘症　45．粘性腫塊疫　46．腮腺粘腫　47．粘性唇瘡　48．頭疾　49．脳虫病　50．眼科疾病　51．耳科疾病　52．鼻科疾病　53．口腔科疾病　54．歯科疾病　55．頸部痛　56．心臓病57．肺臓病　58．肺膿腫 59．肝臓病　60．脾臓病　61．腎臓病　62．夢精病　63．胃病64．小腸病　65．慢性下痢 66．大腸疾病　67．男性生殖器病　68．女性生殖器病　69．音唖症　70．吐き気　71．消渇症　72．呃逆症　73．気喘　74．痧症　75．虫病　76．下痢　77．嘔吐病　78．便秘　79．尿閉症　80．遺尿症　81．熱性下痢　82．リューマチの一種　83．遊走型関節黄水病　84．

---

[11] ジグムド氏の論文はモンゴル語で書かれたもので、訳は編者による。ジグムド氏は1938年に内モンゴルのオルドス地域のオトク旗に生まれる。1963年に内モンゴル医学院大学を卒業後同大学の教師となる。医学研究に携わるかたわら、民間に散逸している医学経典の収集にも力を入れてきた。著者『モンゴル医学史』は和訳されている。

新遊走型関節黄水病　85. 黄水症　86. 白脈症　87. 腎脈症　88. 皮膚病　89. 贅瘤　90. その他の小さい病気　91. 火傷　92. 乳腺腫　93. 腋臭　94. 棘刺膿腫　95. 核瘡　96. 痔瘡　97. 丹毒　98. ソリヤ　99. リンパ病　100. 睾丸腫　101. 腿毒病　102. 会陰漏　103. 助産方法　104. 幼児看護　105. 小児疾病　106. 小児鬼邪症　107. 小児鳥鬼邪症　108. 婦人病総論　109. 婦人分散病　110. 婦人次病　111. 避妊法　112. 鬼邪病　113. 瘋癲魔症　114. 健忘症　115. 脳虫病　116. 星曜魔症　117. 凶残麻瘋魔症　118. 傷科総論　119. 頭部創傷　120. 頸部創傷　121. 躯幹創傷　122. 四肢創傷　123. 中毒症　124. 食物中毒　125. 肉毒素中毒　126. 肉不消症　127. 毒物中毒　128. 接触中毒　129. 狂犬病　130. 滋養強壮　131. 優生方法　132. 発声を良くする方法　133. 老年養生法

以上計133章において病因、症状そして治療方法についてすべて詳しく述べている。このなかで、動脈の気症、喘息、粘性腸刺病など十数種の病気治療法は、本来の『四部医典』にも記述がなく、新たに書き足した部分である。とくに十八種の粘性病（niyan ebedčin-ü arban naiman bölüg）に関する診断と治療方法は、チベット・モンゴル医学界で通常「《ランタブ》の十八種粘性病」として知られている。

チベット医学におけるニャン（niyan）は、病気を引き起こす、目に見えない小さな生き物とされている。現代医学の病原菌微生物にでも相当する概念であろう。病因分析と治療方法の面で、『ランタブ』の方は、『四部医典』第三部「秘訣医典」よりもさらに進歩し、さまざまな新しい治療方法が紹介されている。

『ランタブ』はただ単に『四部医典』より詳細になったばかりでなく、簡潔になった一面もある。たとえば、「秘訣医典」では気症を63種に分けていたのに対し、『ランタブ』はそれらを10種に帰納しているのが特徴的である。

『ランタブ』の影印出版によって、チベット・モンゴル医学の理論は、『四部医典』の世界からさらに一段と前進できたことはまちがいない。また、医学思想もより一層洗練されたかたちで伝播し、定着していくのであろう。

II　テキスト

注　記

1. 68頁に「達満上七十五」は二つあるが、左側のモンゴル語によるページ・ナンバーは dalan tabun degedü（七十五上）、dalan tabun douradu（七十五下）となっている。これは、もとの木版のモンゴル語のナンバーが正しく、漢数字番号がまちがっていることになる。

2. すでに「導入」部分でも触れたように、本書所収ガンジョールジャブ氏の『ランタブ』の「達満上二百〇四」（132頁）と東洋文庫所蔵本の「達満上二百〇四」（247頁）は、版面が異なる。ただし、東洋文庫所蔵本の「達満上二百〇四」のモンゴル語によるページ・ナンバーは qoyar ǰaγun dörben douradu（二百〇四下）となっており、おそらく、東洋文庫所蔵本の「達満上二百〇四」は漢数字番号がまちがっているであろう。なお、本書巻末に転載した東洋文庫所蔵本の「達満上二百〇四」の内容は、ガンジョールジャブ氏の『ランタブ』の「下二百〇四」の第18行から39行までの文面（132頁）と一致する。いずれにしても、第二百〇四葉に問題がある、とモンゴル医学者たちは気づいていた。

3. 184頁の「満上三百〇四」と「下三百〇四」は、もとの木版の漢数字番号がまちがっている。左側のモンゴル語によるページ・ナンバーは γurban ǰaγun doluγan degedü (三百〇七上) γurban ǰaγun doluγan douradu(三百〇七下）とあり、モンゴル語の方が正しい。

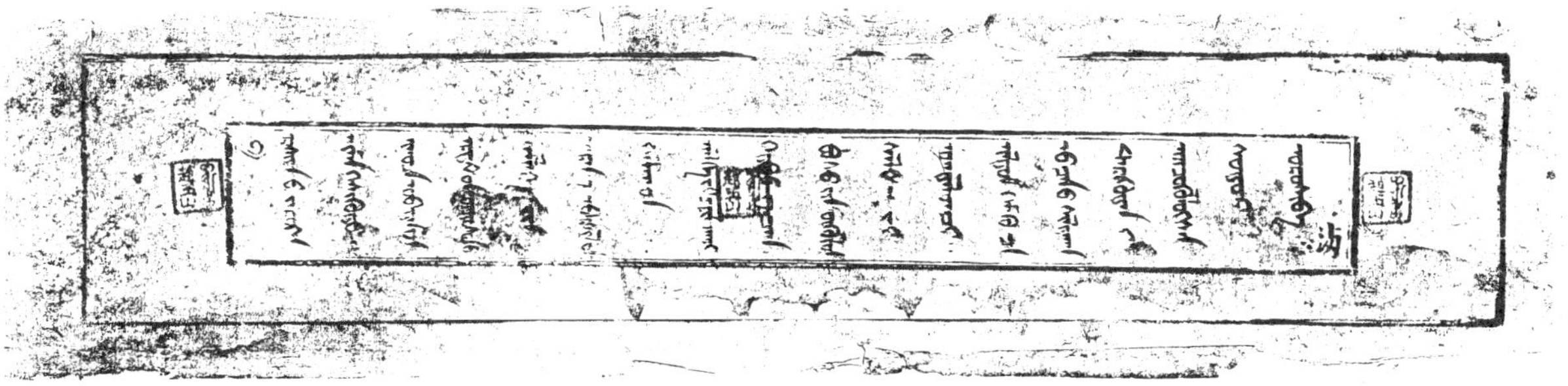

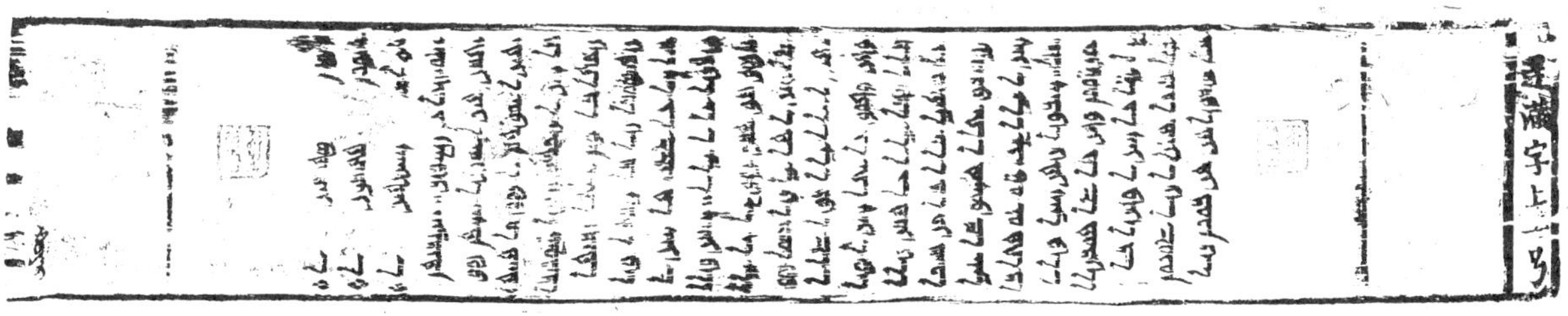
達滿字上一号

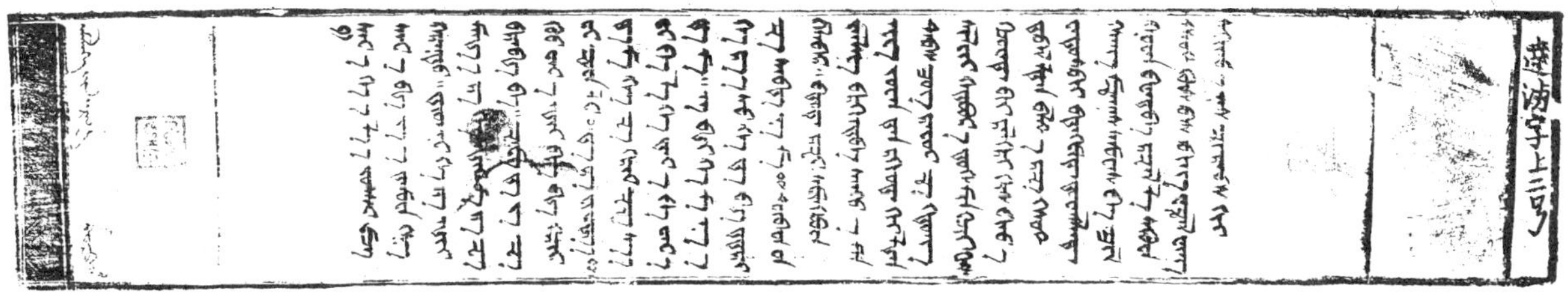
達汸字上二号

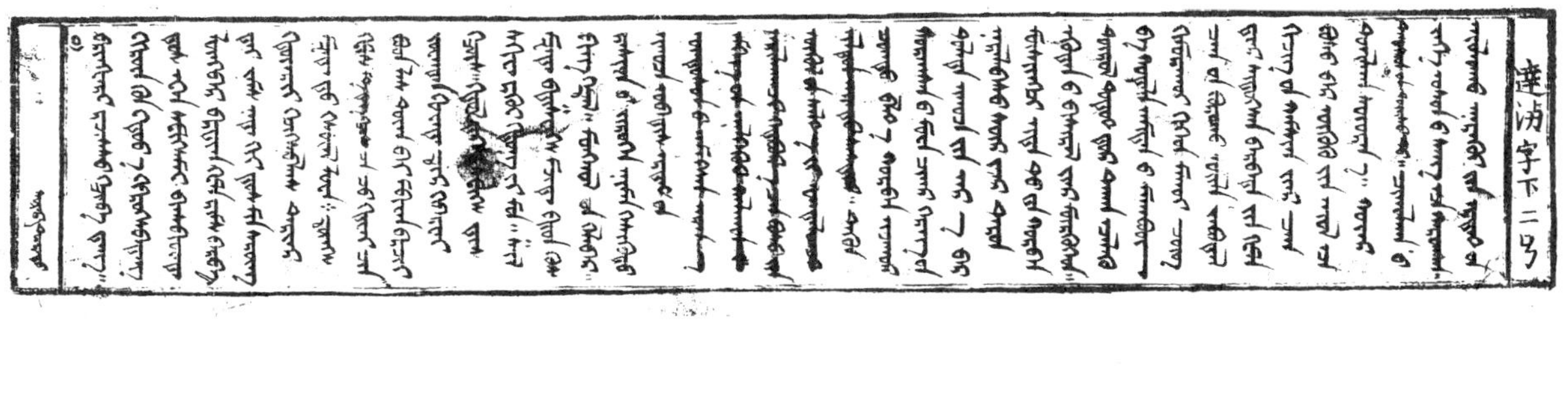
達汸字下二号

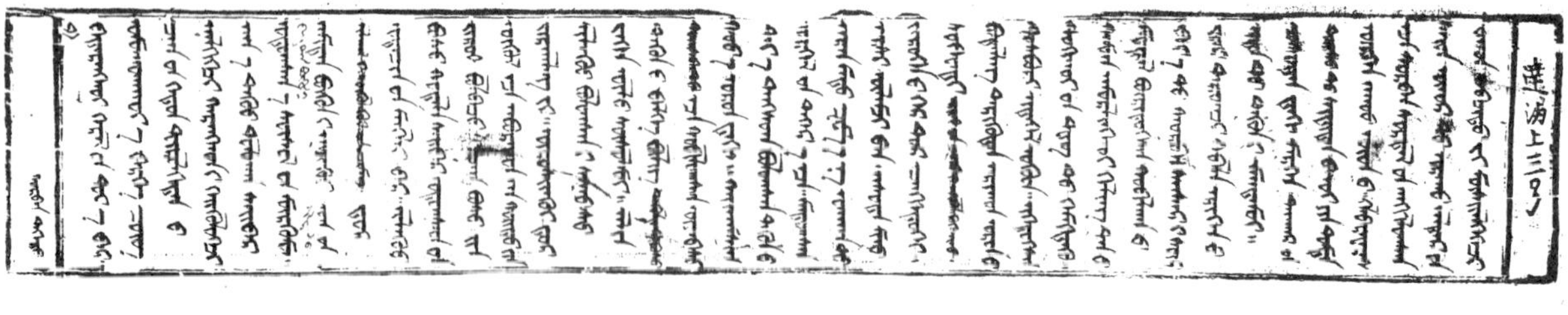
達海上三号

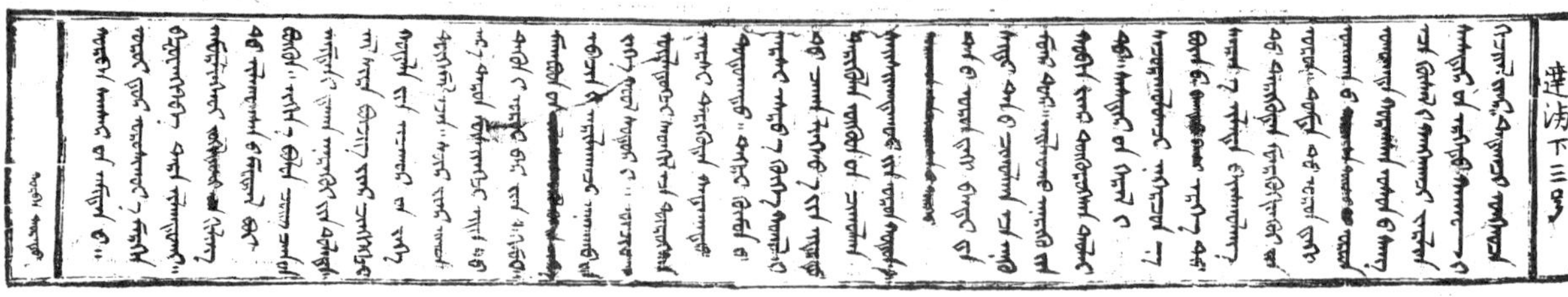
達海下三号

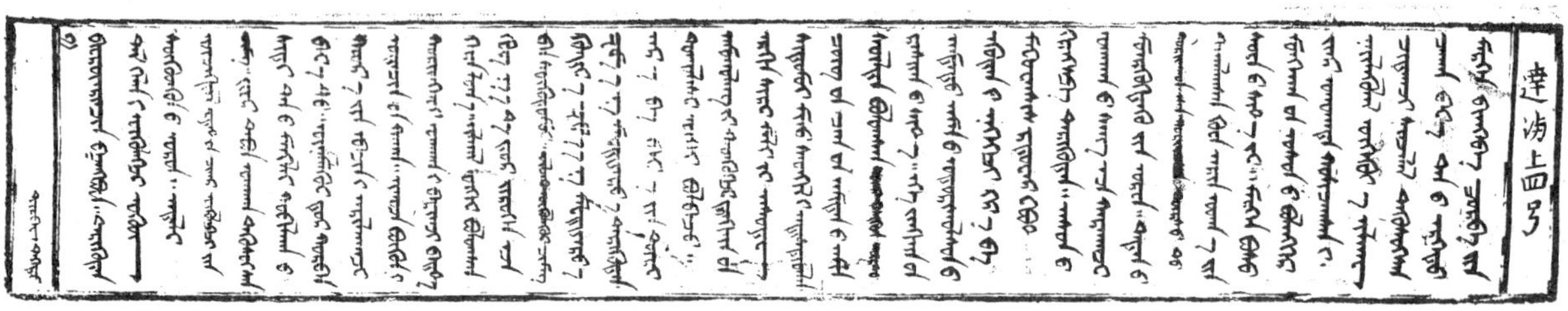
達海上四号

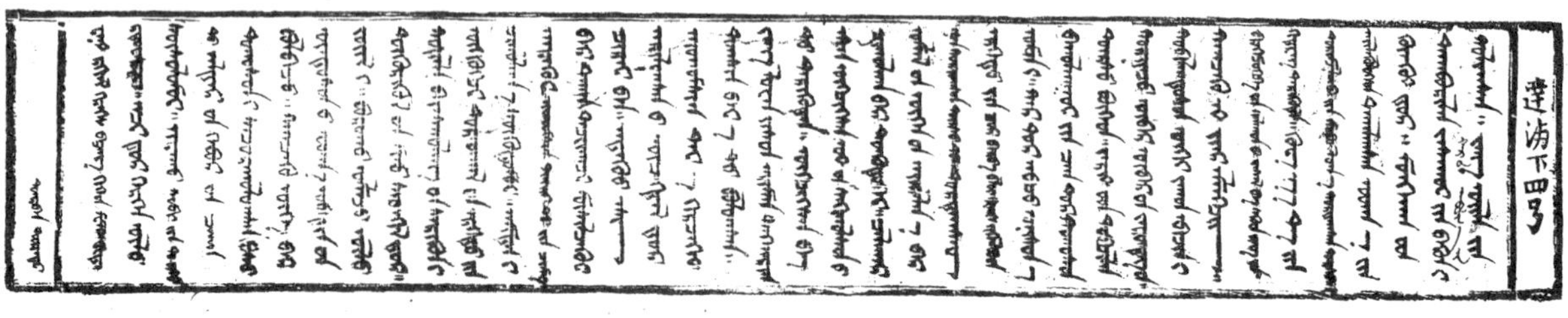
達海下四号

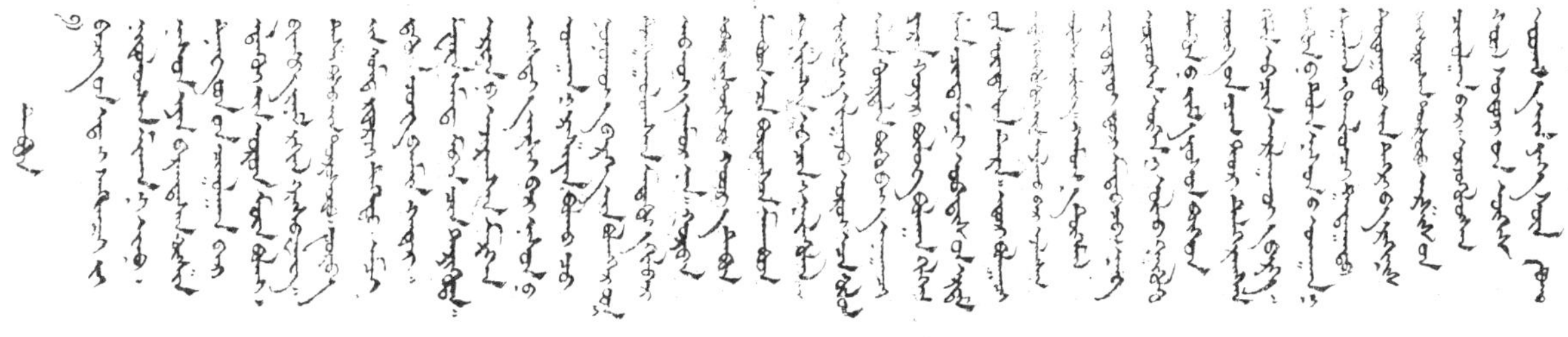

上五

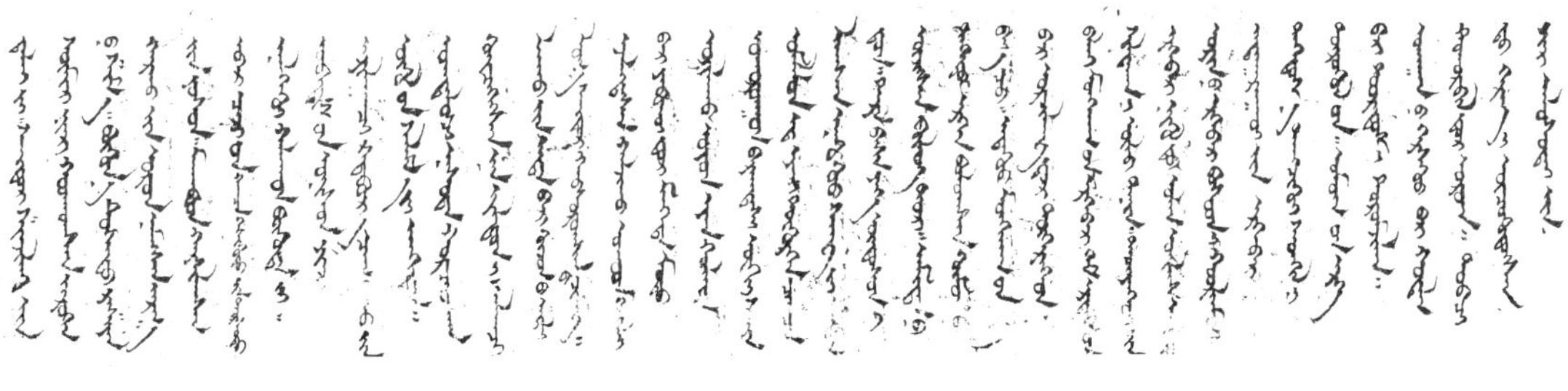

下五

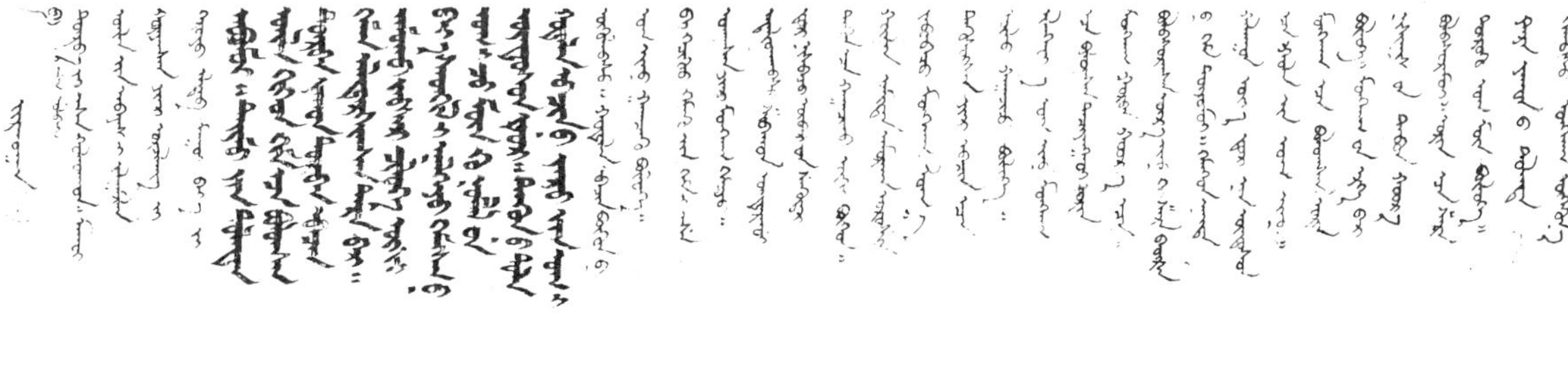

上六

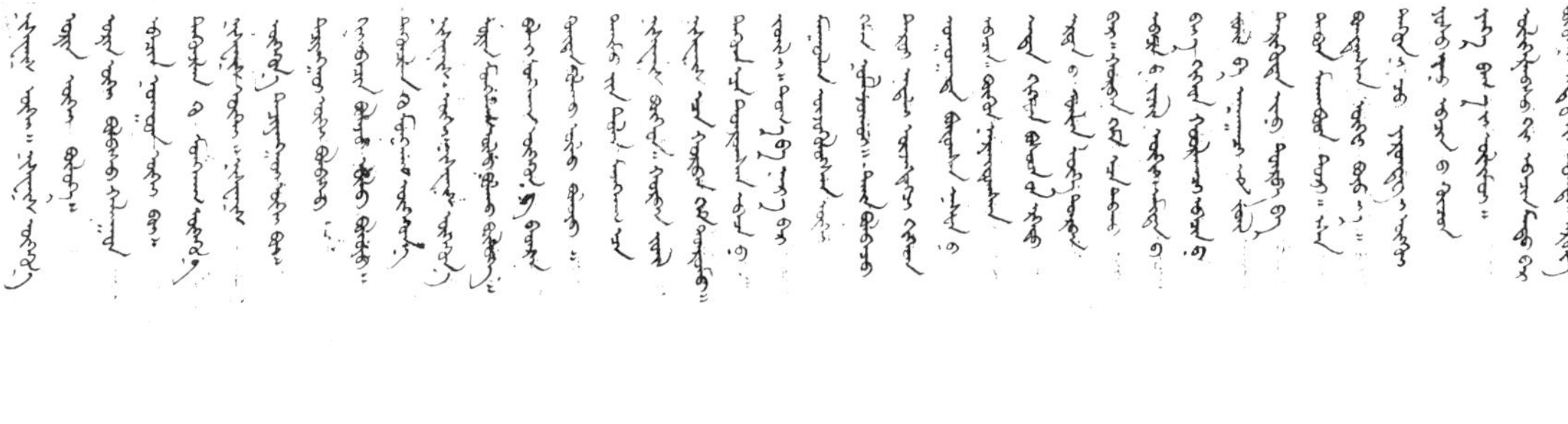

下六

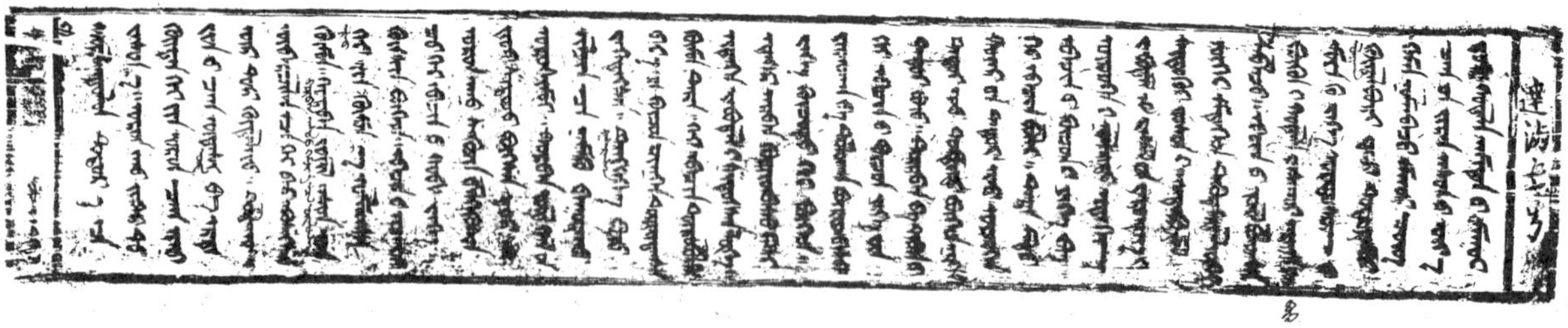

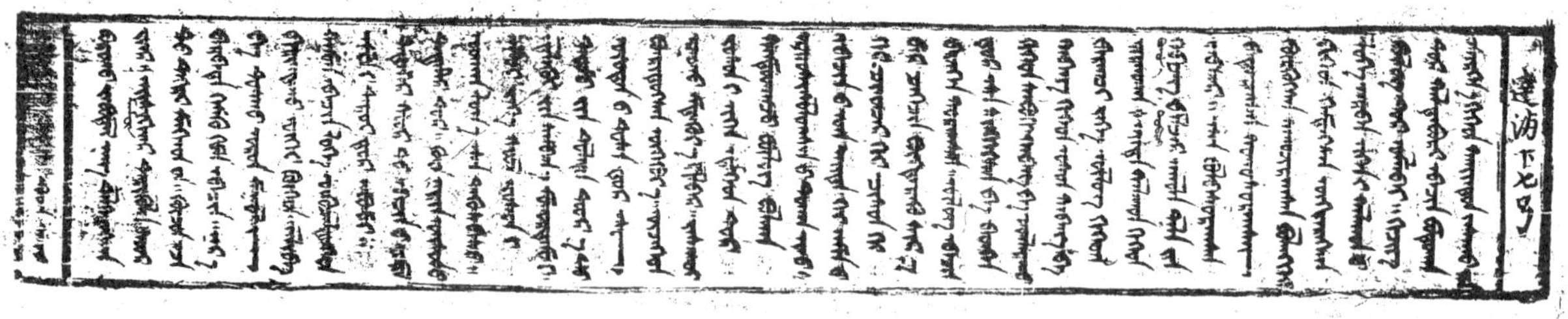

上八

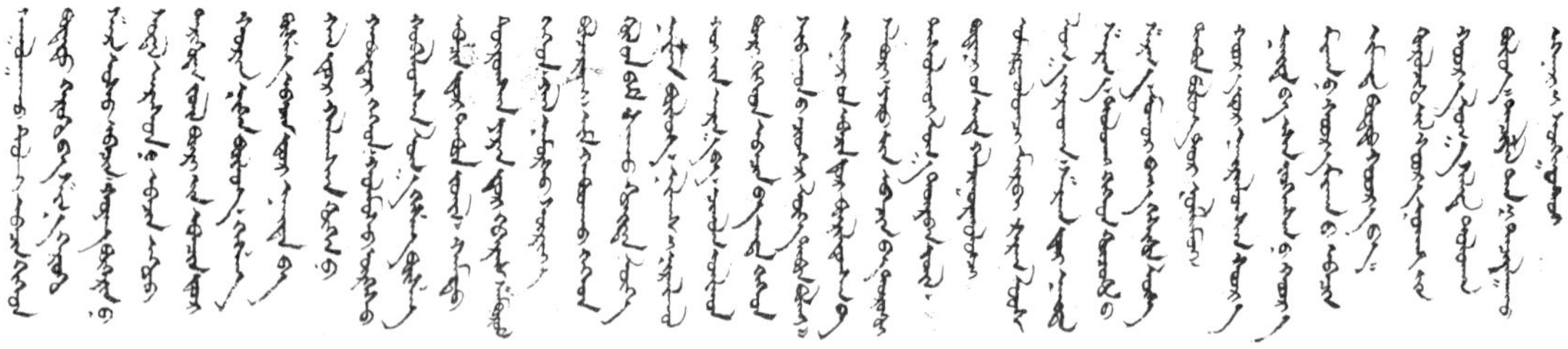

下八

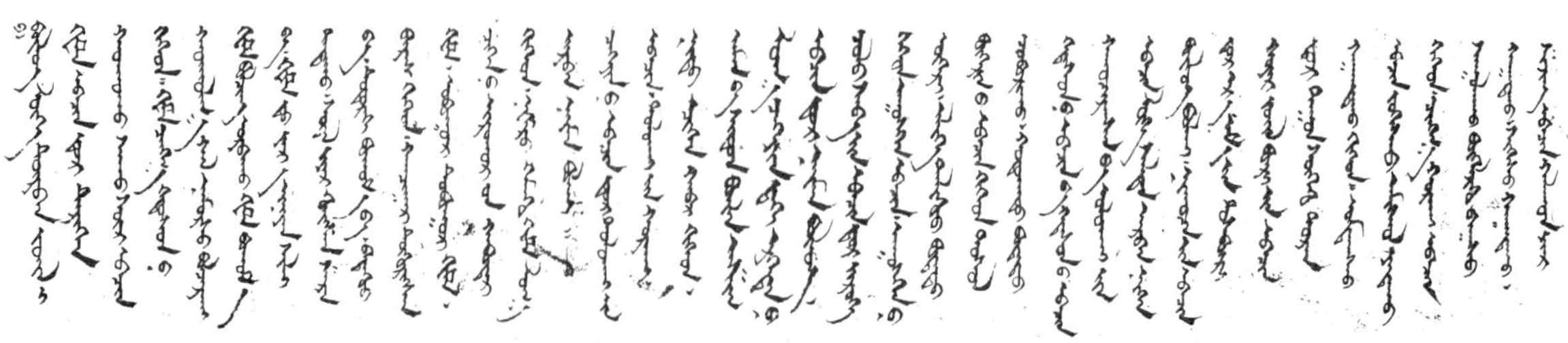

上九

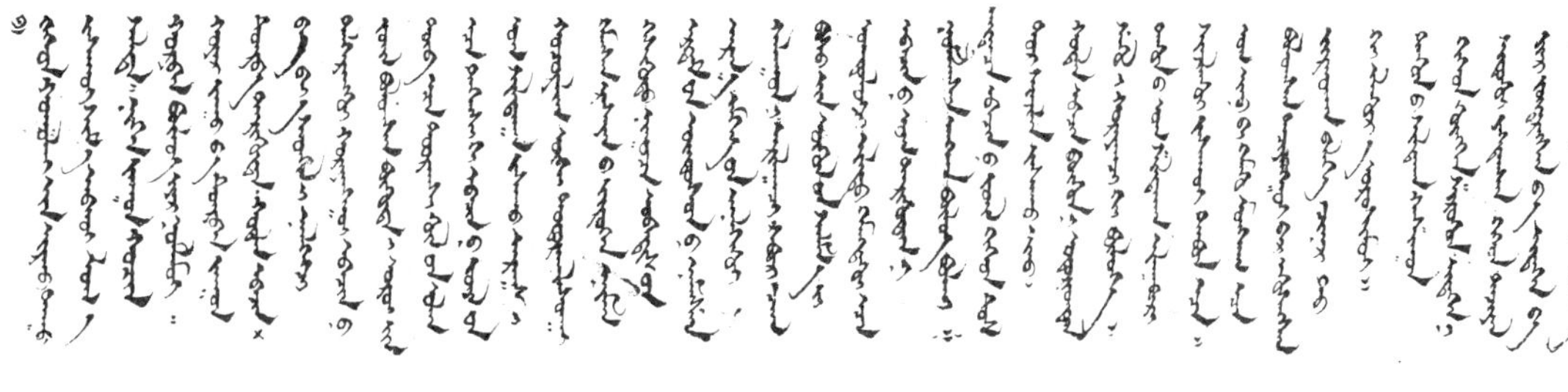

下九

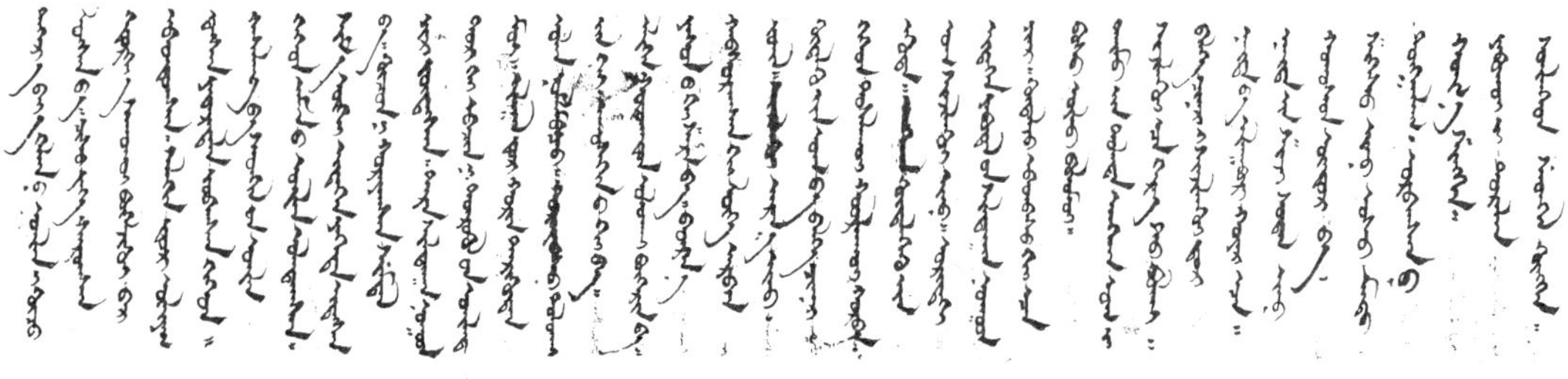

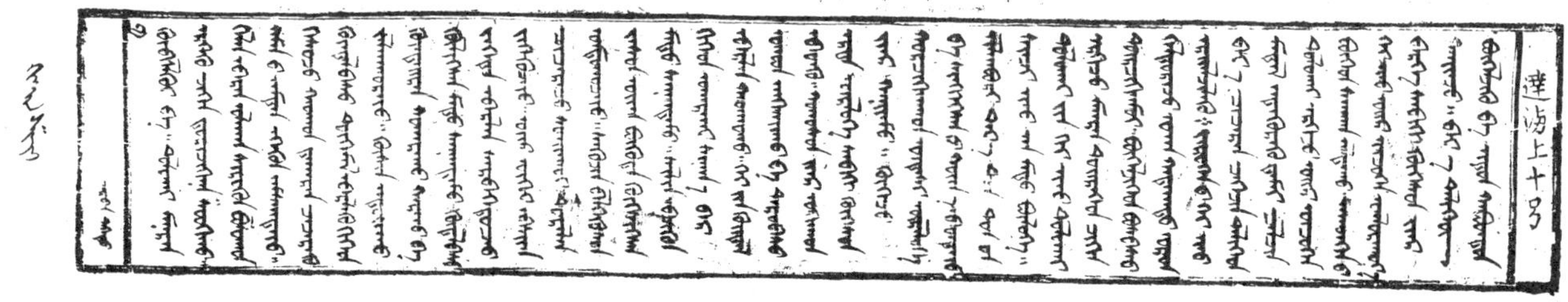

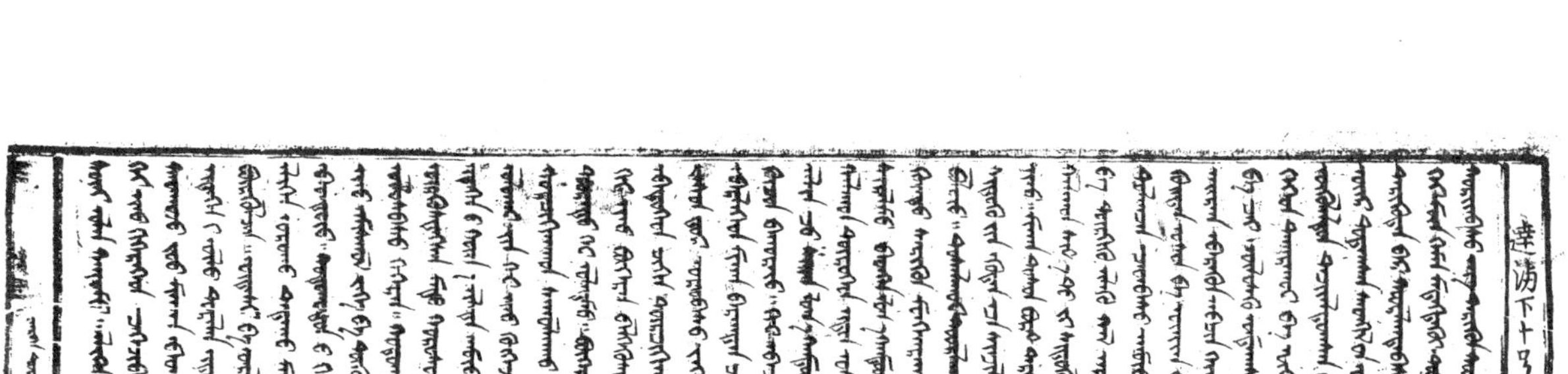

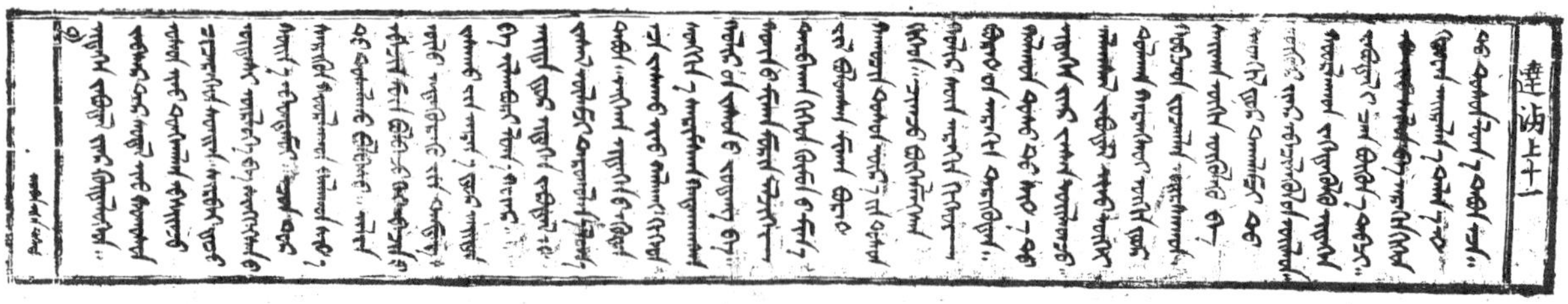
達海上十一

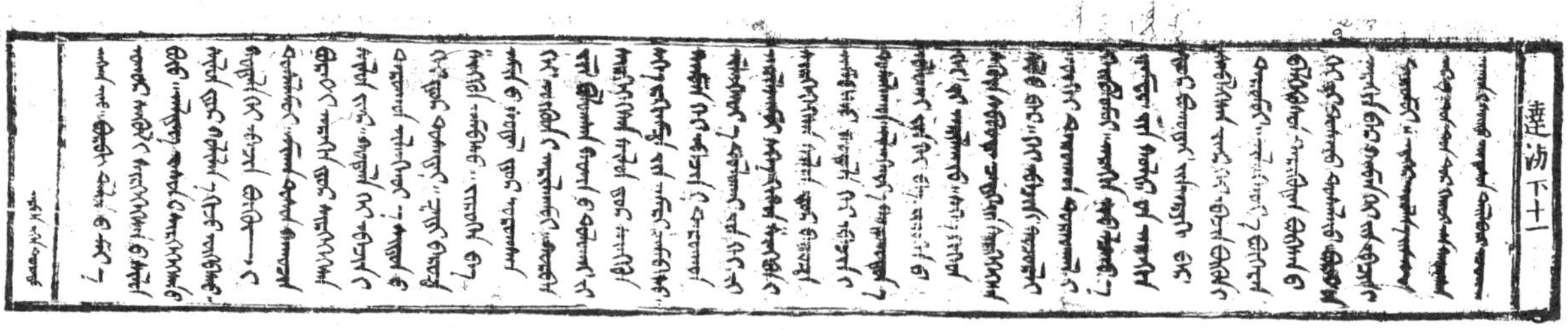
達海下十一

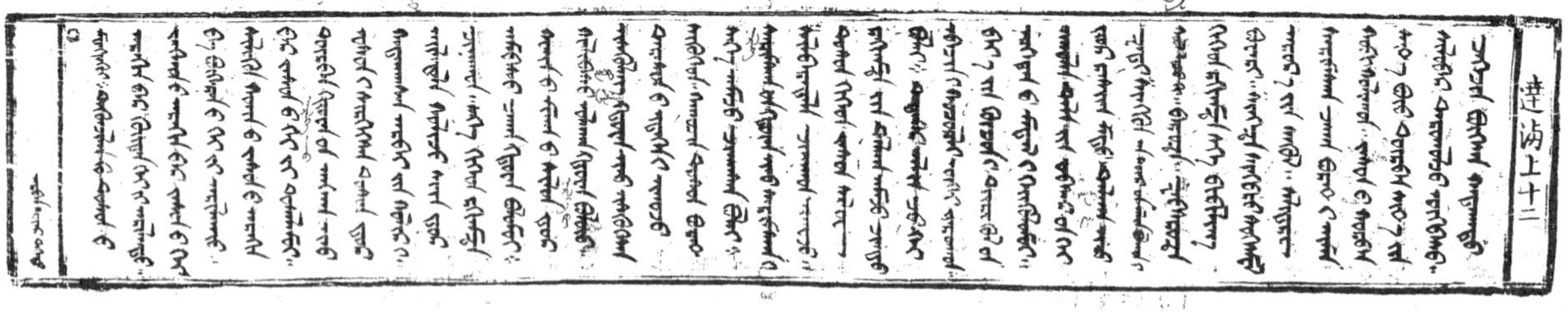
達海上十二

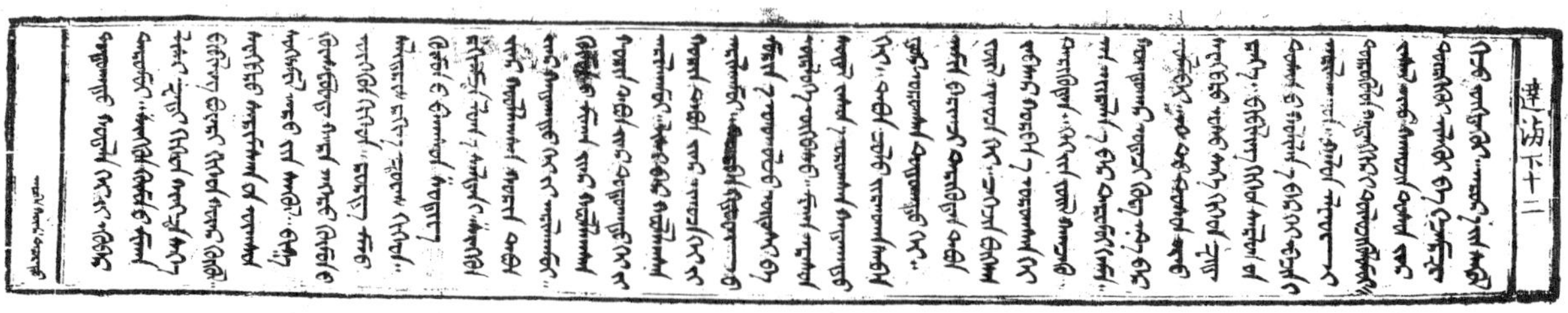
達海下十二

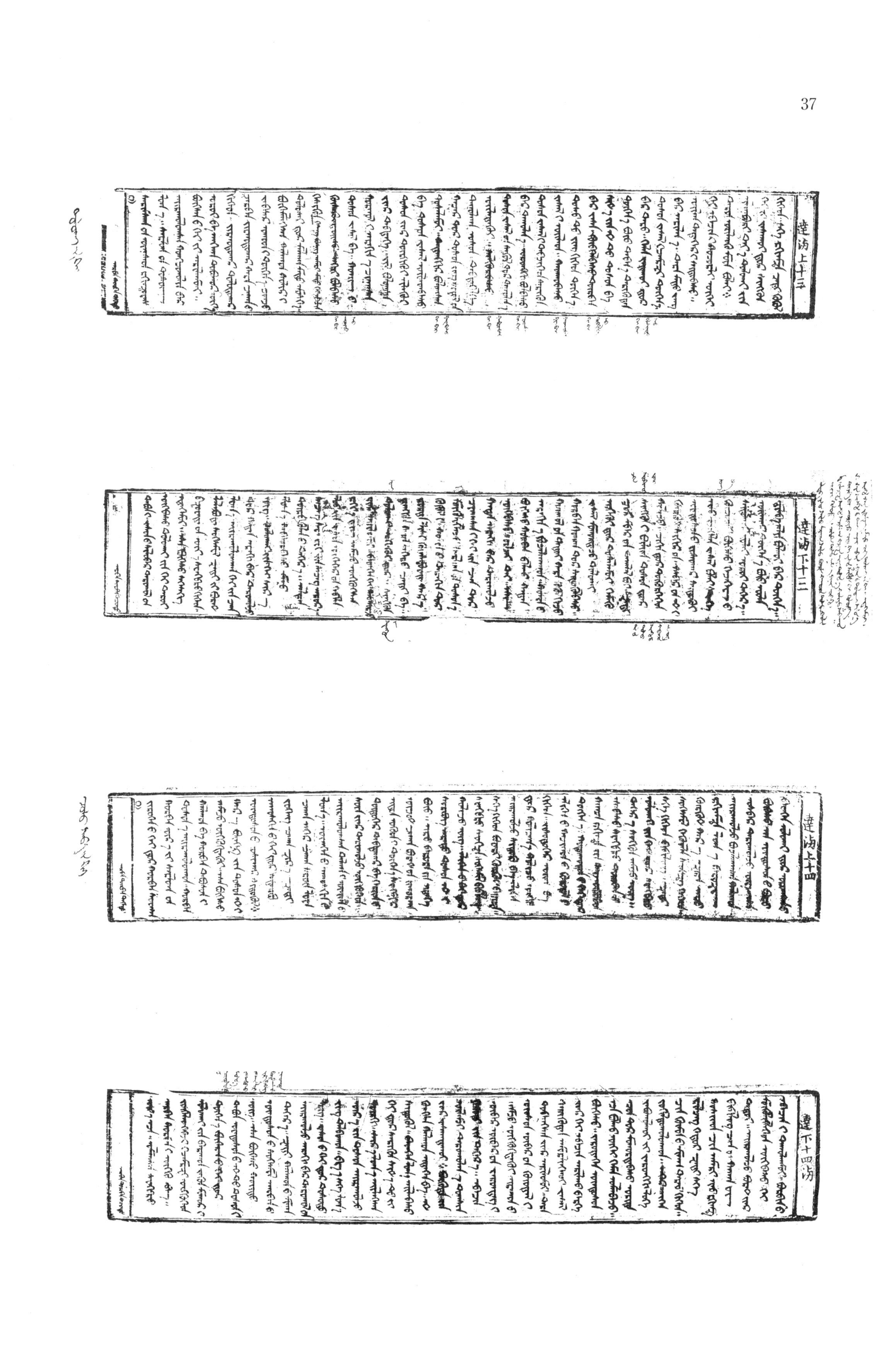

達海上十三

達海下十三

達海上十四

達下十四海

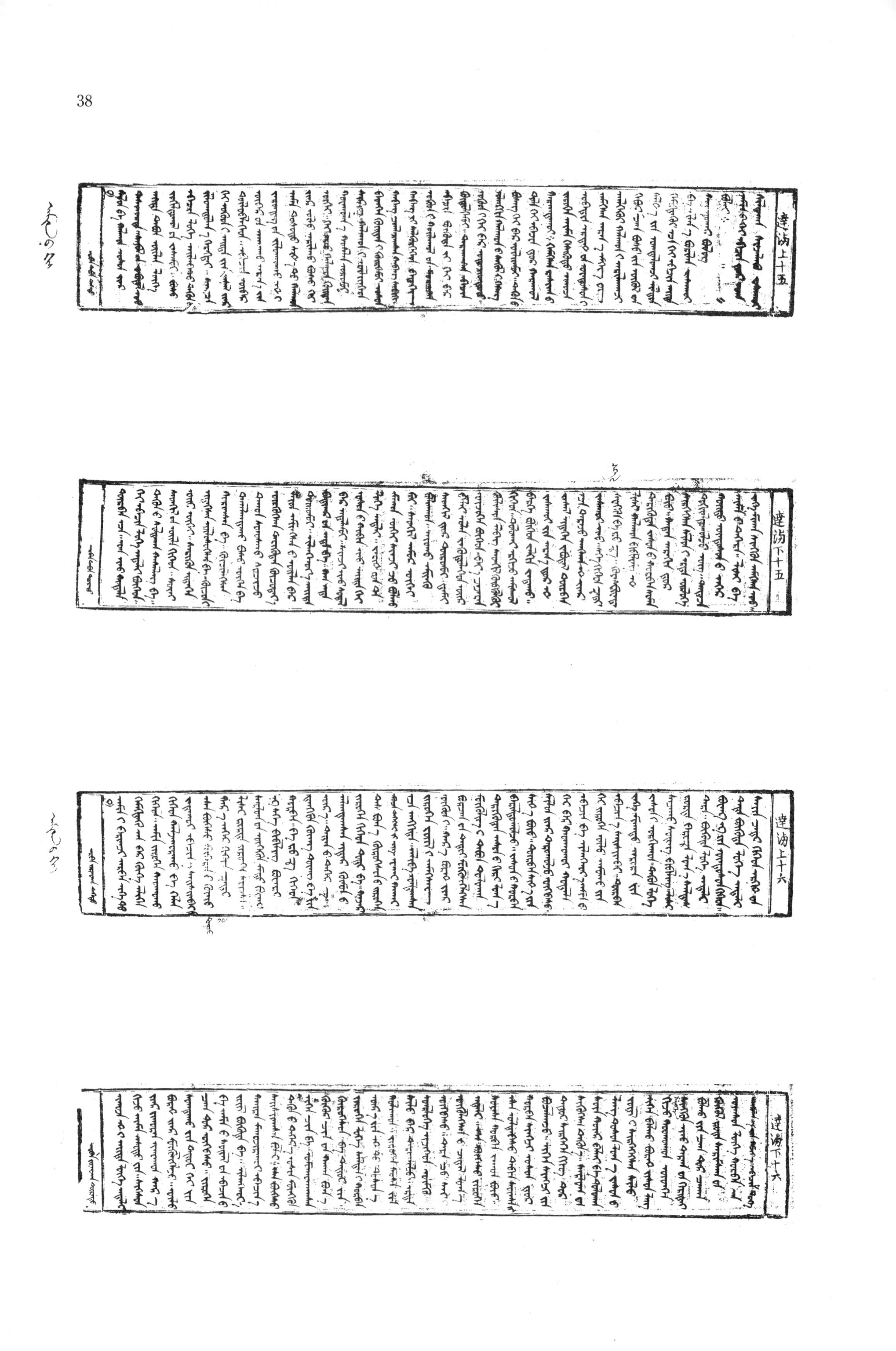

遊汾上十五

遊汾下十五

遊汾上十六

遊汾下十六

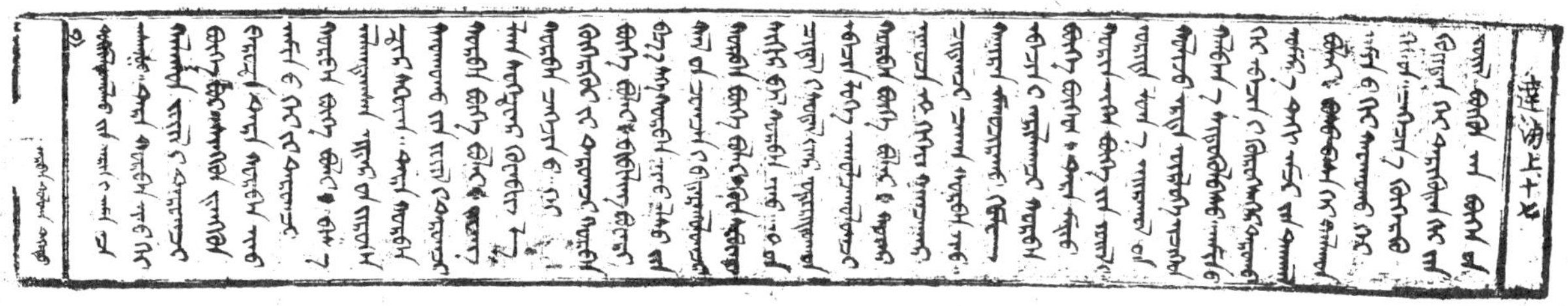
逵汭上十七

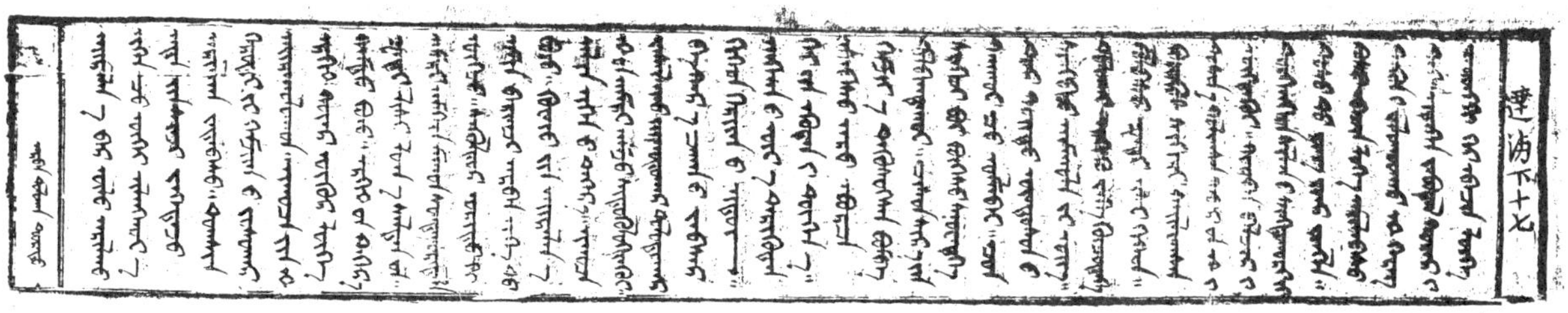
逵汭下十七

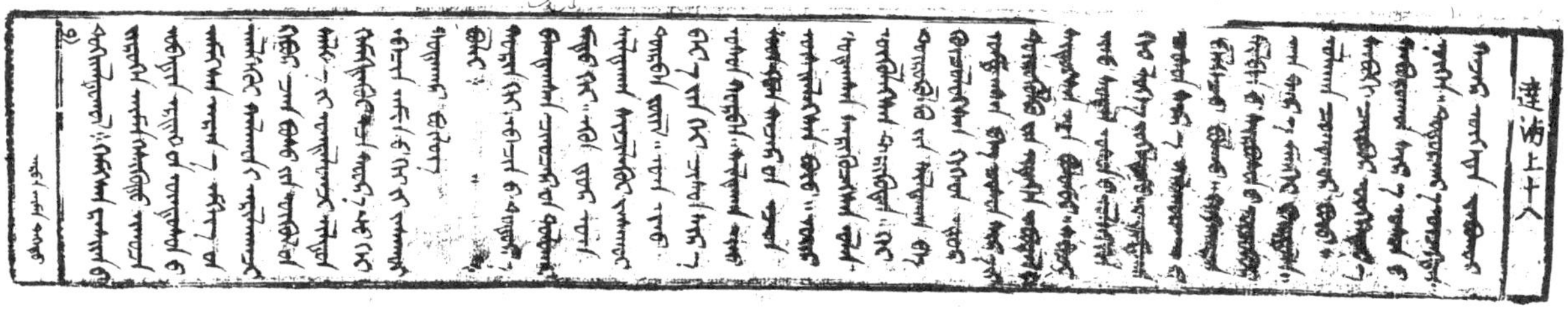
逵汭上十八

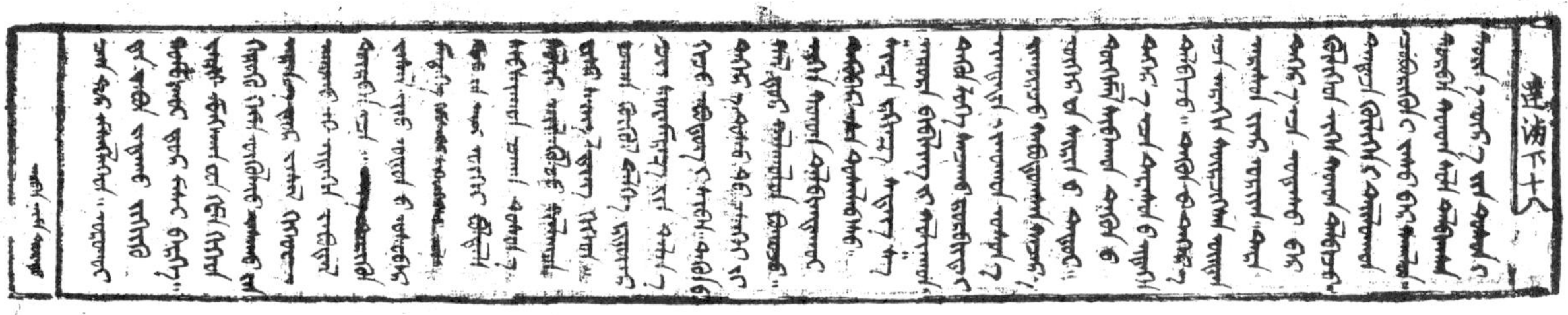
逵汭下十八

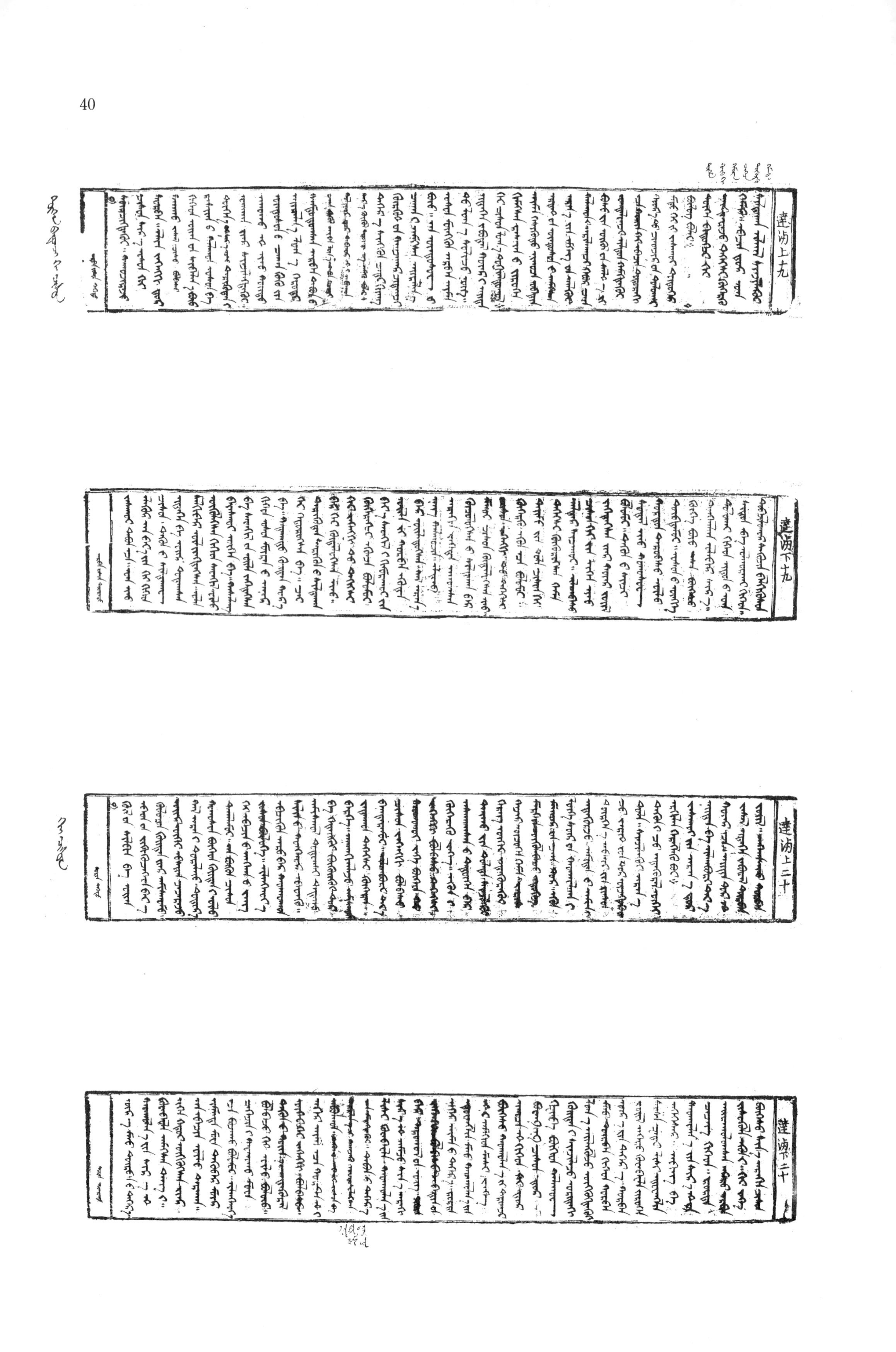

達汾上九

達汾下九

達汾上二十

達汾下二十

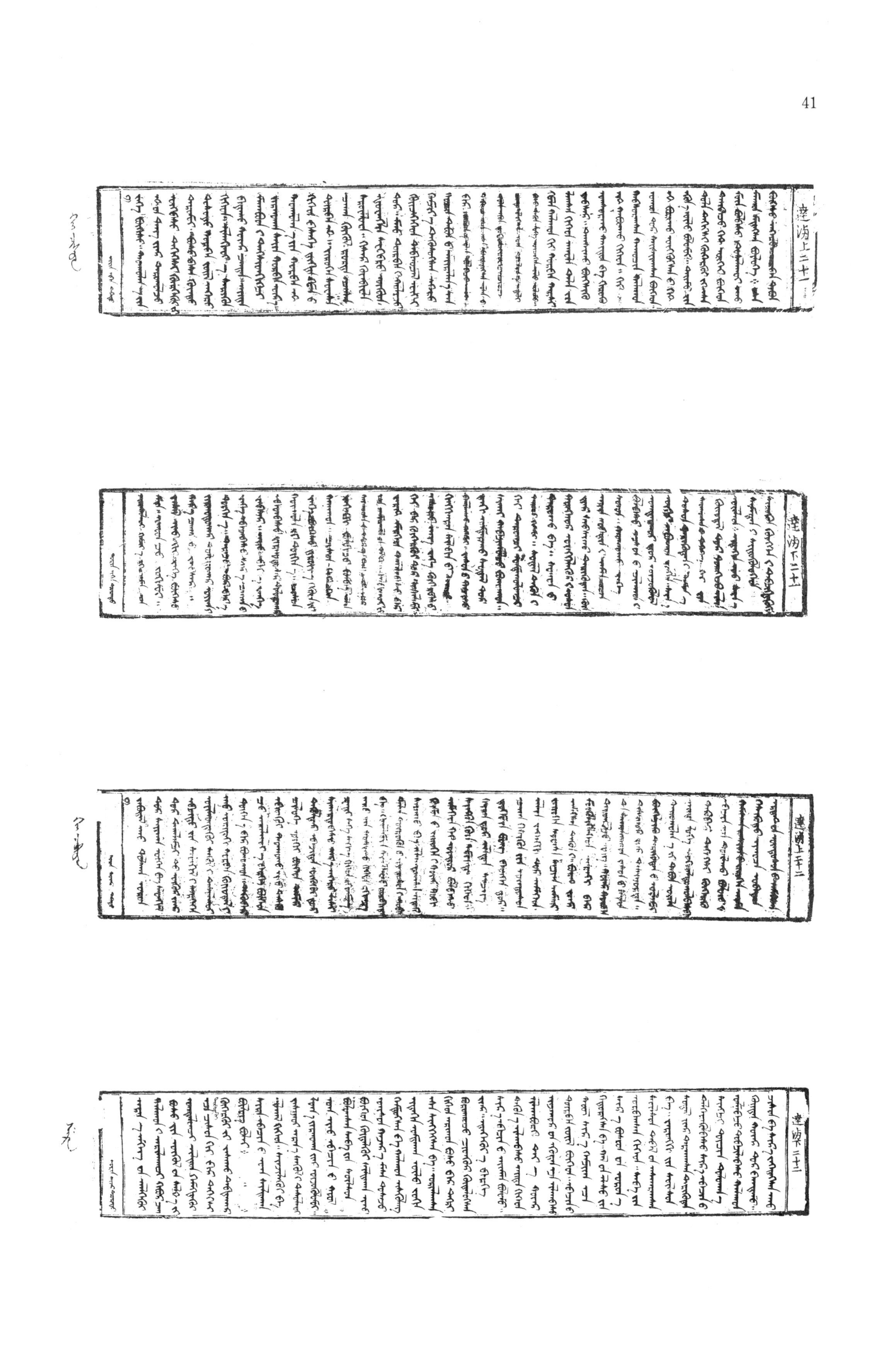

達汾上二十一

達汾下二十一

達湖上二十二

達湖二十二

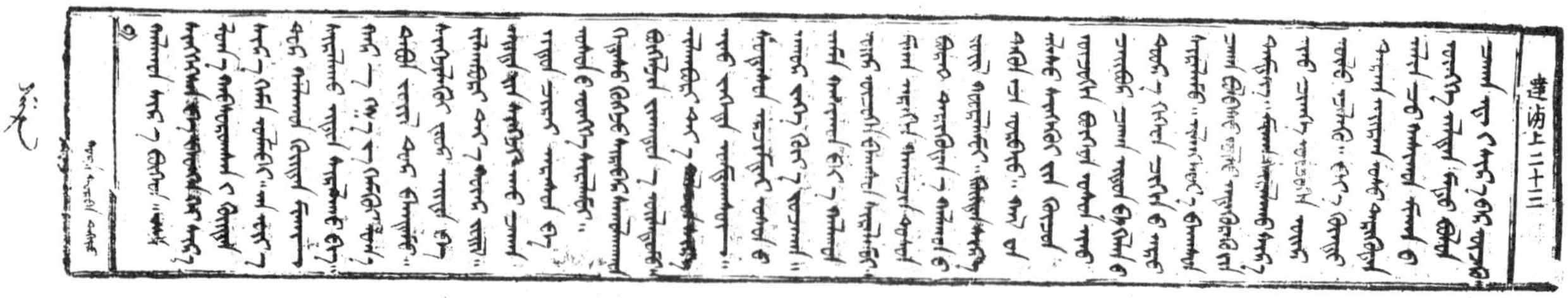
達洧上二十三

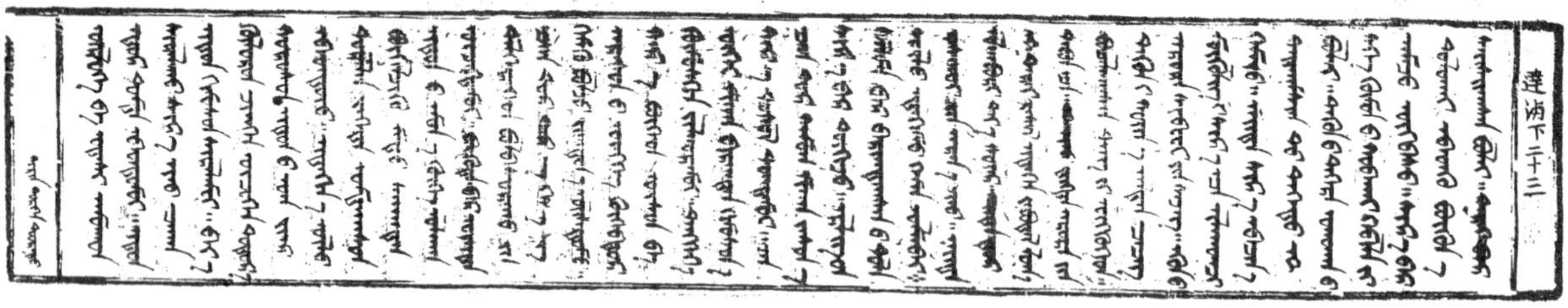
達洧下二十三

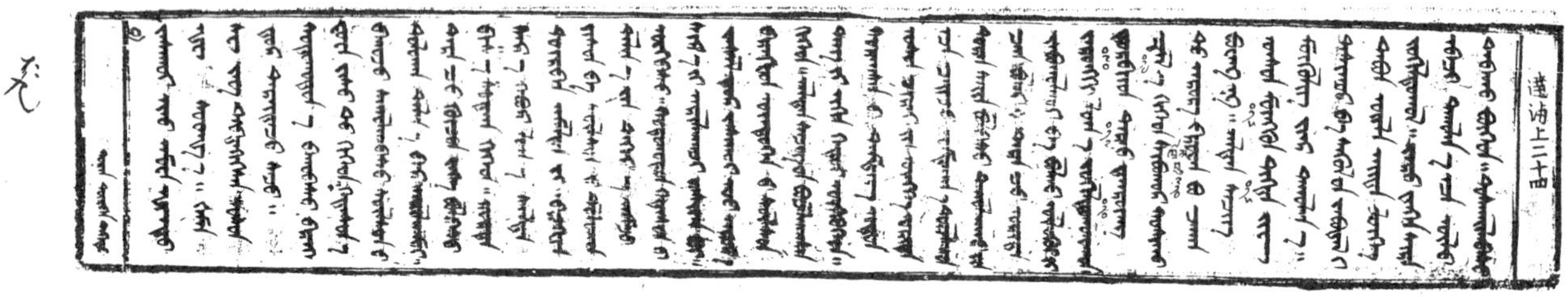
達洧上二十四

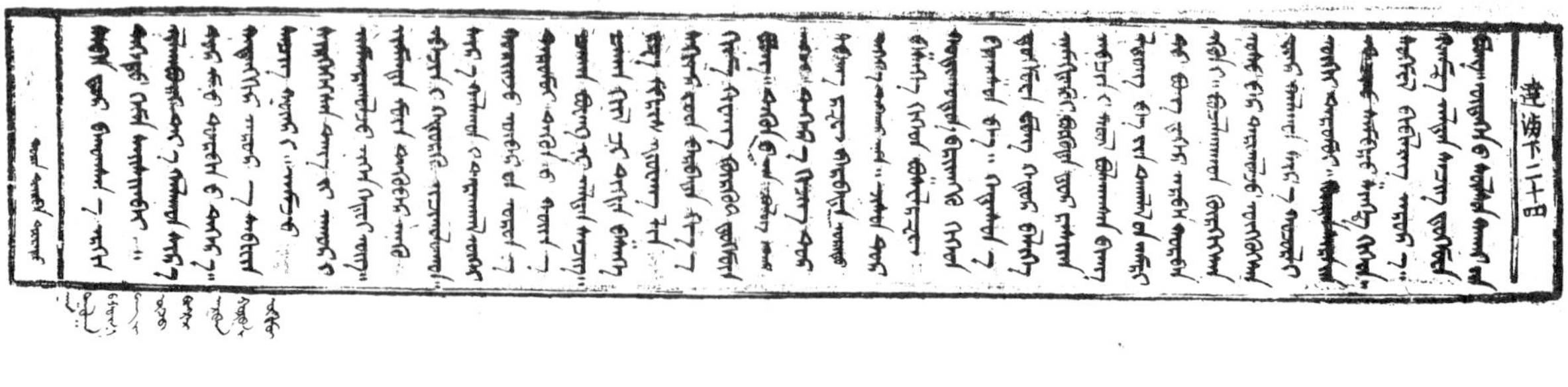
達洧下二十四

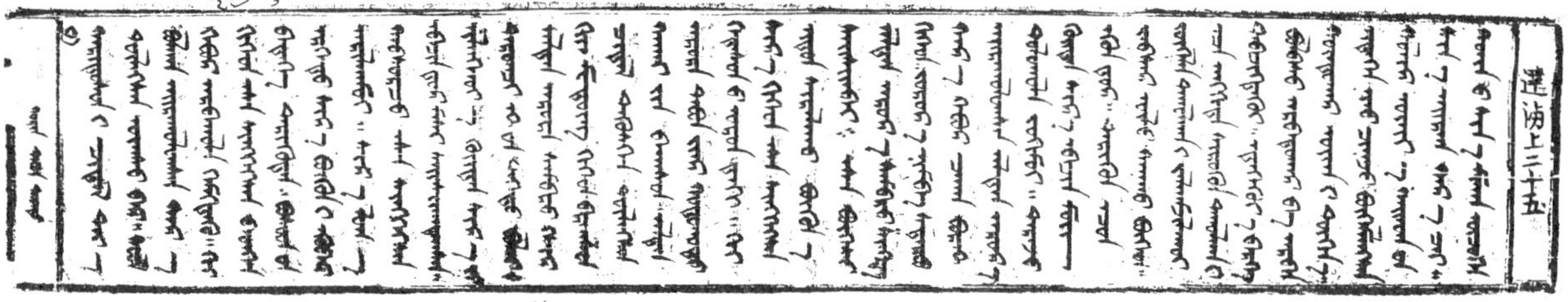
逹汸上二十五

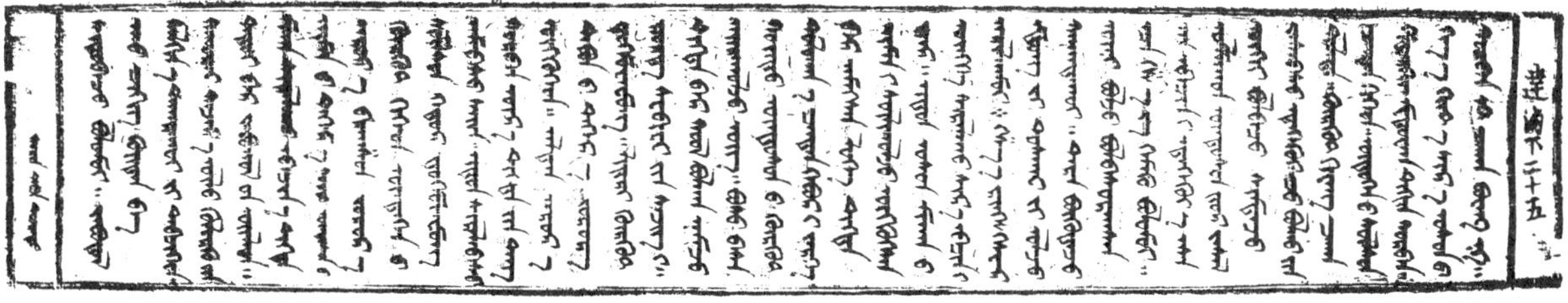
逹汸下二十五

逹汸上二十六

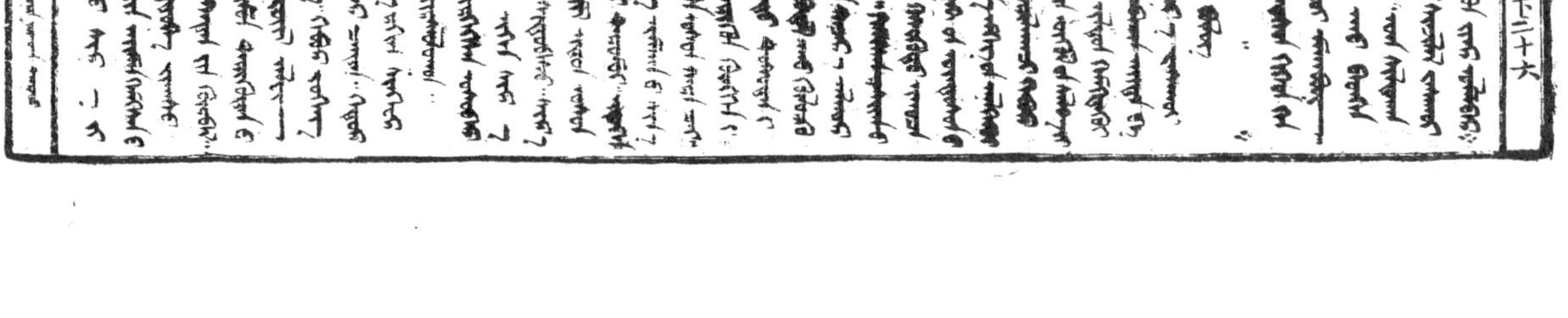
逹汸下二十六

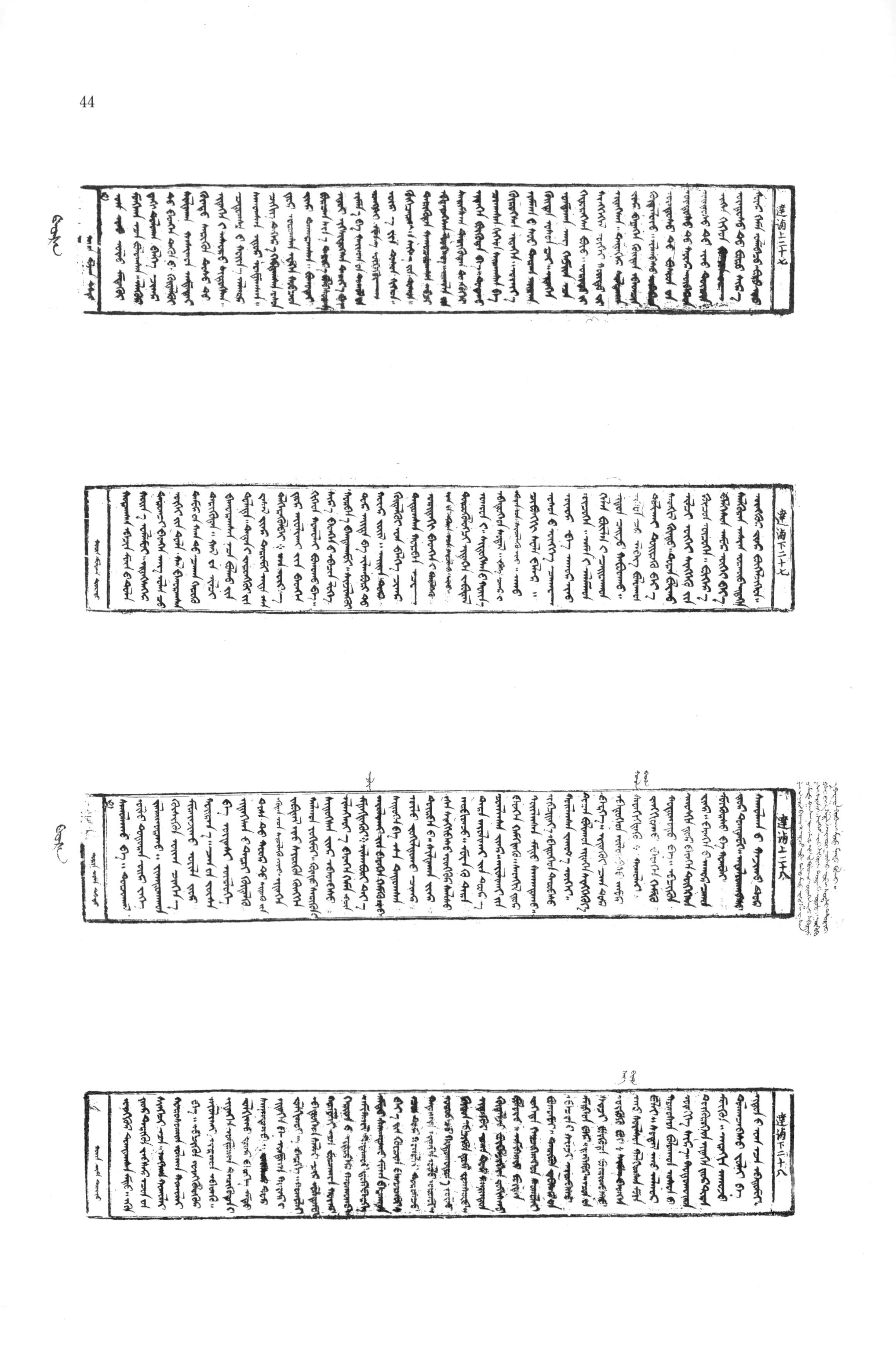

達海上二十七

達海下二十七

達海上二十八

達海下二十八

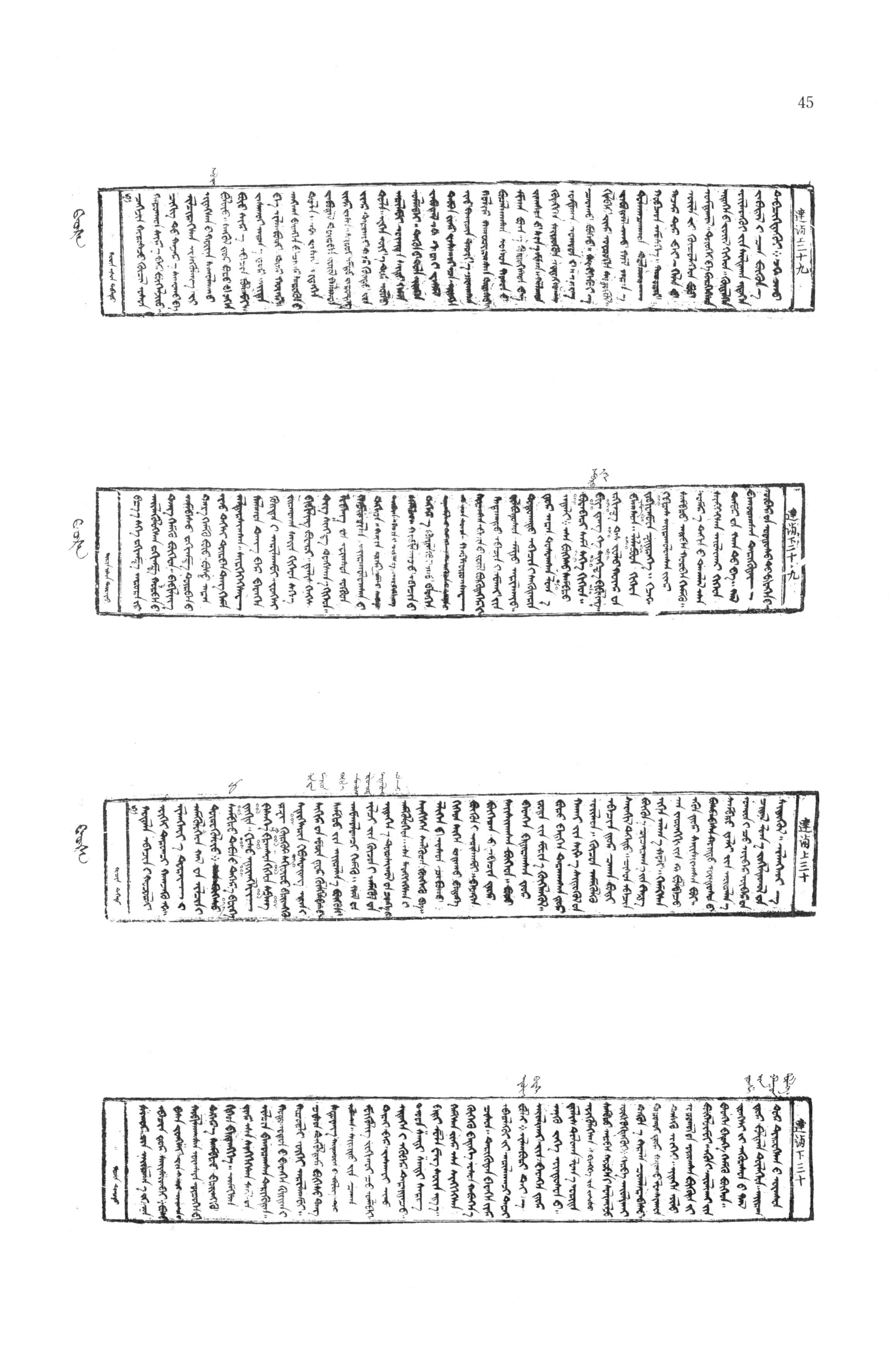

建酒上二十九

建酒下二十九

建酒上三十

建酒下三十

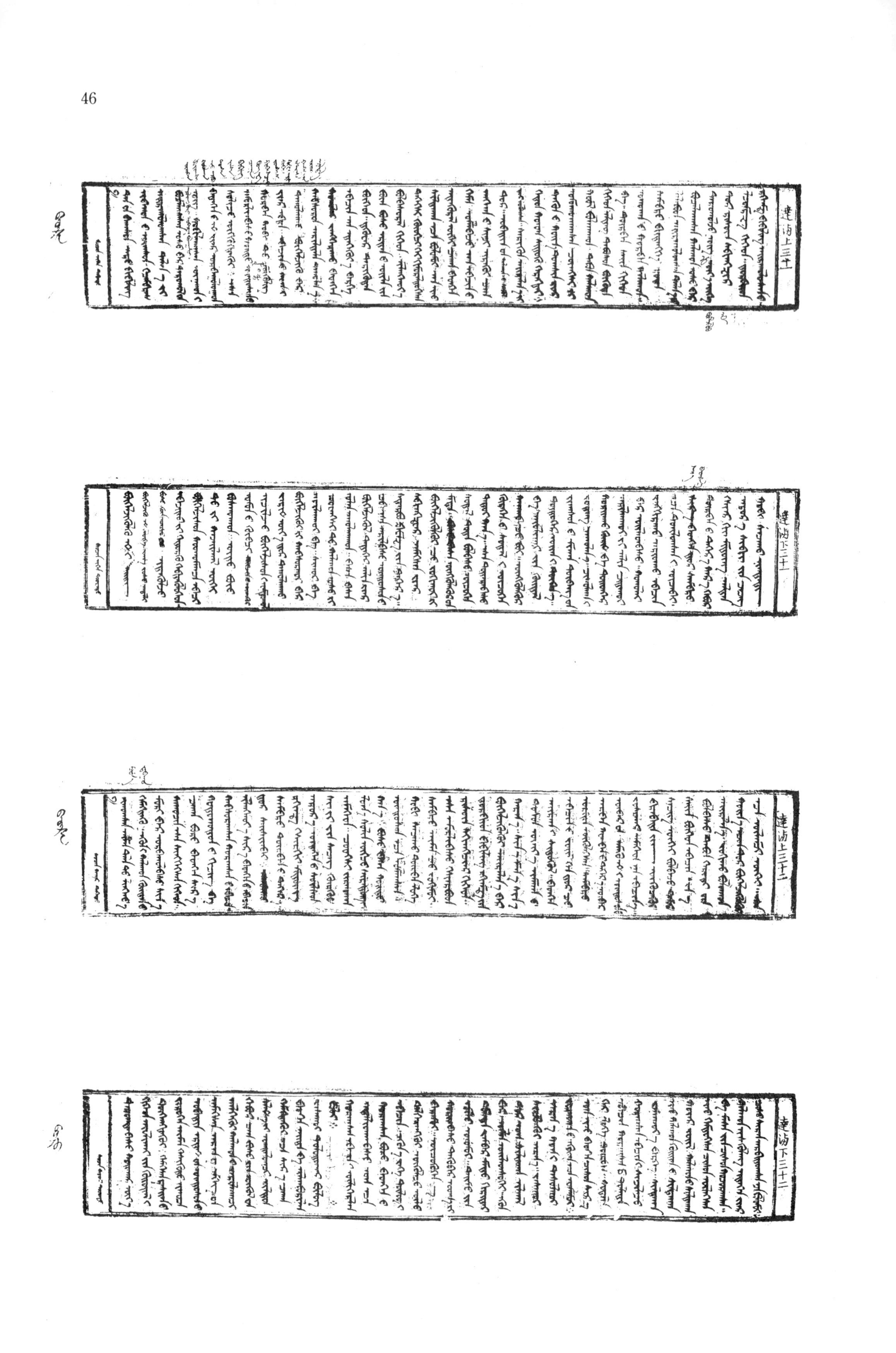

連珠上三十一

[illegible]

連珠下三十一

[illegible]

連珠上三十二

[illegible]

連珠下三十二

[illegible]

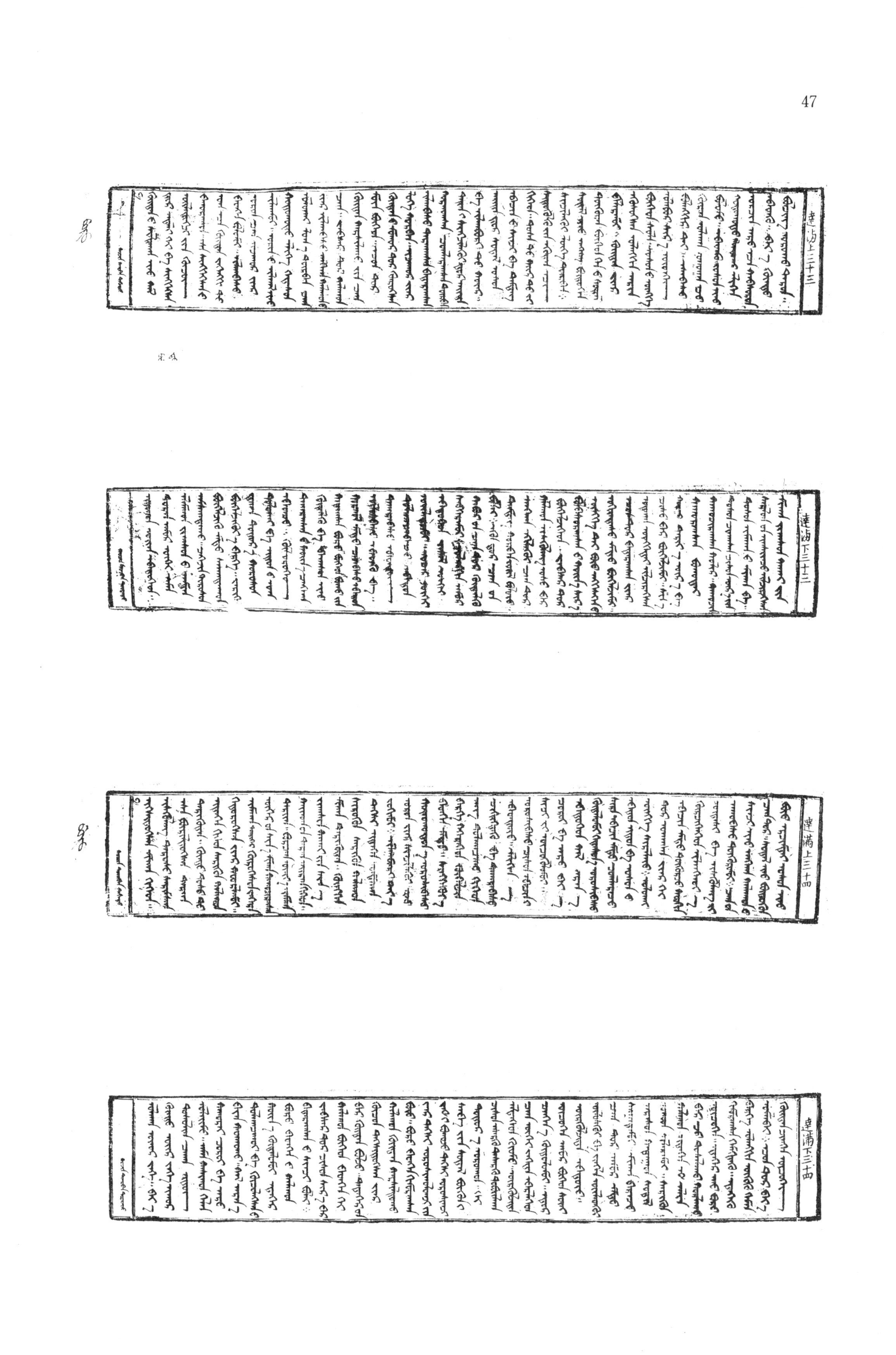

達汸上三十三

達汸下三十二

達滿上三十四

達滿下三十四

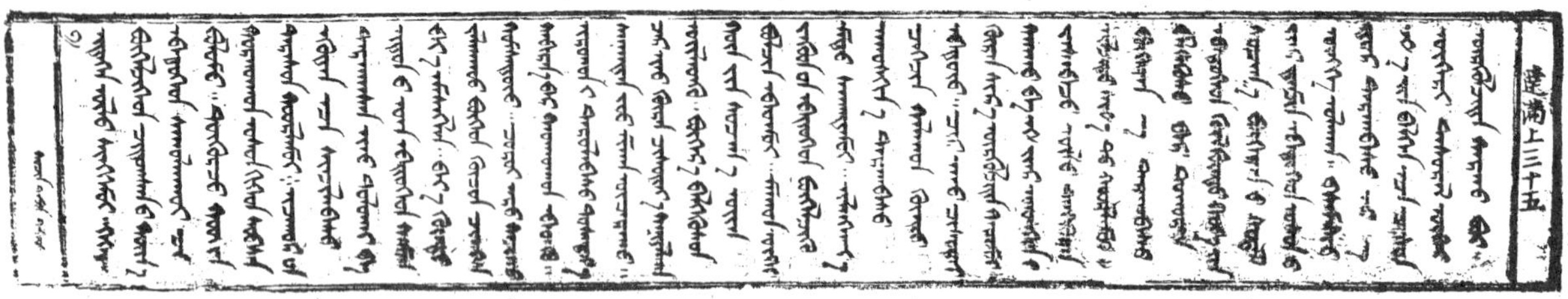
達滿上三十五

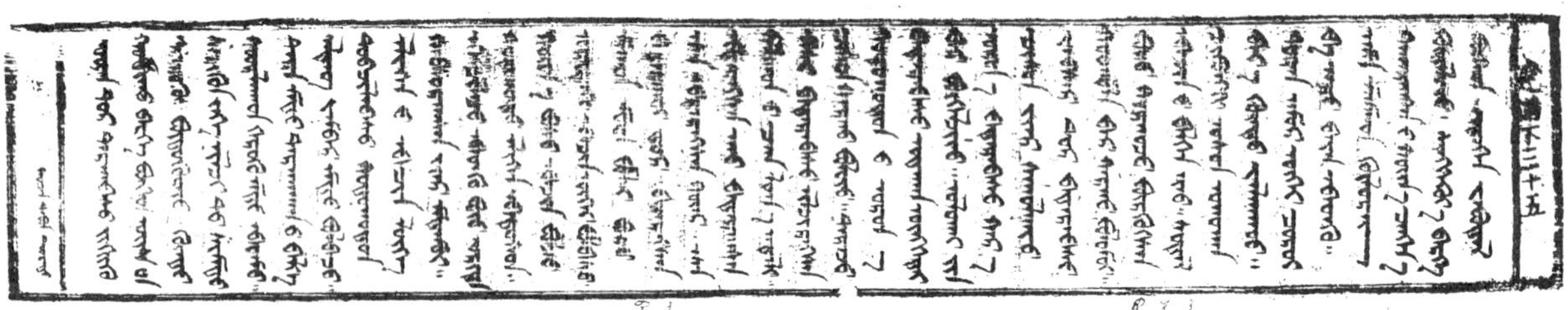
達滿下三十五

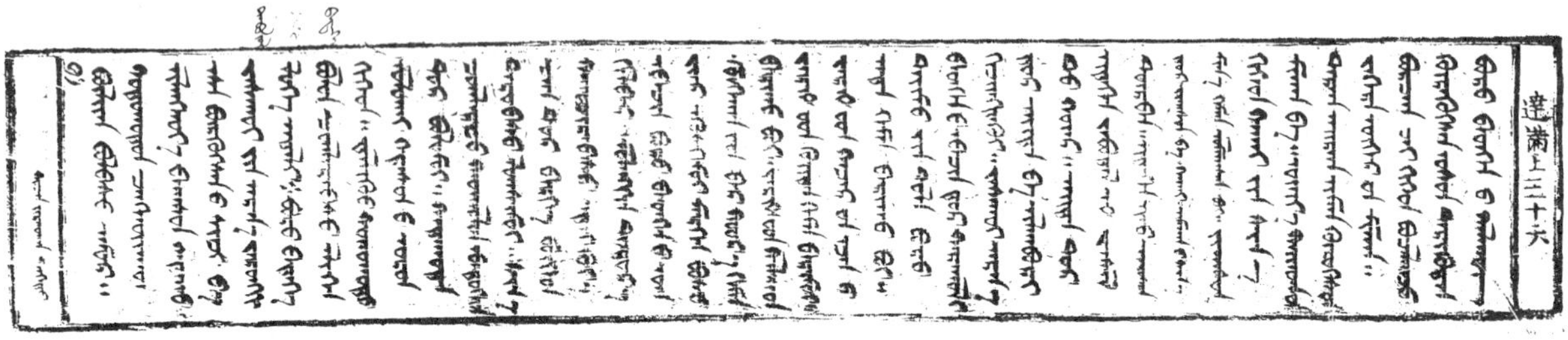
達滿上三十六

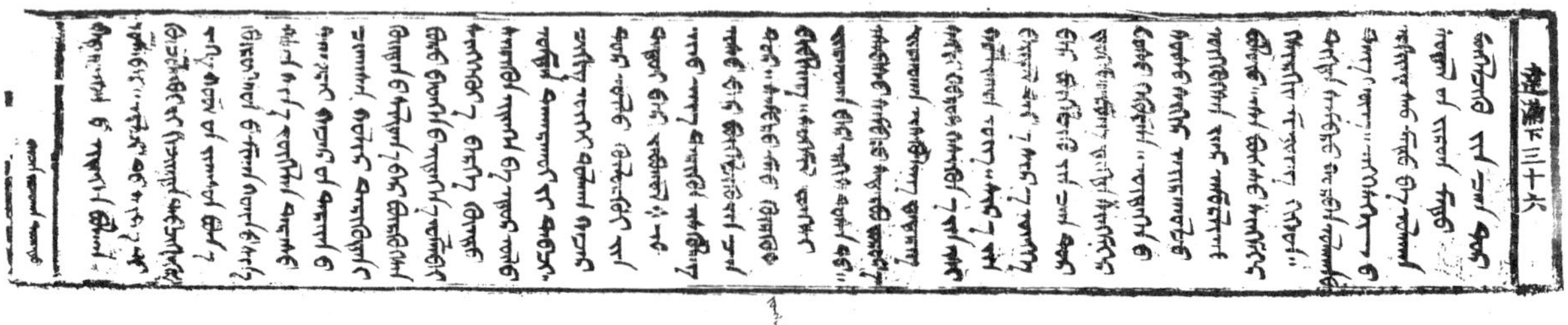
達滿下三十六

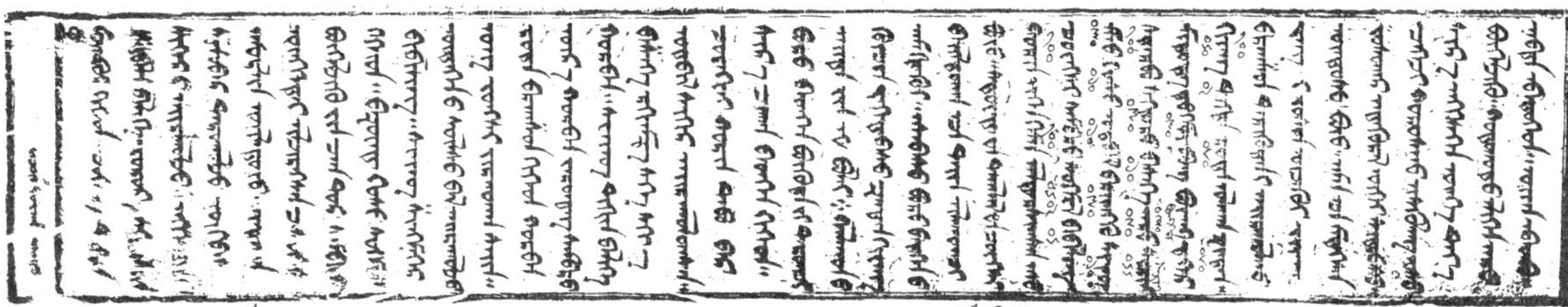

達海上三十七

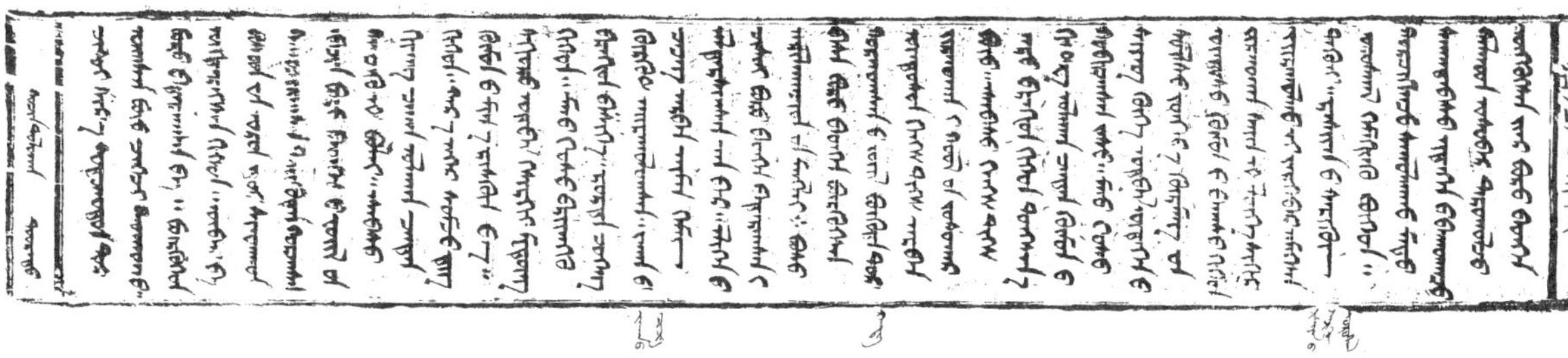

達海下三十七

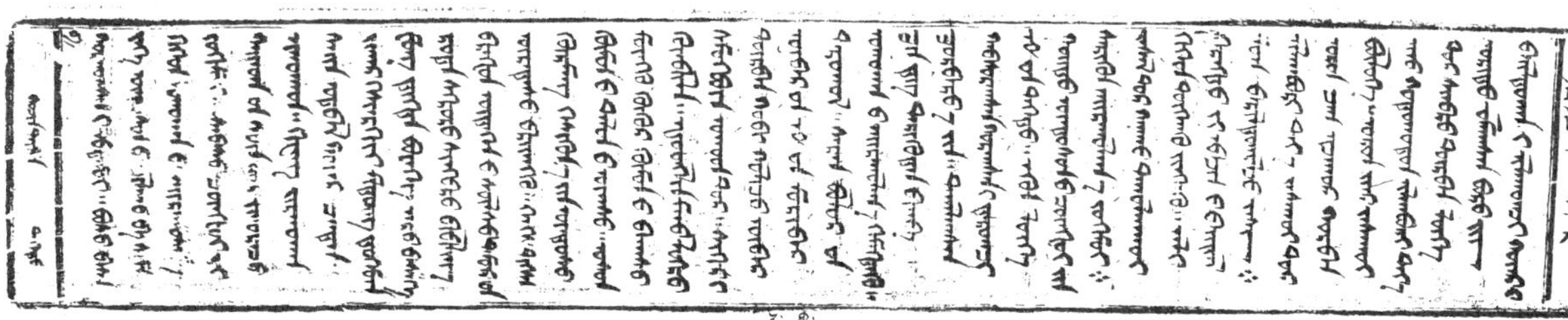

達海上三十八

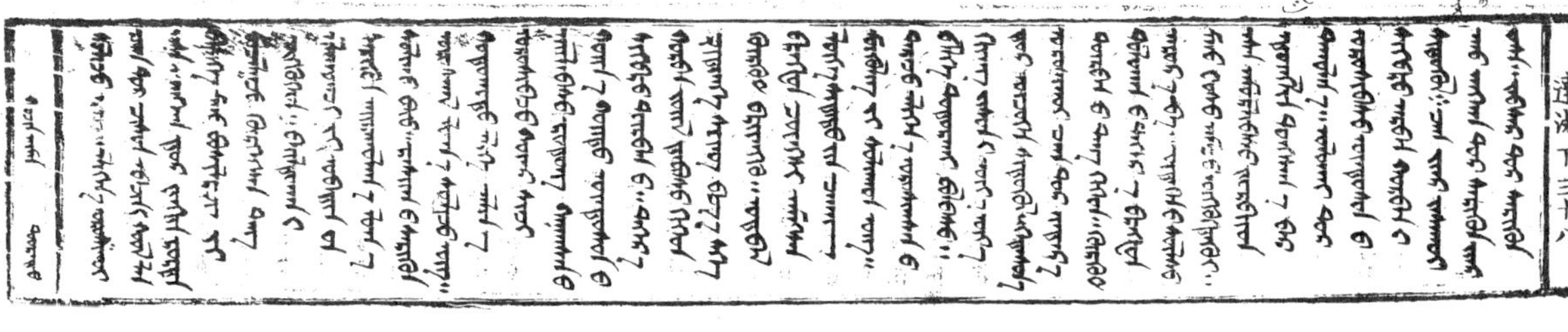

達海下三十八

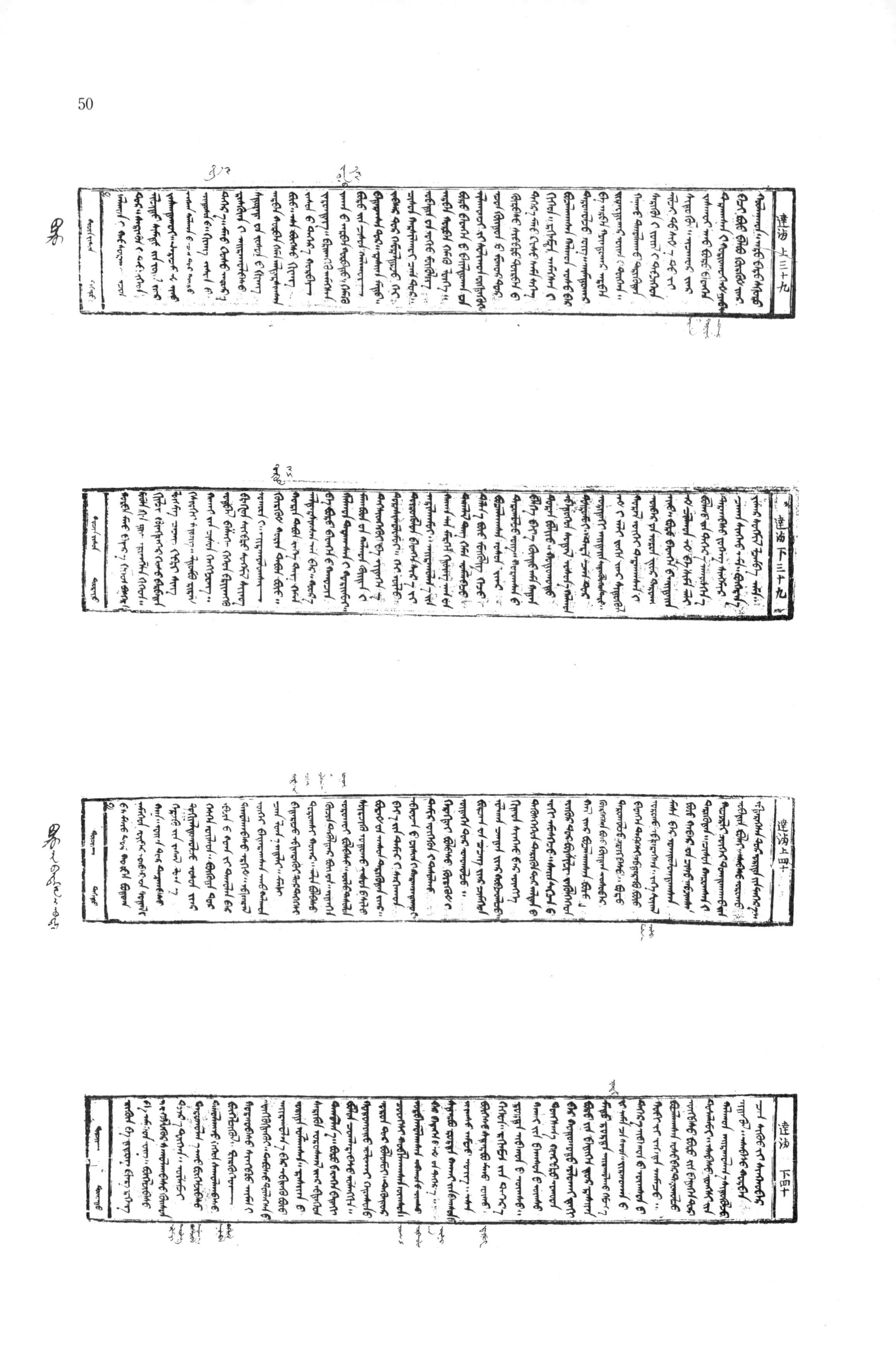

達汸上三十九

達汸下三十九

達汸上四十

達汸下四十

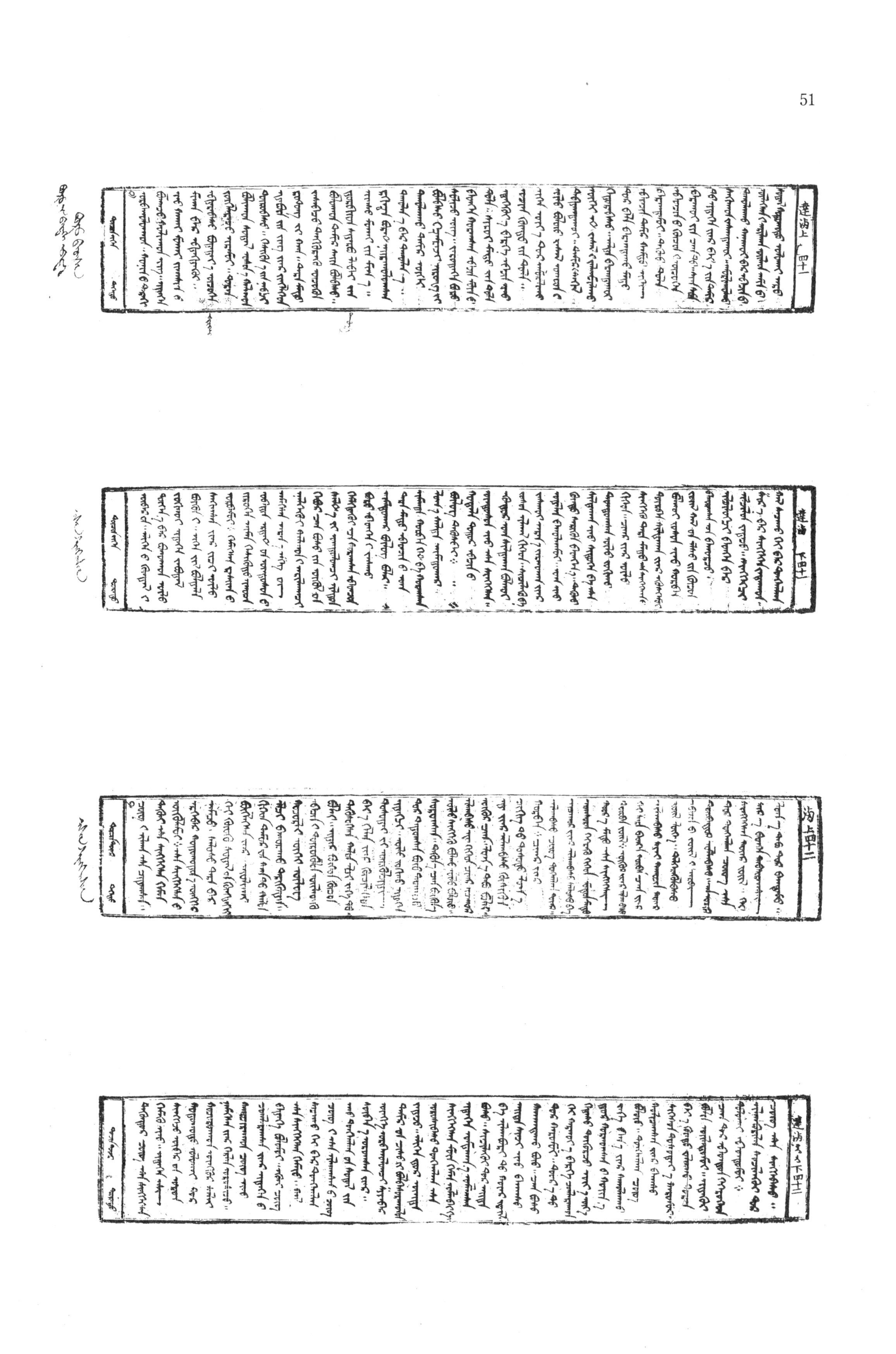

遼酒上 四十一

遼酒 下四十一

酒上四十二

遼酒下四十二

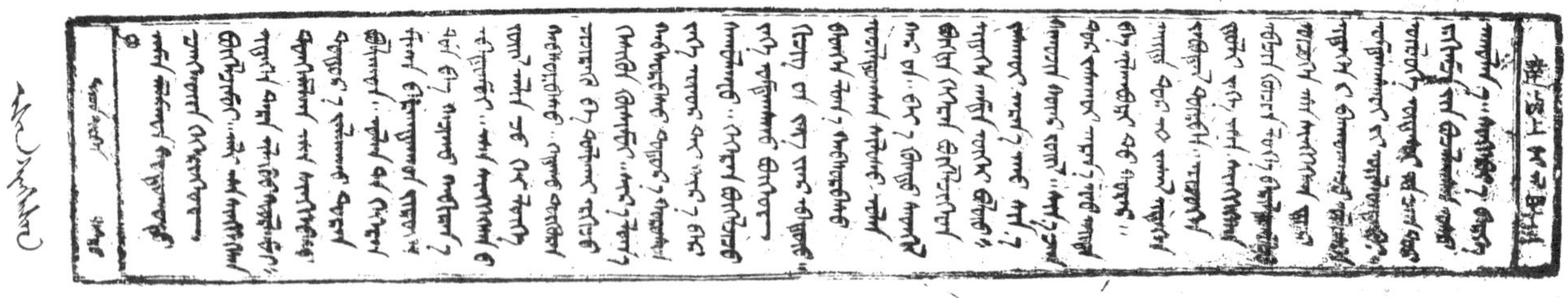

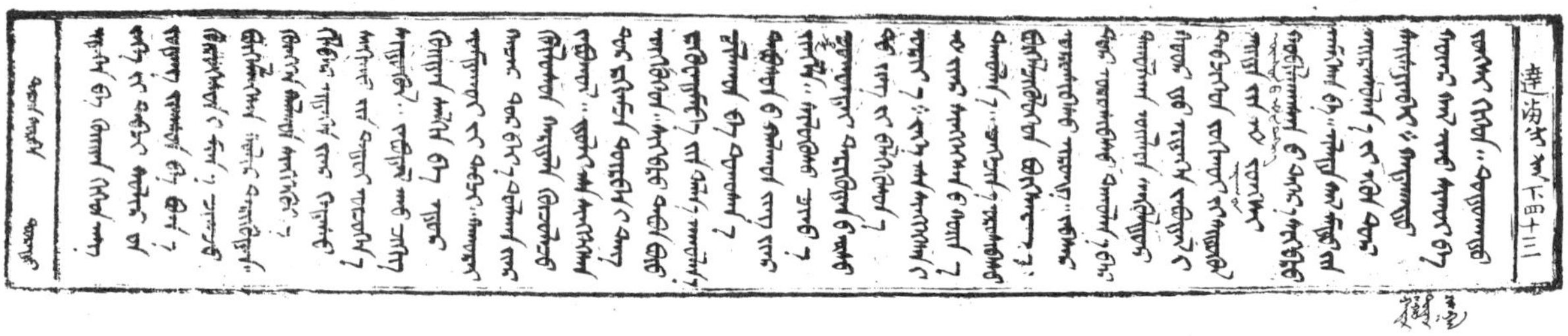

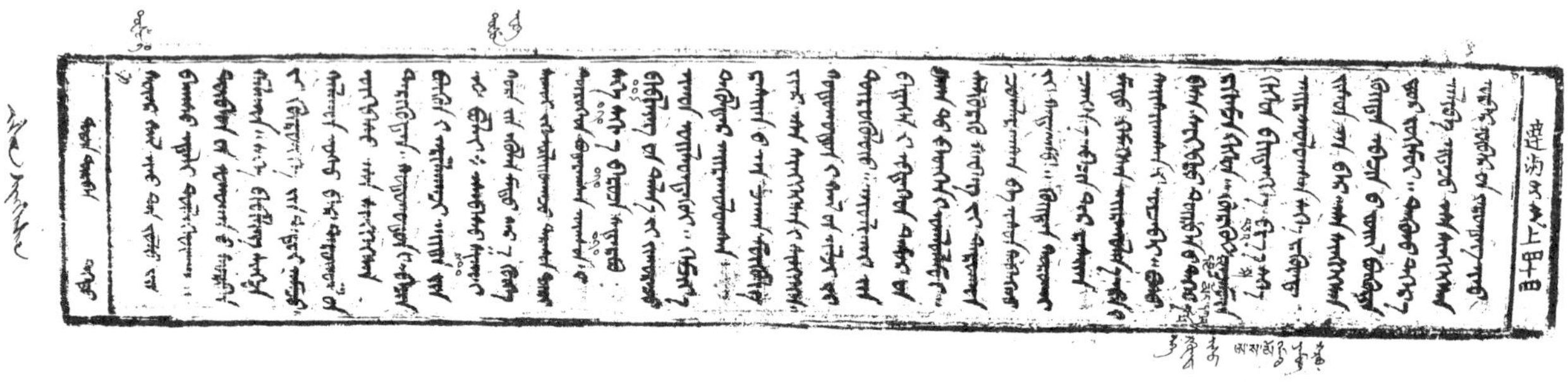

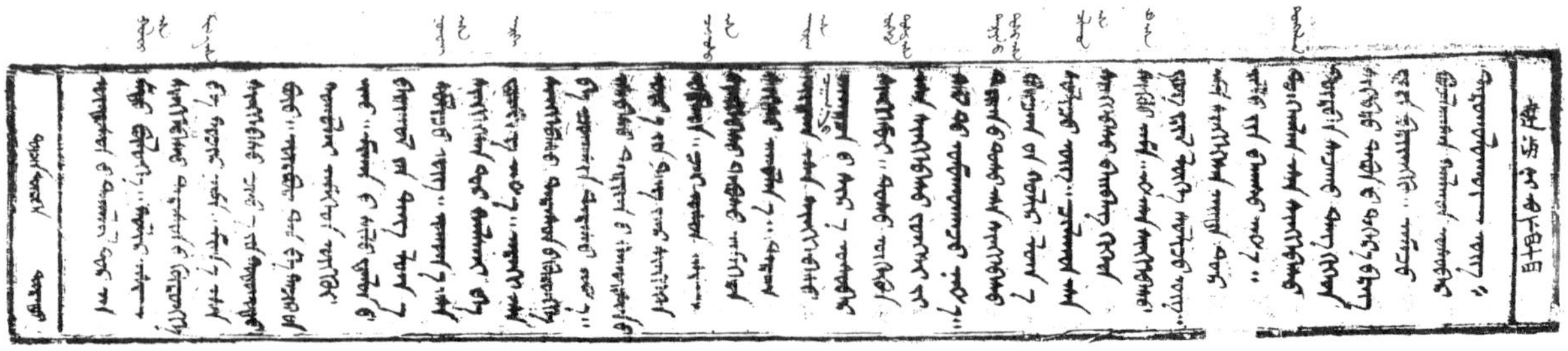

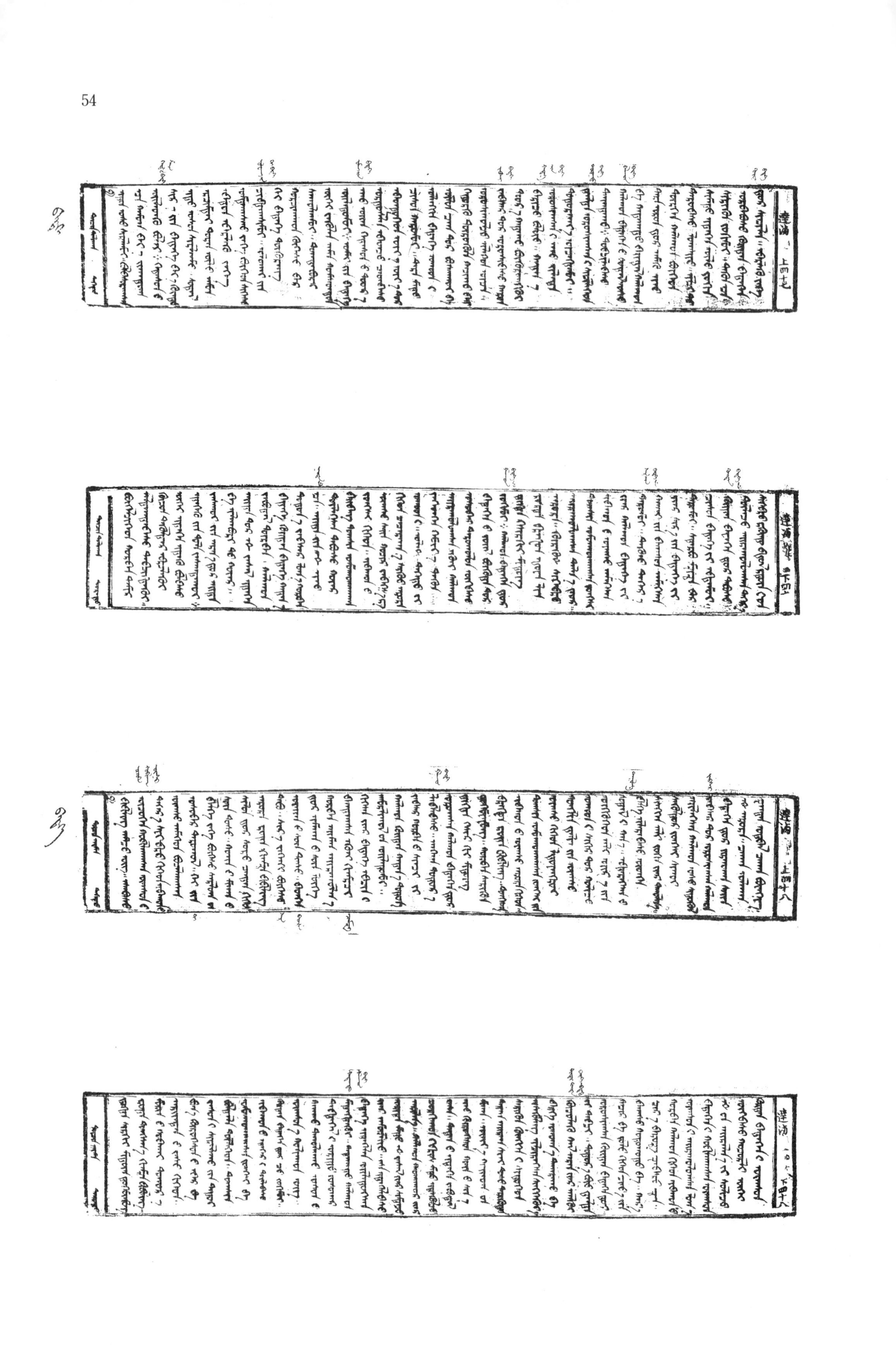

達海 上四十七

達海 下四

達海 上四十八

達海 下四十八

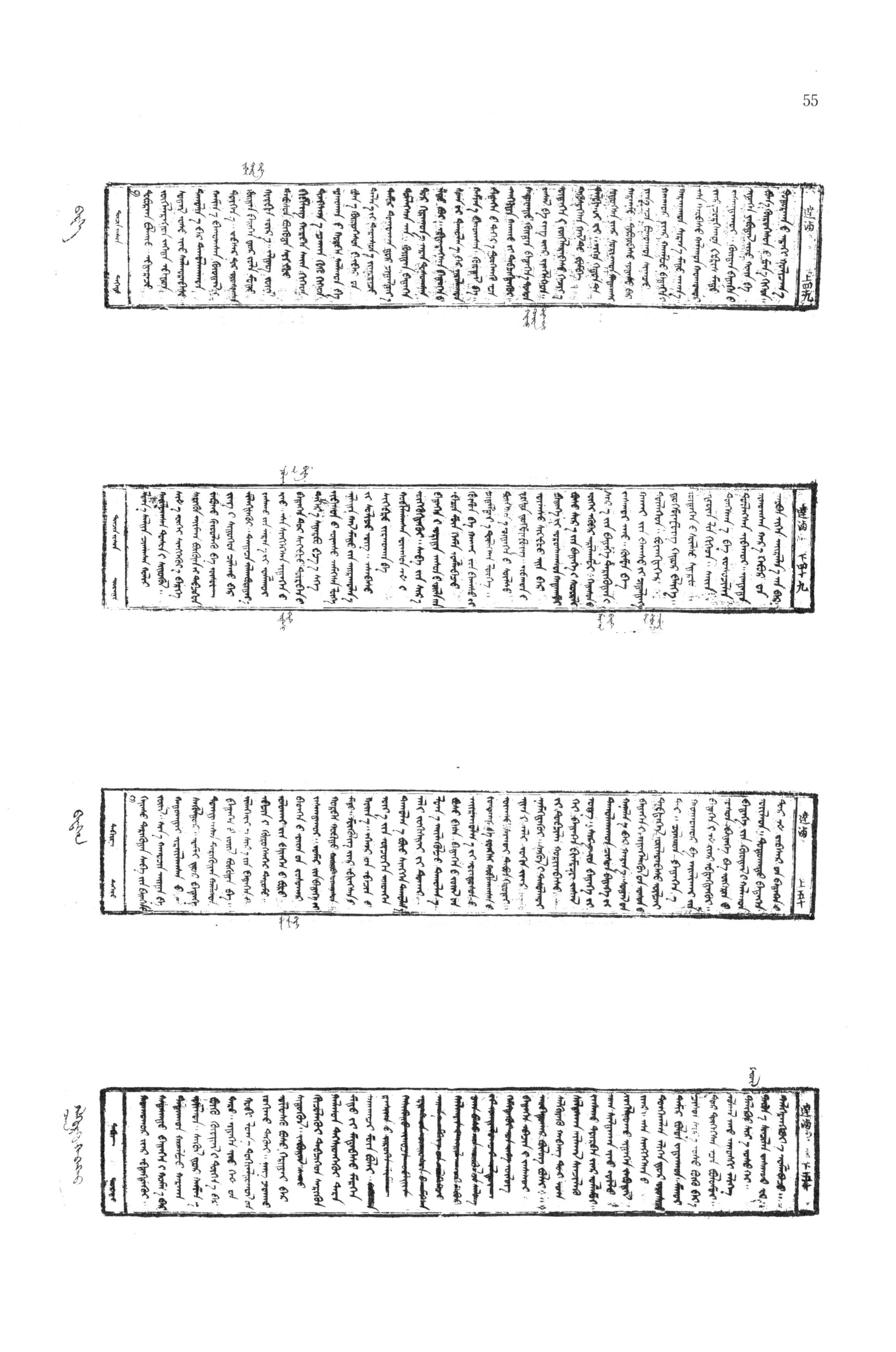

遼海 上四九

遼海 下四九

遼海 上五十

遼海 下五十

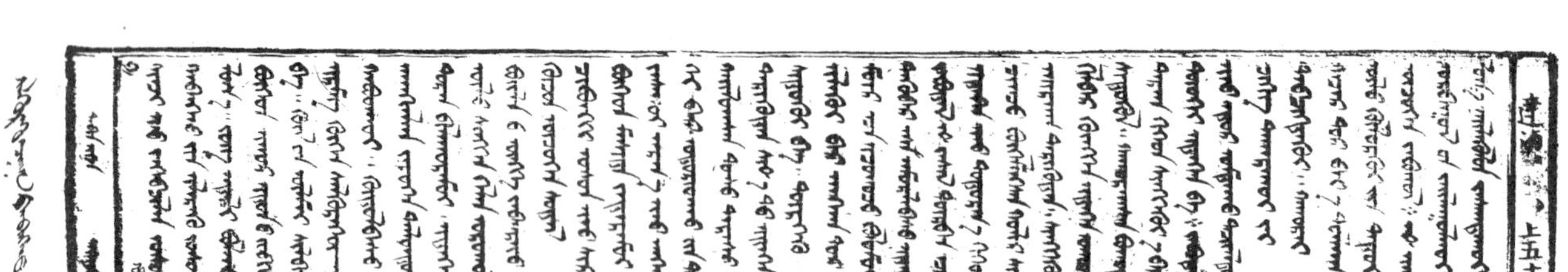

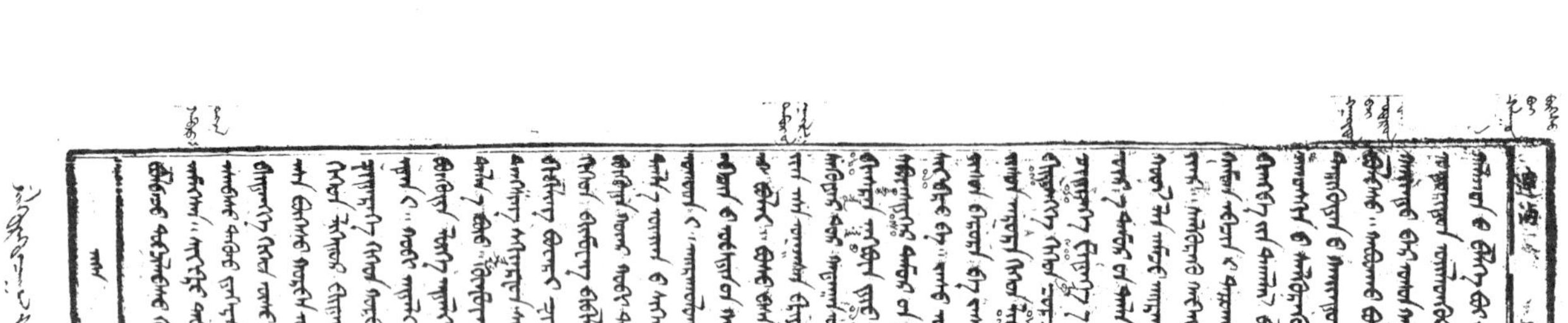

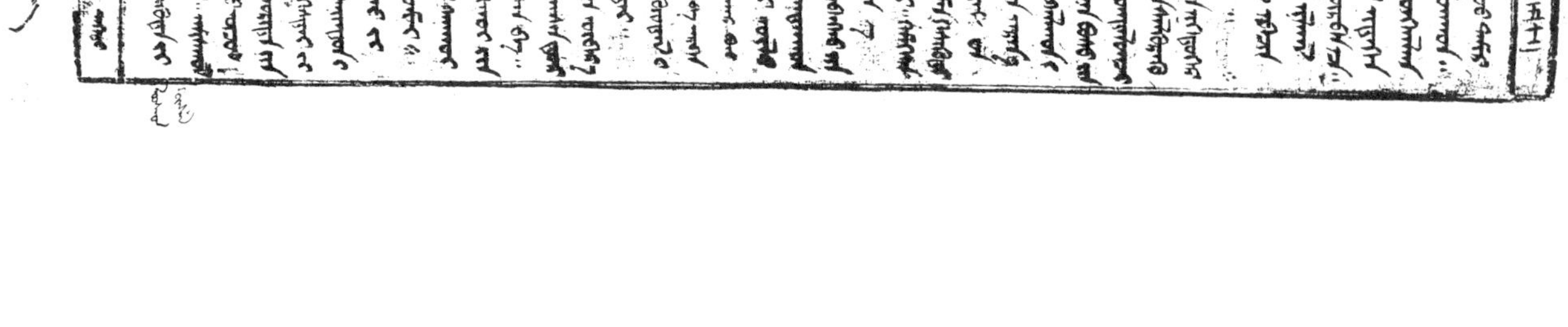

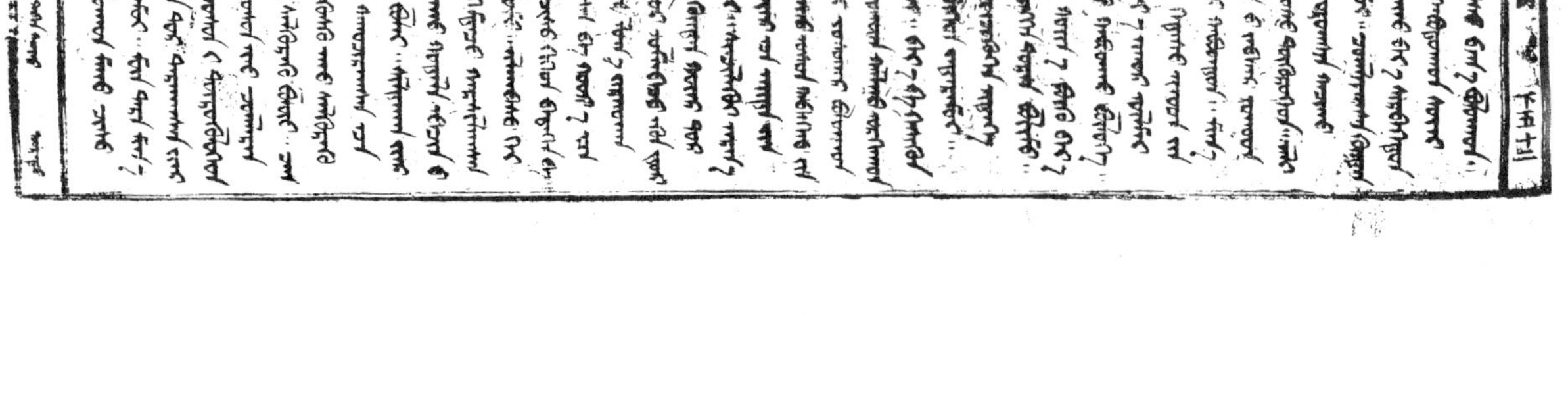

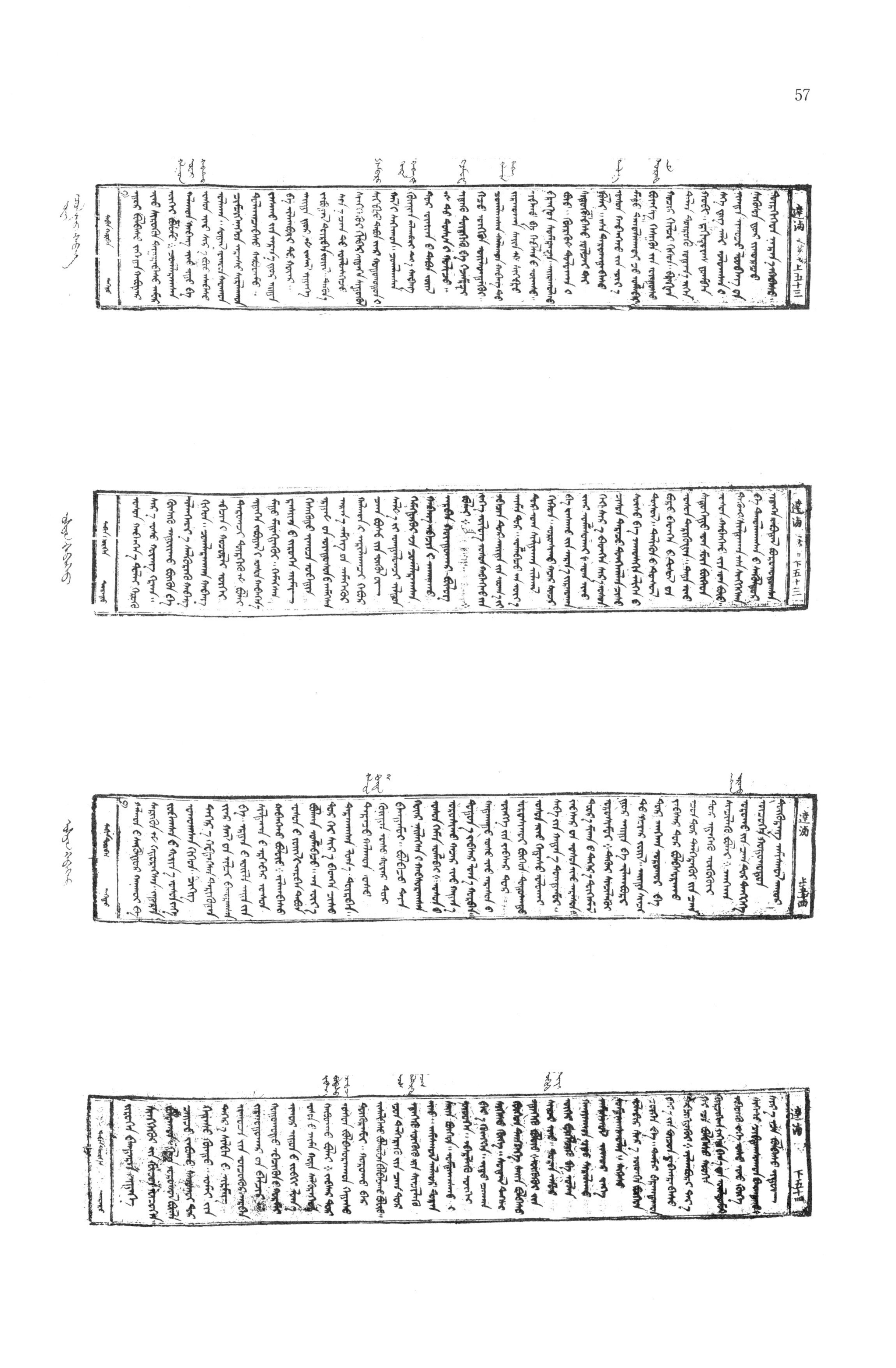

達海 上五十三

[illegible]

達海 下五十三

[illegible]

達海 上五十四

[illegible]

達海 下五十四

[illegible]

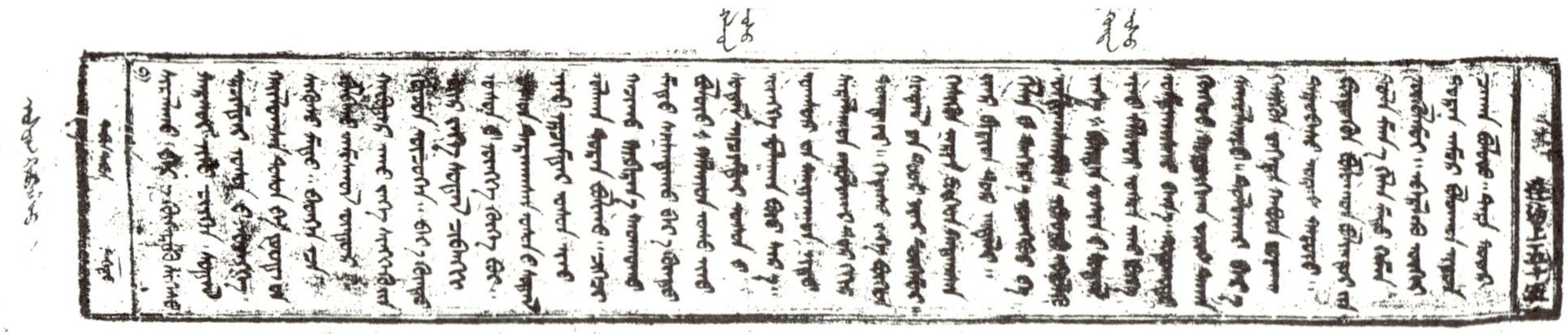

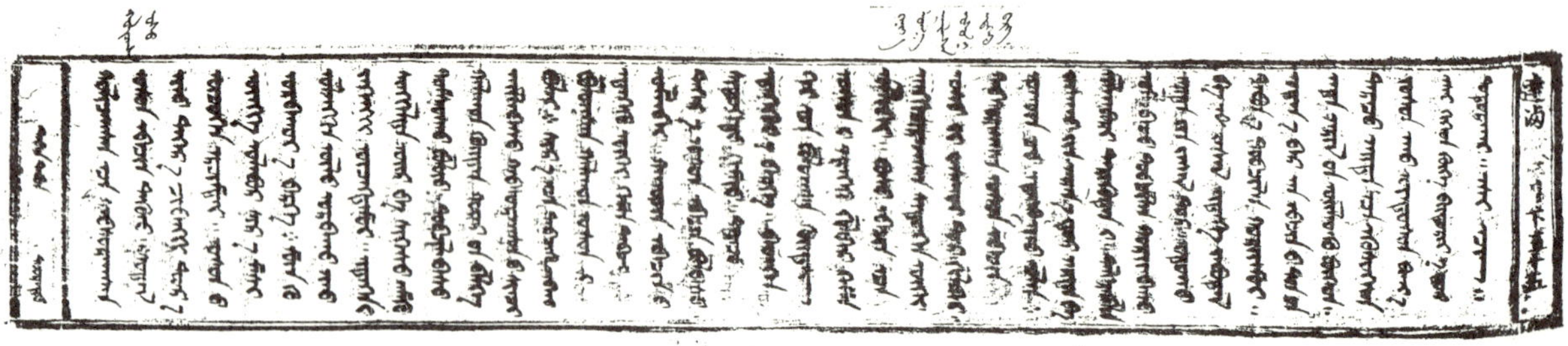

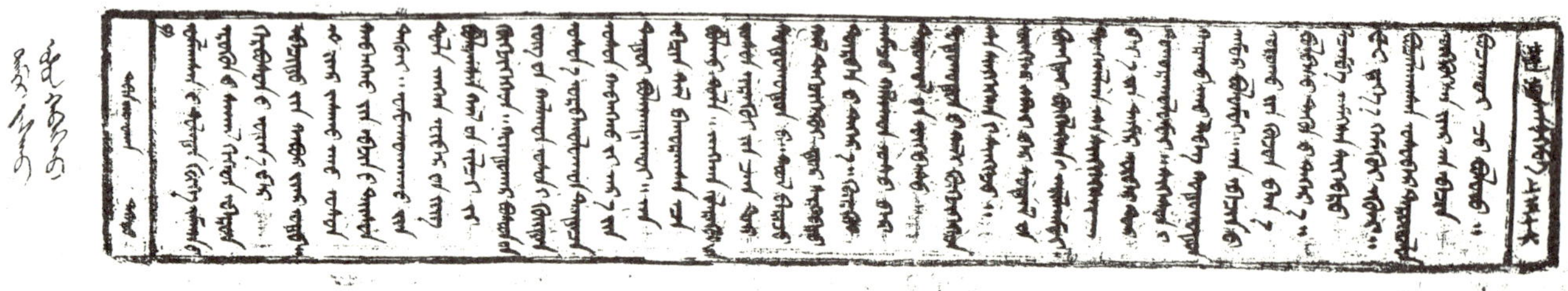

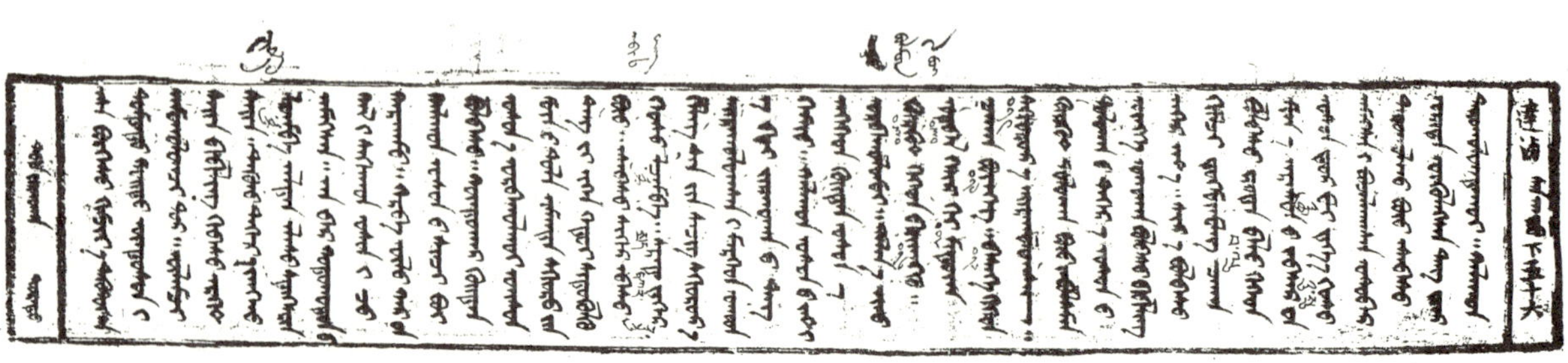

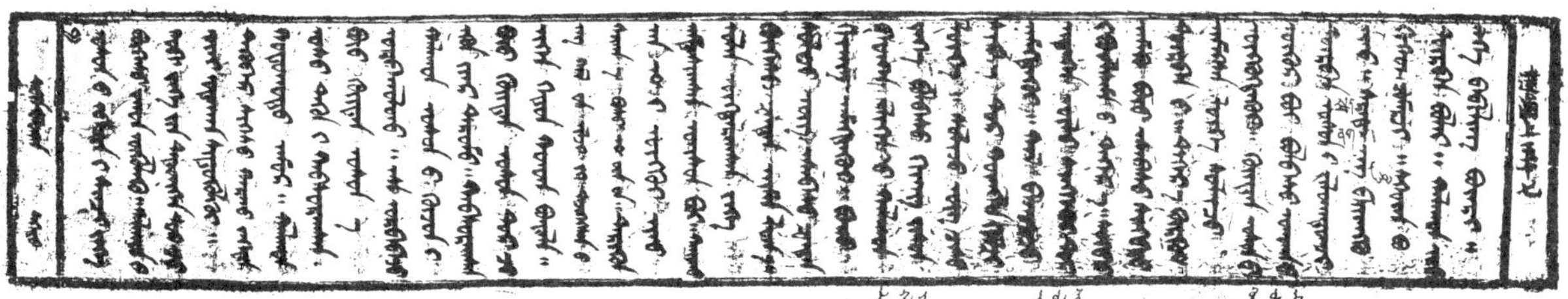

遼消上五十七

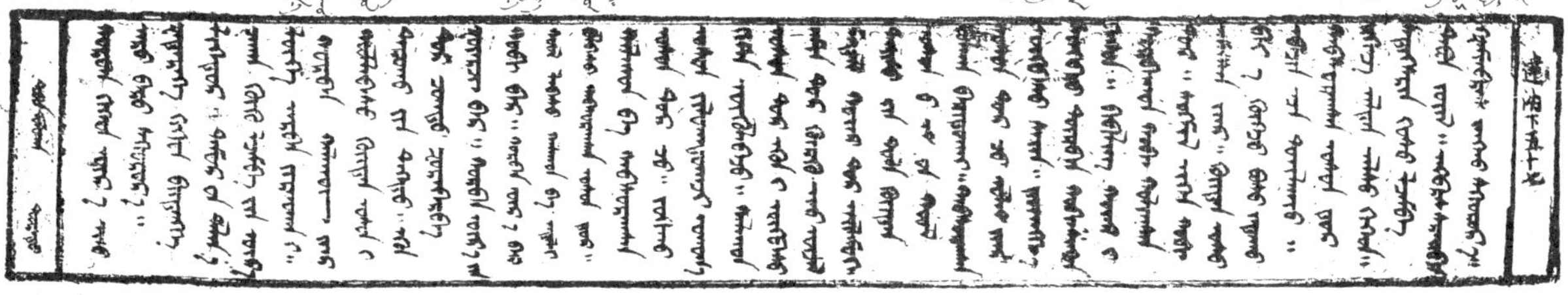

遼消下五十七

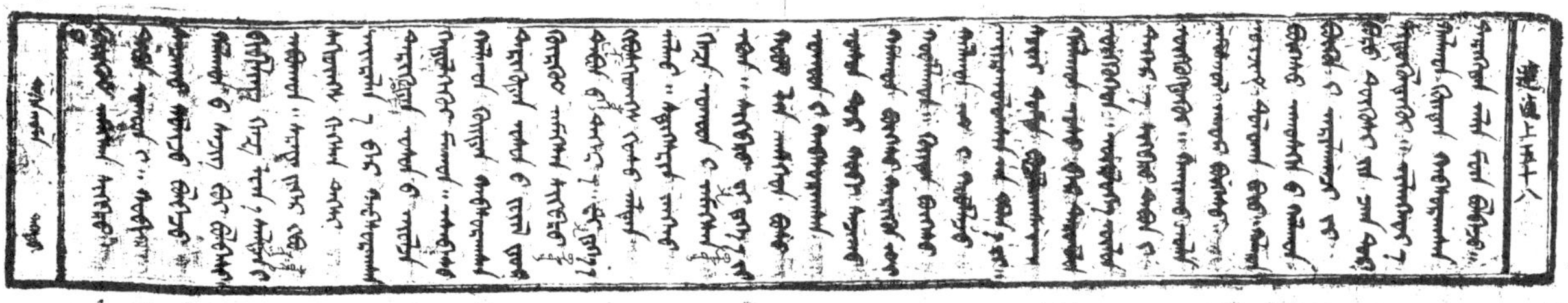

遼消上五十八

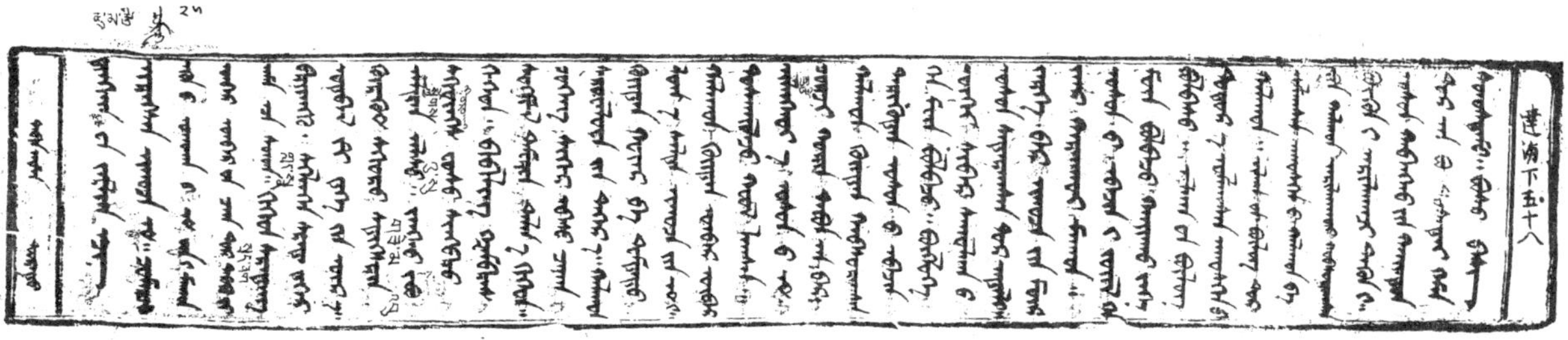

遼消下五十八

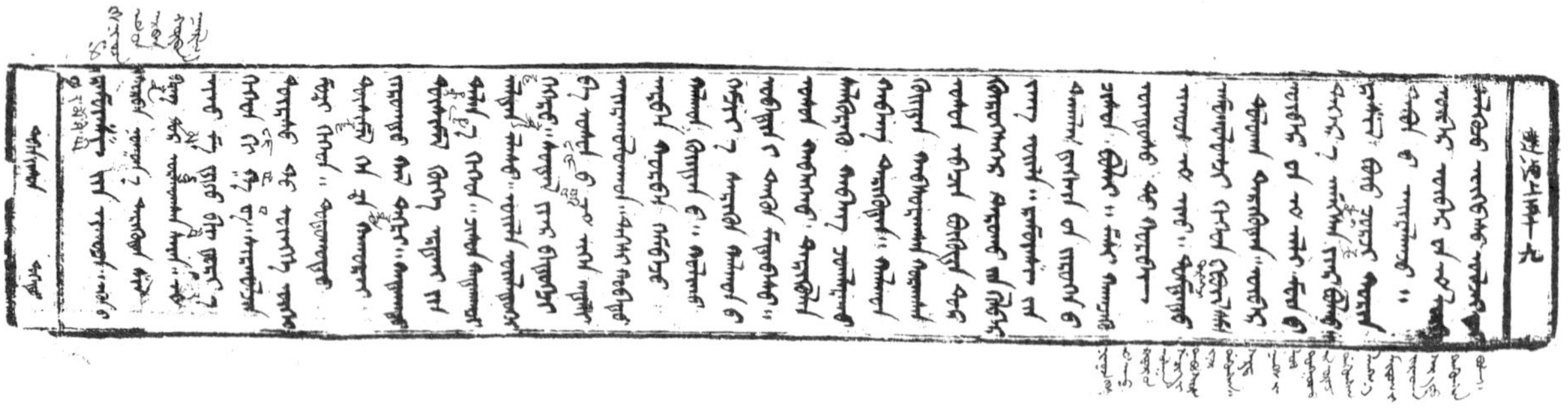
達海上五十九

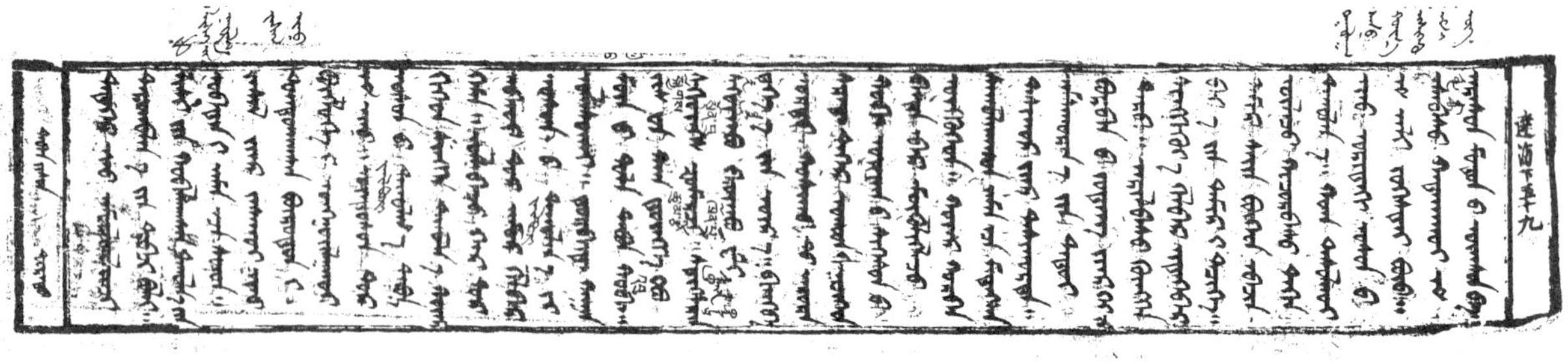
達海下五十九

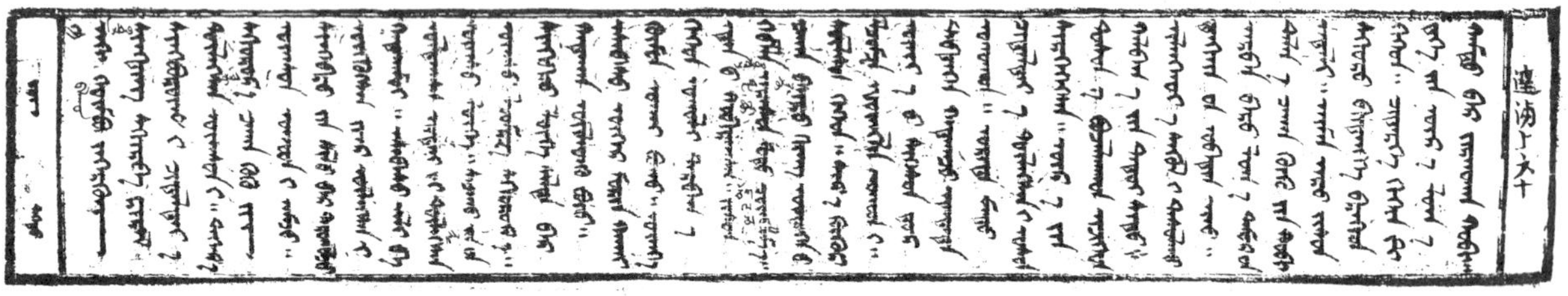
達海上六十

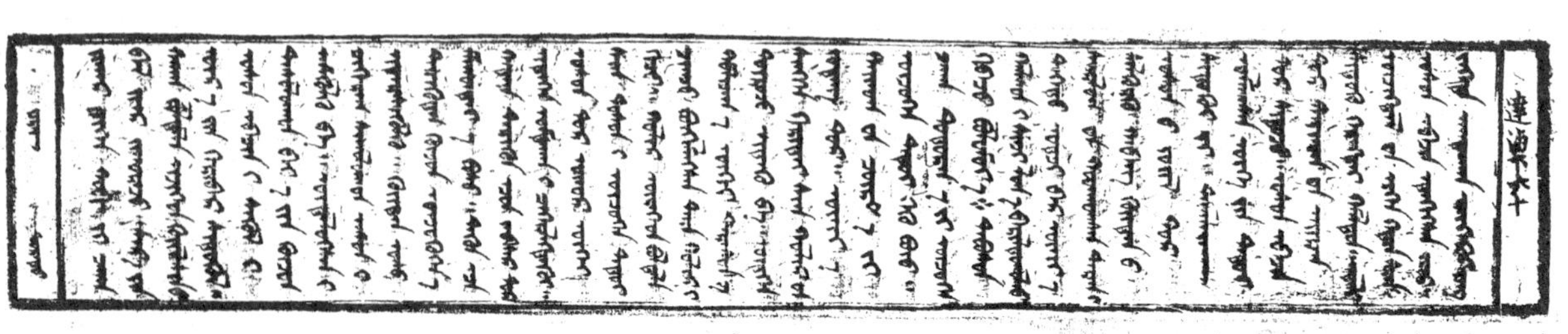
達海下六十

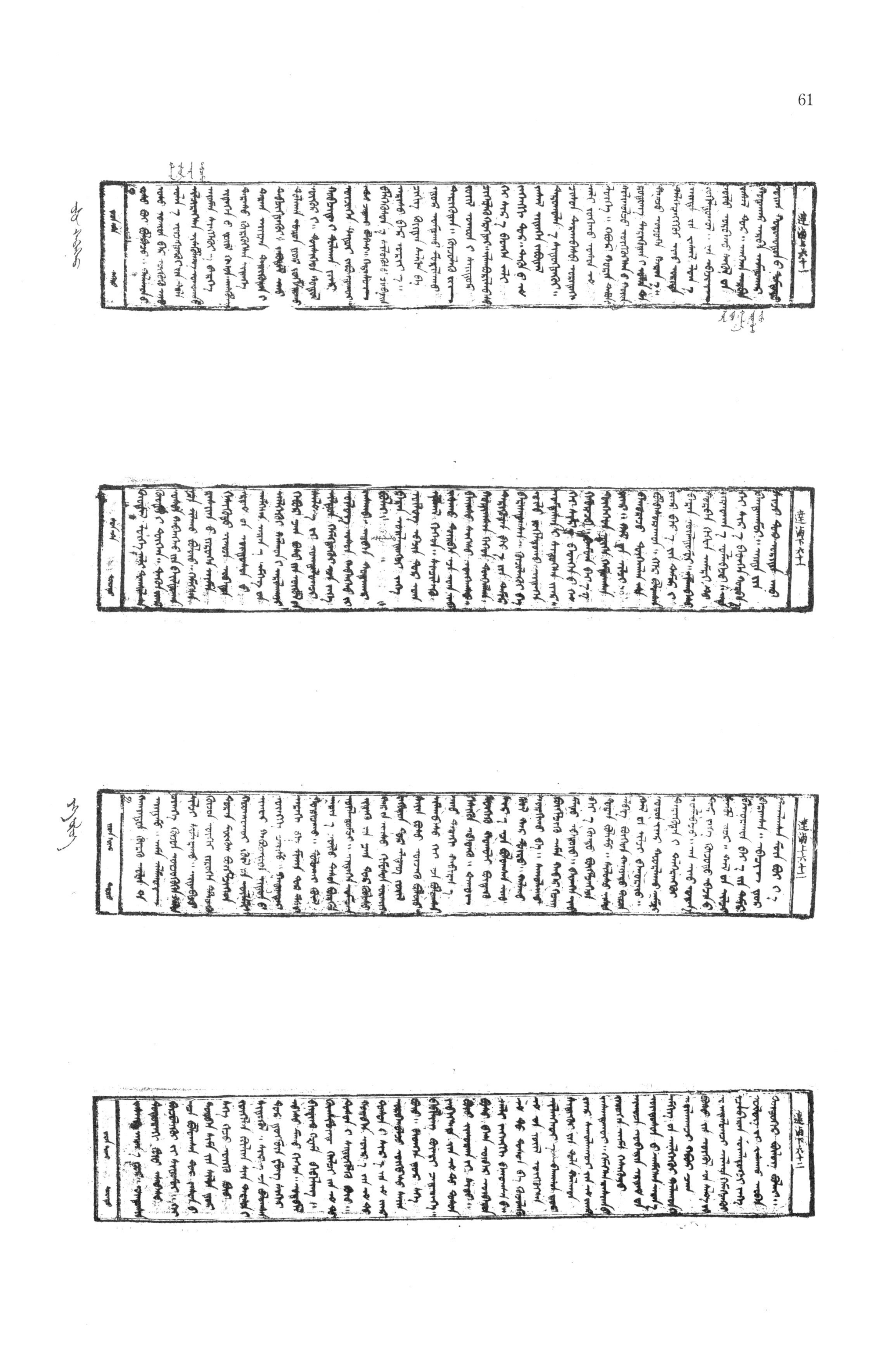

遼海上六十一

遼海上六十

遼海上六十二

遼海上六十三

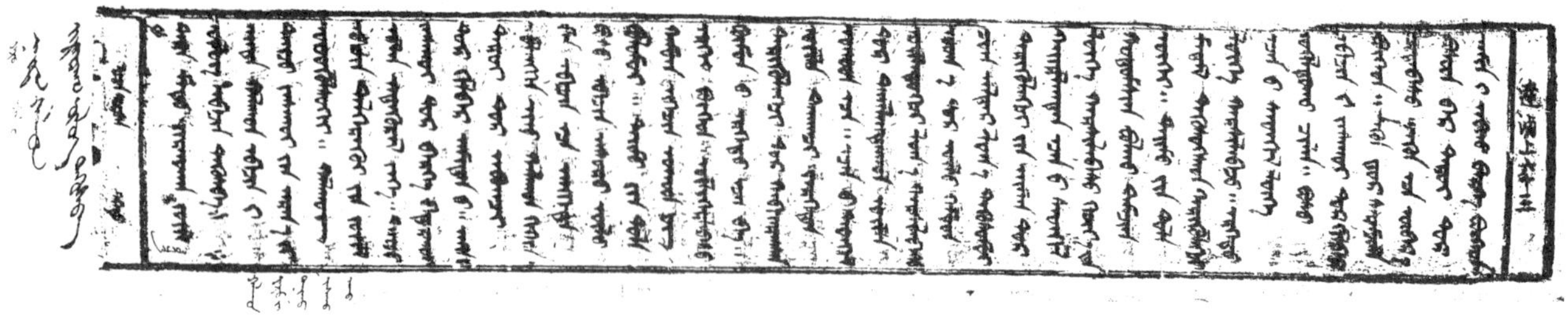
遼海上六十三

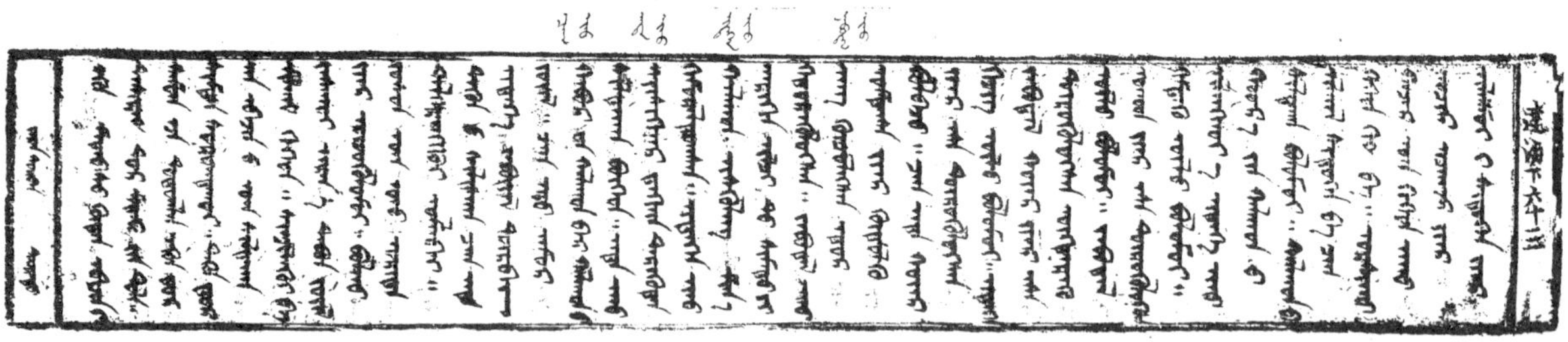
遼海下六十三

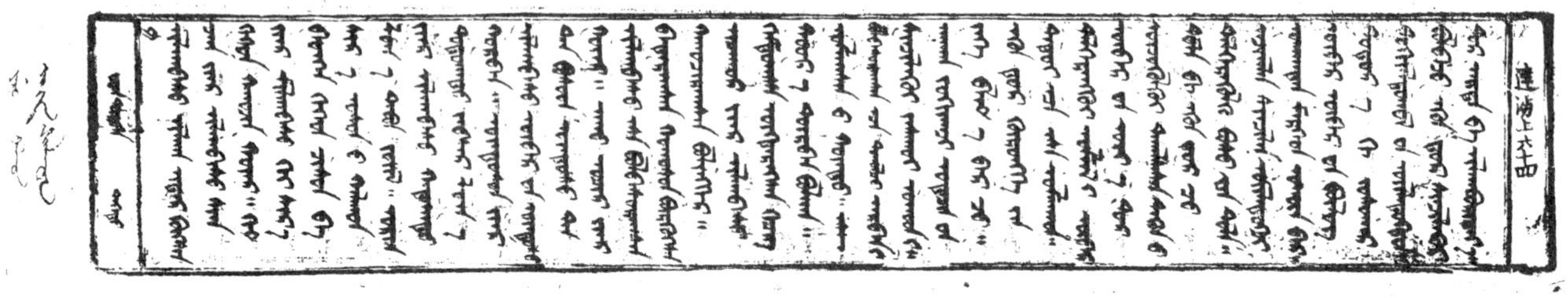
遼海上六十四

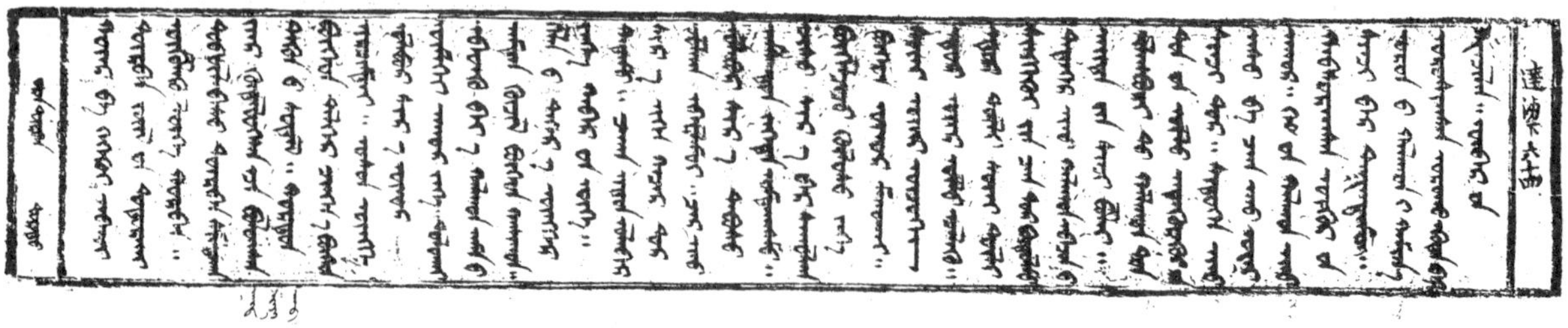
遼海下六十四

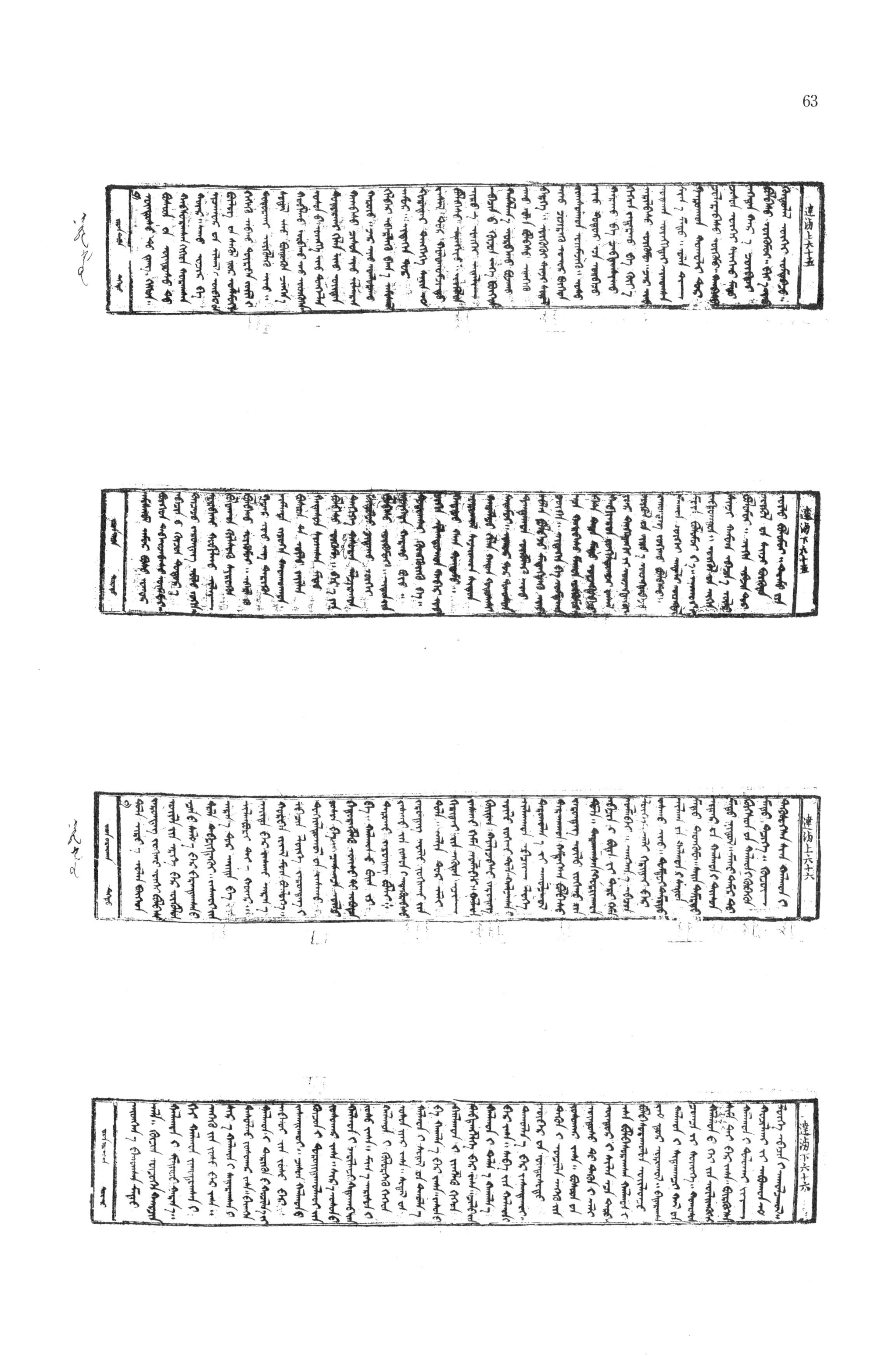

達海上六十五

達海下六十五

達海上六十六

達海下六十六

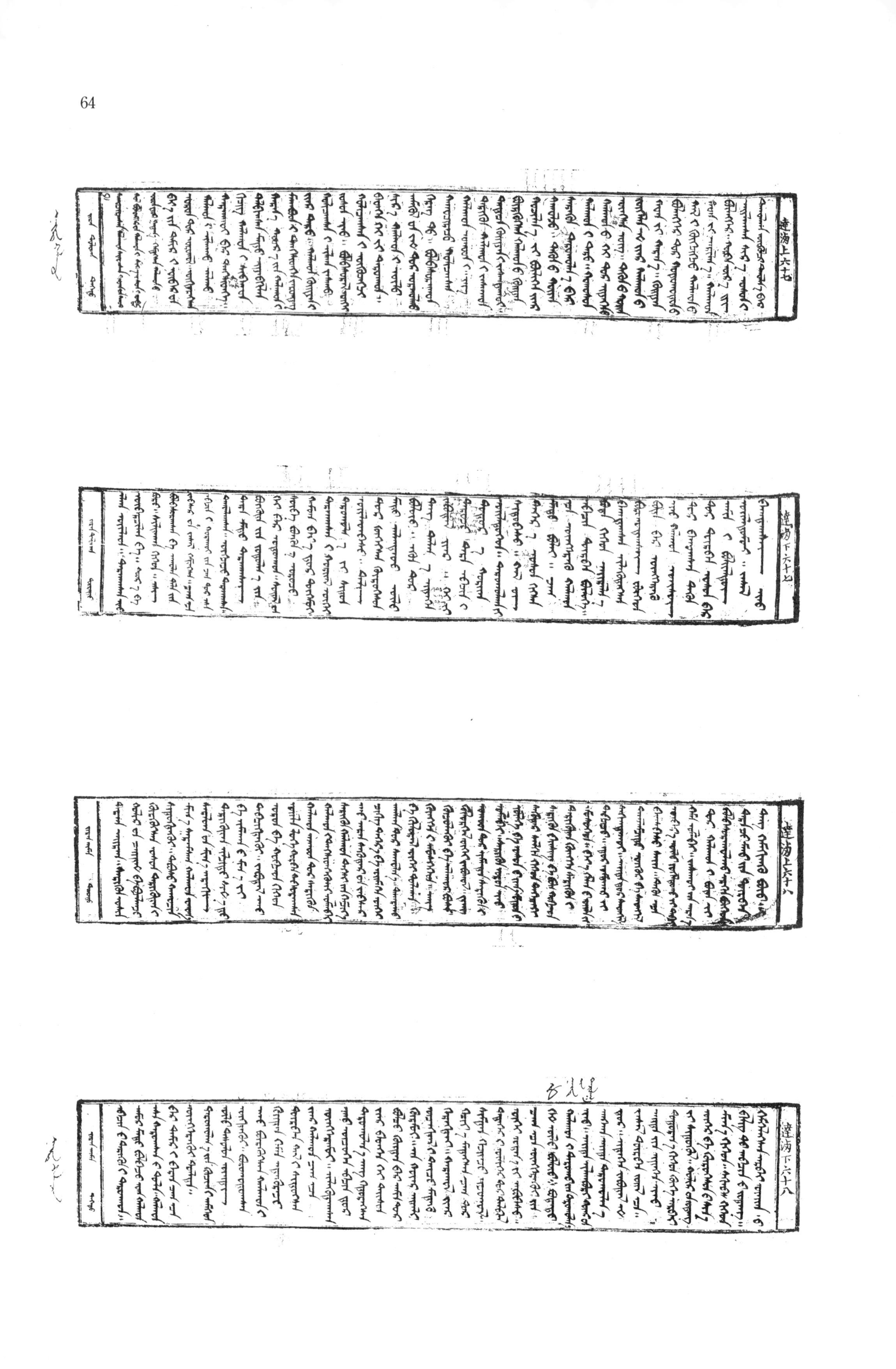

達海上六十七

[illegible]

達海下六十七

[illegible]

達海上六十八

[illegible]

達海下六十八

[illegible]

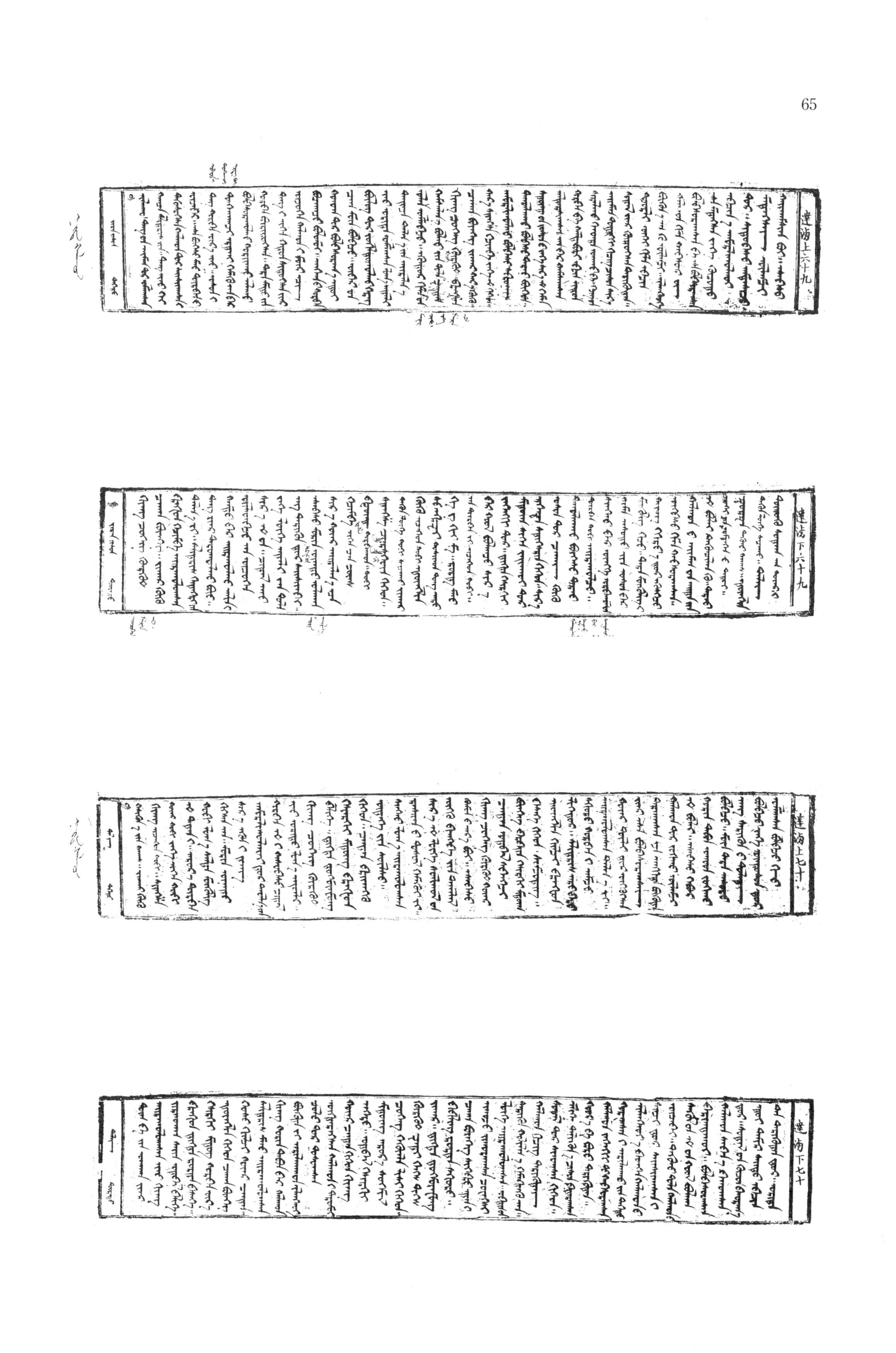

連湯上六十九

連湯下六十九

連湯上七十

連湯下七十

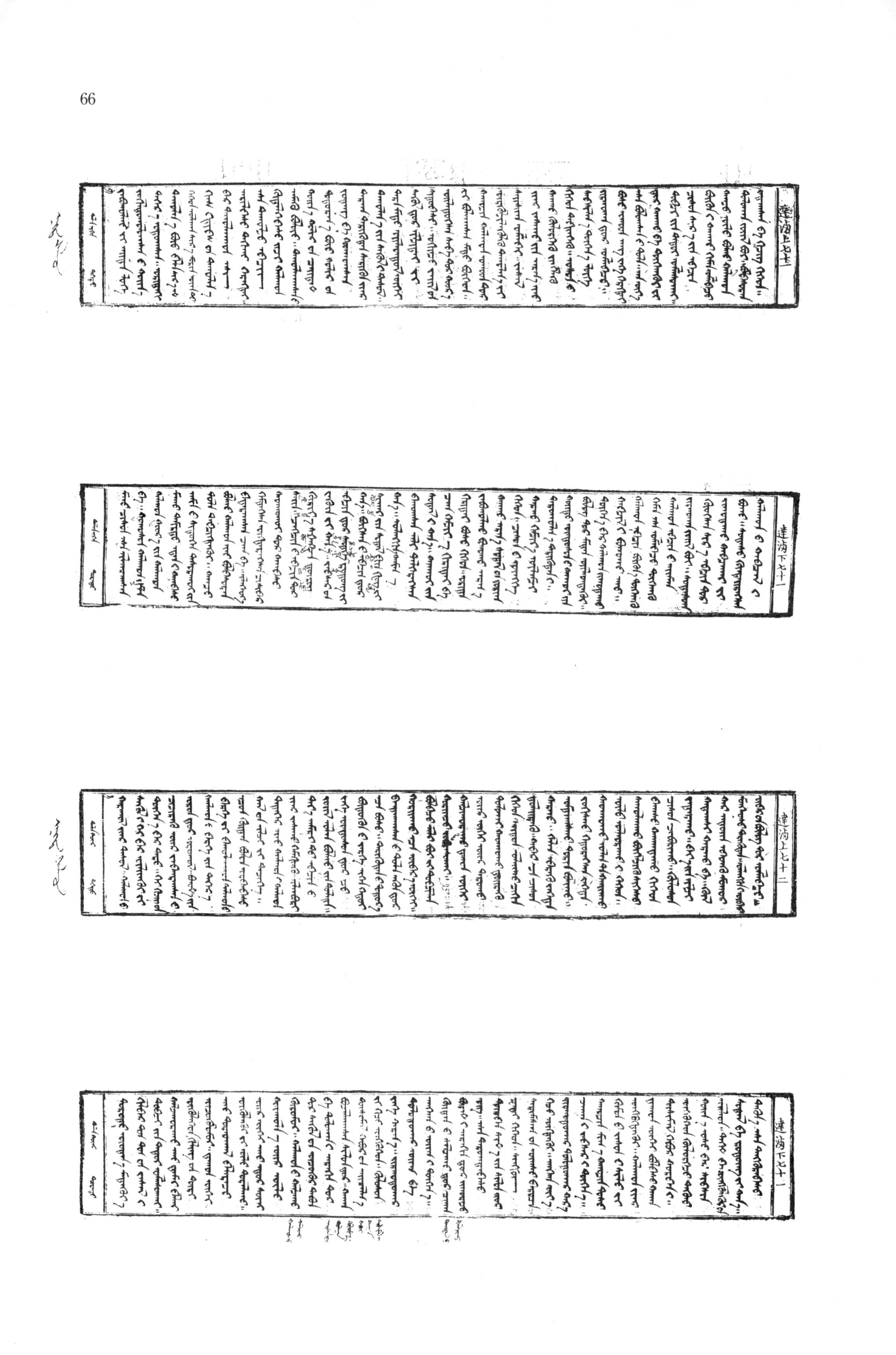

達海上七十一

達海下七十一

達海上七十二

達海下七十一

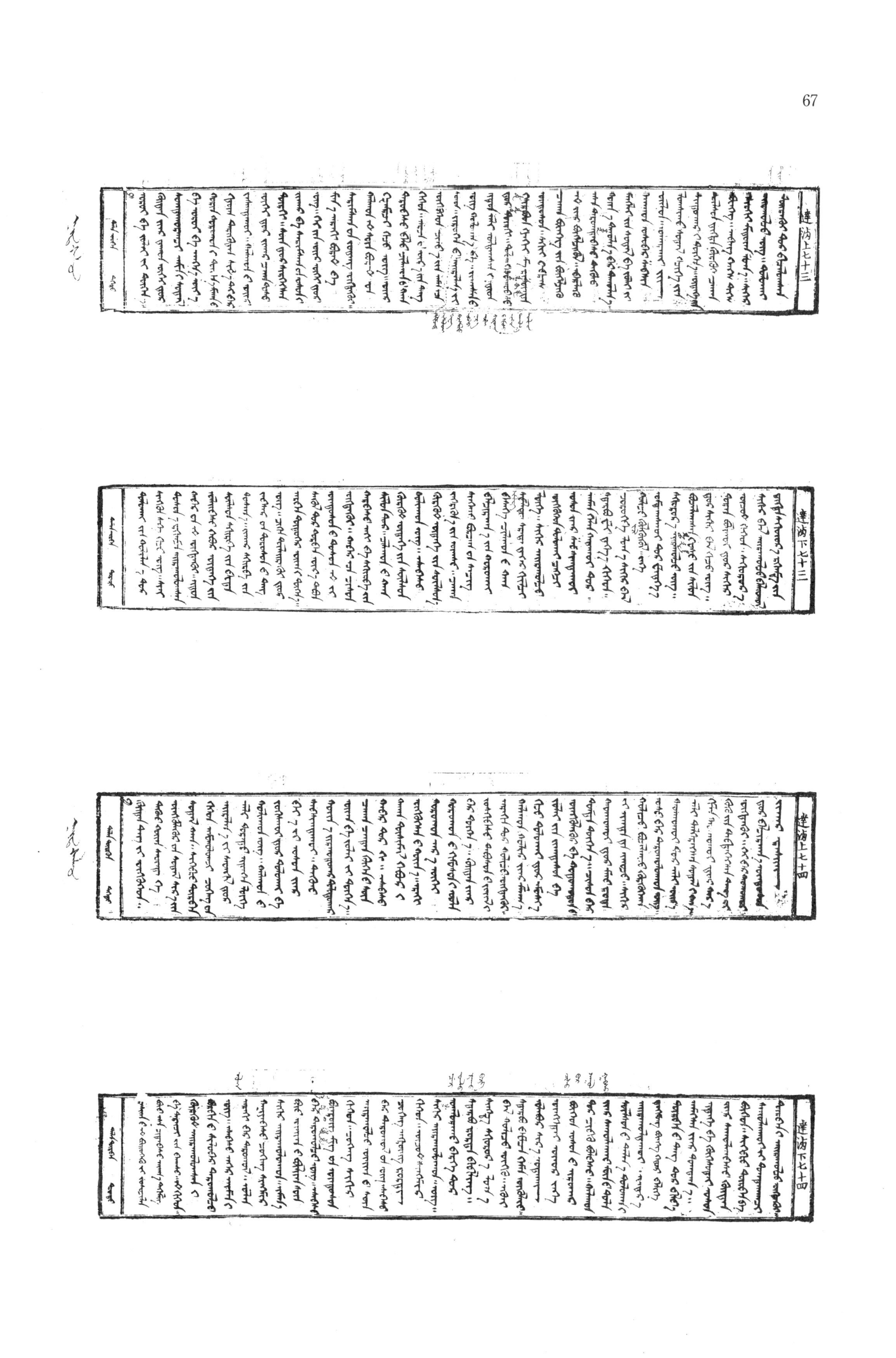

遼河上七十三

遼河下七十三

遼河上七十四

遼河下七十四

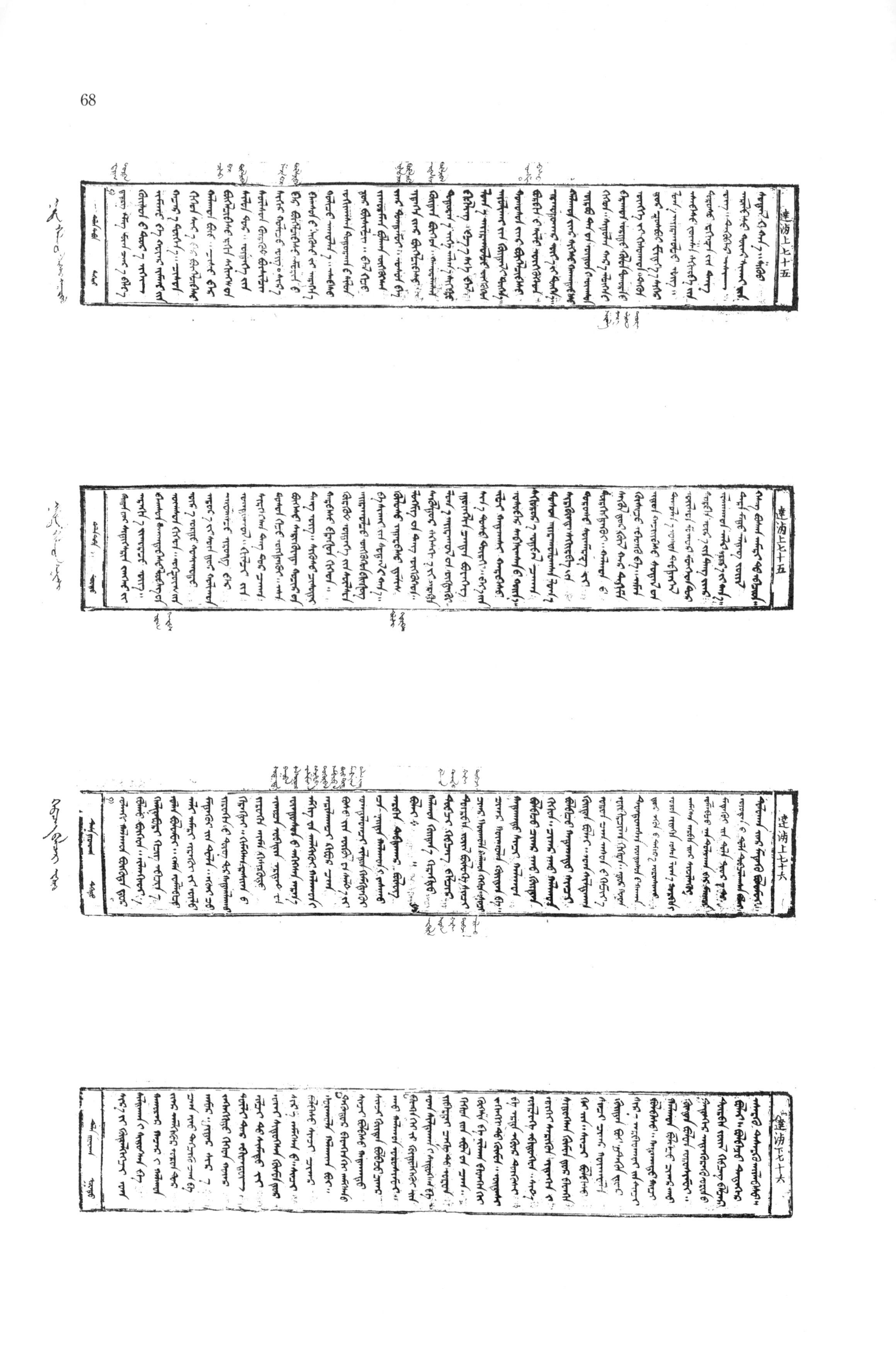

達汸上七十五

達汸上七十五

達汸上七十六

達汸下七十六

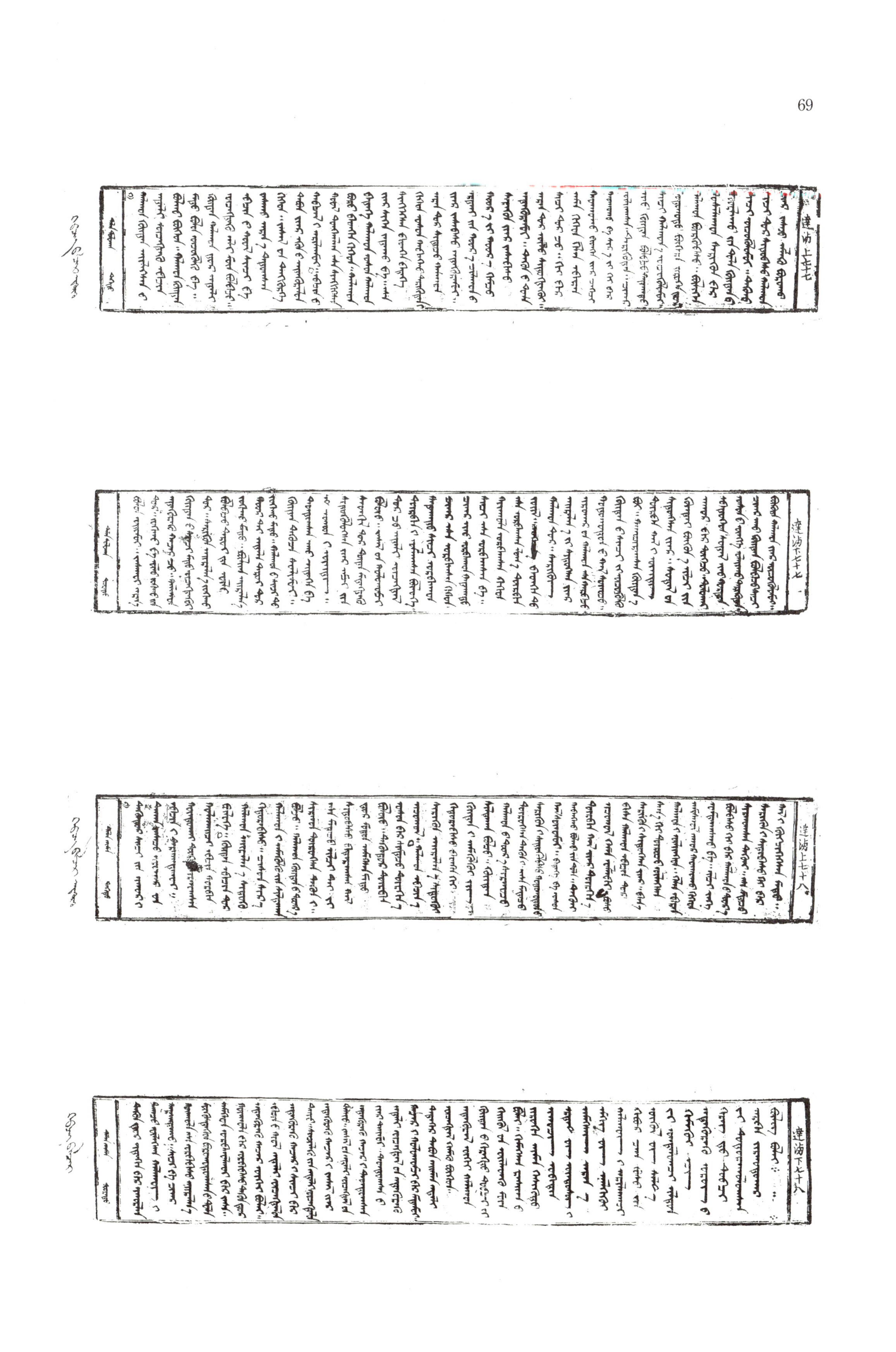

達海上七十七

達海下七十七

達海上七十八

達海下七十八

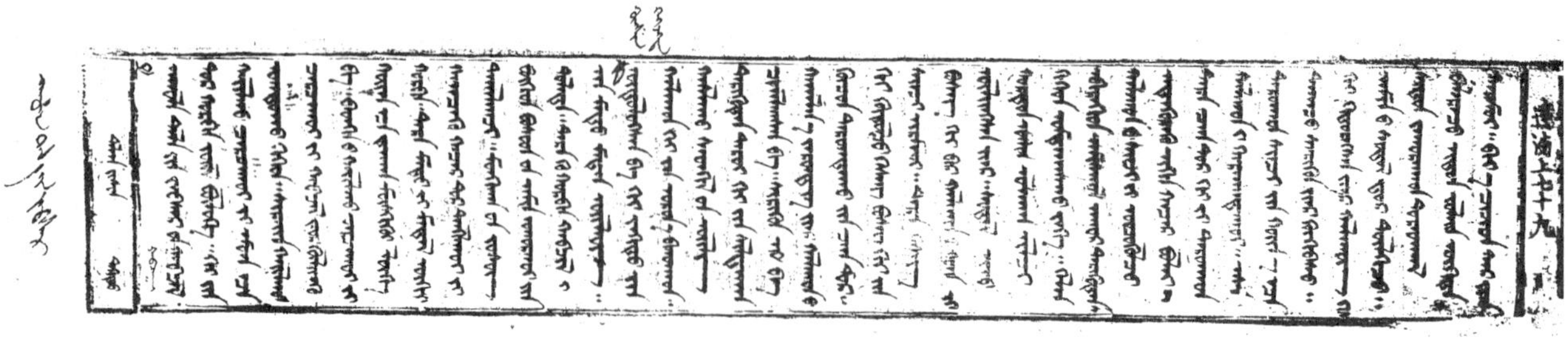
達海上七十九

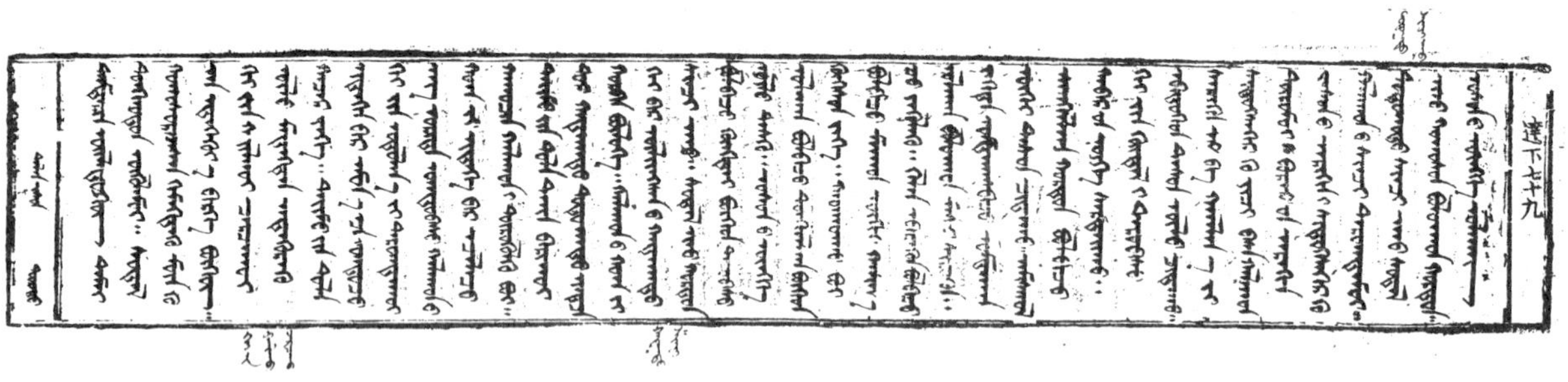
達下七十九

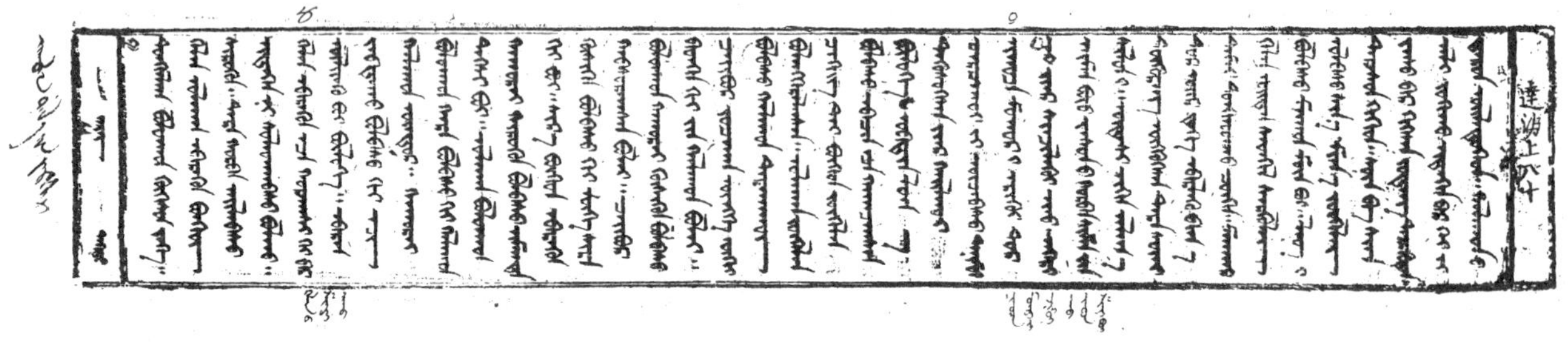
達海上八十

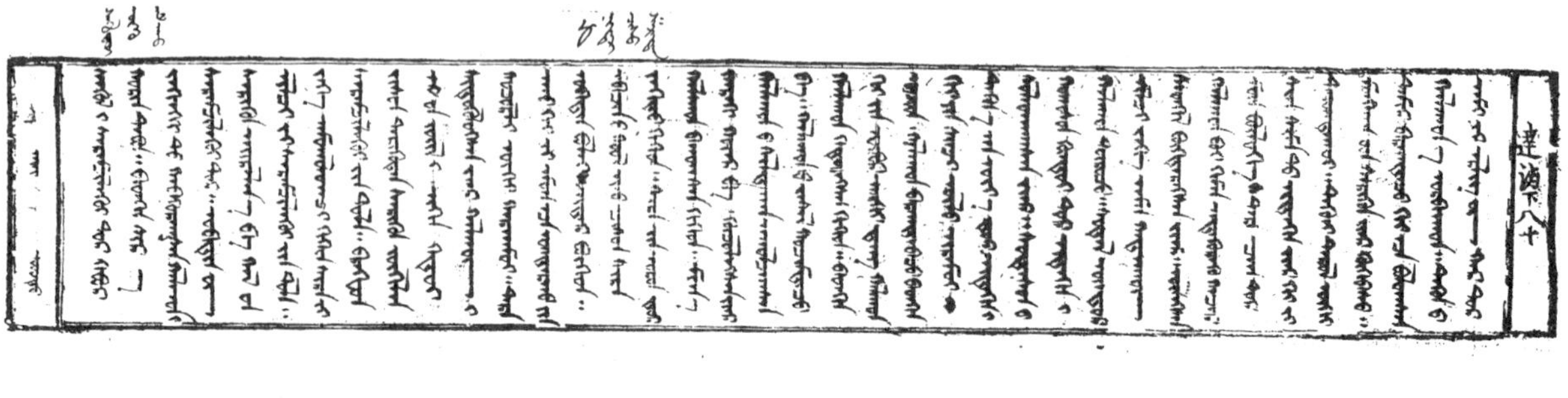
達海下八十

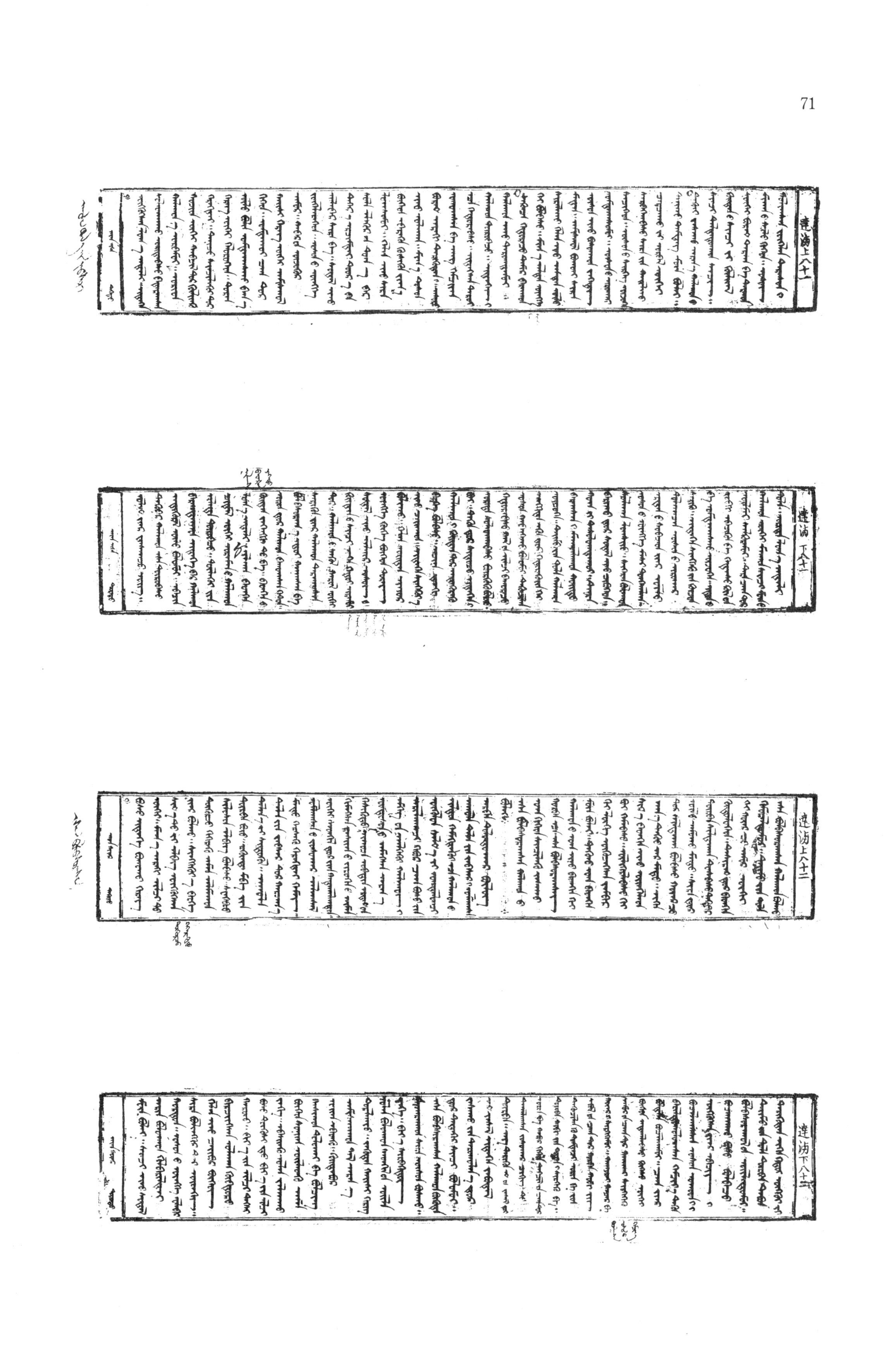

達海上八十一

達海下八十一

達海上八十二

達海下八十二

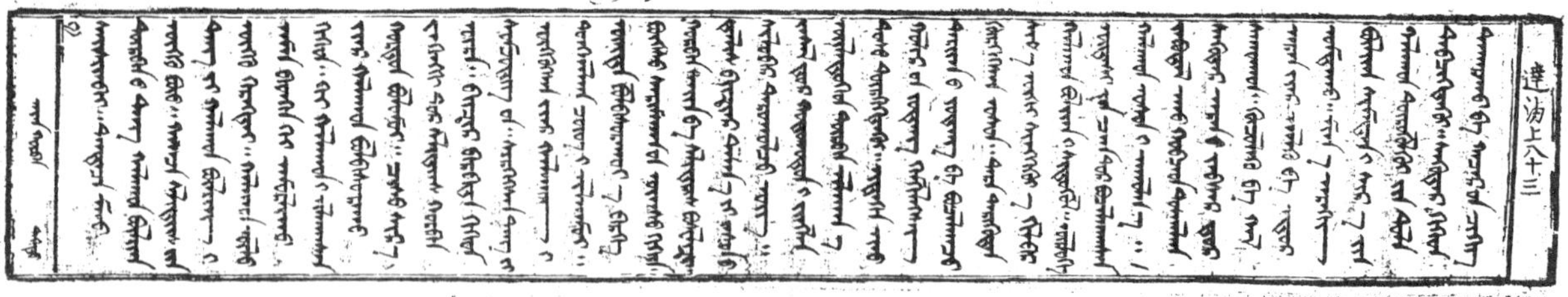
達海上八十三

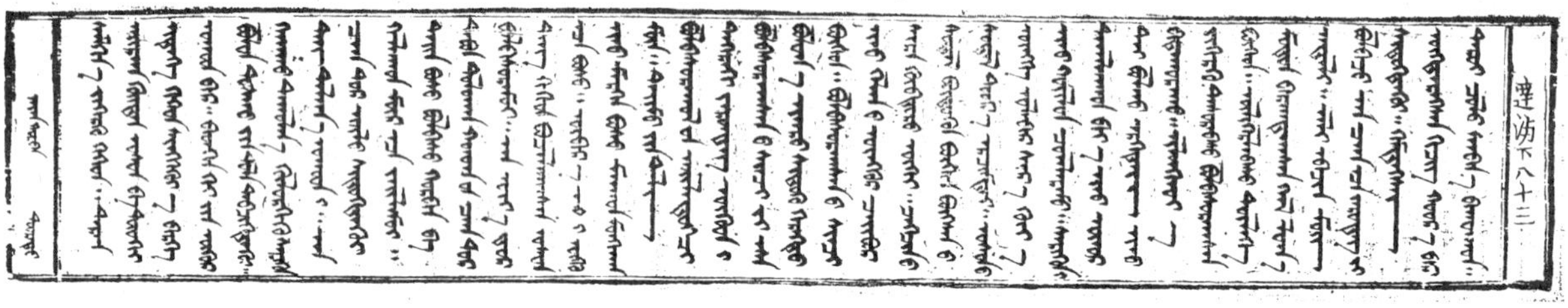
達海下八十三

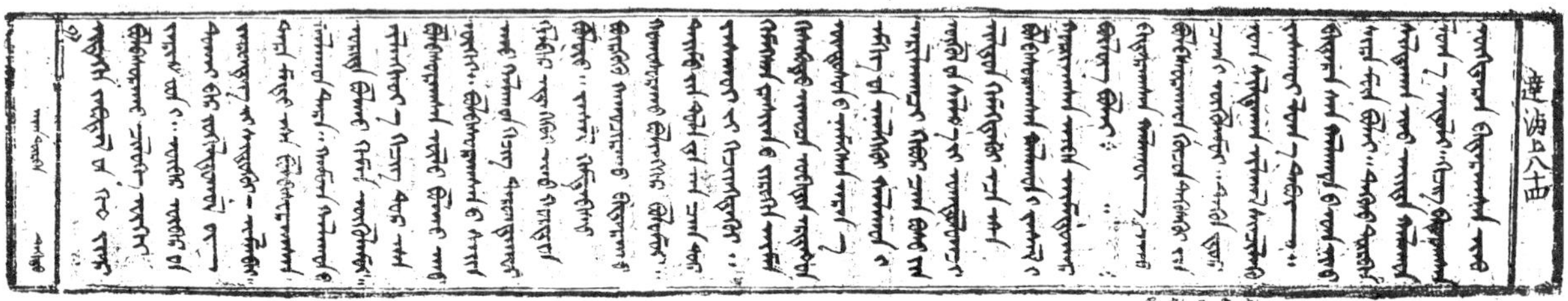
達海上八十四

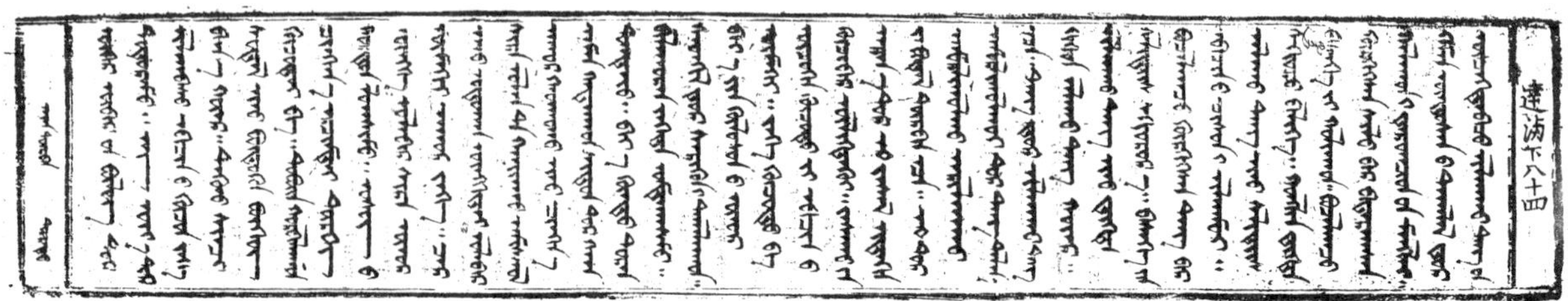
達海下八十四

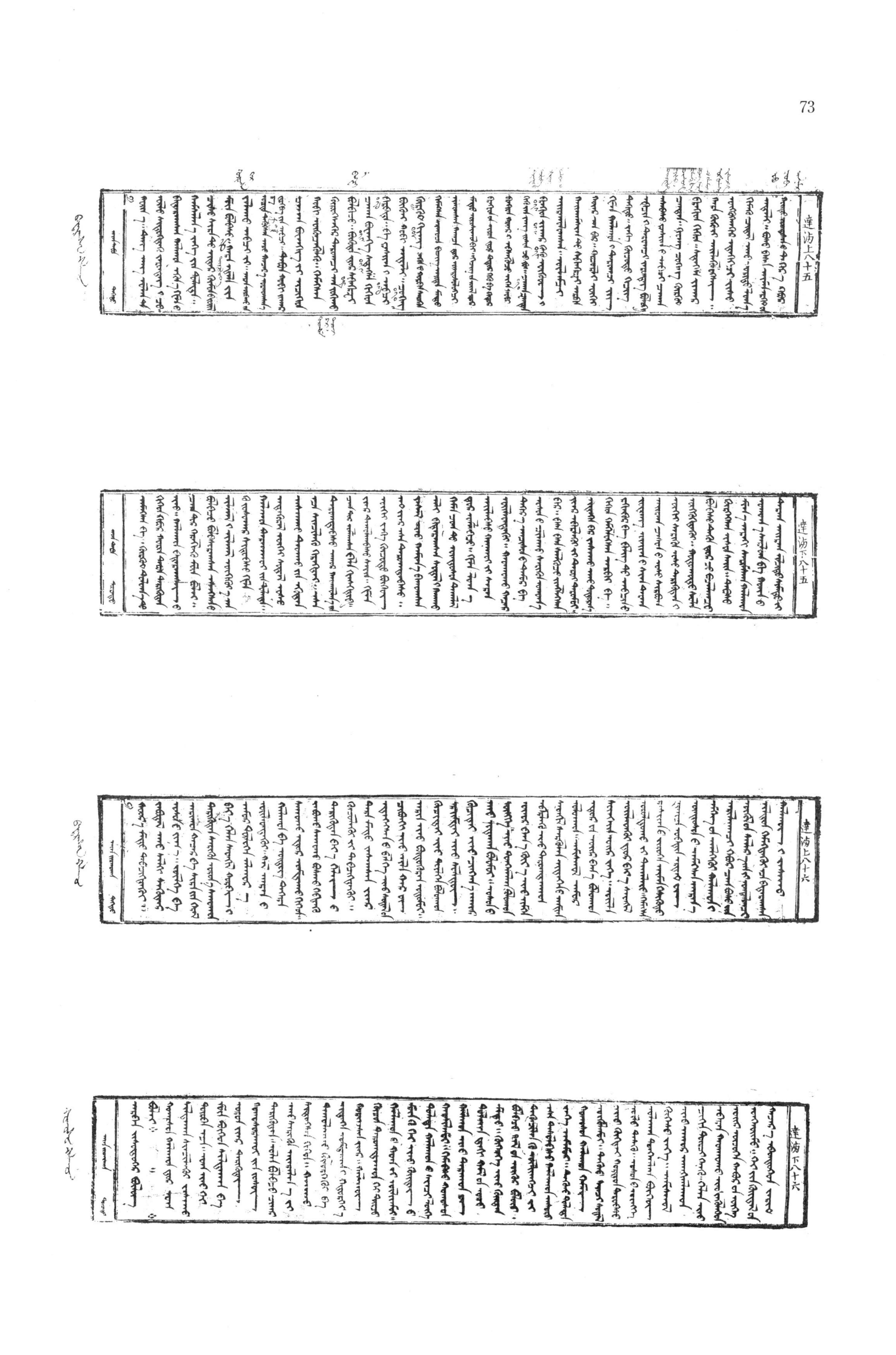

達洨上八十五

達洨下八十五

達洨上八十六

達洨下八十六

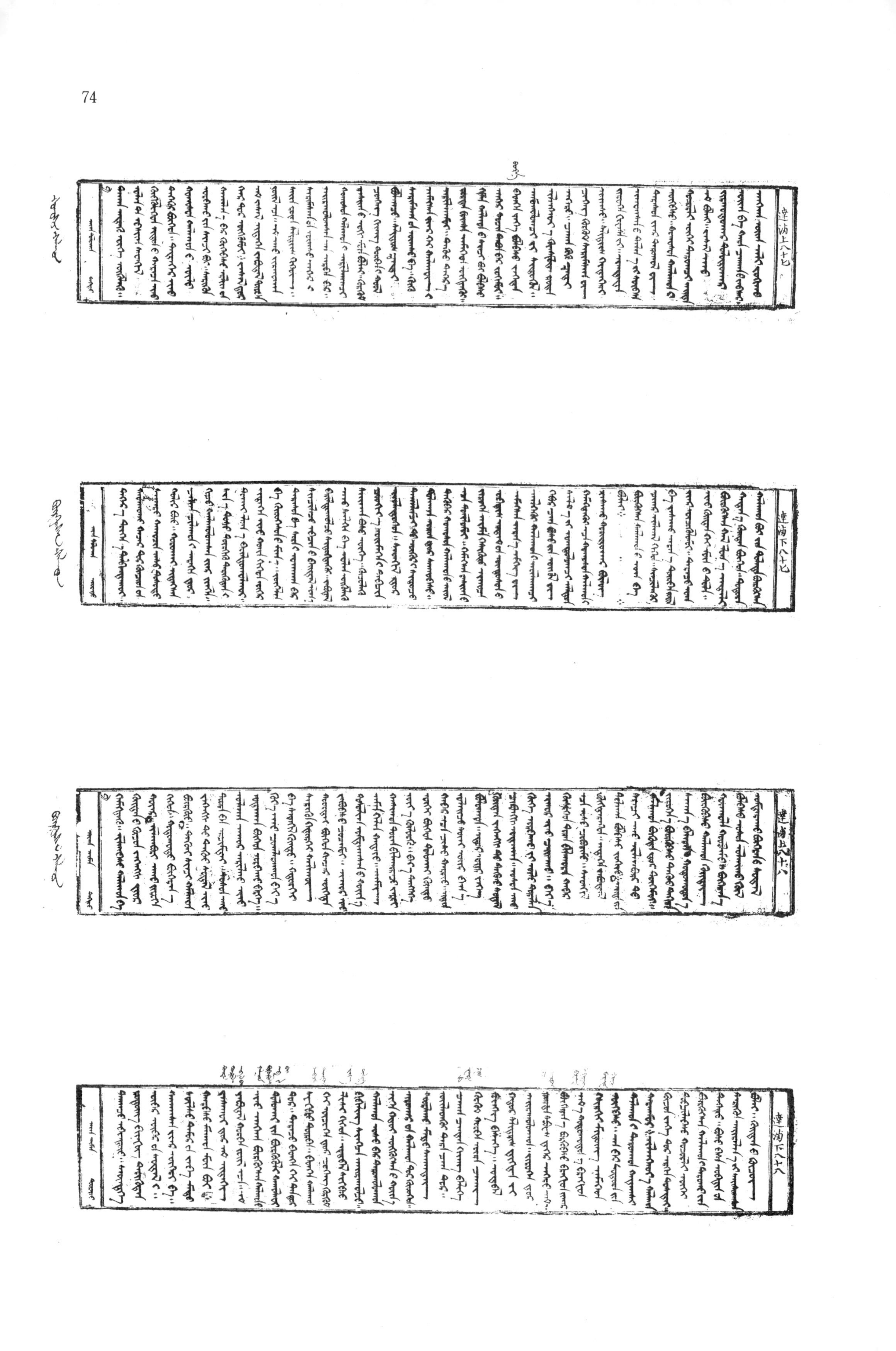

達海上八十七

達海下八十七

達海上八十八

達海下八十八

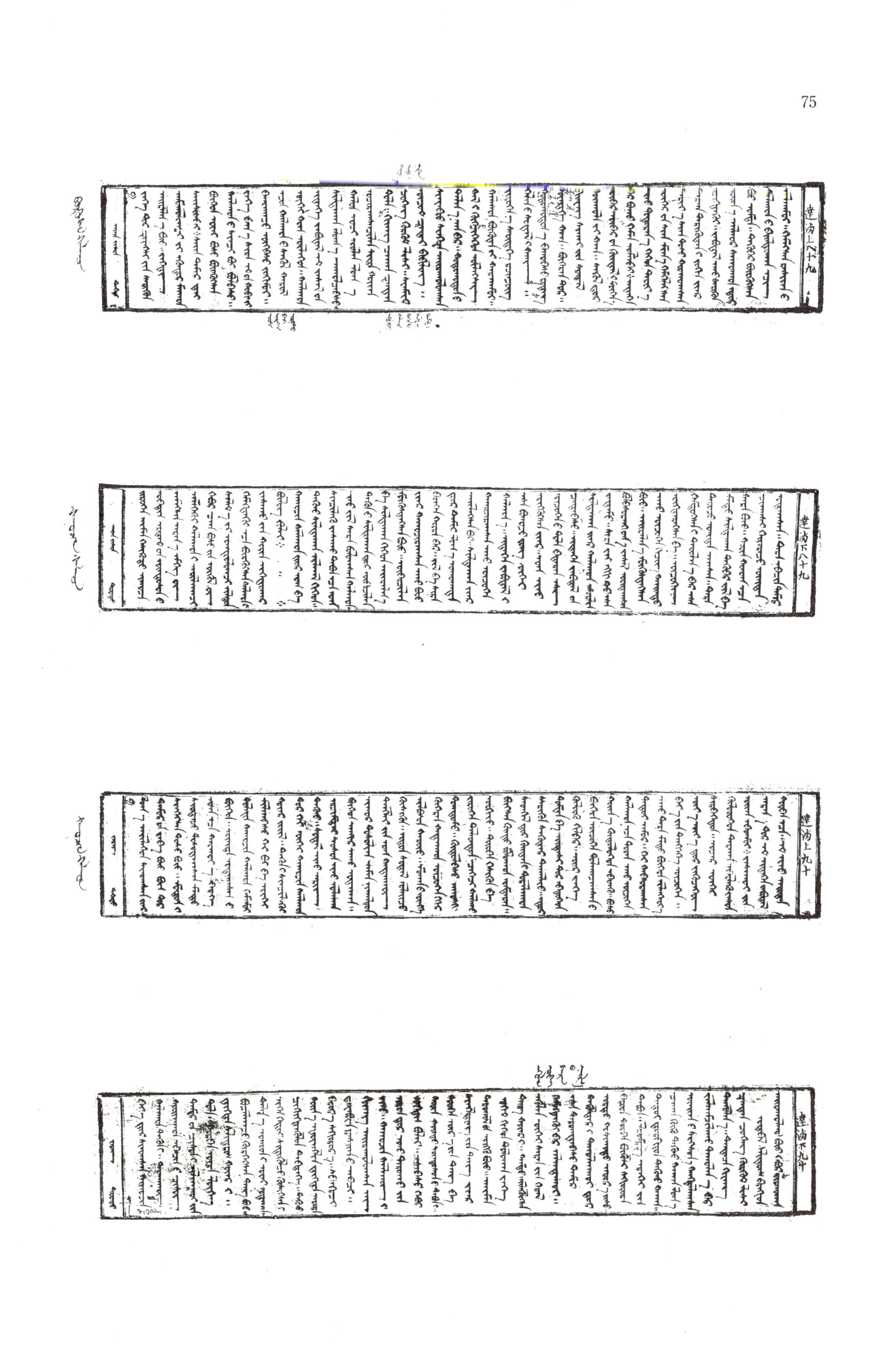

達汭上八十九

達汭下八十九

達汭上九十

達汭下九十

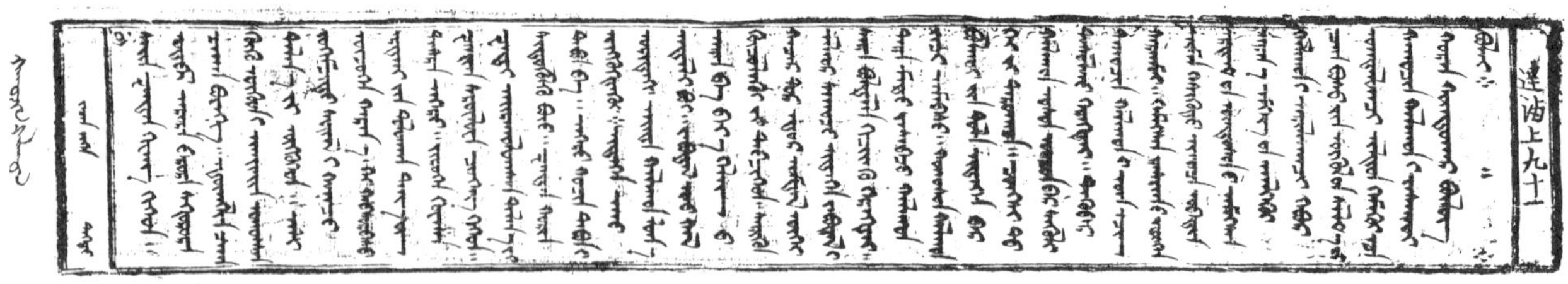
達酒上九十一

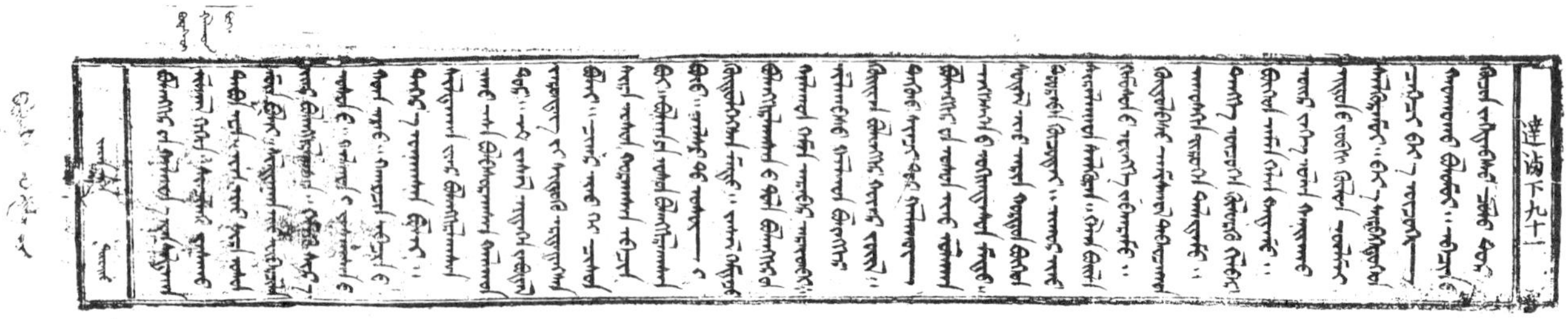
達酒下九十一

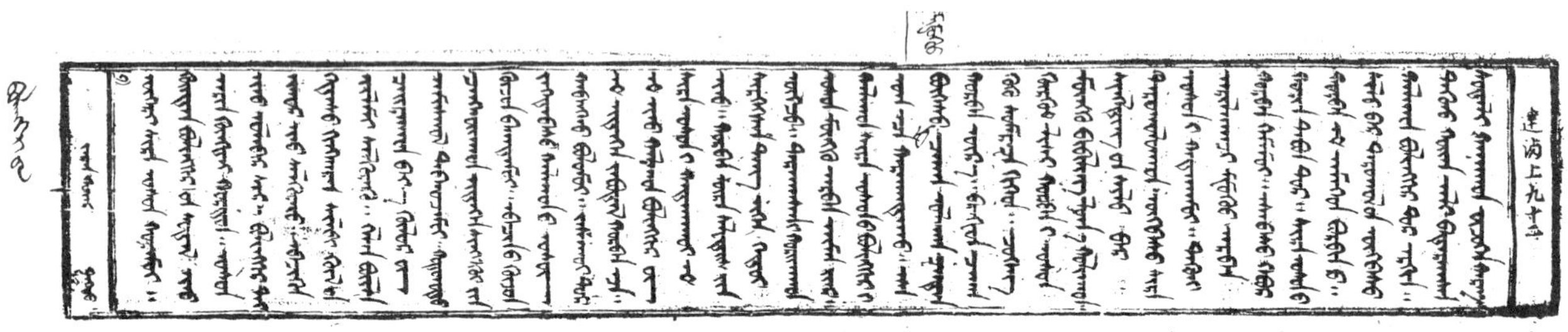
達酒上九十二

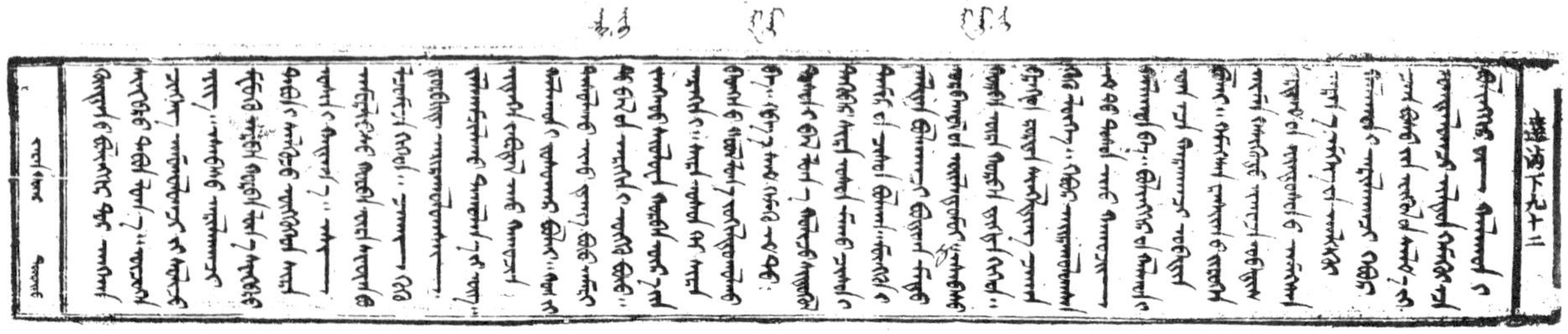
達酒下九十二

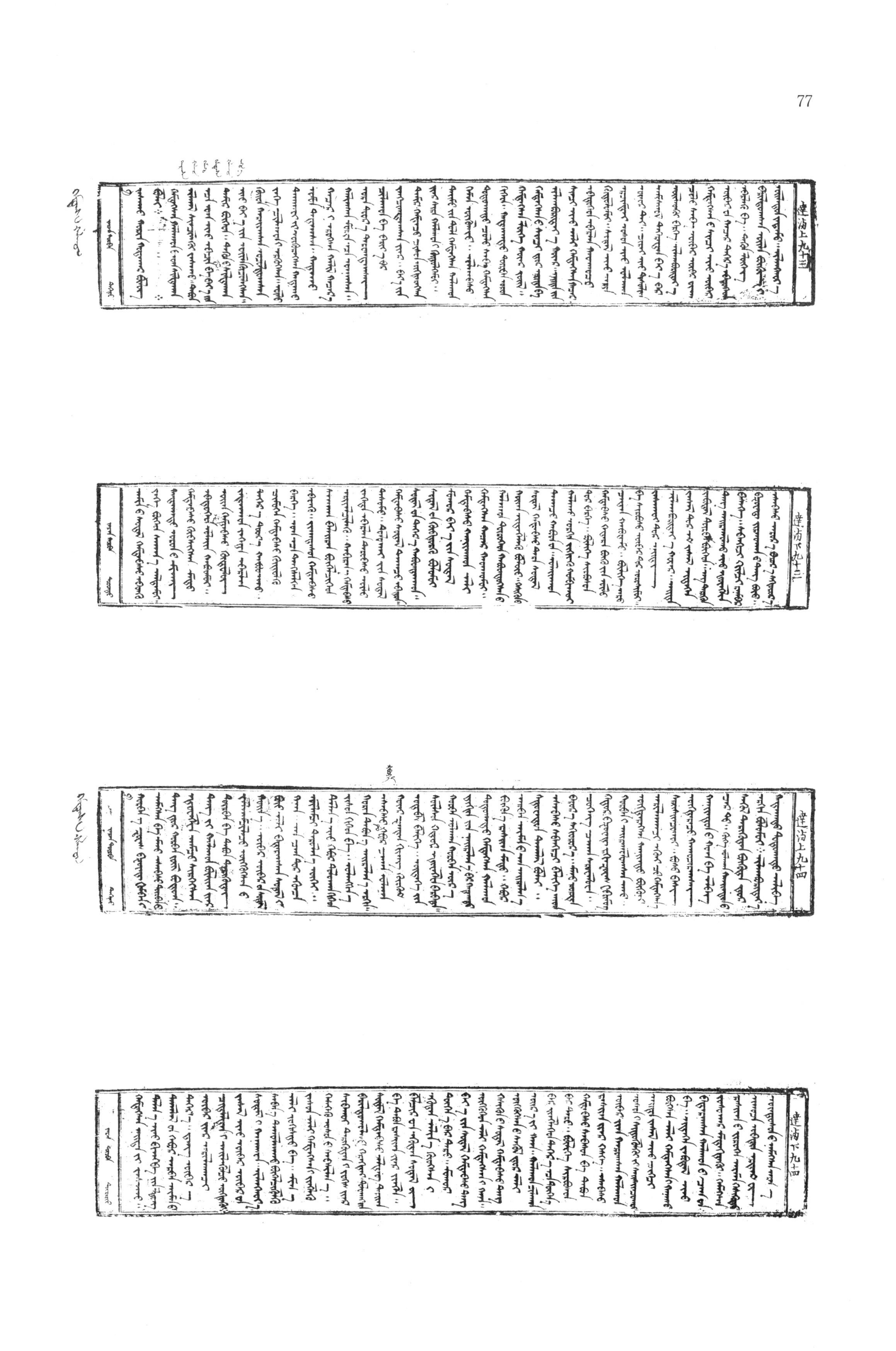

達洒上九十三

達洒下九十三

達洒上九十四

達洒下九十四

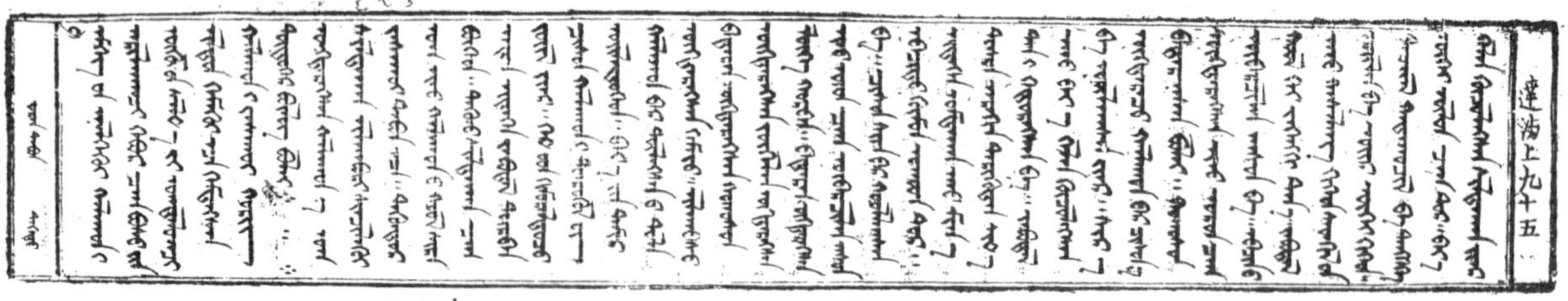
達汾上九十五

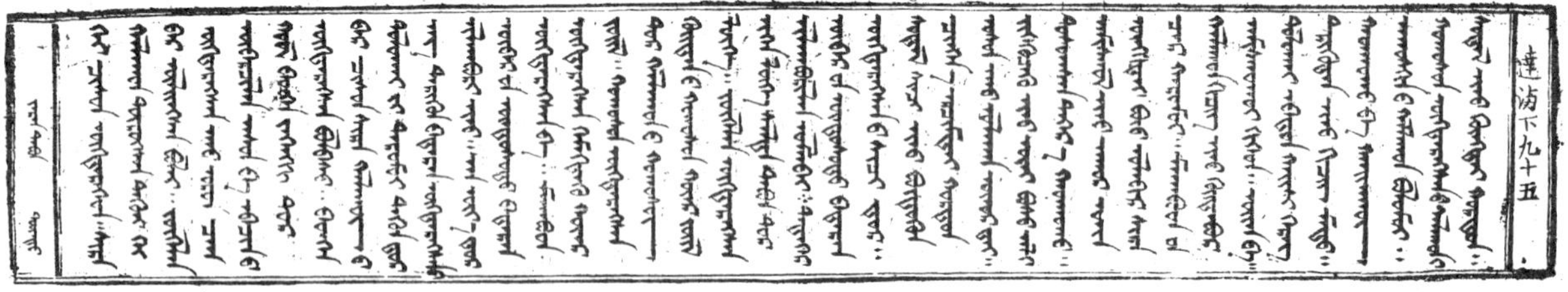
達汾下九十五

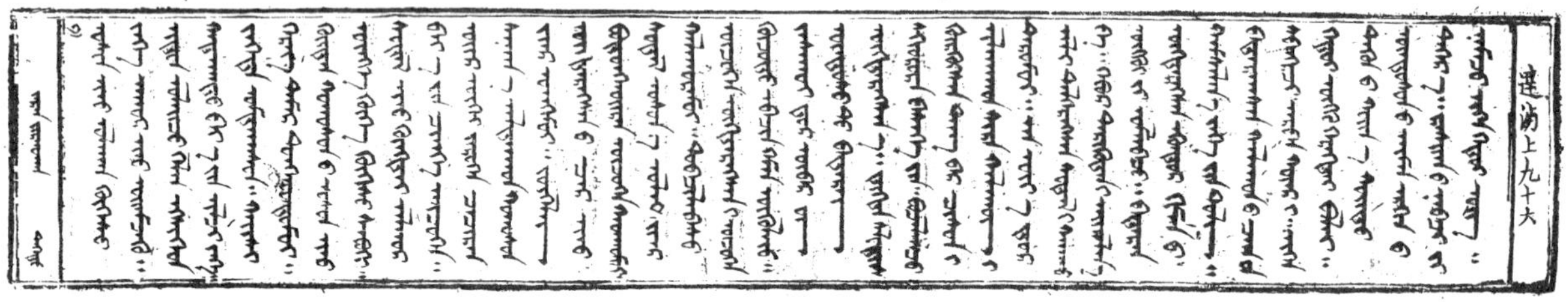
達汾上九十六

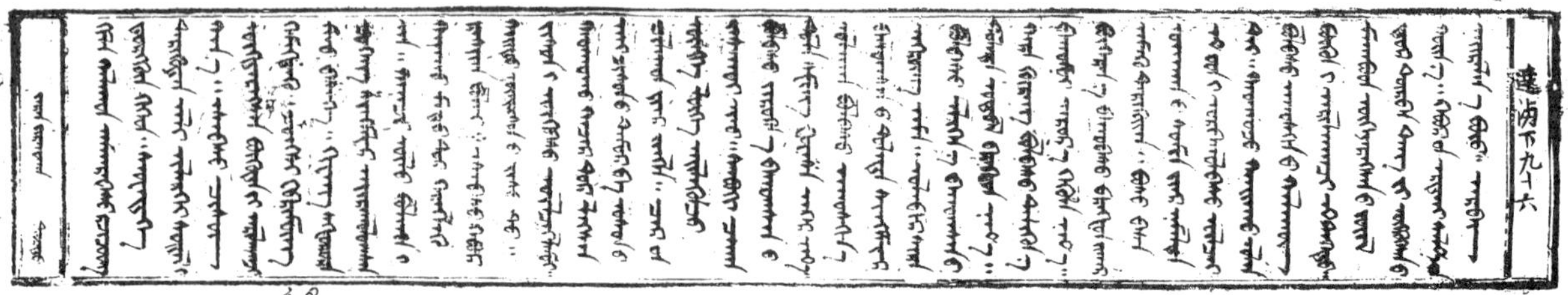
達汾下九十六

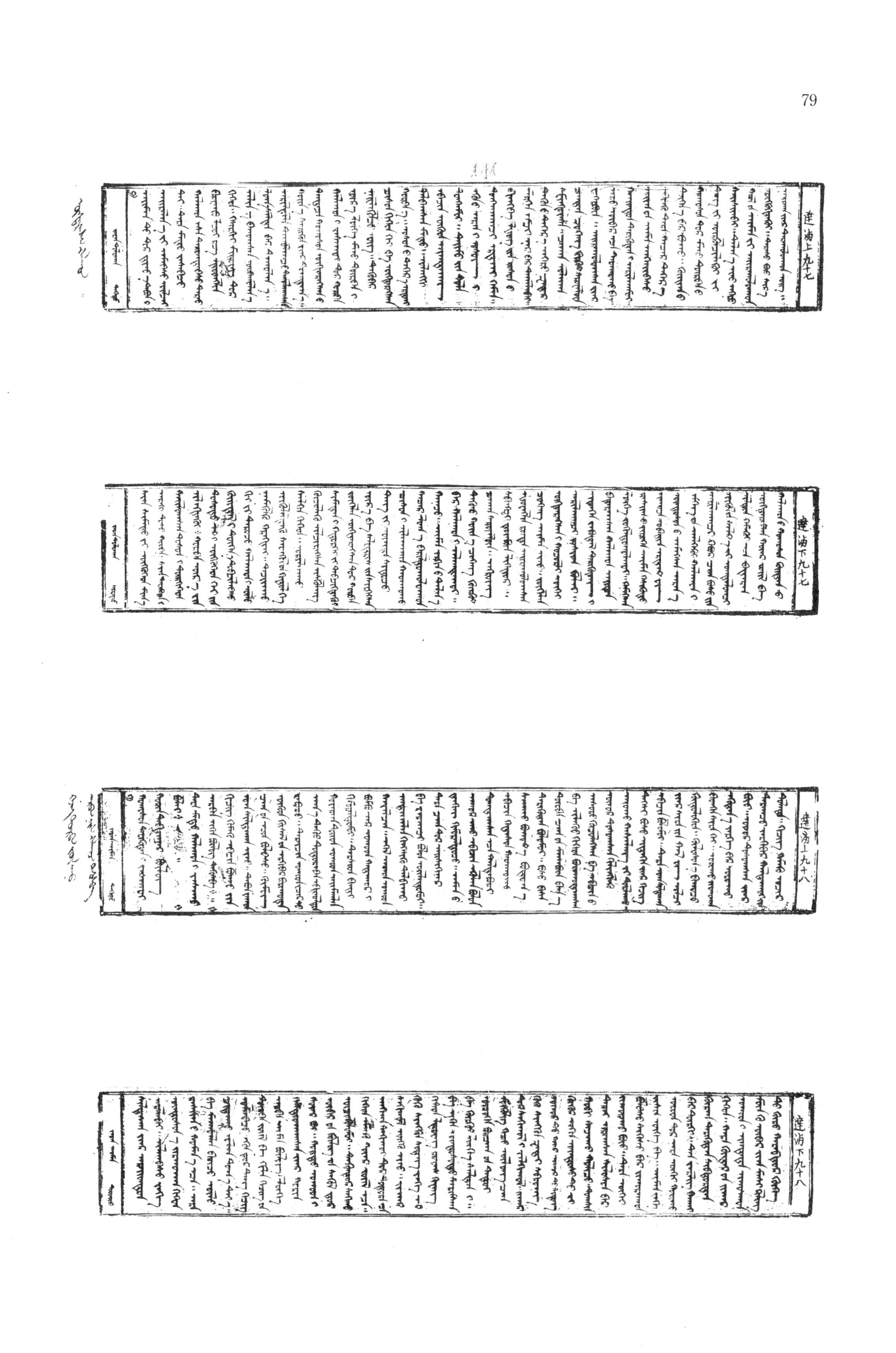

進湖上九十七

進湖下九十七

進湖上九十八

進湖下九十八

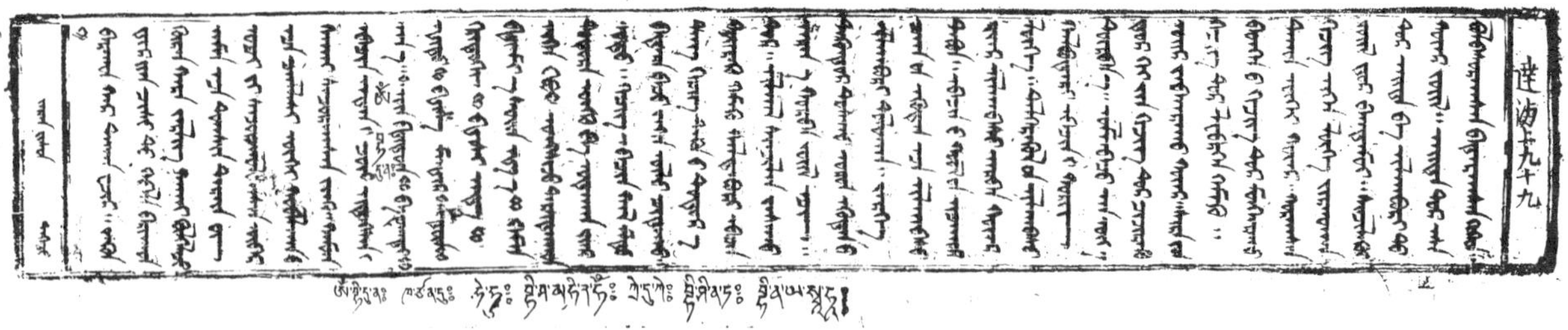
達油上九十九

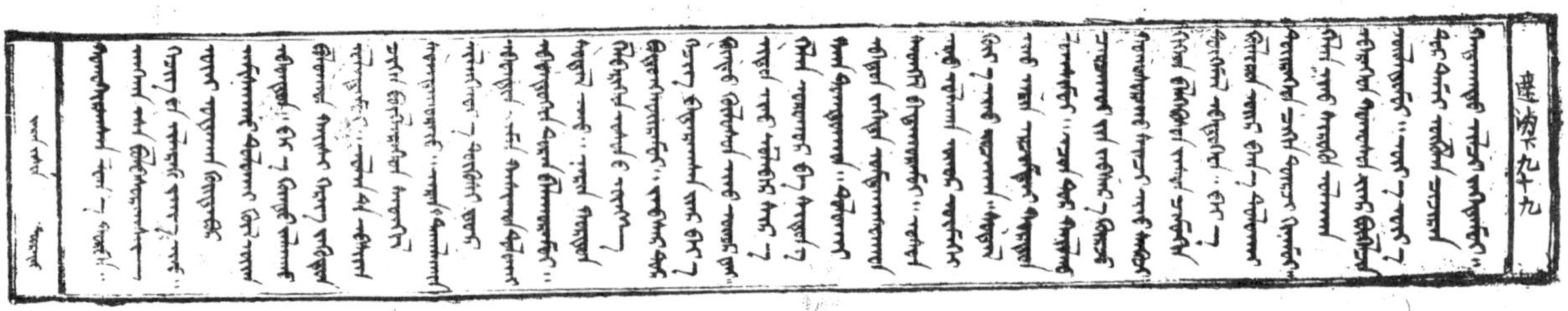
達油下九十九

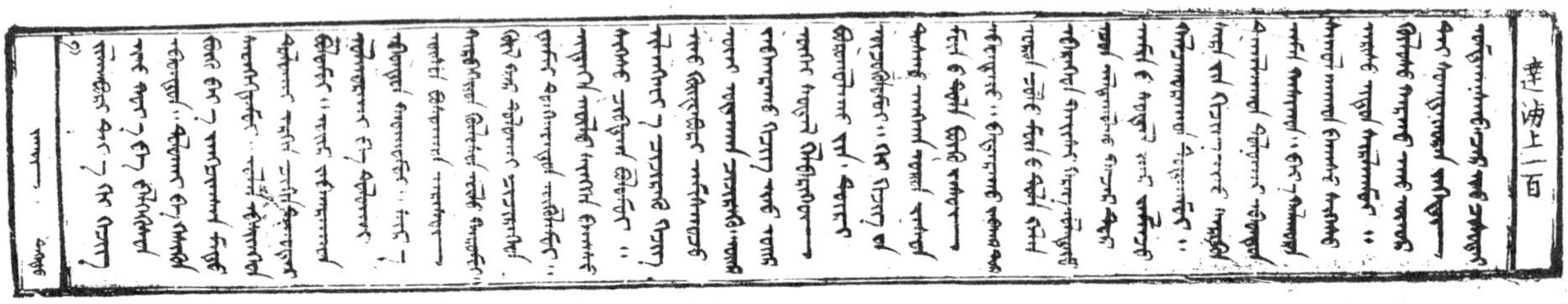
達油上一百

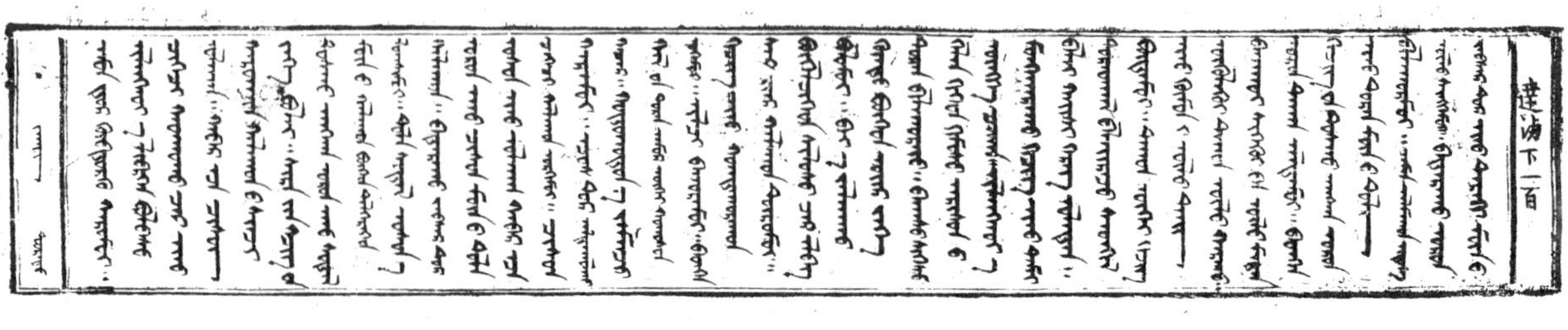
達油下一百

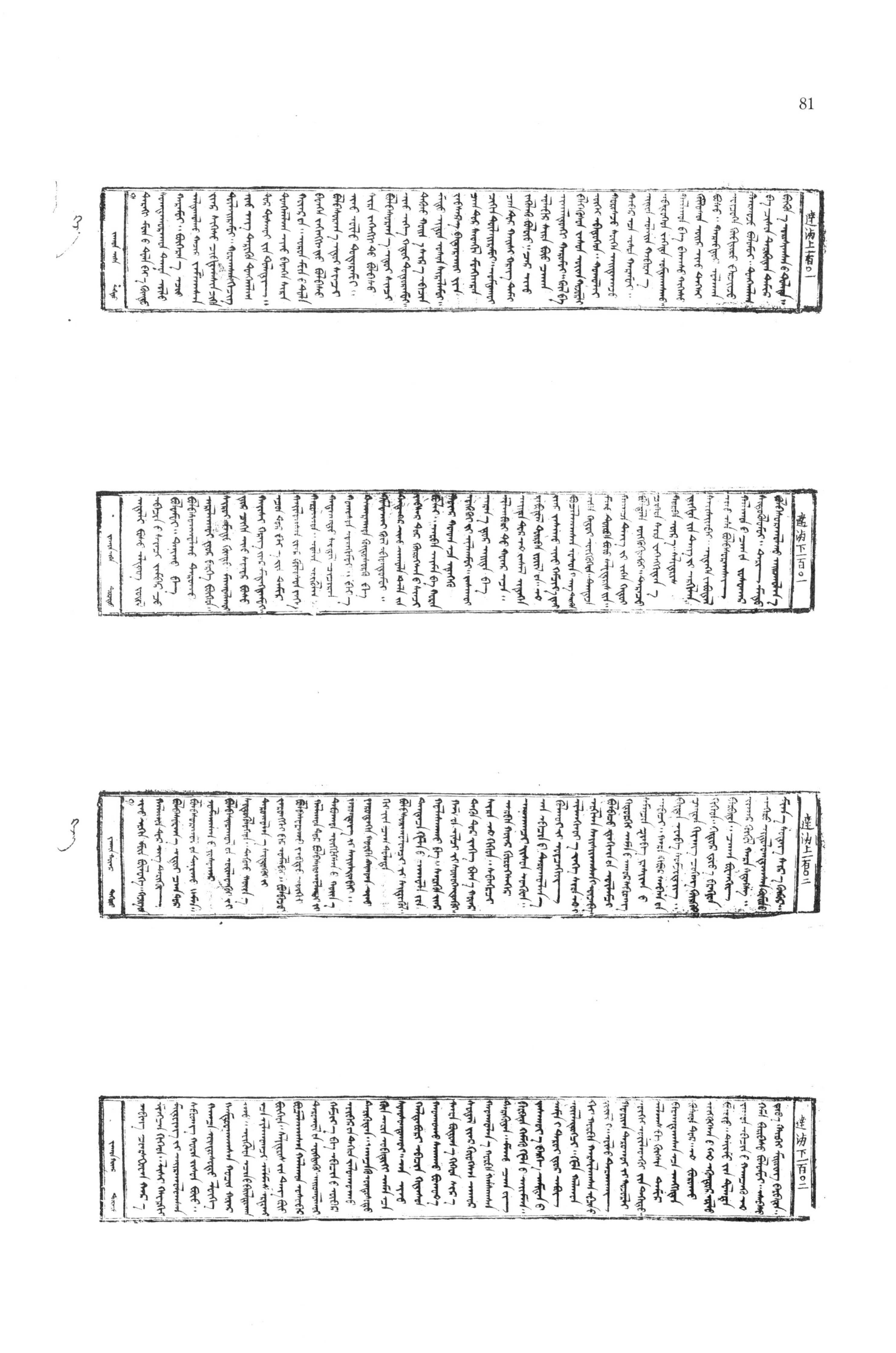

遼汭上百〇一

遼汭下百〇一

遼汭上百〇二

遼汭下百〇二

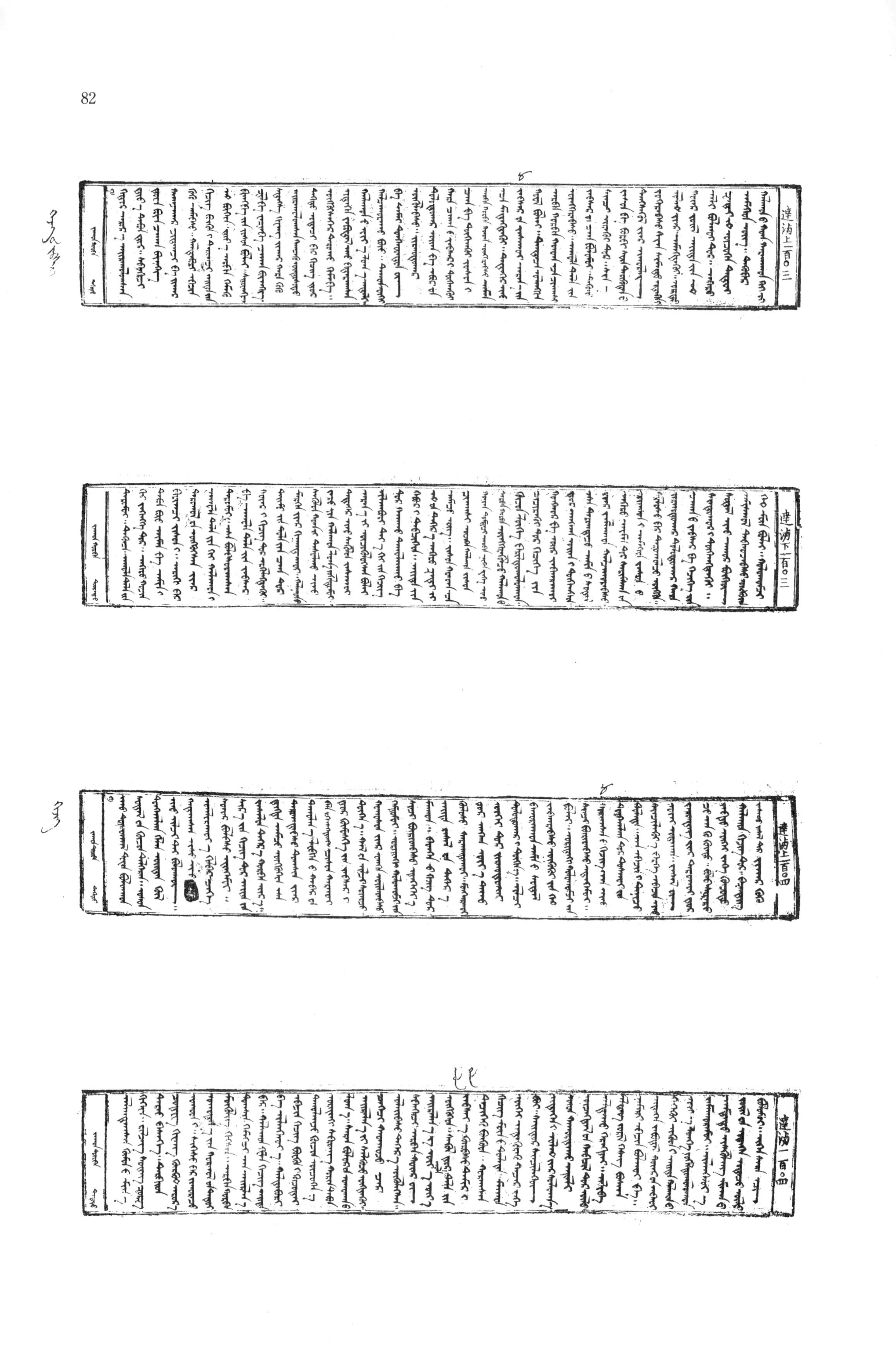

達洮上一百〇三

達洮下一百〇三

達洮上一百〇四

達洮一百〇四

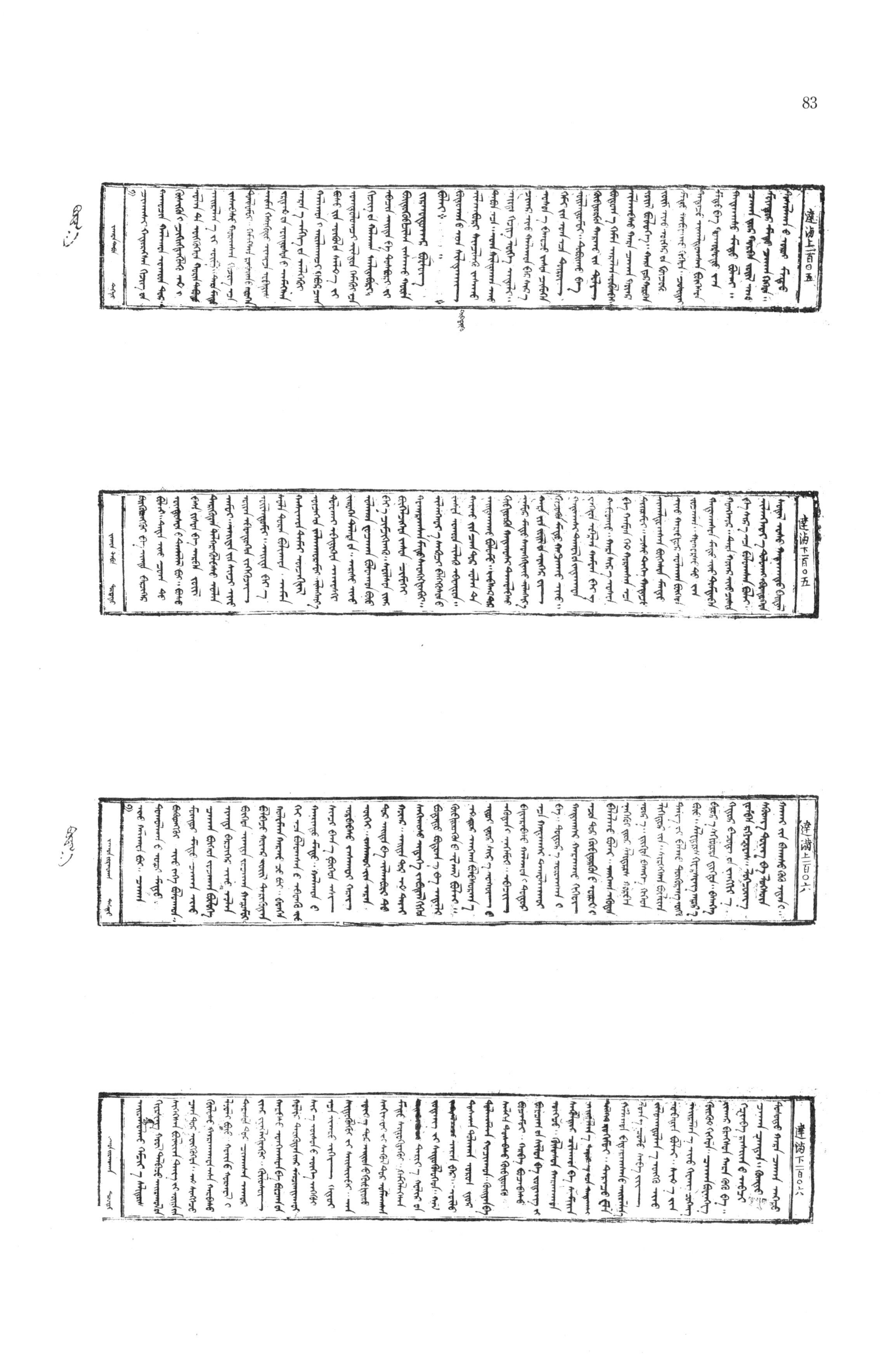

達游上百〇五

達游下百〇五

達游上百〇六

達游下百〇六

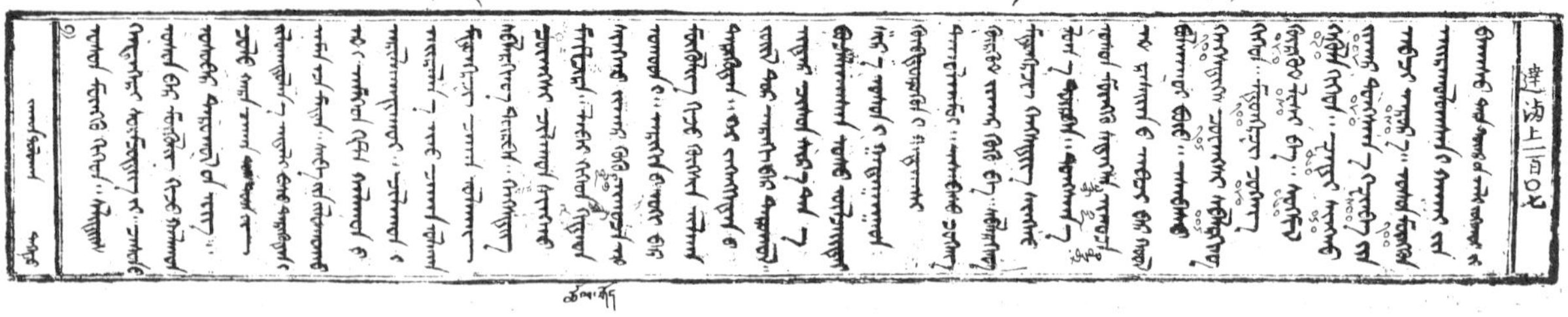
達汭上一百〇七

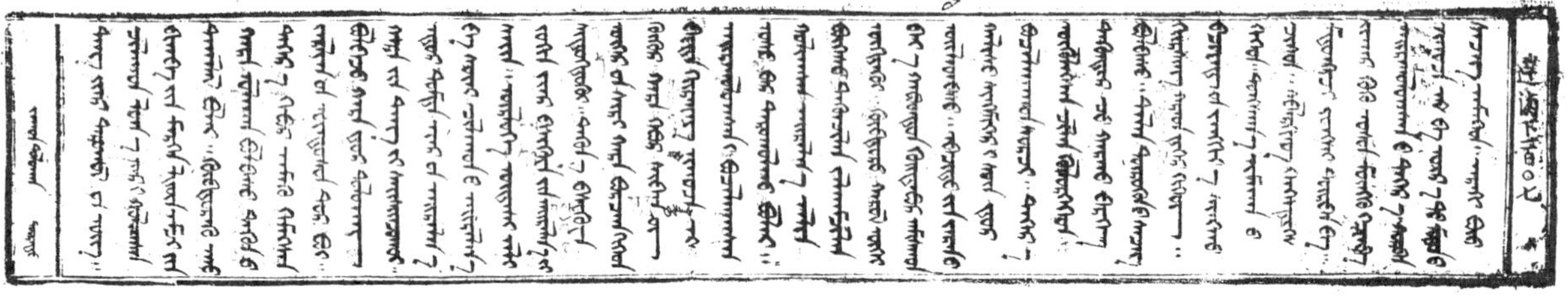
達汭下一百〇七

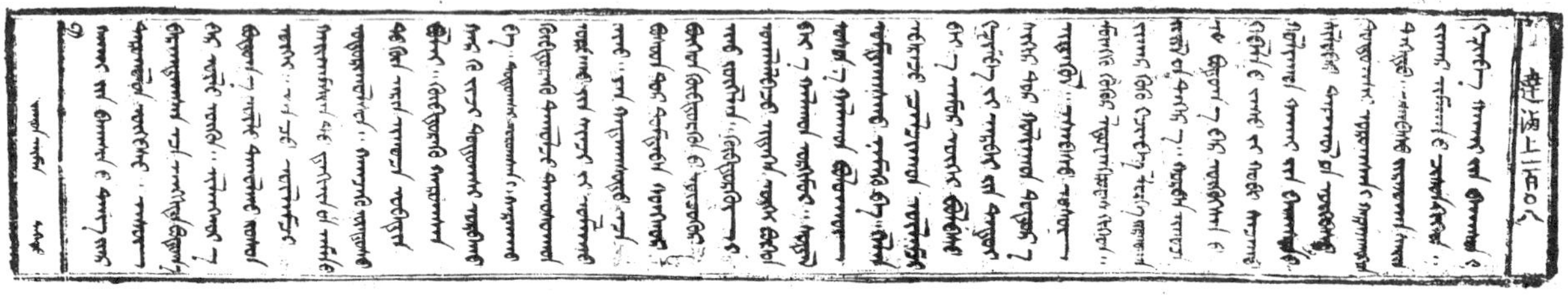
達汭上一百〇八

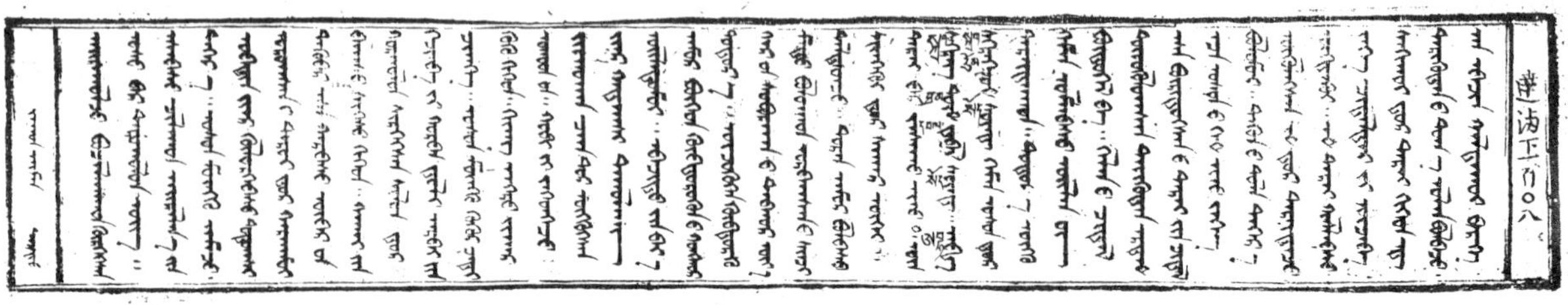
達汭下一百〇八

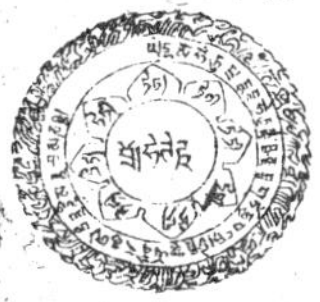

遼瀋上二百〇九

遼瀋下二百〇九、

遼瀋上二百〇十

遼瀋下二百〇十

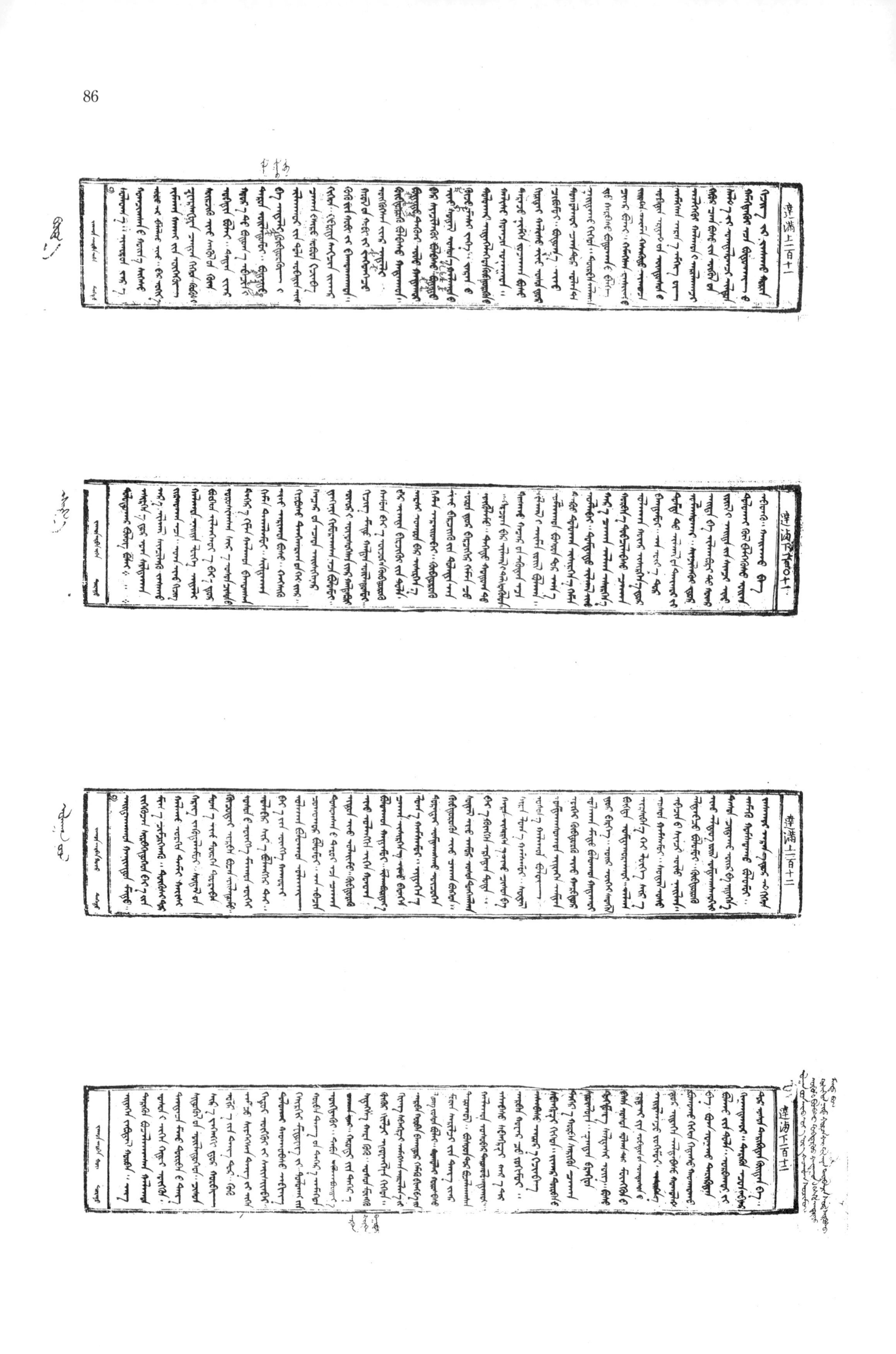

達滿上百十一

達滿下百十一

達滿上百十二

達滿下百十二

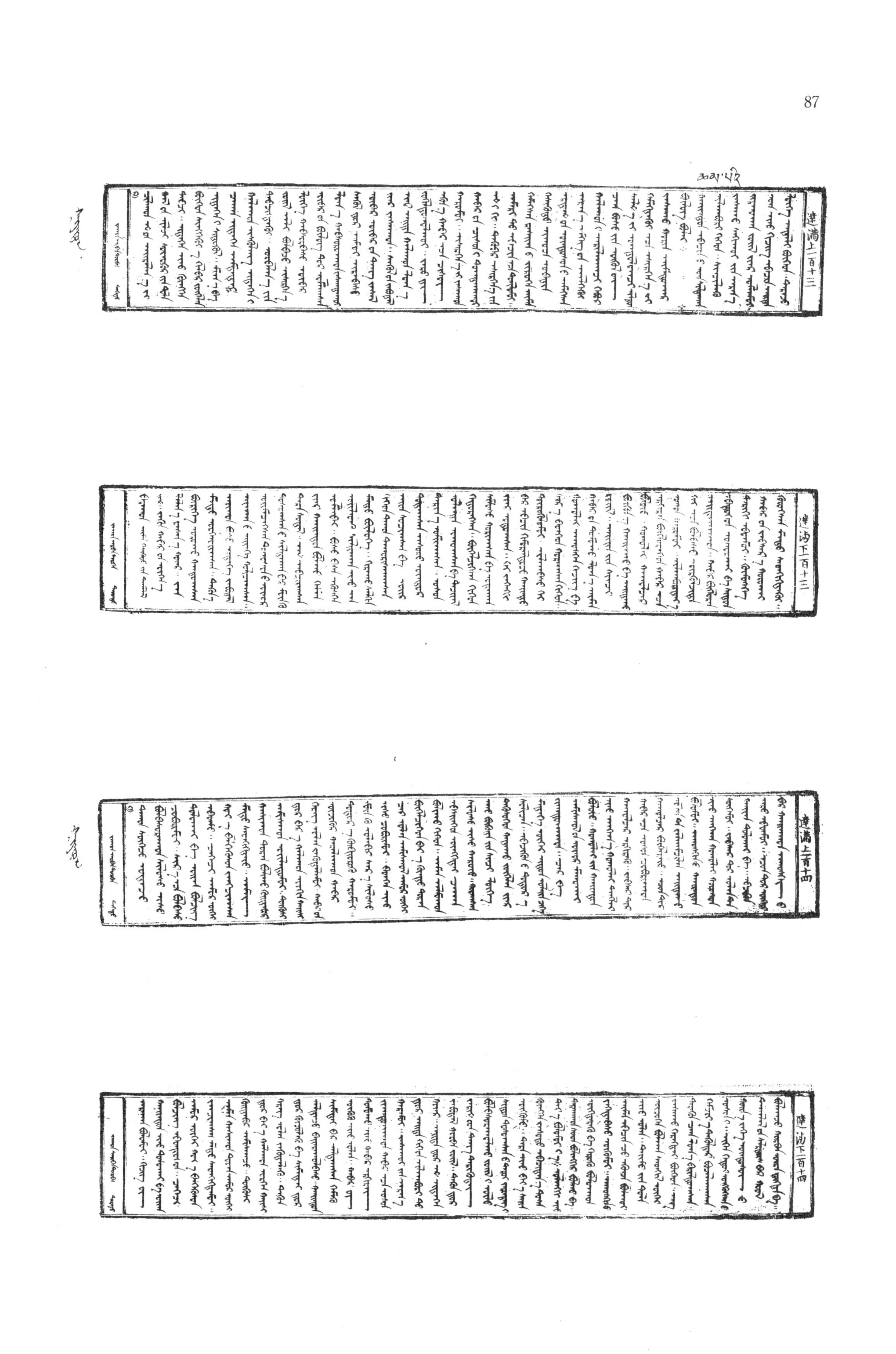

達滿上一百十三

達滿下一百十三

達滿上一百十四

達滿下一百十四

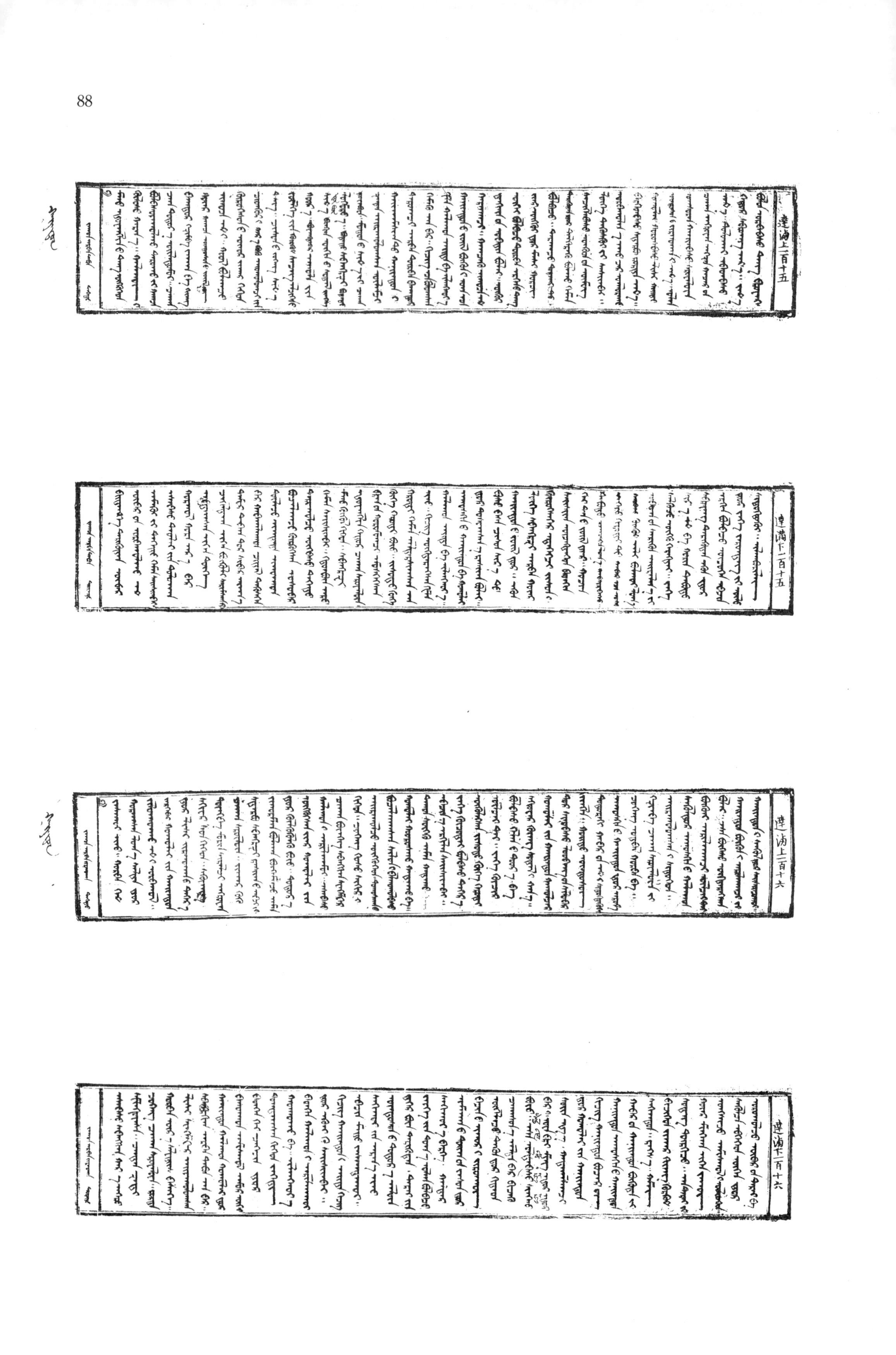

達海上一百十五

達海下一百十五

達海上一百十六

達海下一百十六

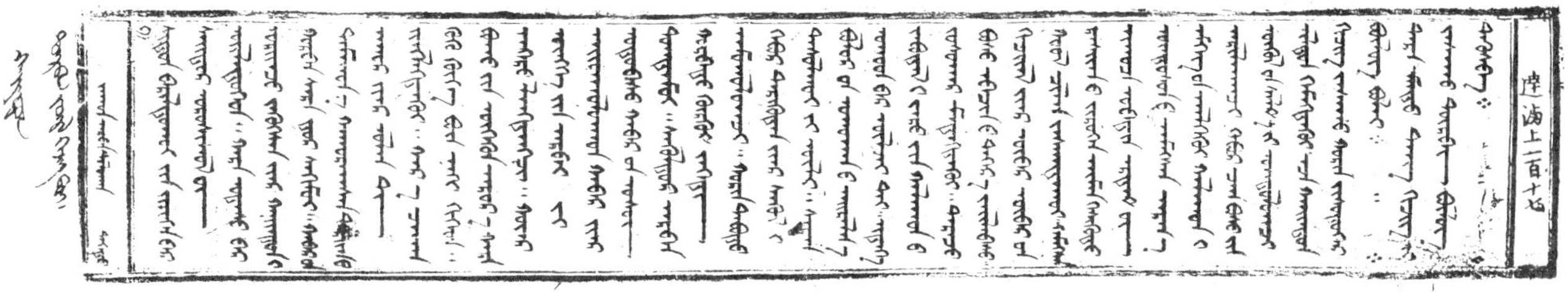
違滿上一百十七

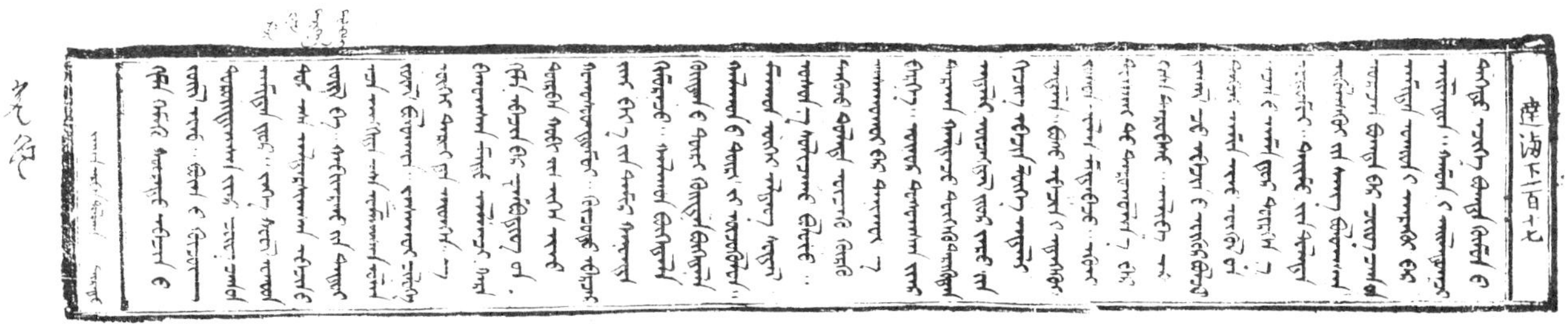
違滿下一百十七

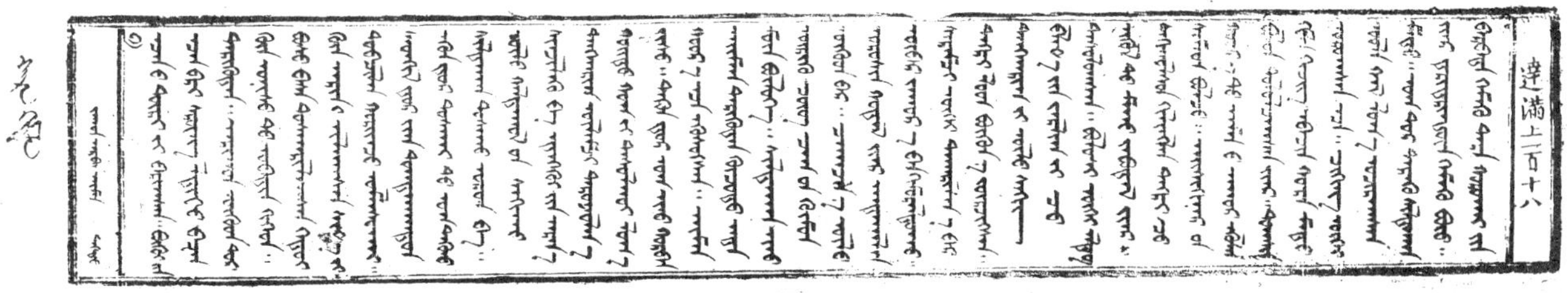
違滿上一百十八

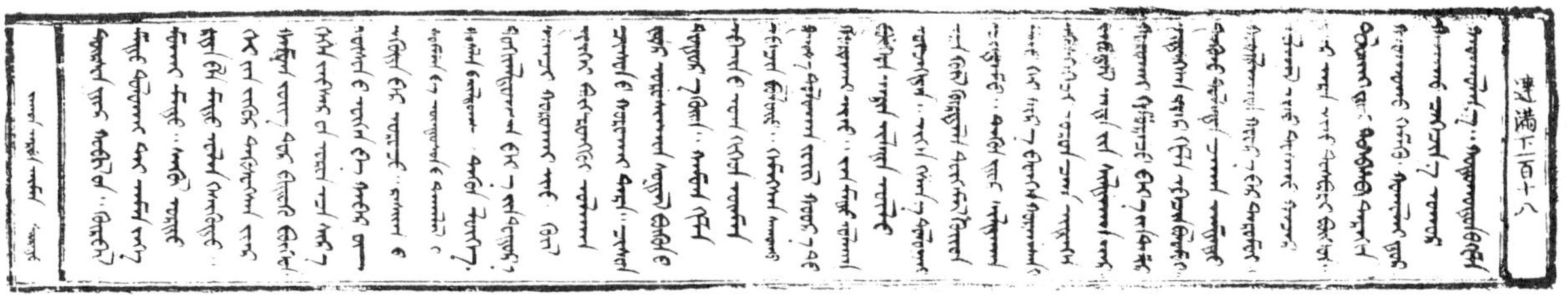
違滿下一百十八

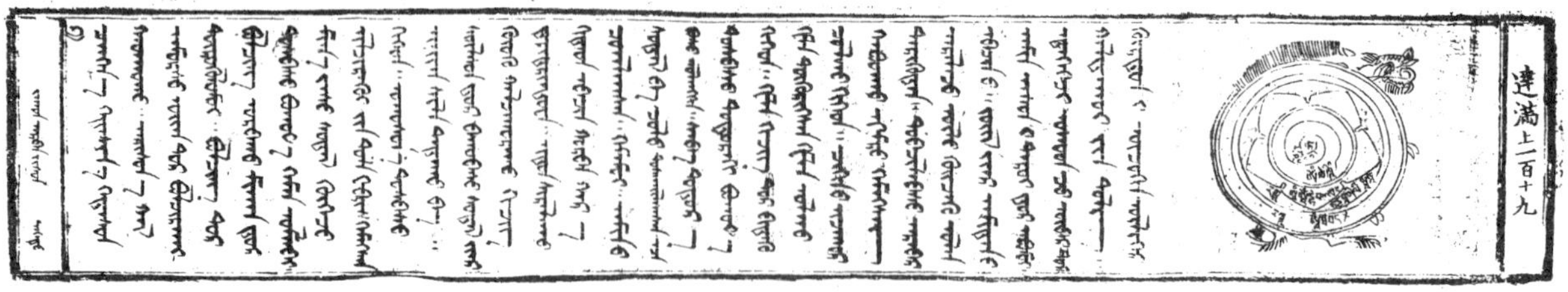
達滿上一百十九

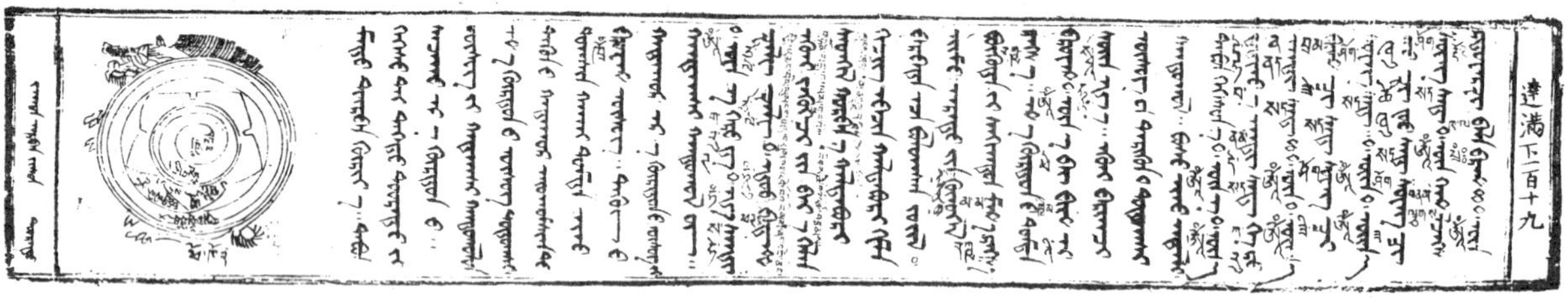
達滿下一百十九

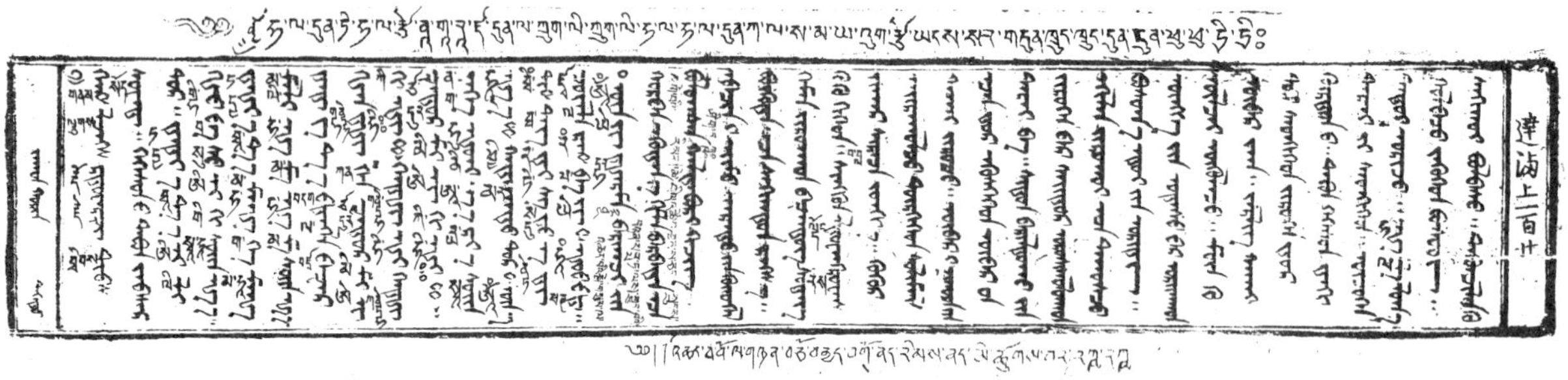
達滿上一百廿

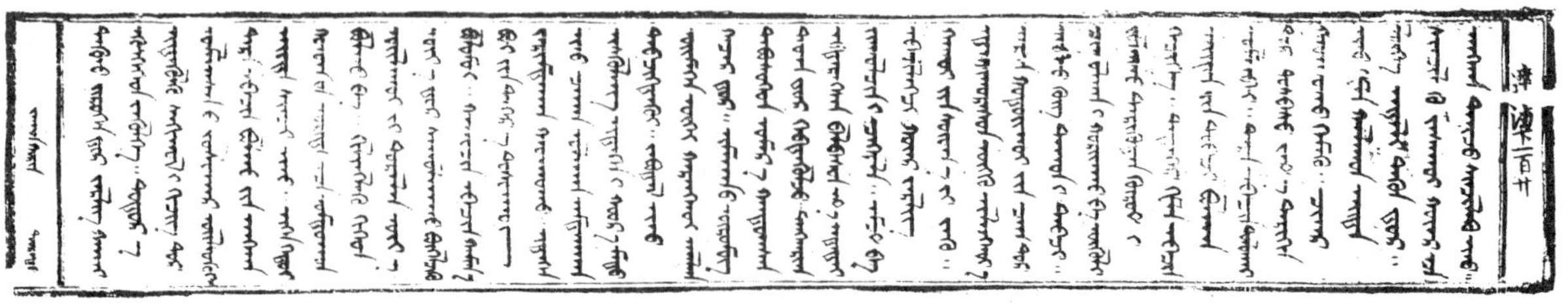
達滿一百廿

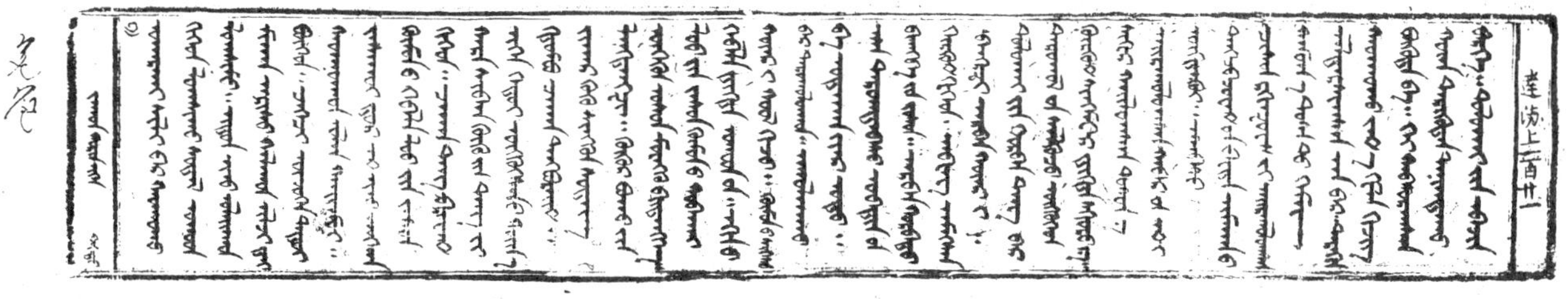
建汸上百卅一

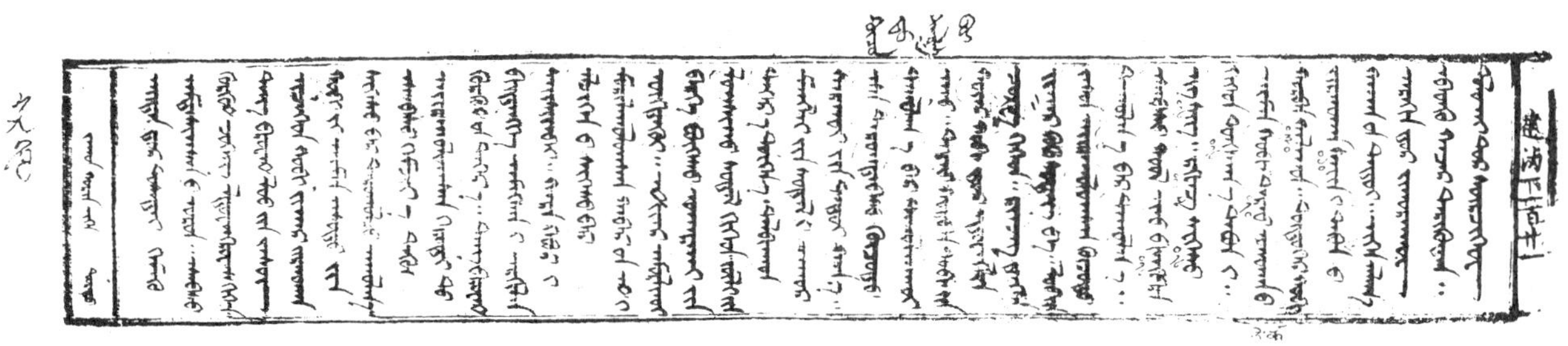
建汸下百卅

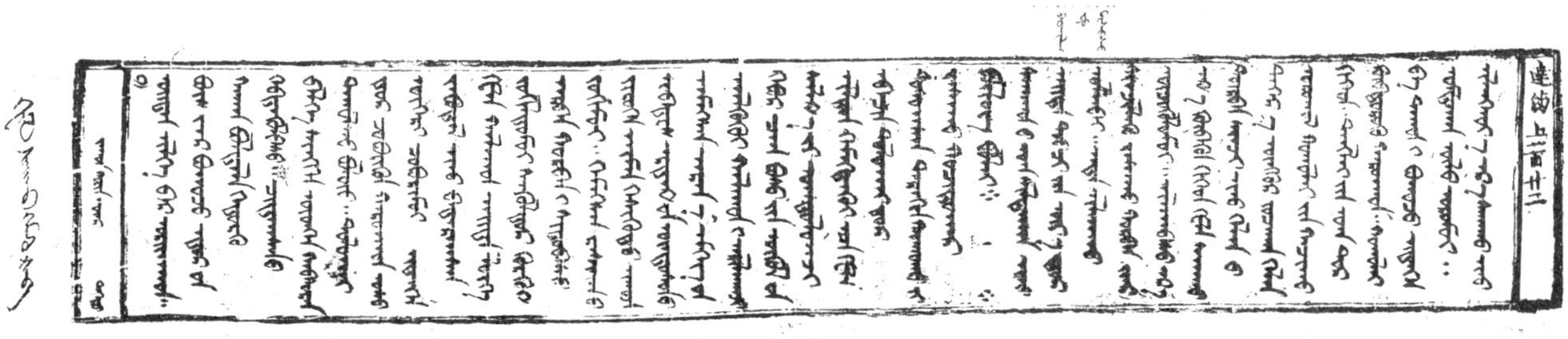
建汸上百卅二

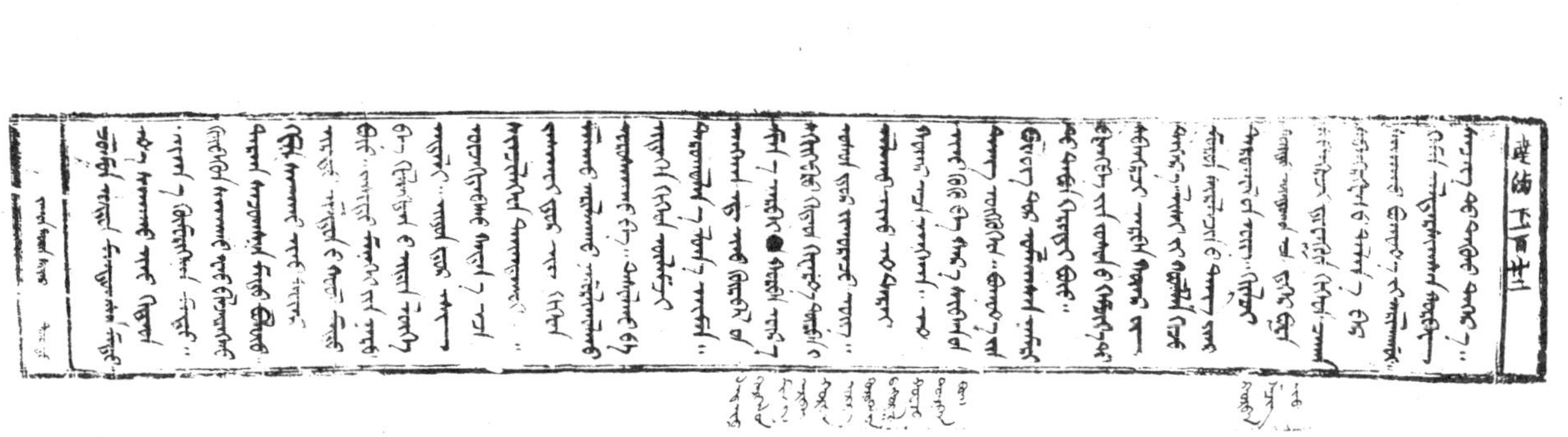
建汸下百卅二

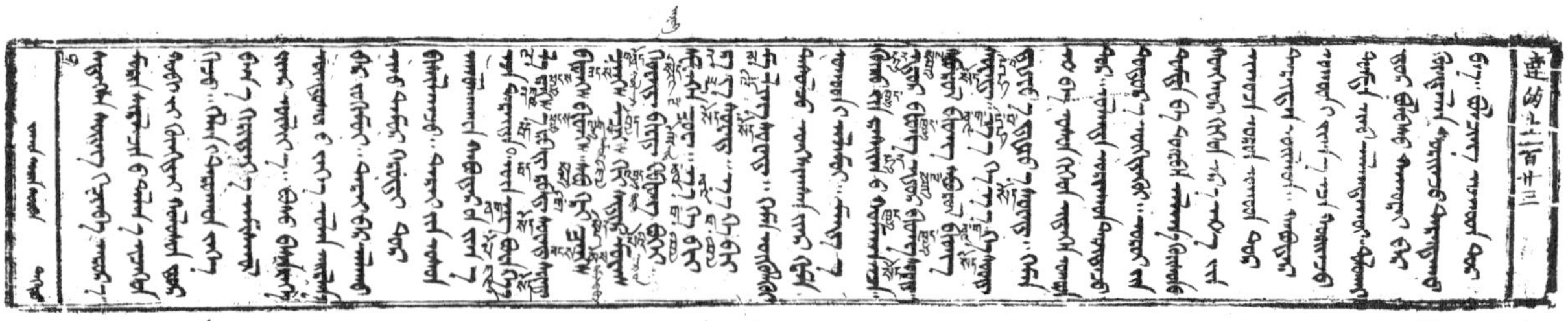
達洧上一百廿三

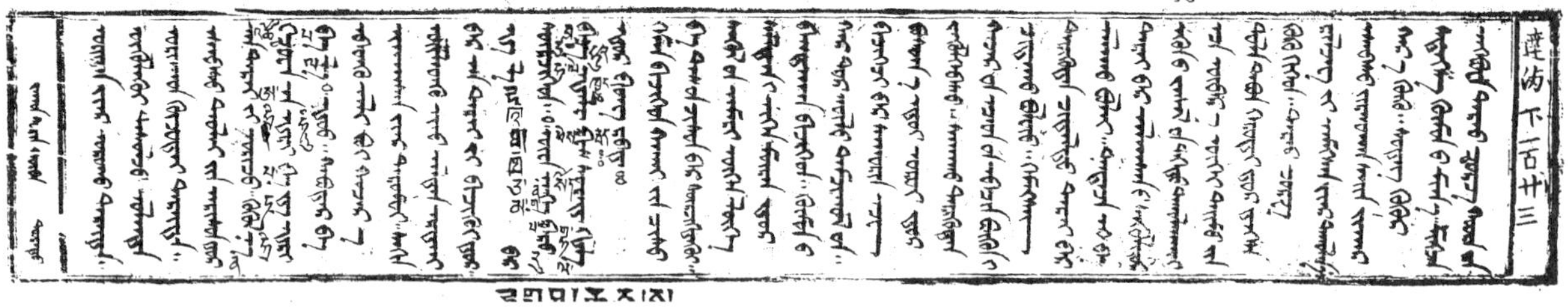
達洧下一百廿三

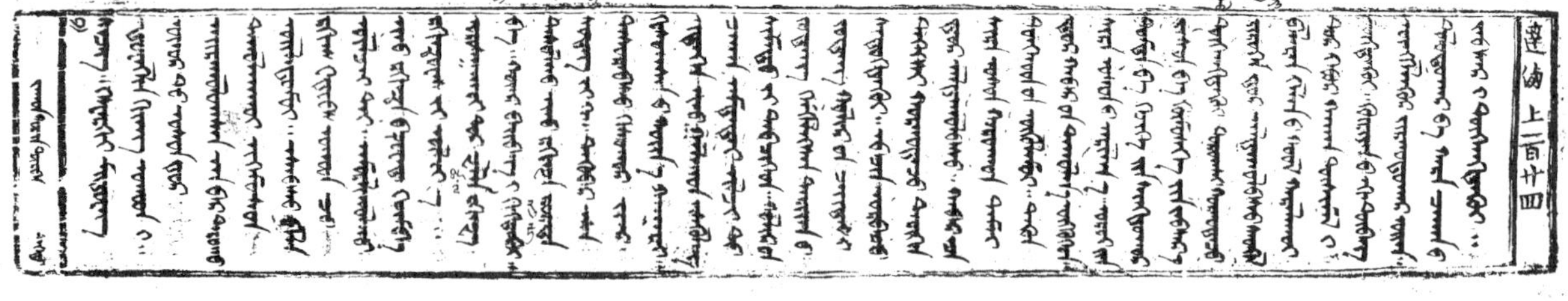
達洧上一百廿四

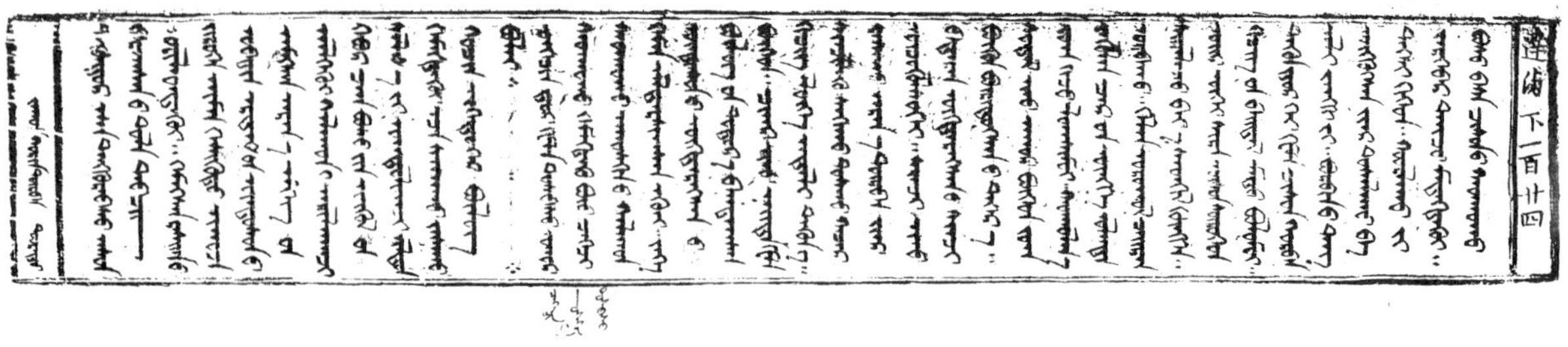
達洧下一百廿四

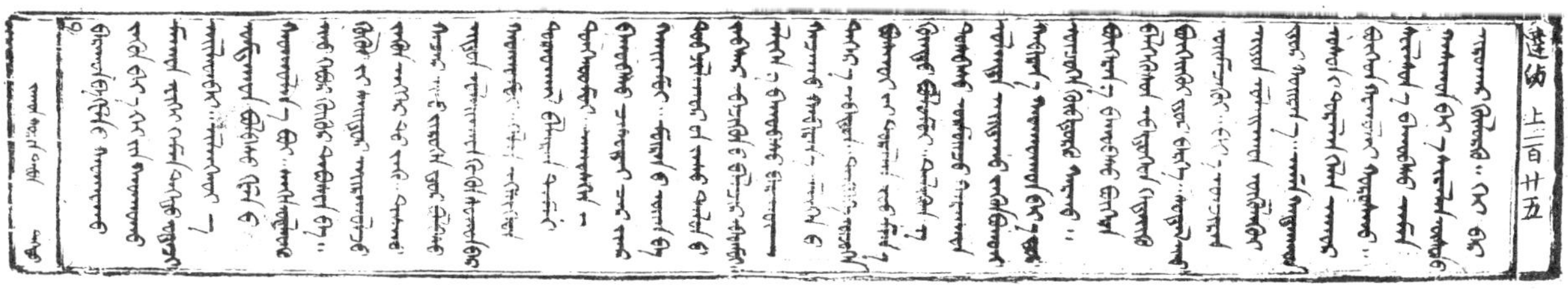
遼紛 上一百廿五

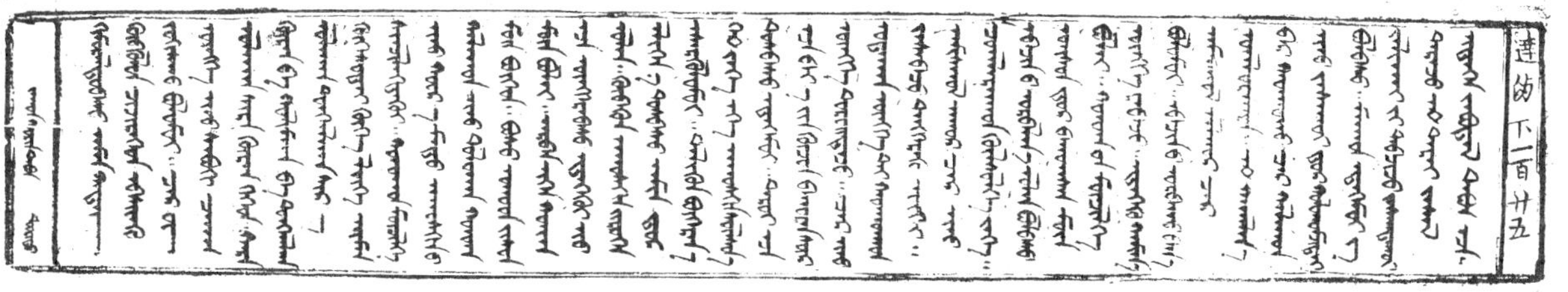
遼紛 下一百廿五

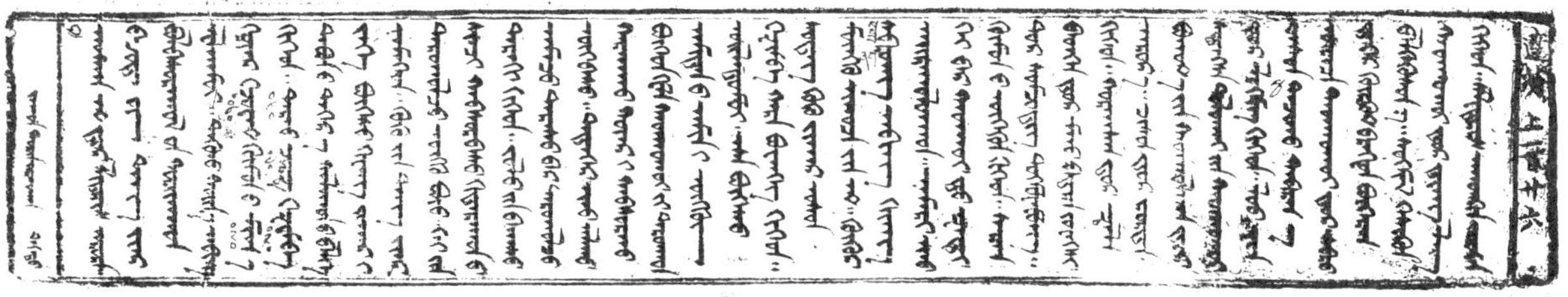
遼紛 上一百十六

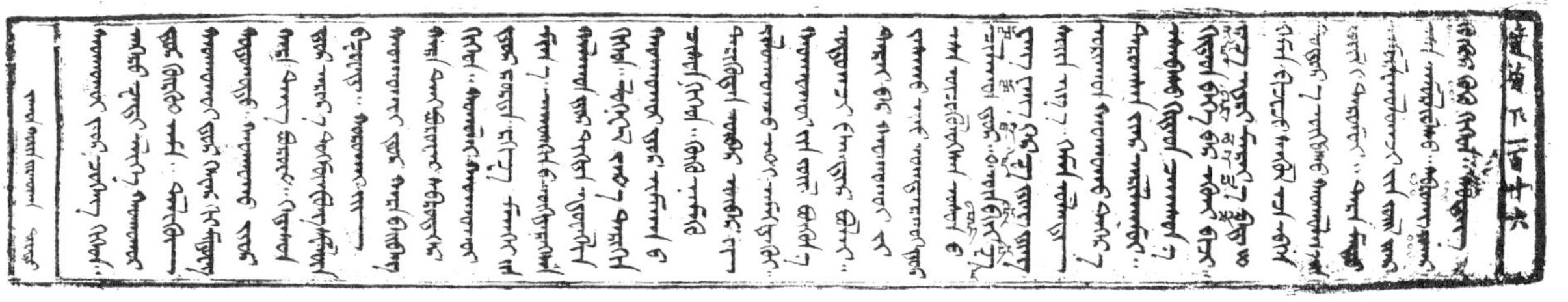
遼紛 下一百十六

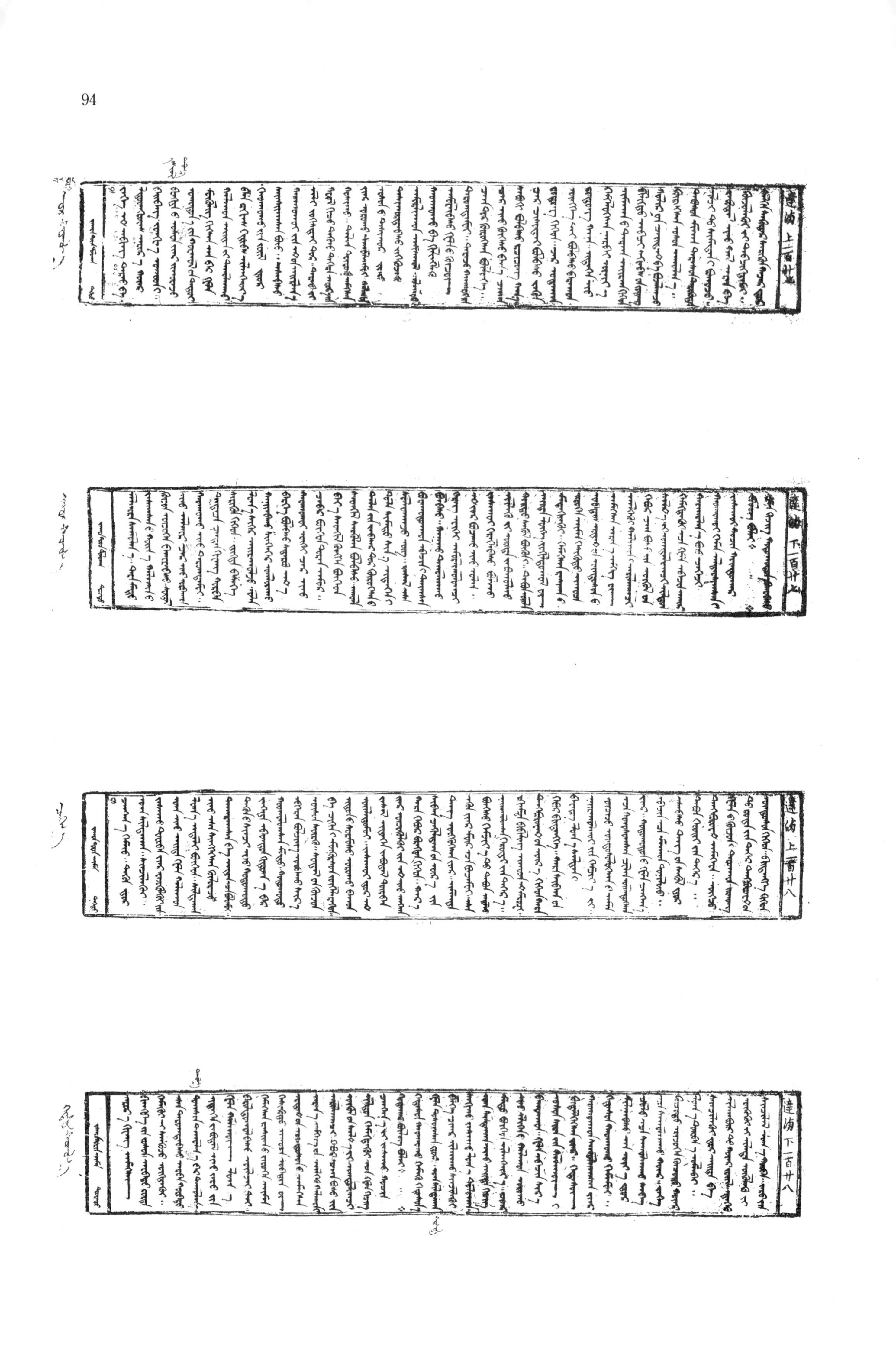

達納 上一百廿九

達納 下一百廿九

達納 上一百廿八

達納 下一百廿八

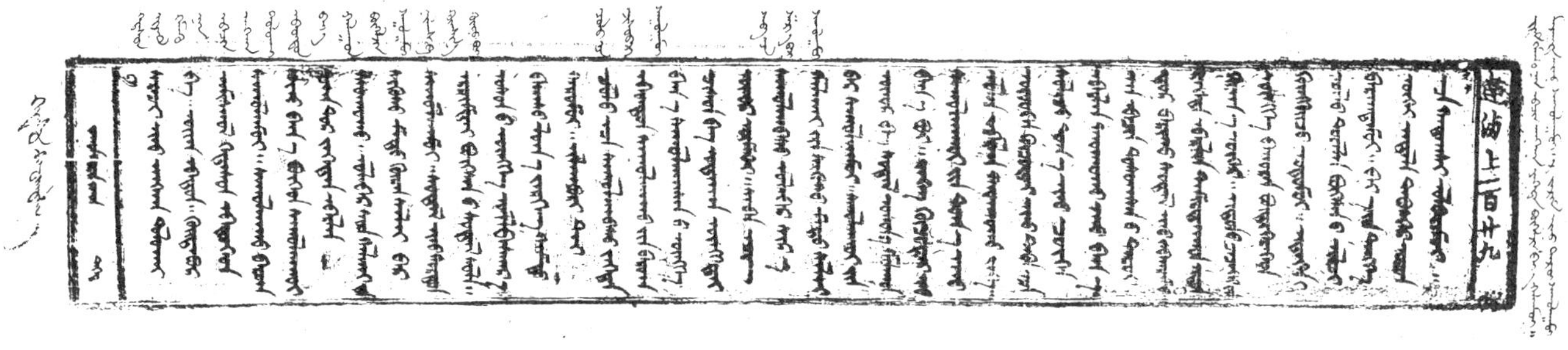
達佑上一百十九

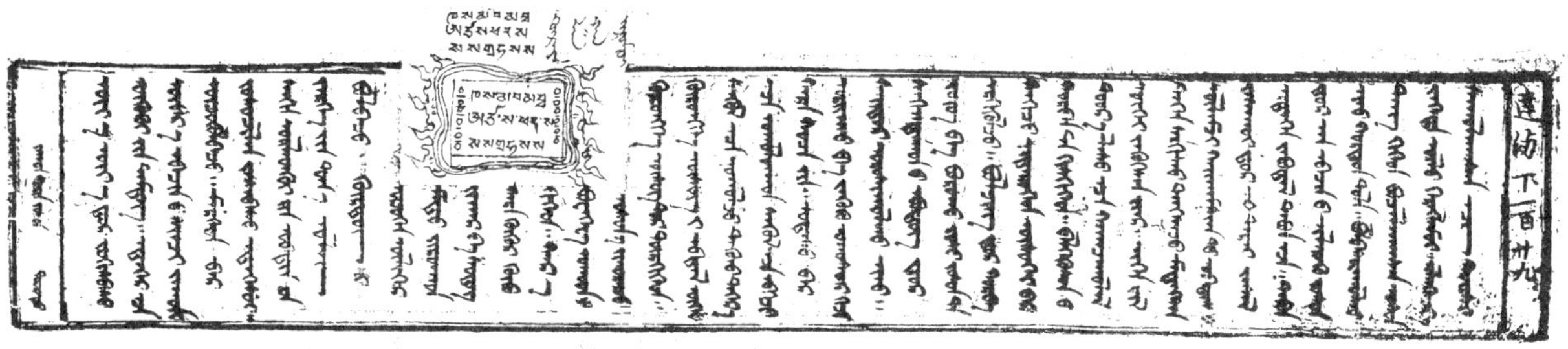
達佑下一百廿九

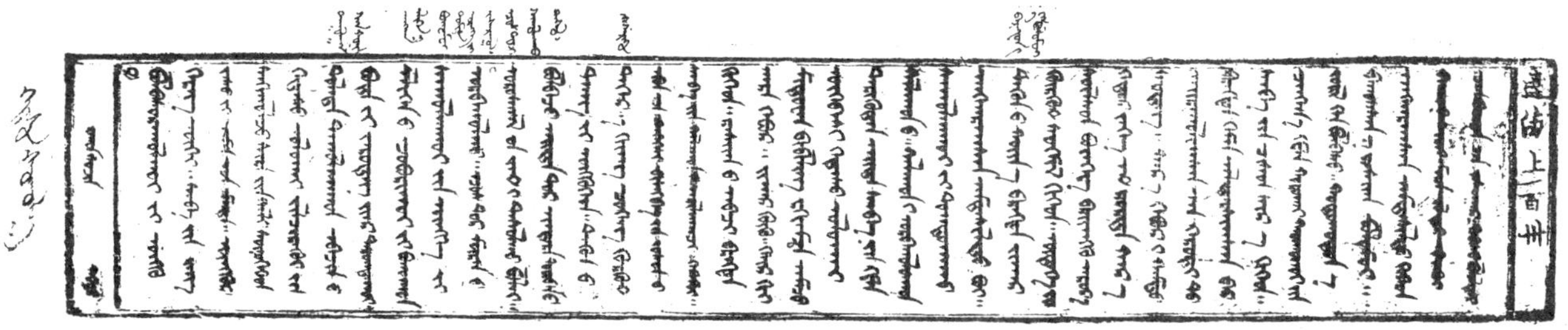
達佑上一百廿

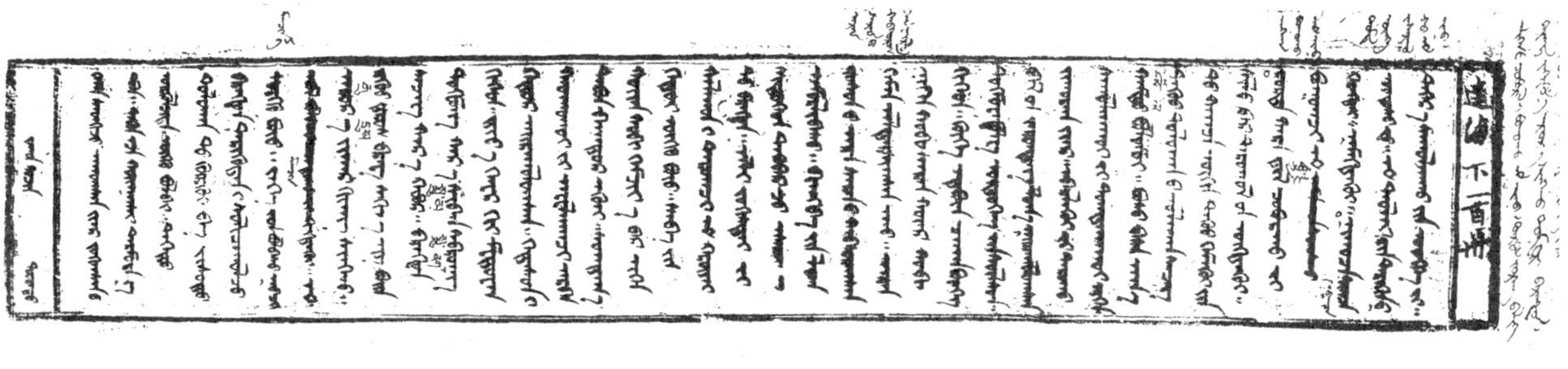
達佑下一百廿

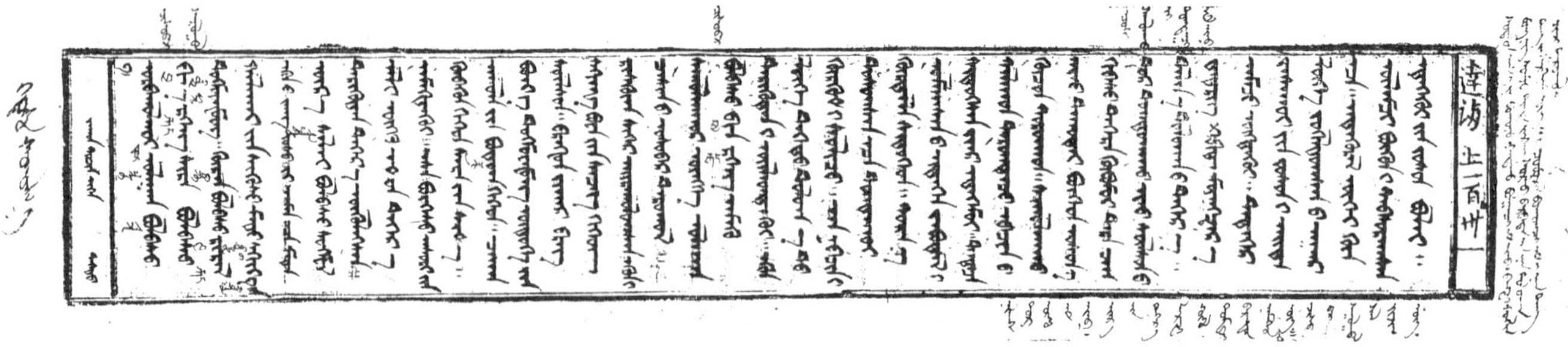

達汸上一百卅

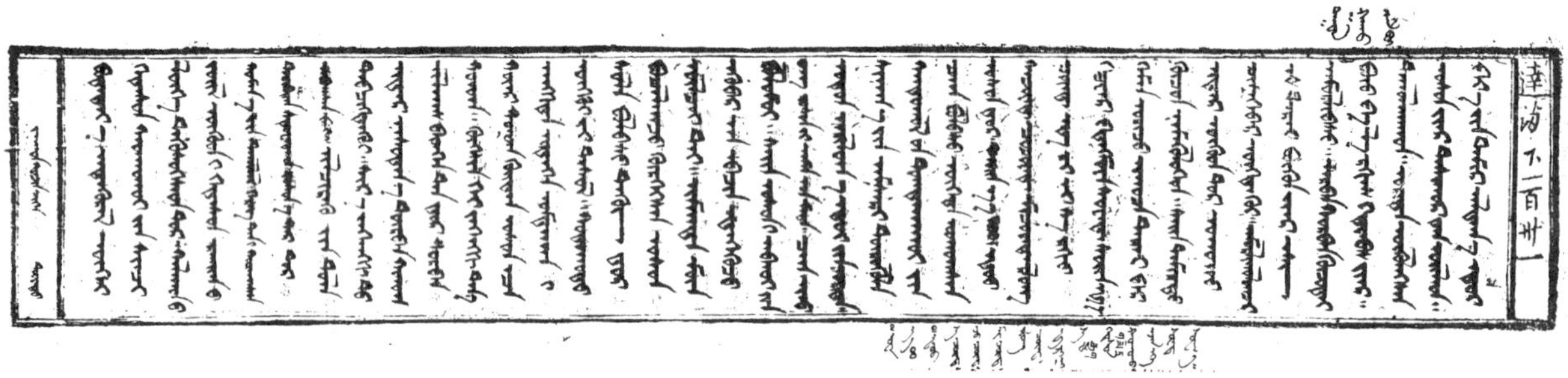

達汸下一百卅一

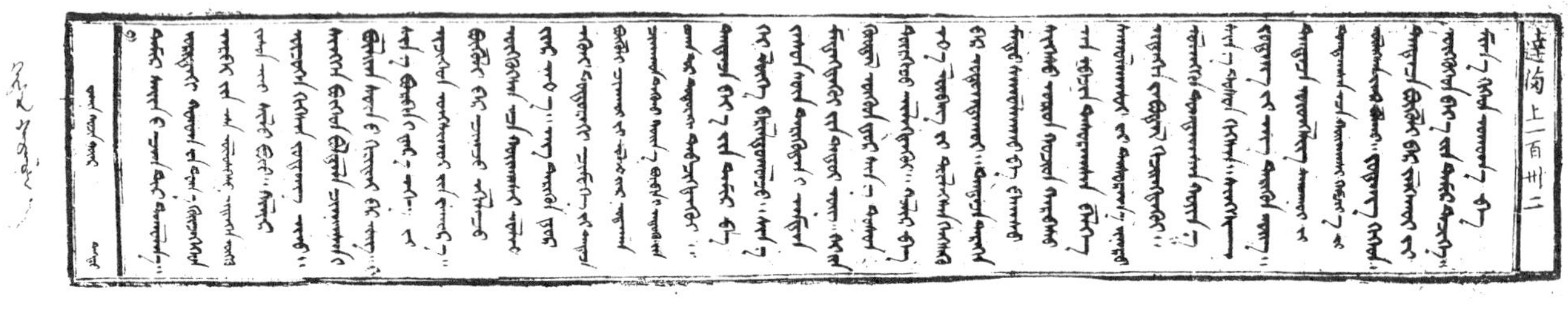

達汸上一百卅二

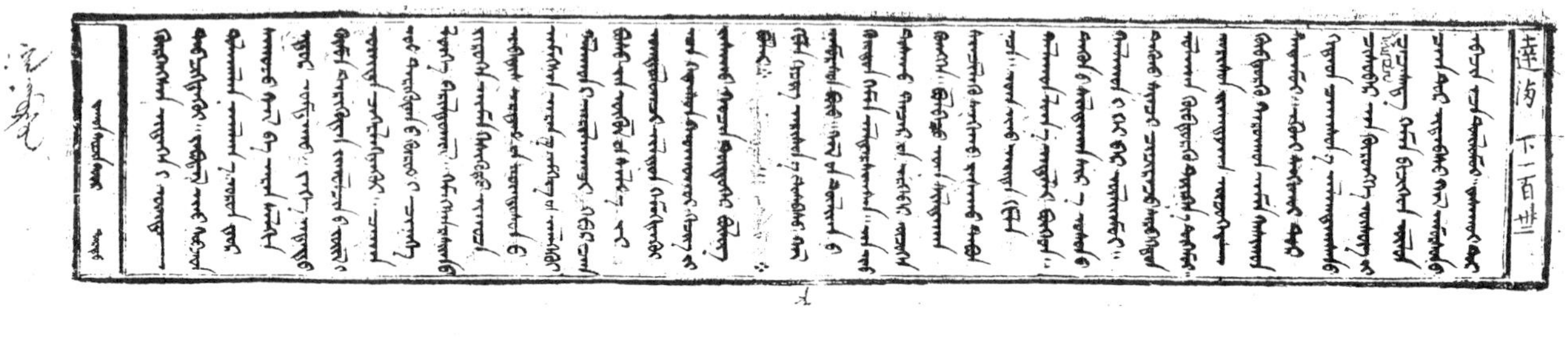

達汸下一百卅三

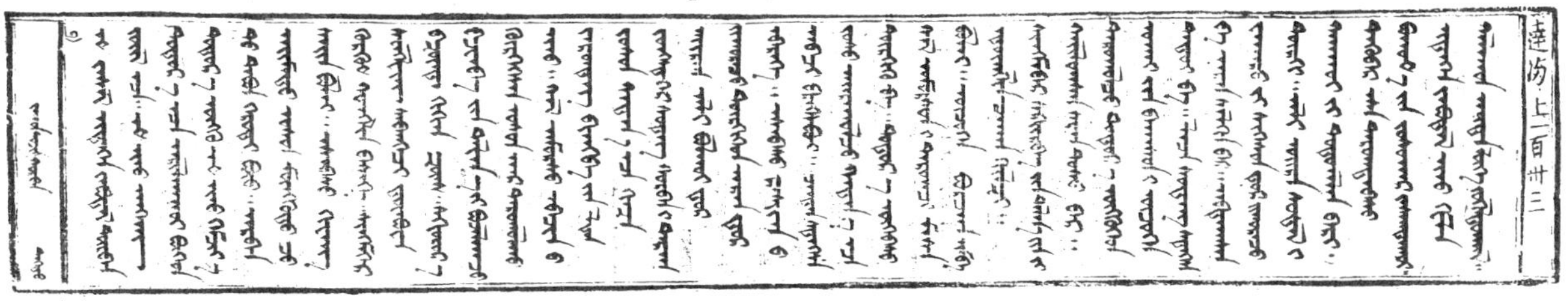
達汾上一百卅三

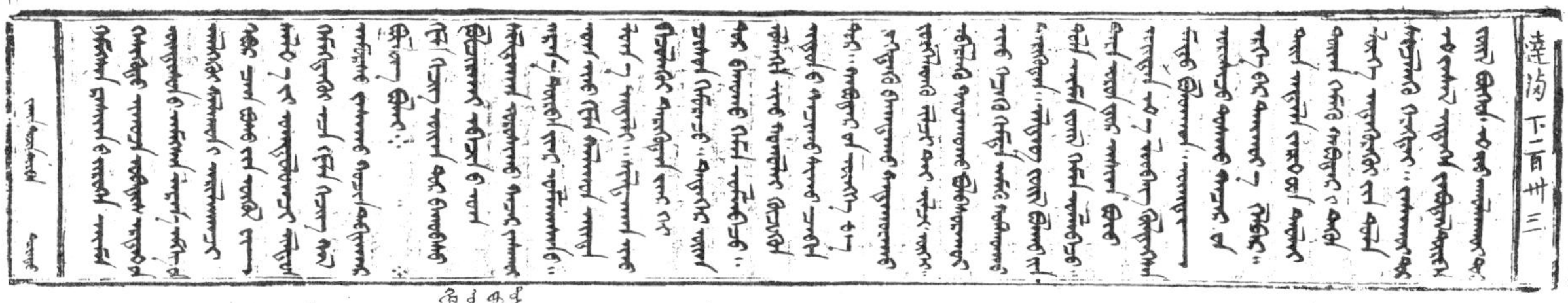
達汾下一百卅三

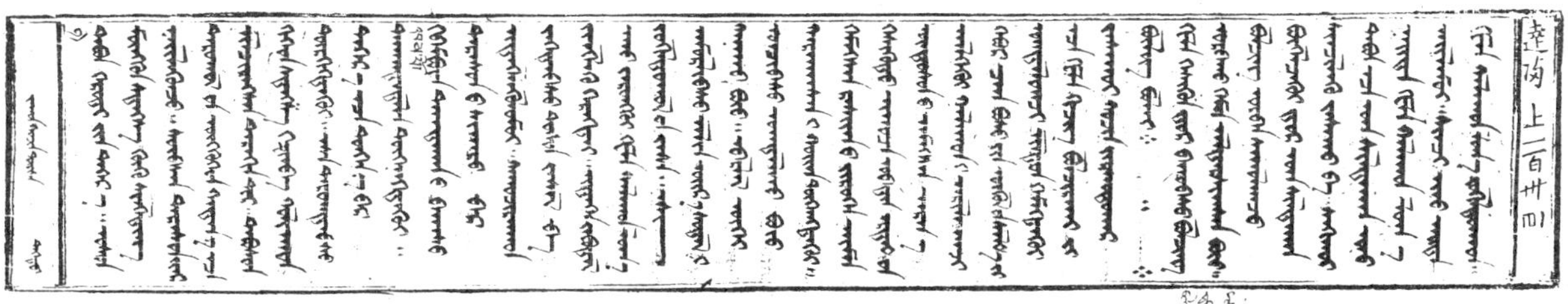
達汾上一百卅四

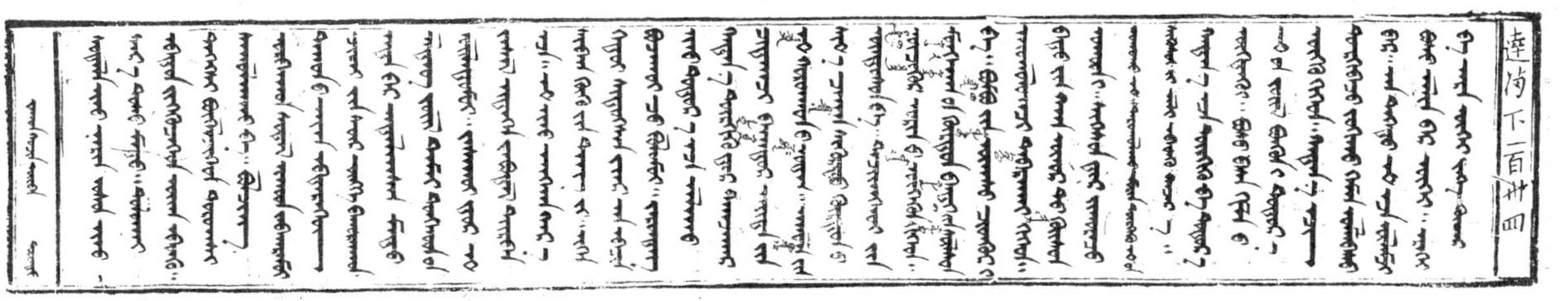
達汾下一百卅四

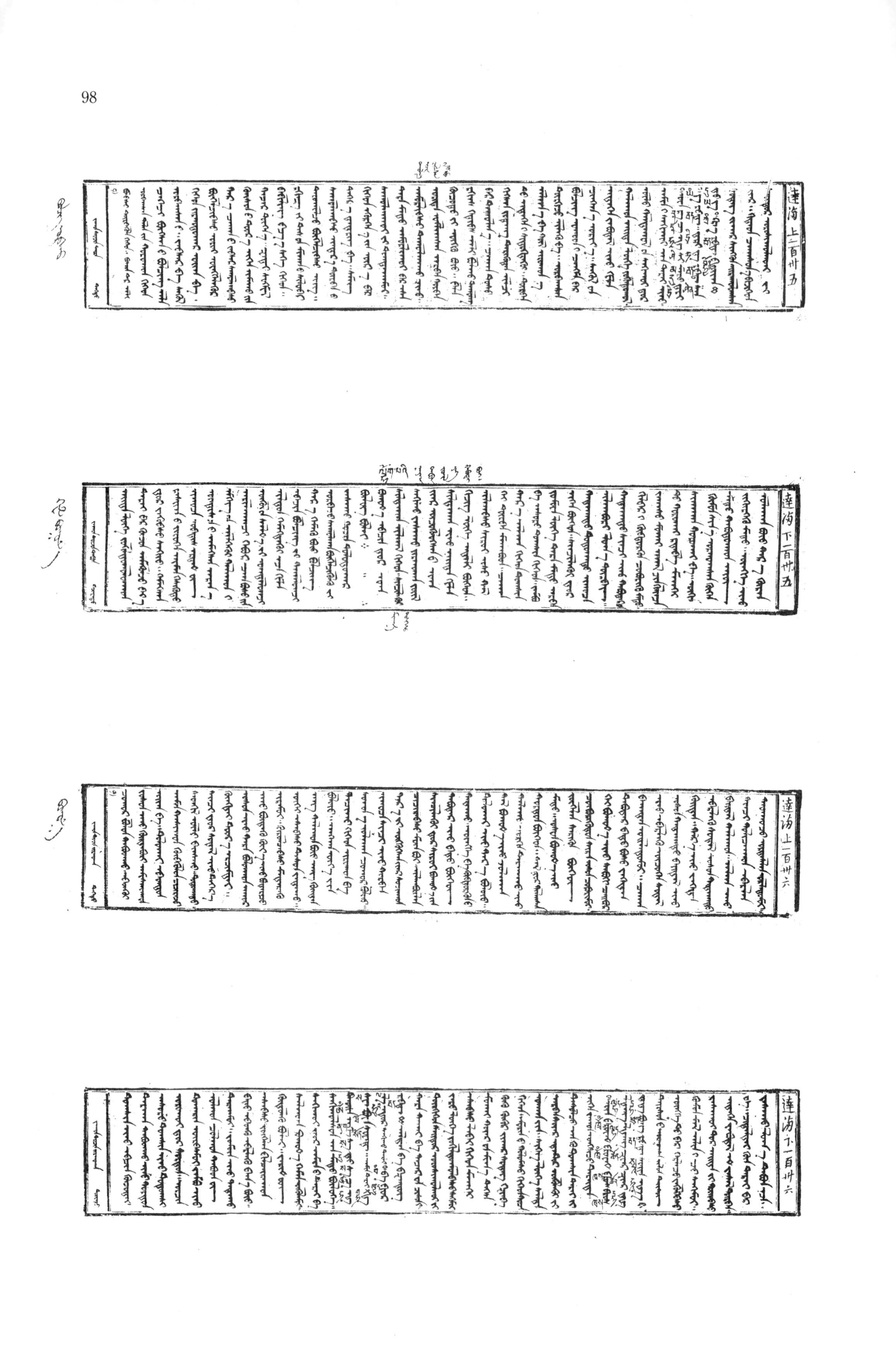

達海上二百卅五

達海下二百卅五

達海上二百卅六

達海下二百卅六

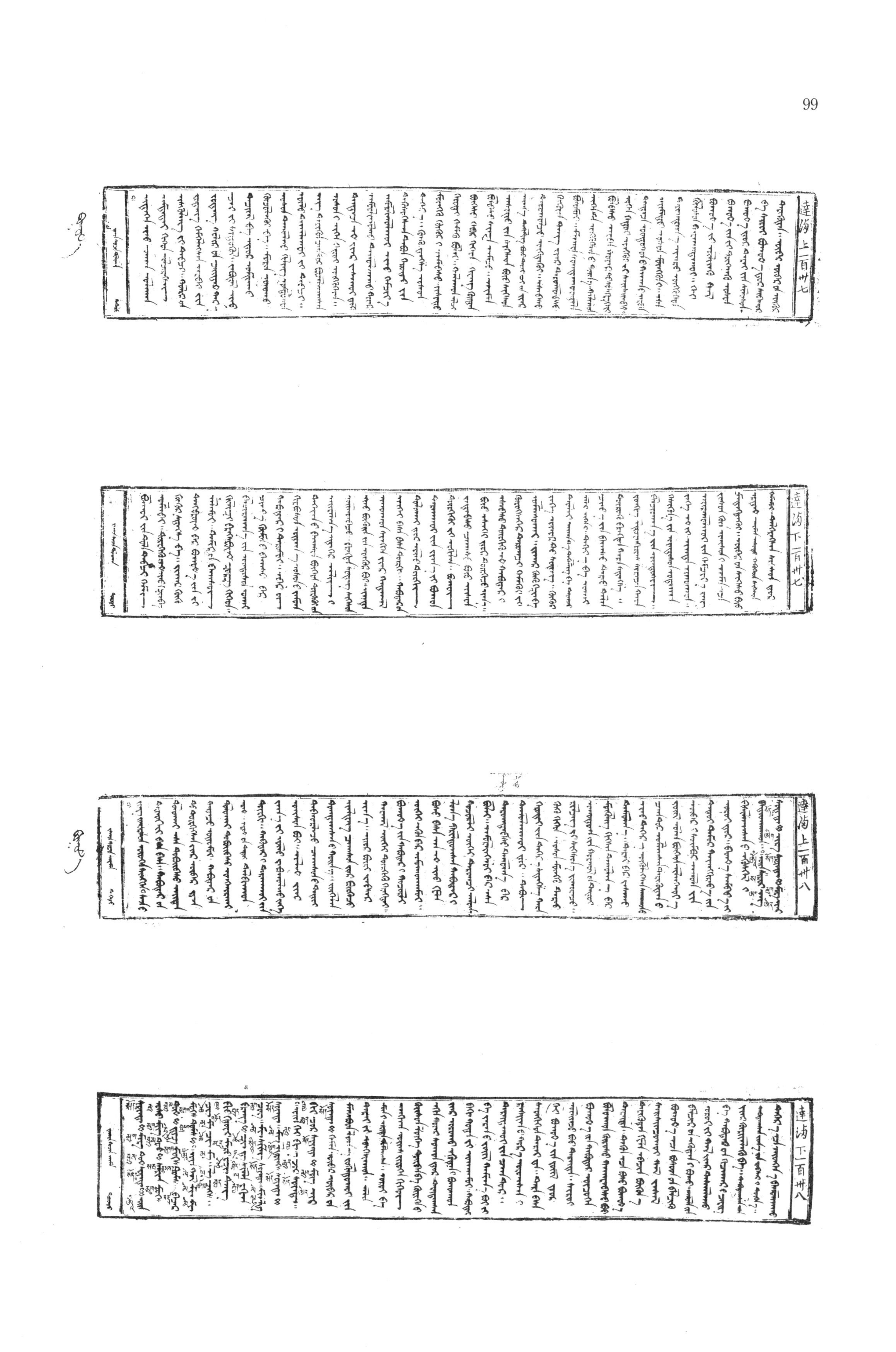

達汾上一百卅七

達汾下一百卅七

達汾上一百卅八

達汾下一百卅八

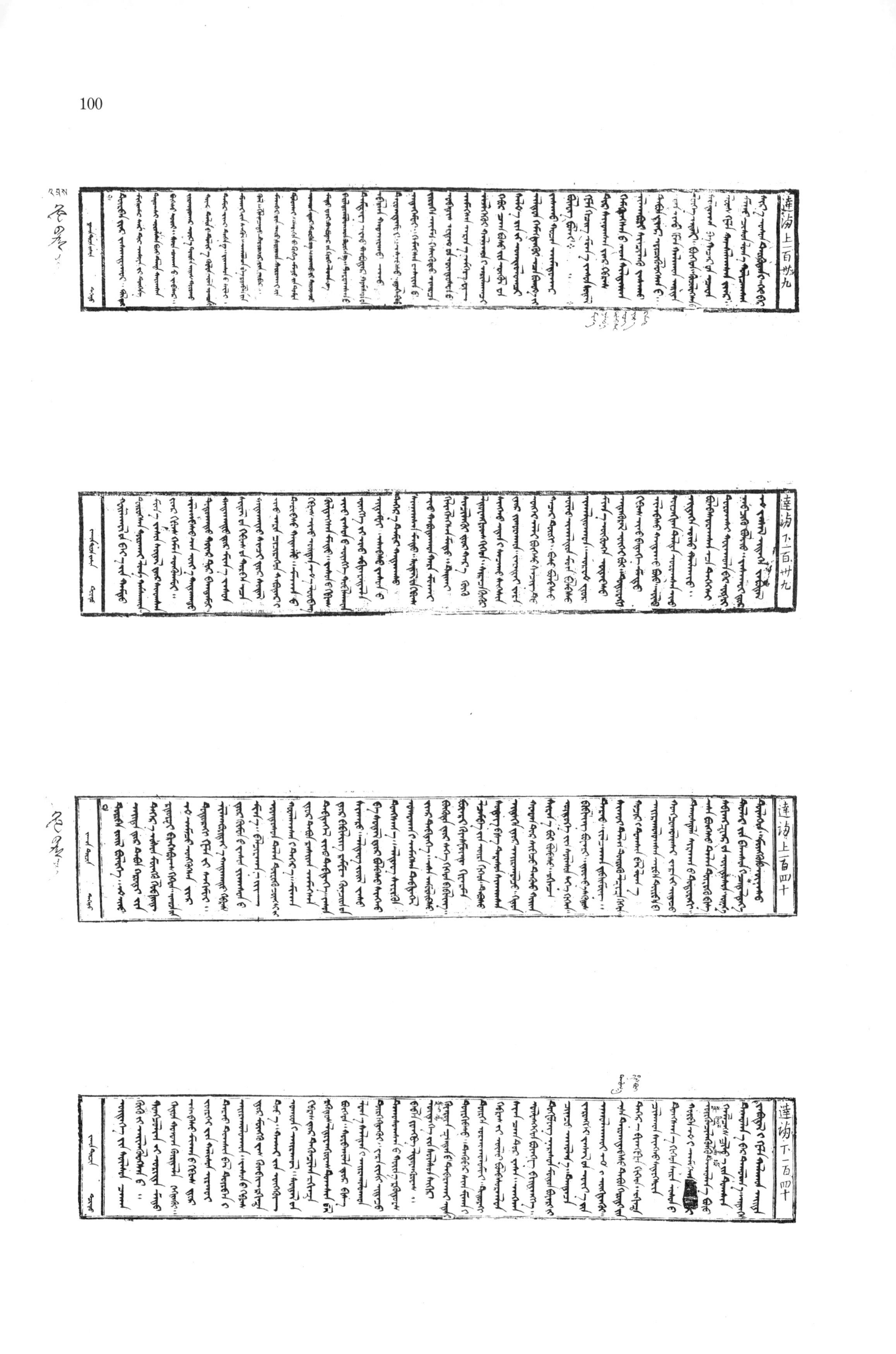

達詁上一百卌九

[illegible]

達詁下一百卌九

[illegible]

達詁上一百四十

[illegible]

達詁下一百四十

[illegible]

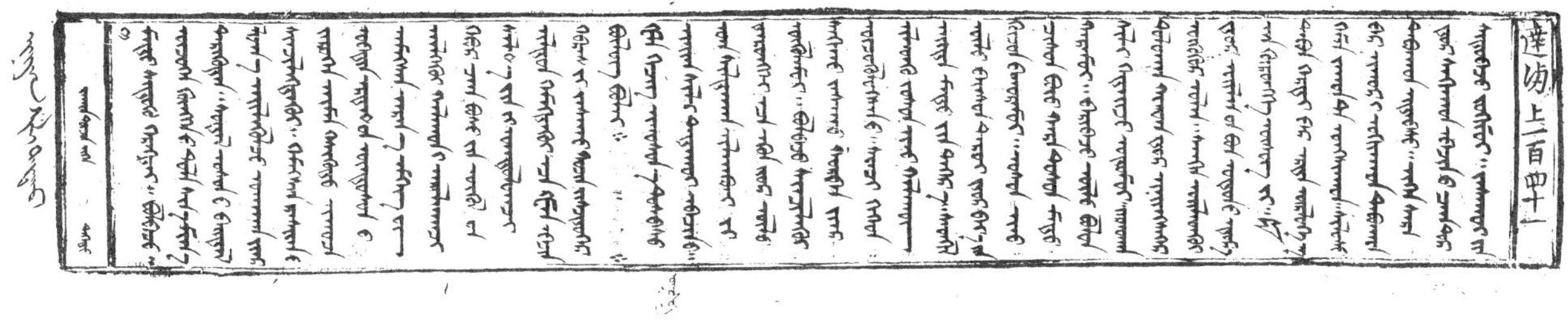

達汭上一百四十一

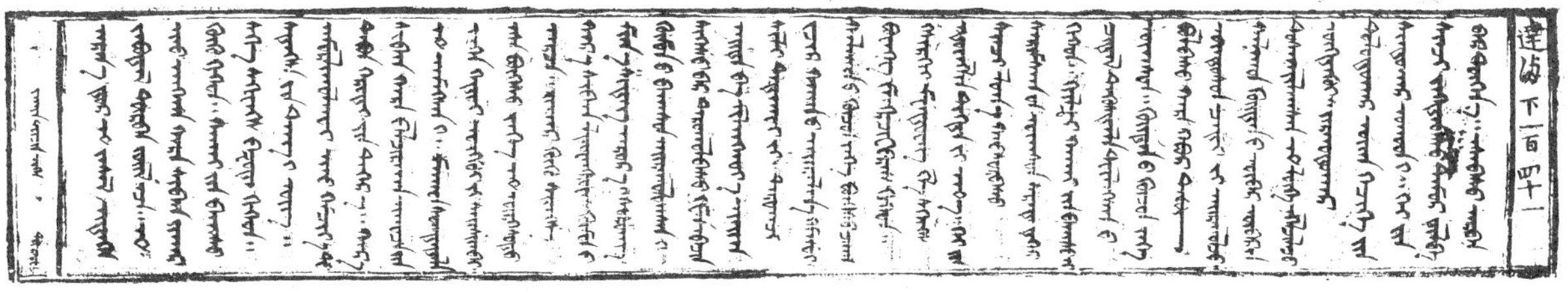

達汭下一百四十一

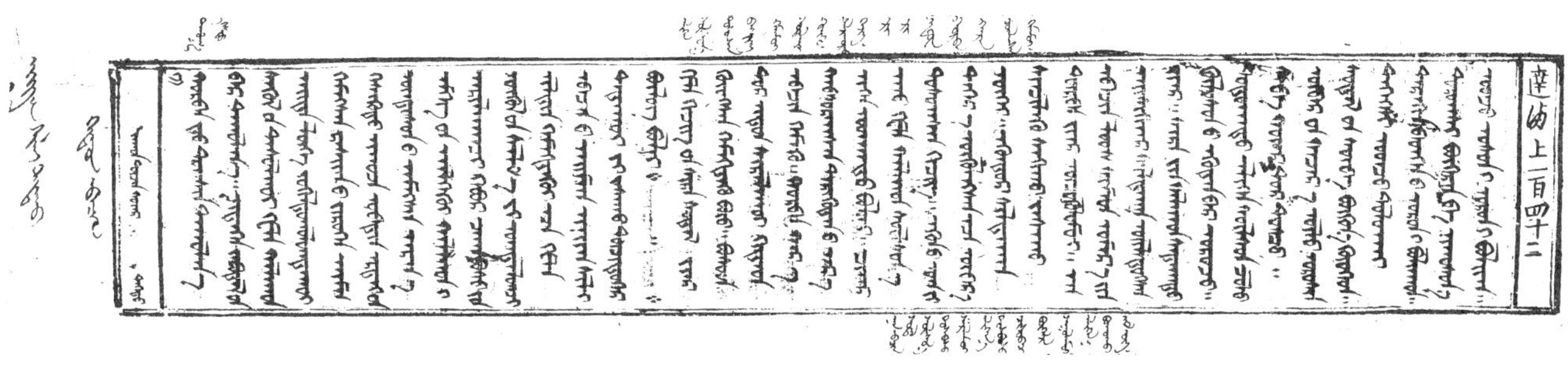

達汭上一百四十二

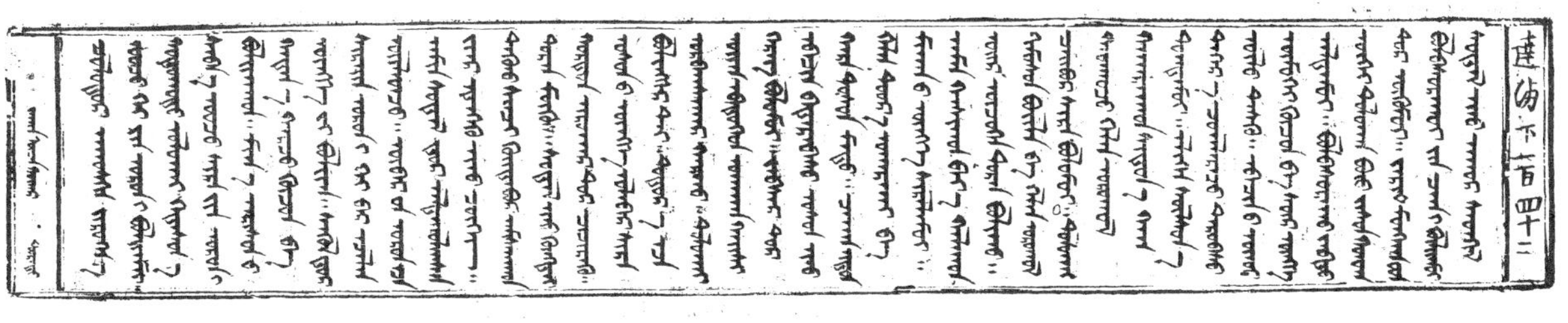

達汭下一百四十二

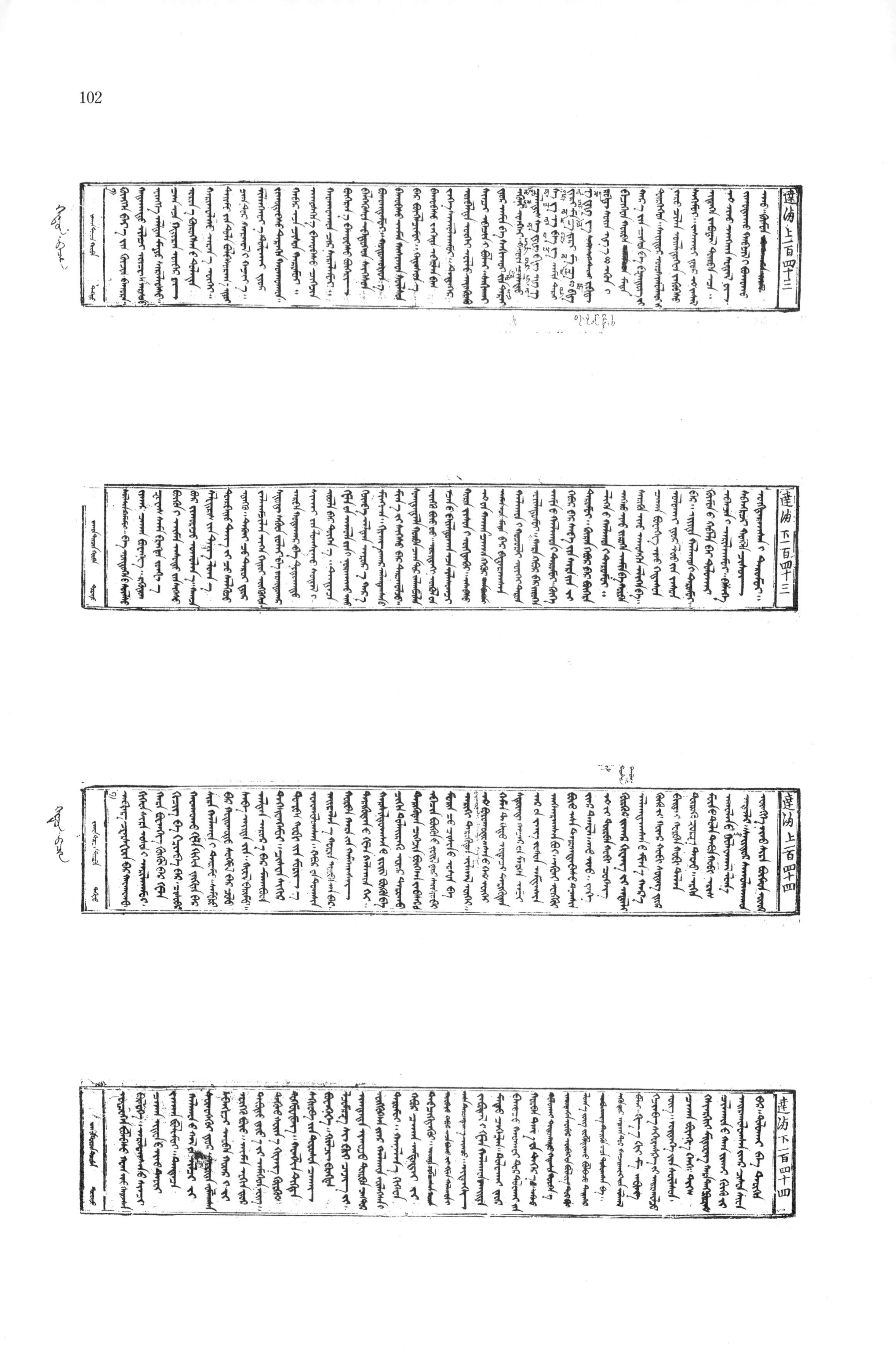

達汾上一百四十三

[illegible]

達汾下一百四十三

[illegible]

達汾上一百四十四

[illegible]

達汾下一百四十四

[illegible]

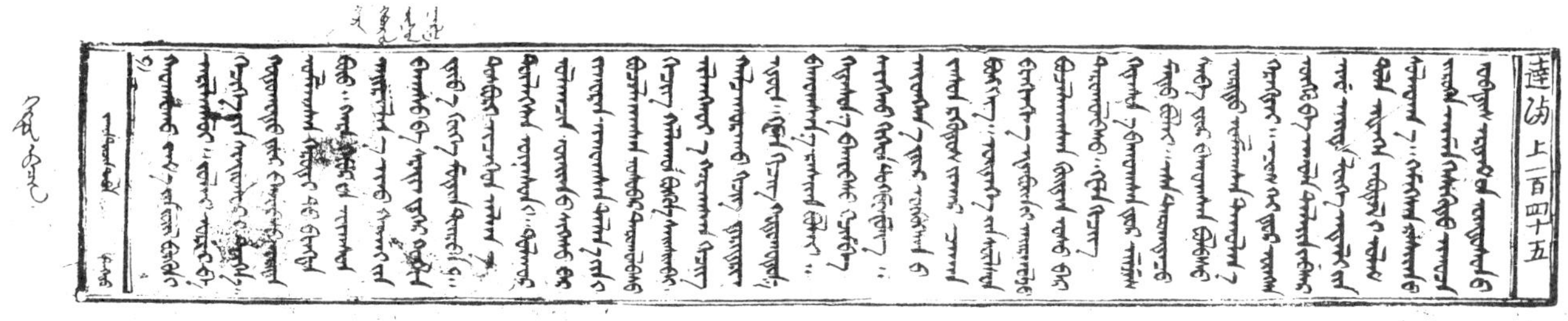
達汾上一百四十五

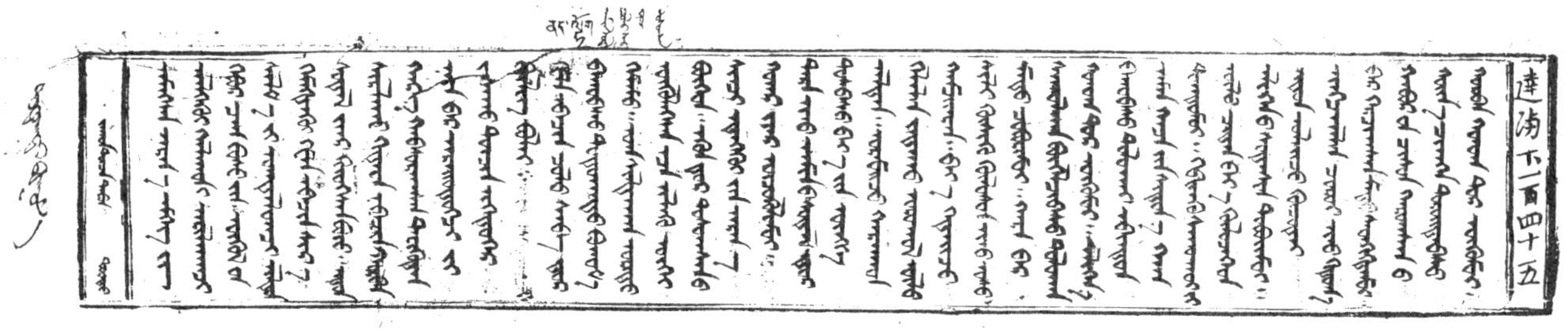
達汾下一百四十五

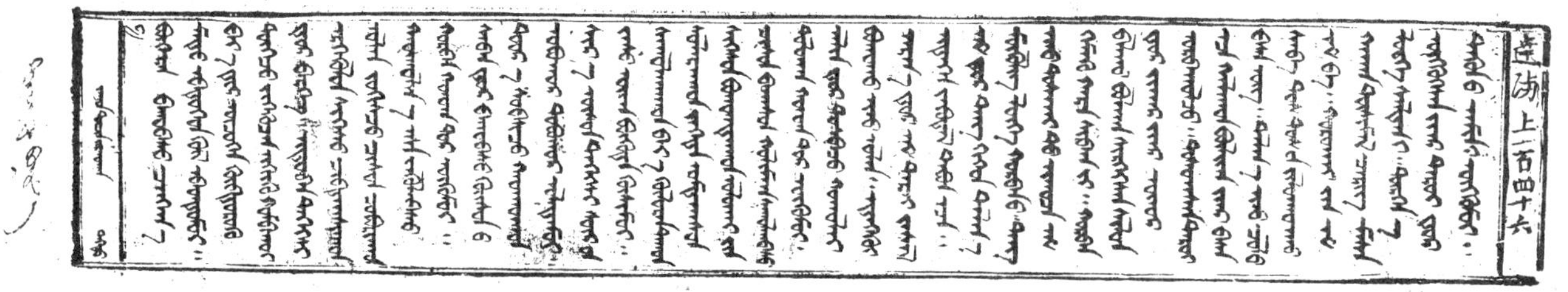
達汾上一百四十六

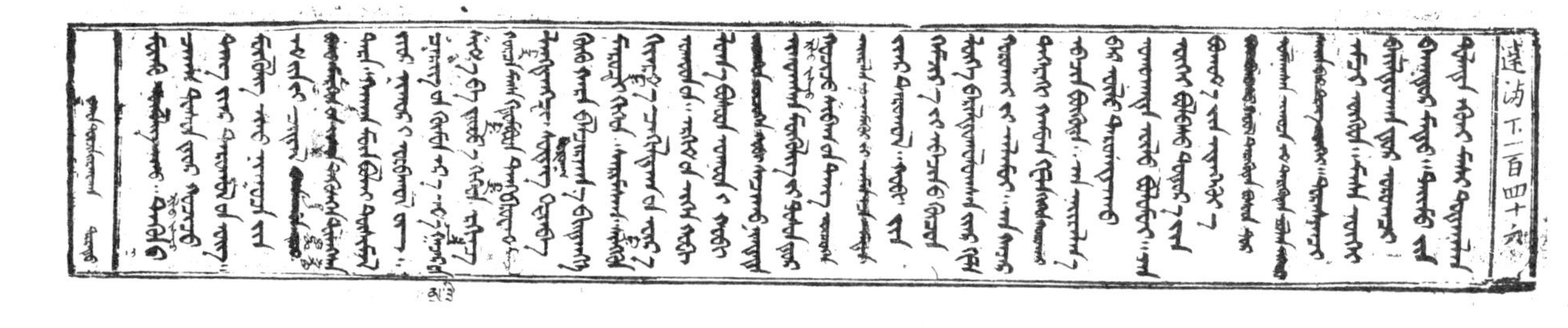
達汾下一百四十六

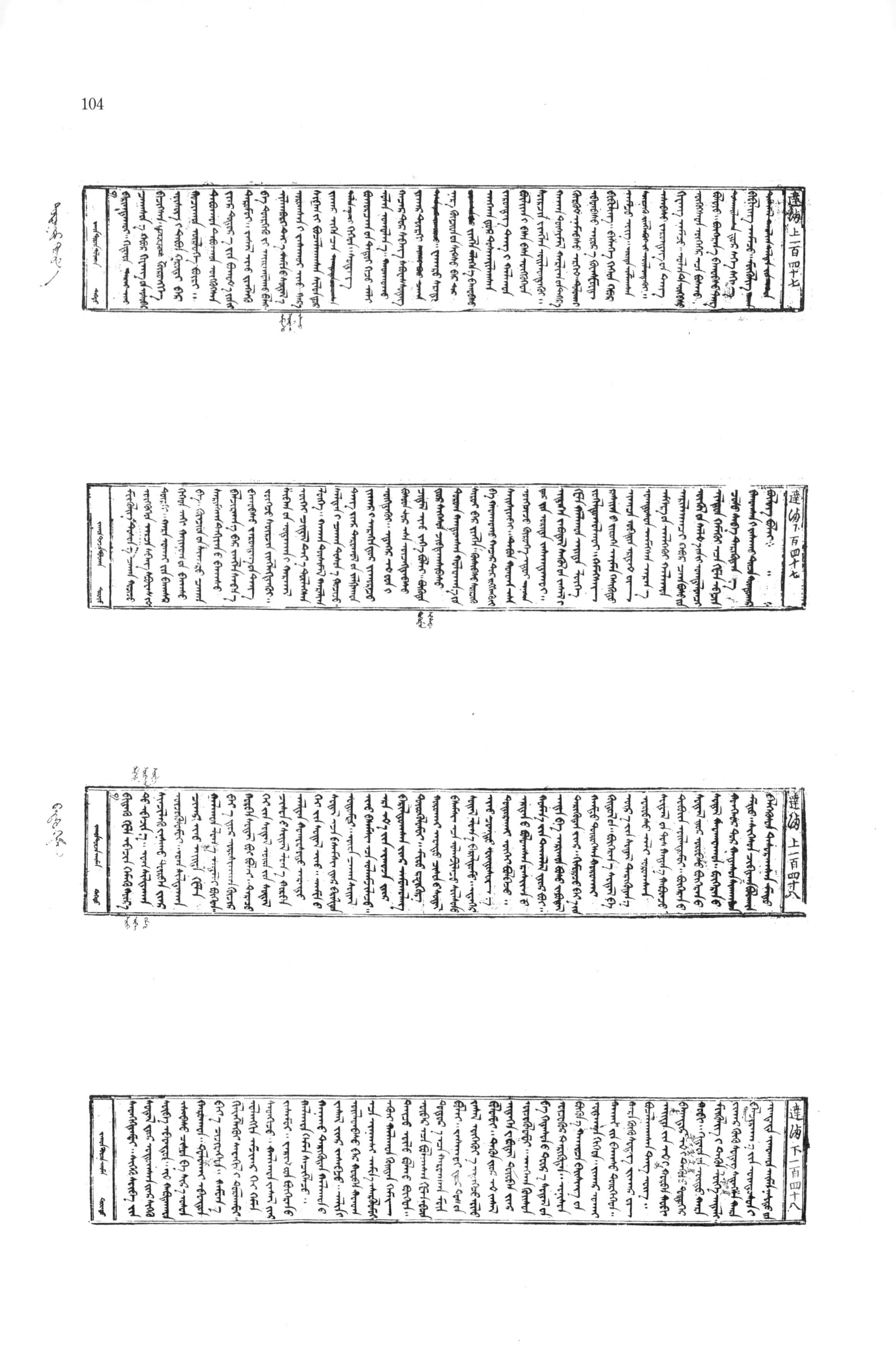

達海上一百四十七

達海下一百四十七

達海上一百四十八

達海下一百四十八

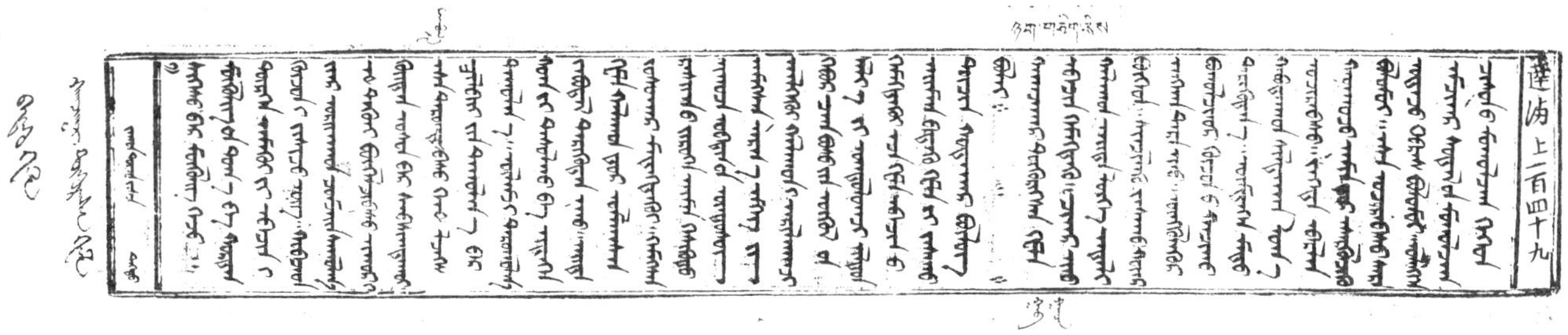
達汾上一百四十九

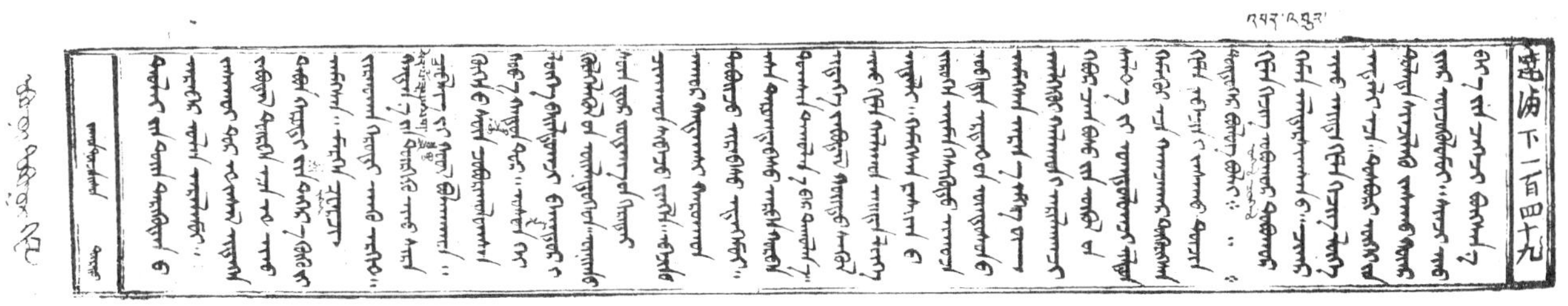
達汾下一百四十九

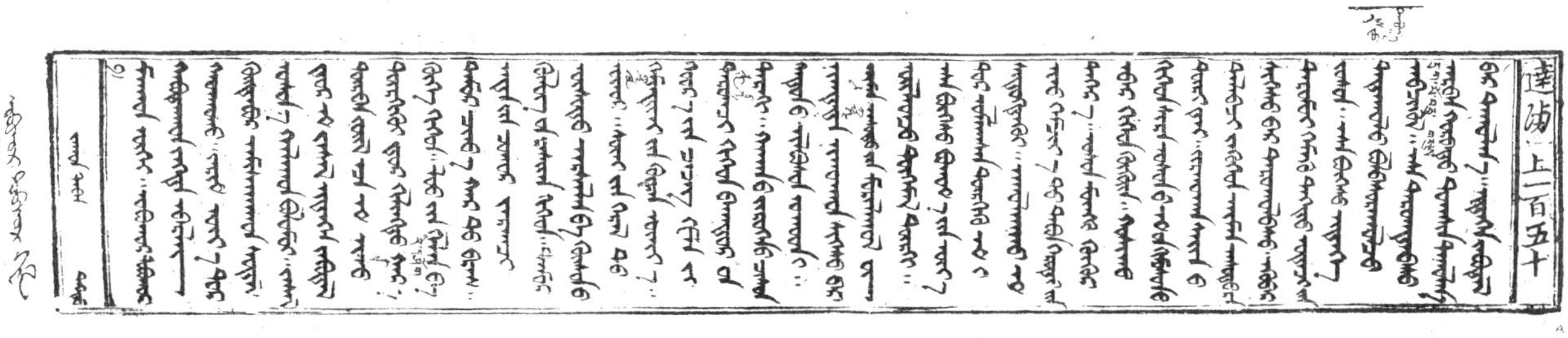
達汾上一百五十

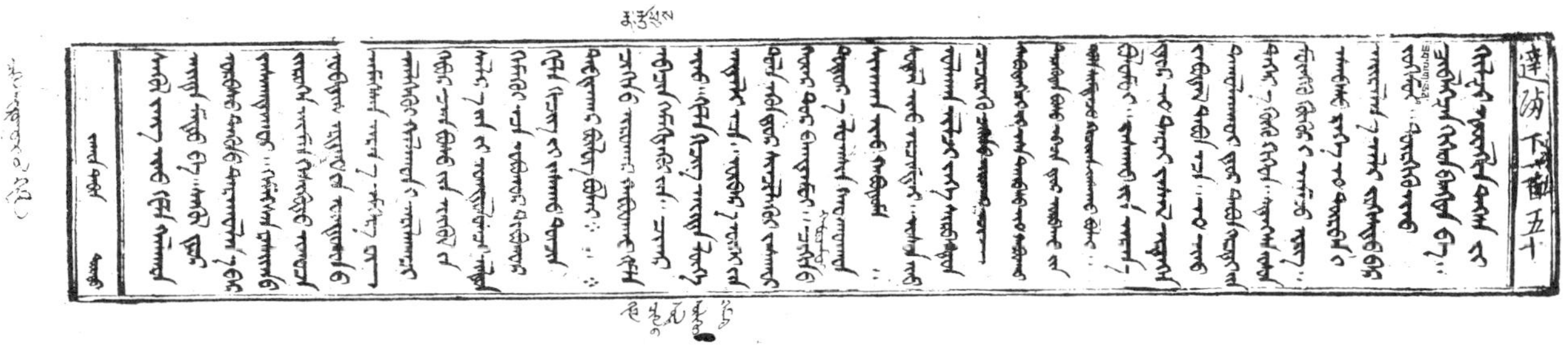
達汾下一百五十

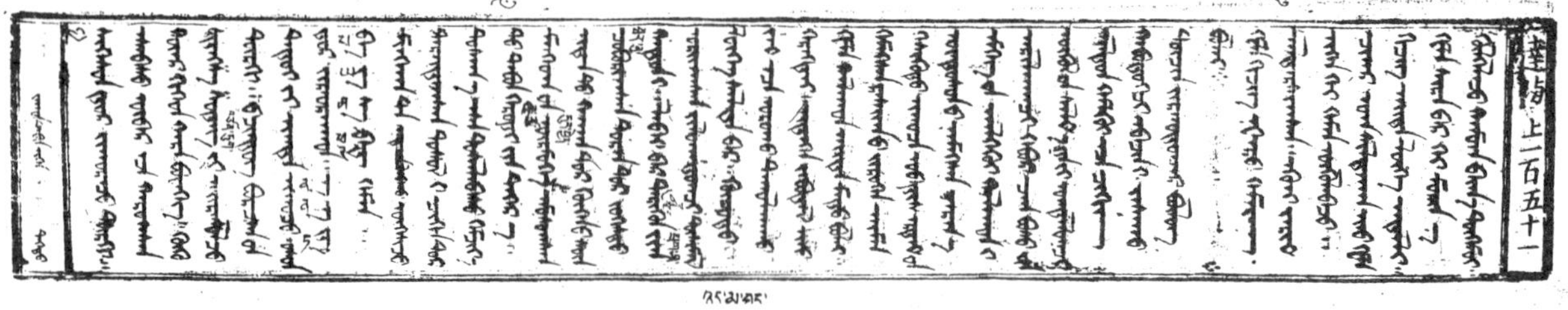
達汭上一百五十一

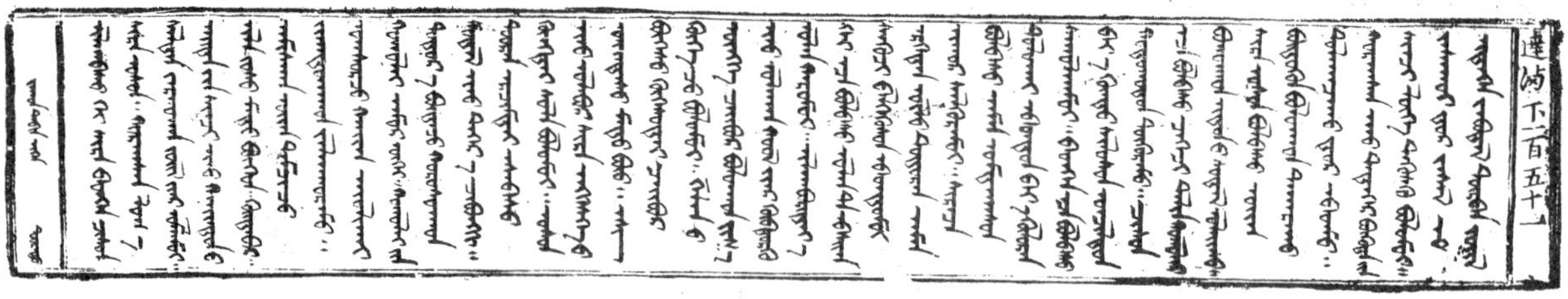
達汭下一百五十一

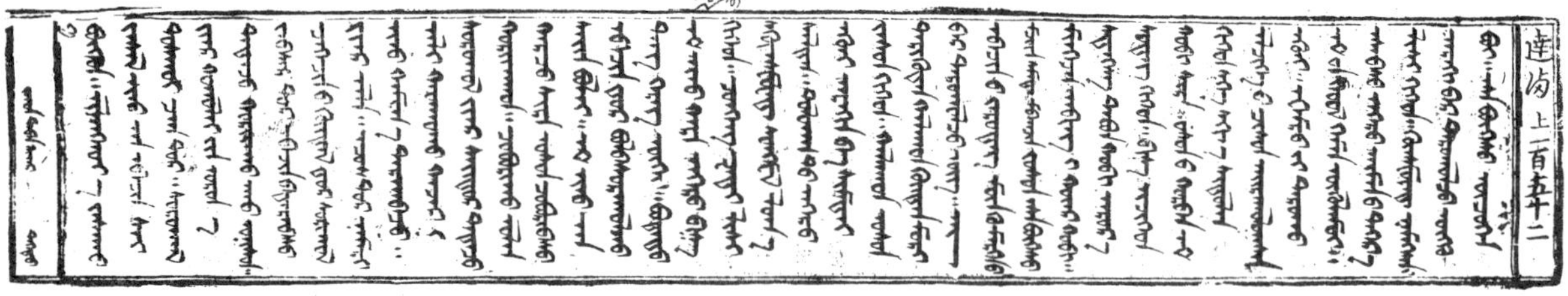
達汭上一百五十二

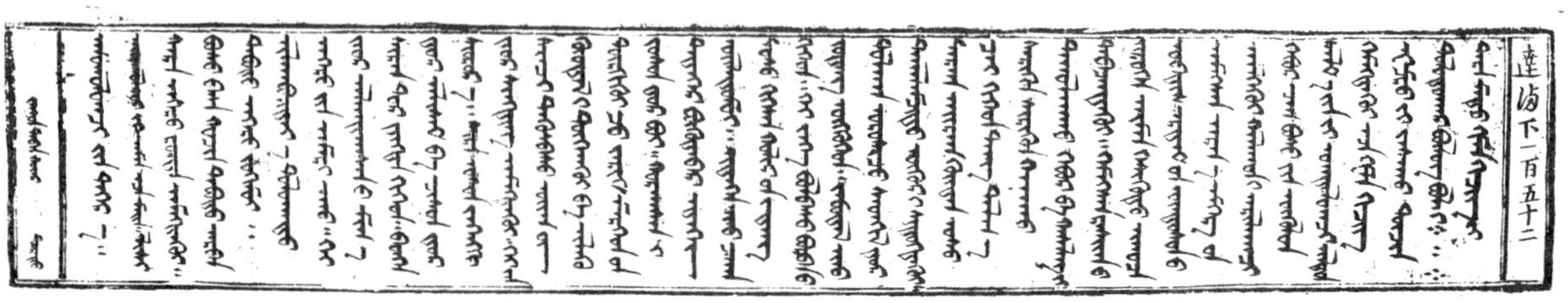
達汭下一百五十二

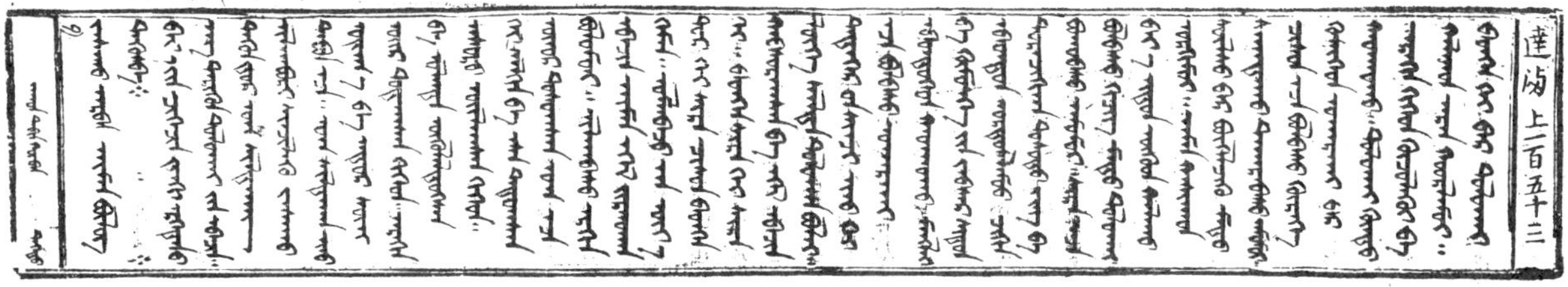
達洵上一百五十三

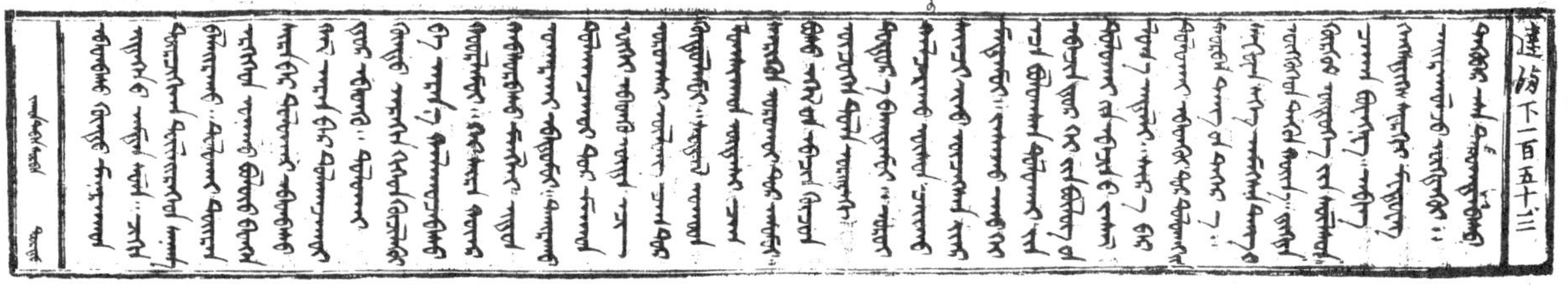
達洵下一百五十三

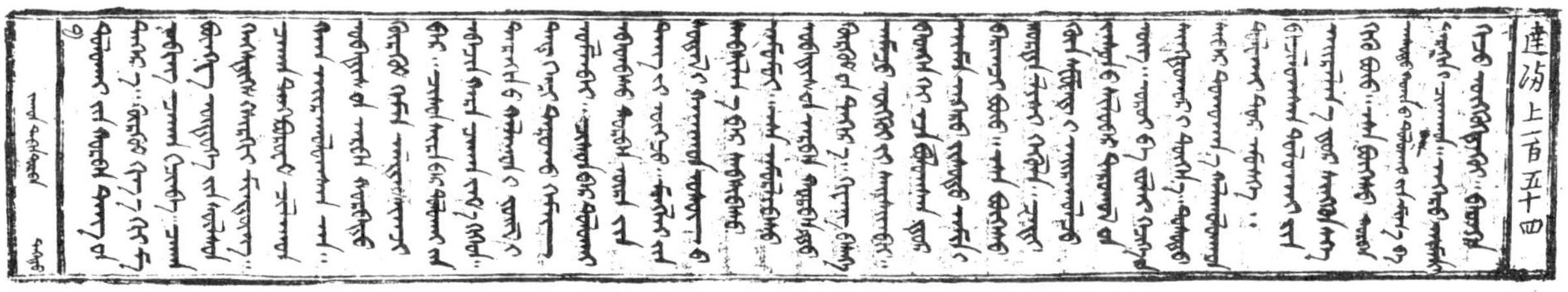
達洵上一百五十四

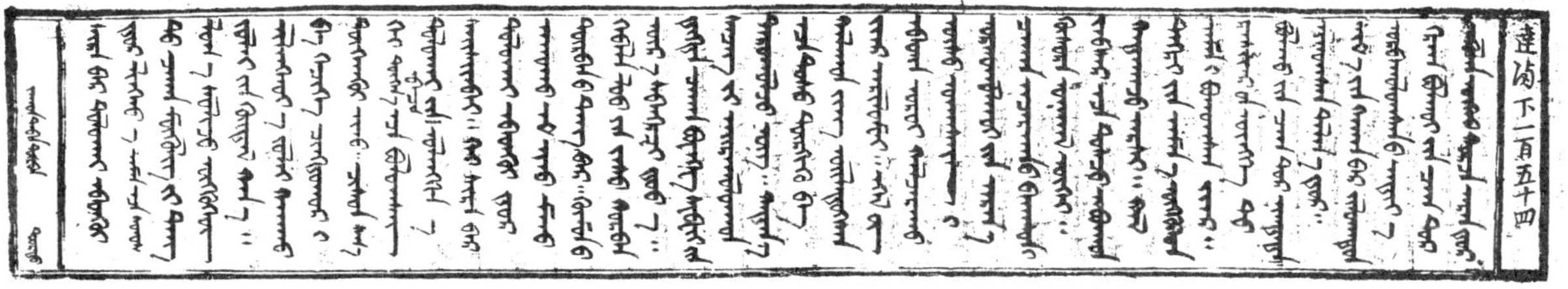
達洵下一百五十四

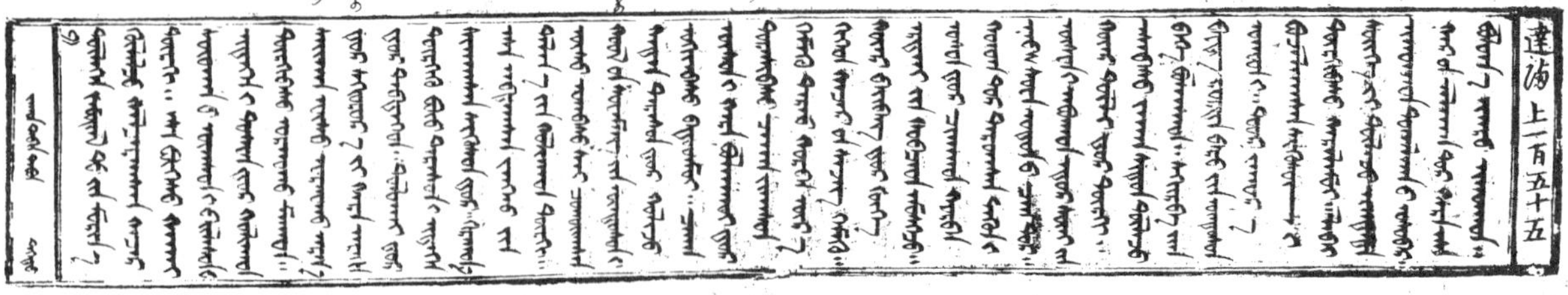
達海上一百五十五

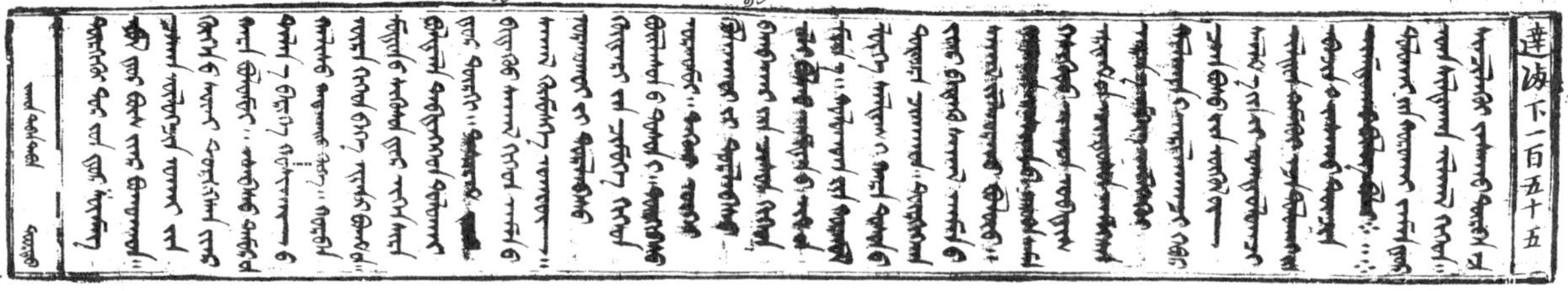
達海下一百五十五

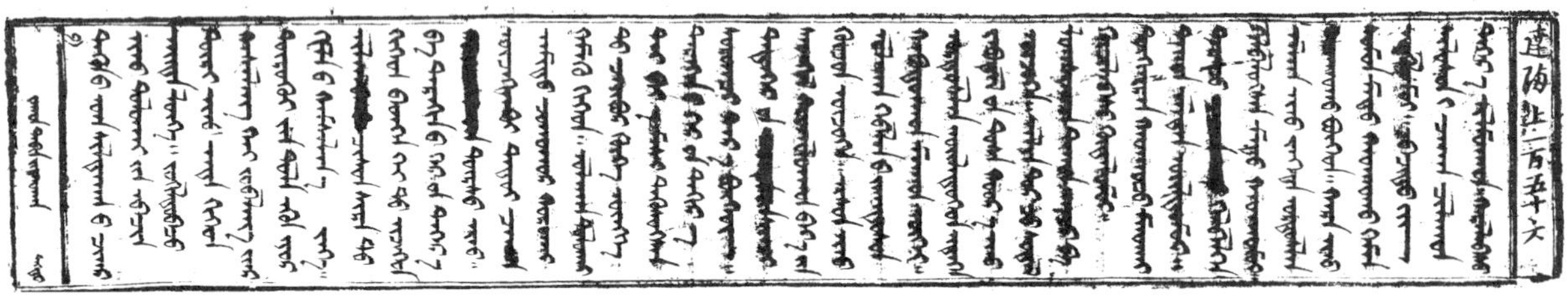
達海上一百五十六

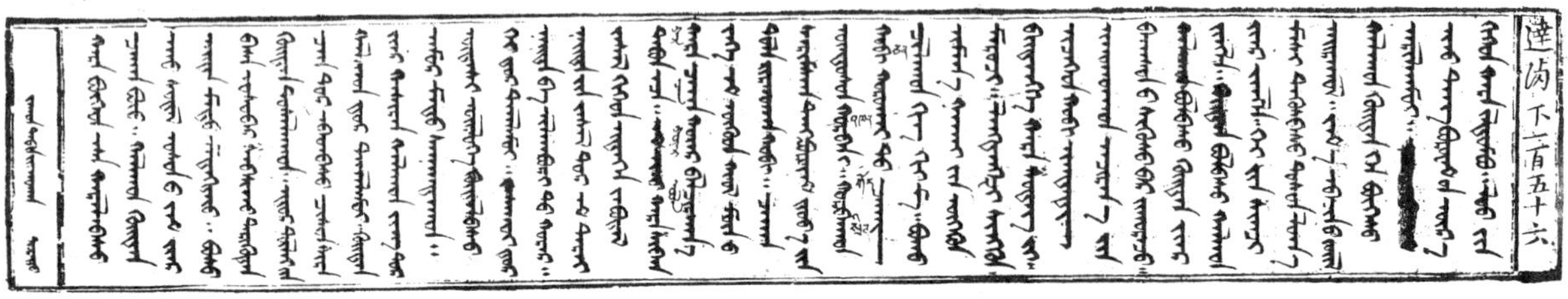
達海下一百五十六

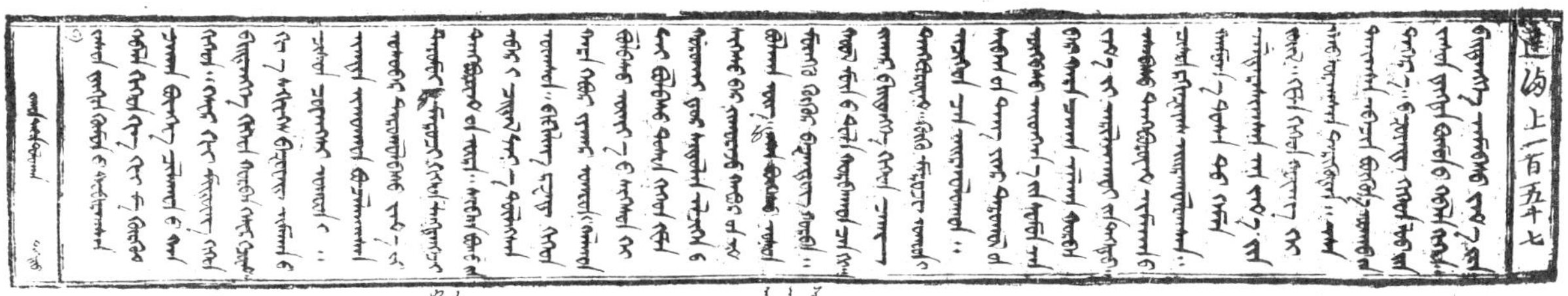
達汭上一百五十七

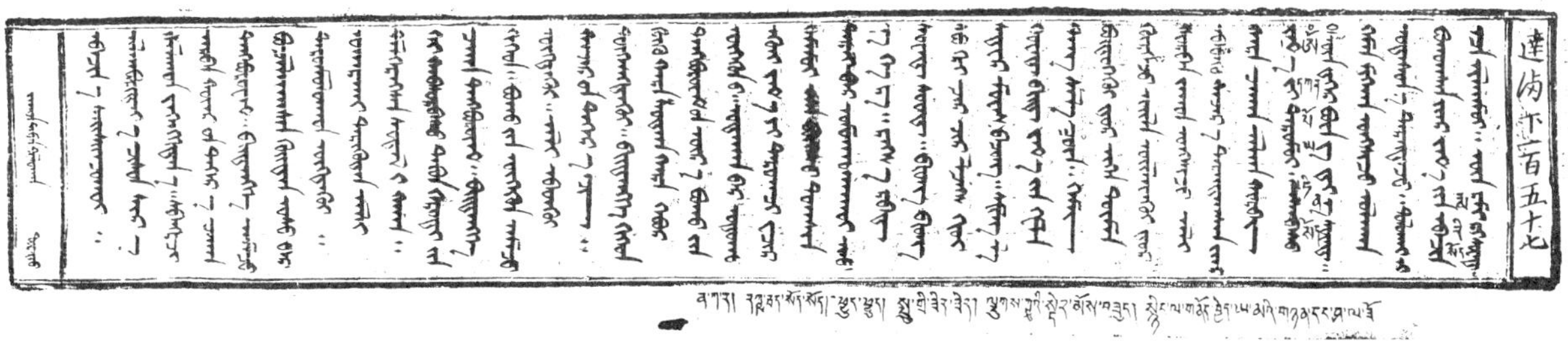
達汭下一百五十七

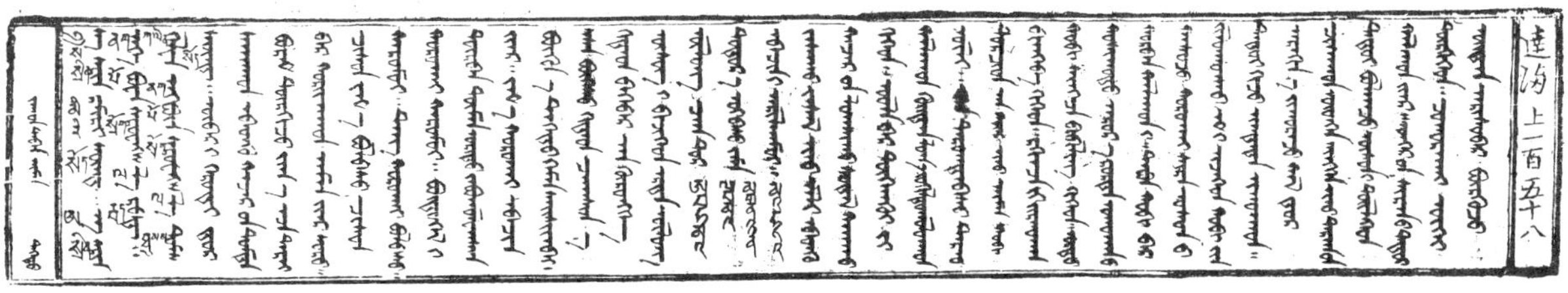
達汭上一百五十八

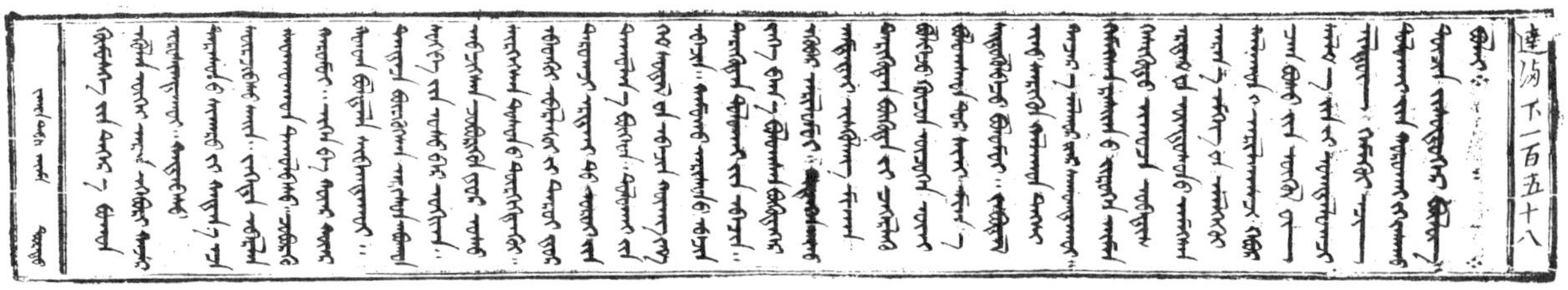
達汭下一百五十八

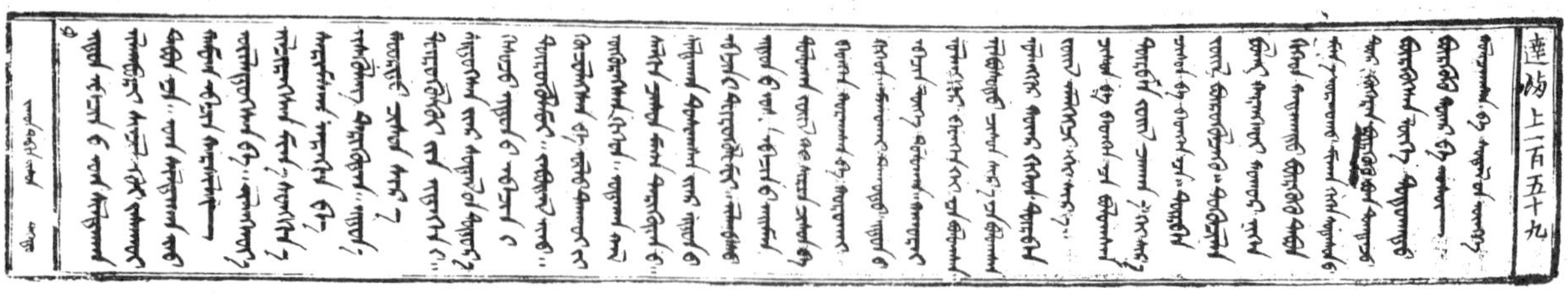
達洧上一百五十九

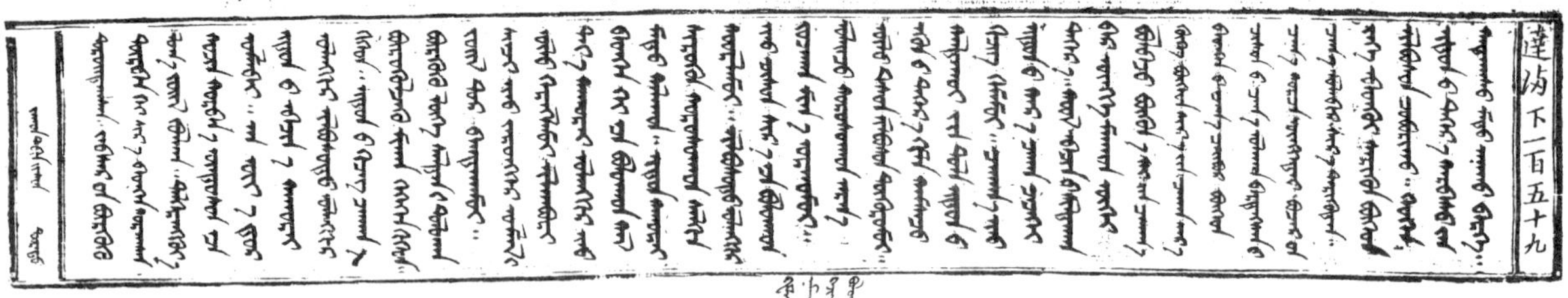
達洧下一百五十九

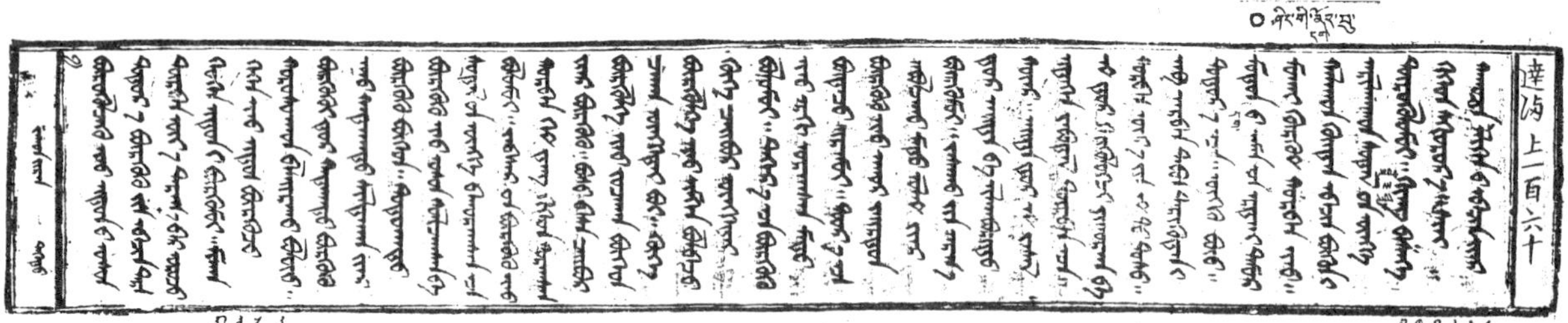
達洧上一百六十

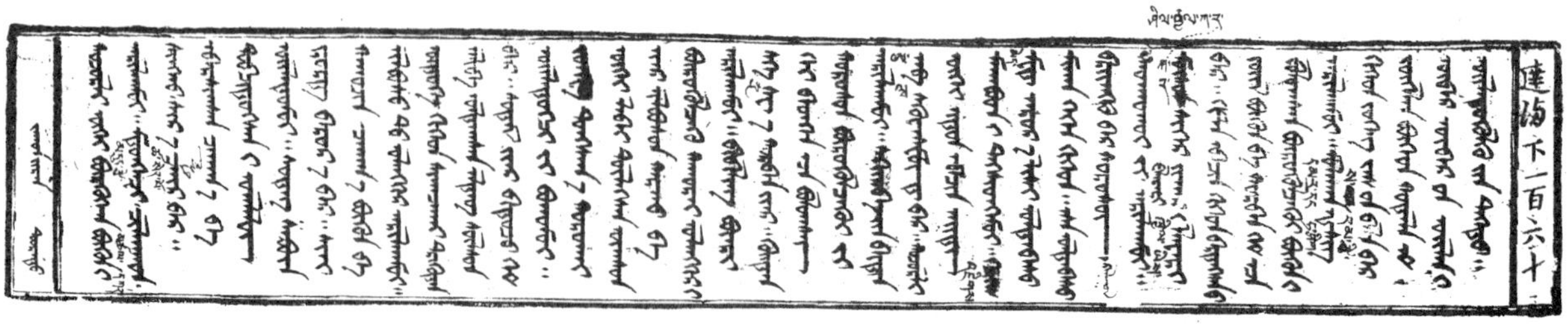
達洧下一百六十

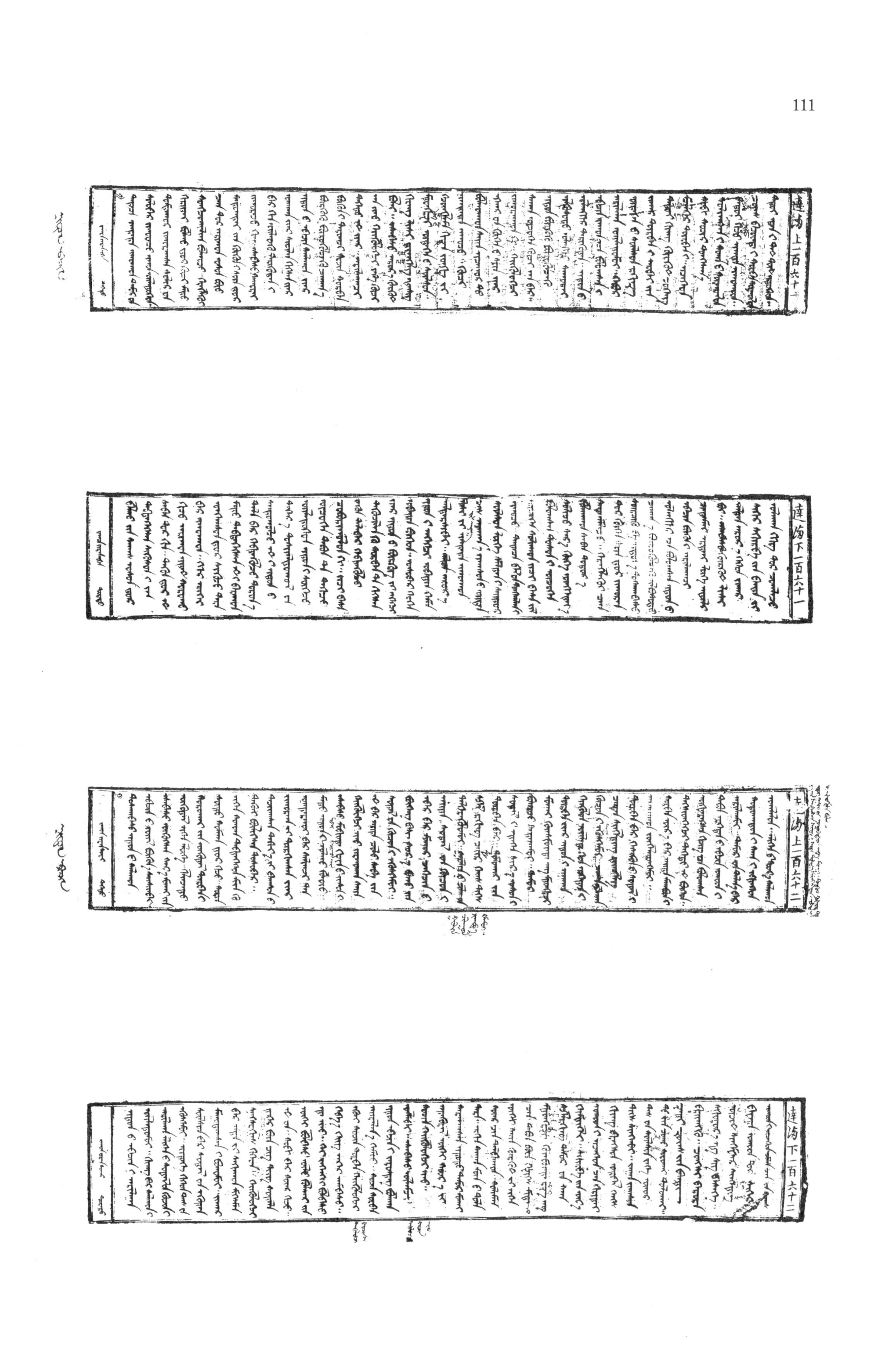

達洌上一百六十一

達洌下一百六十一

達洌上一百六十二

達洌下一百六十二

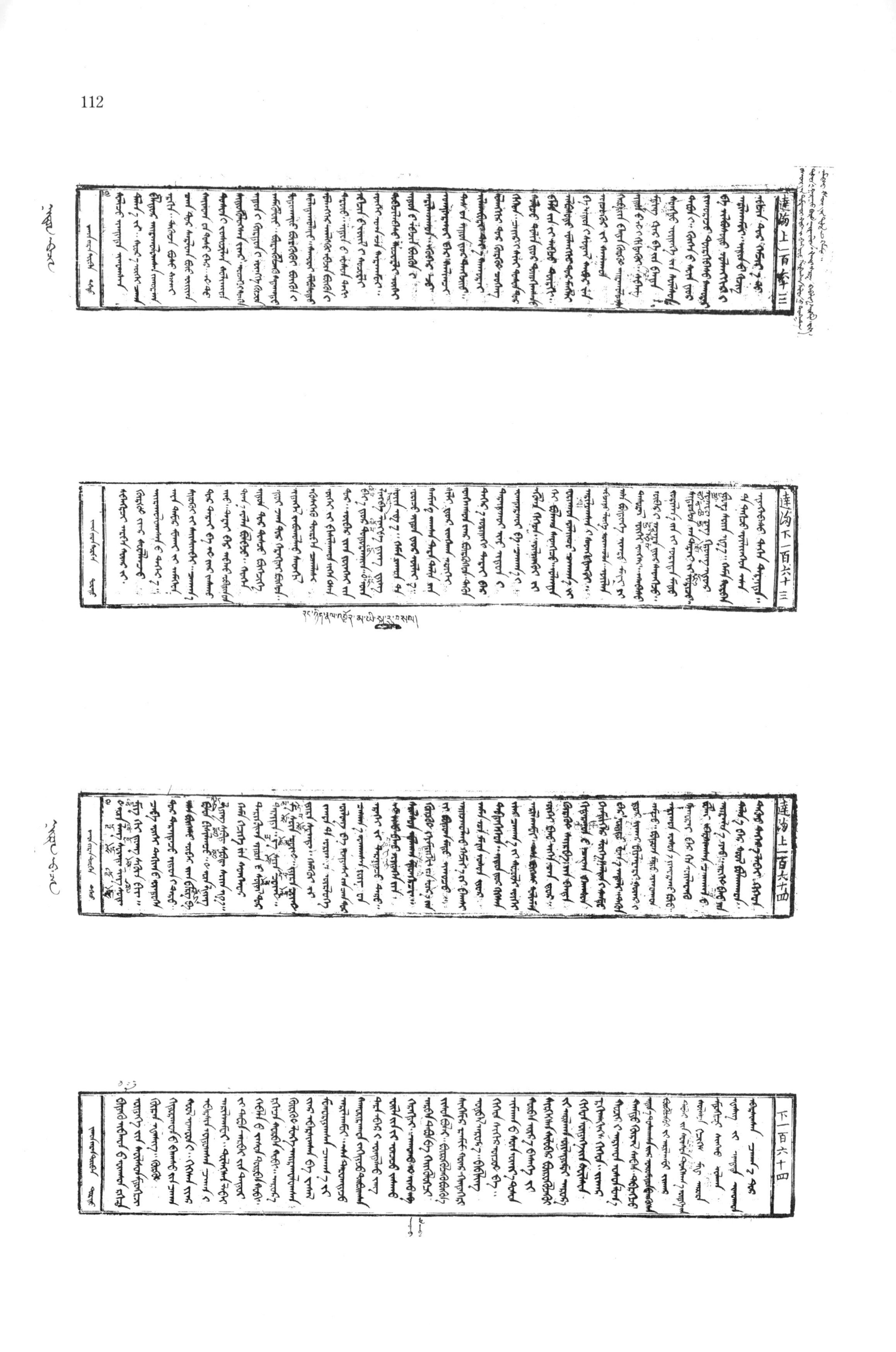

達海上一百六十三

達海下一百六十三

達海上一百六十四

下一百六十四

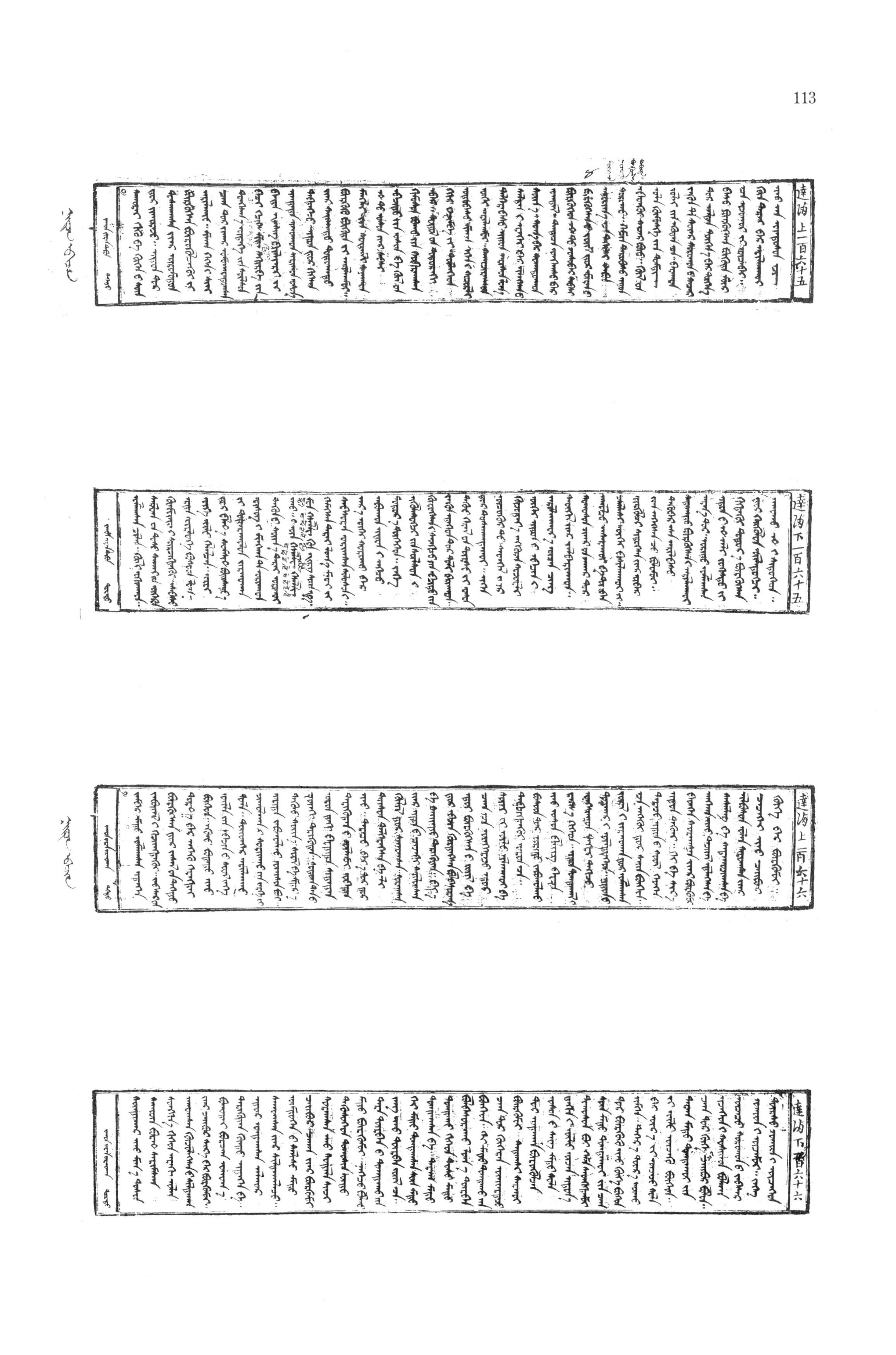

達汸上一百六十五

達汸下一百六十五

達汸上一百六十六

達汸下一百六十六

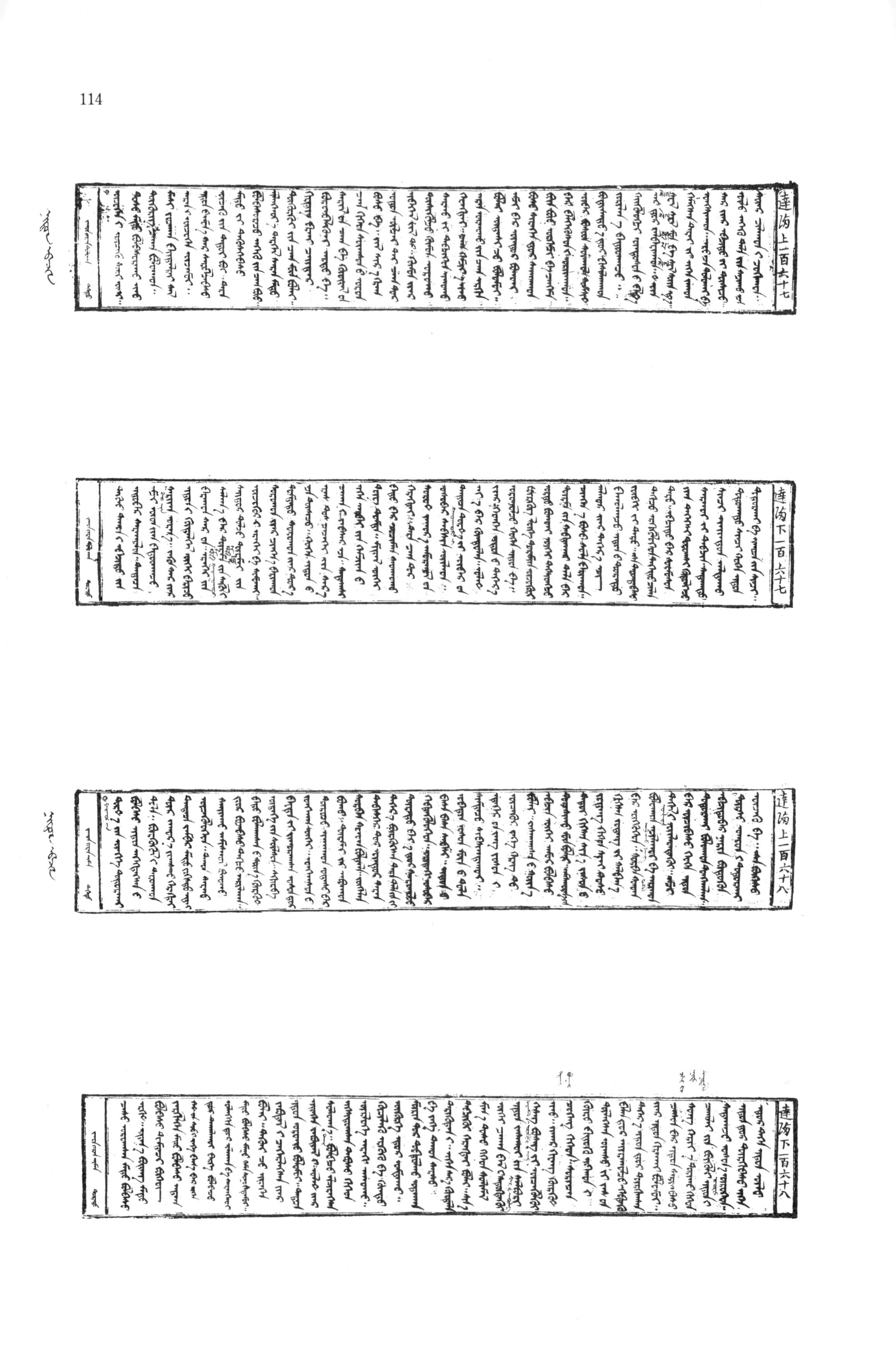

達洧上一百六十七

[illegible]

達洧下一百六十七

[illegible]

達洧上一百六十八

[illegible]

達洧下一百六十八

[illegible]

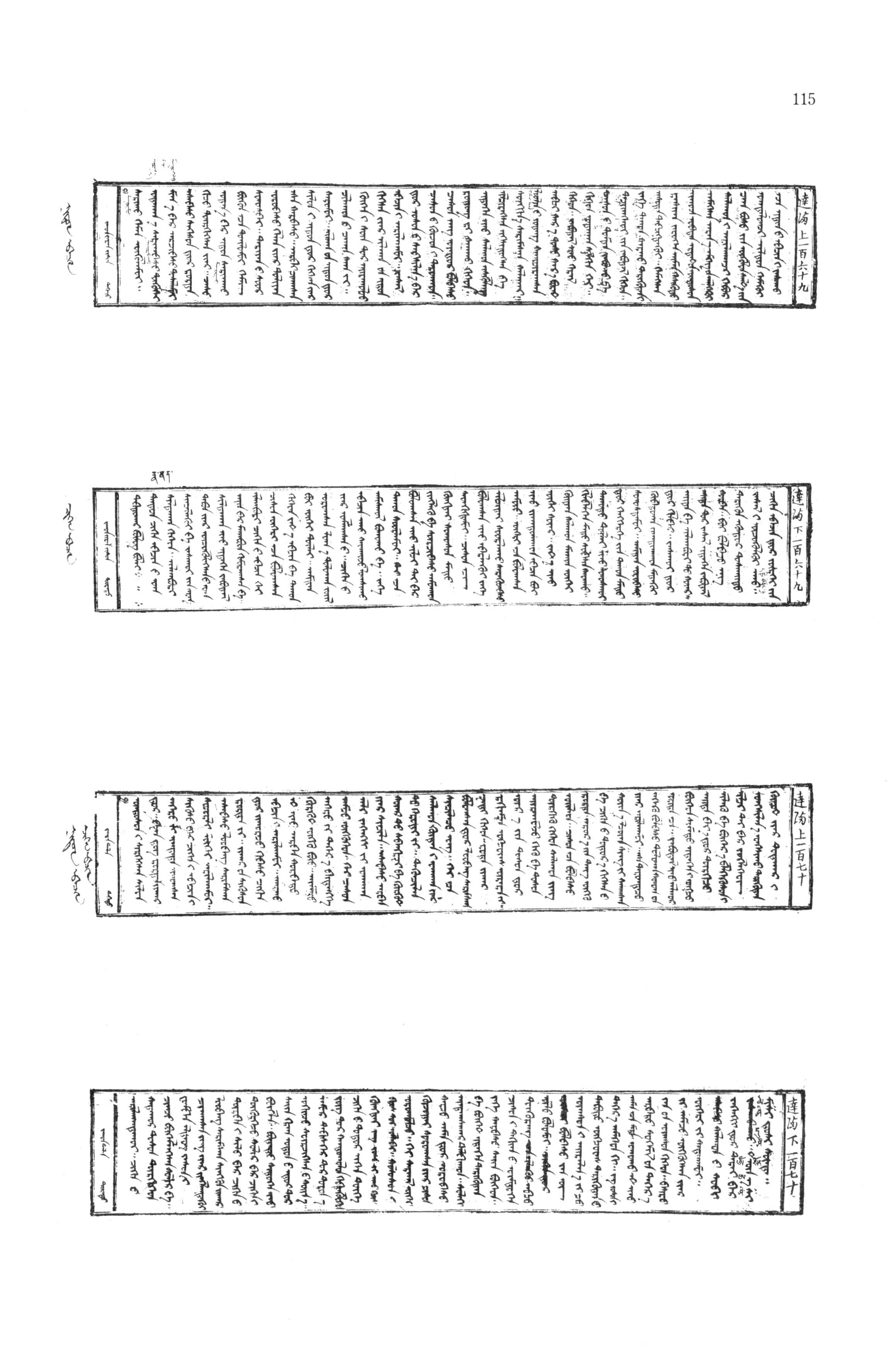

達洵上一百六十九

達洵下一百六十九

達洵上一百七十

達洵下一百七十

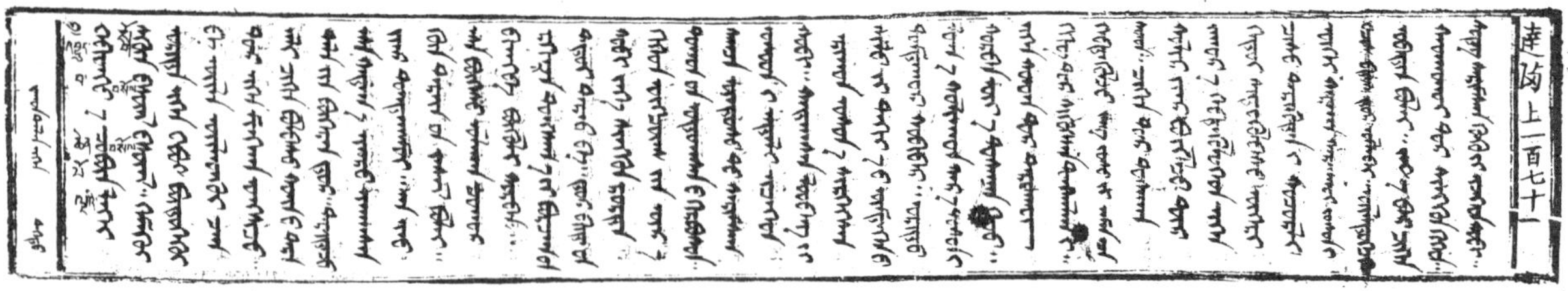
達洶上一百七十一

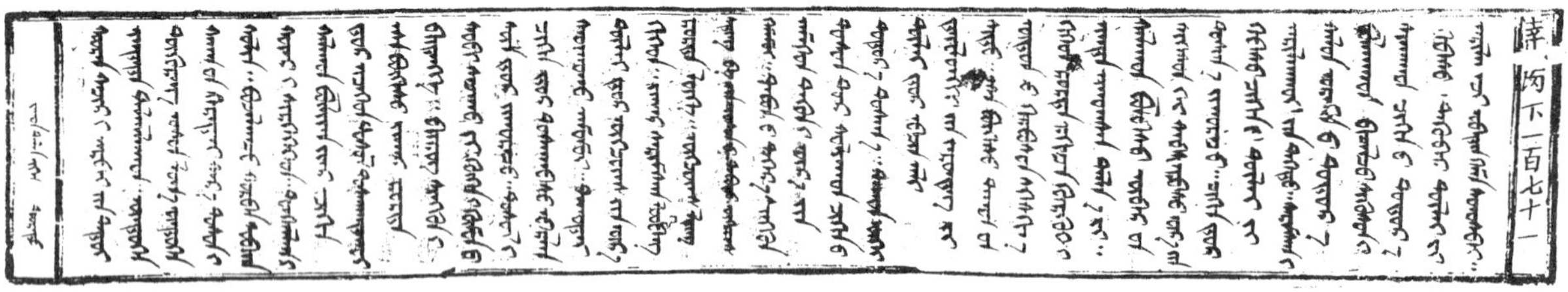
達洶下一百七十一

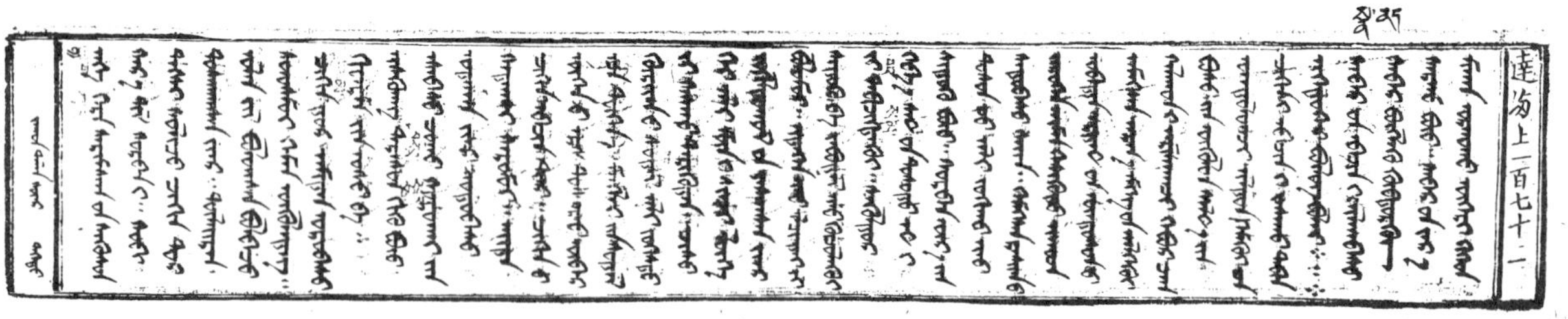
達洶上一百七十二

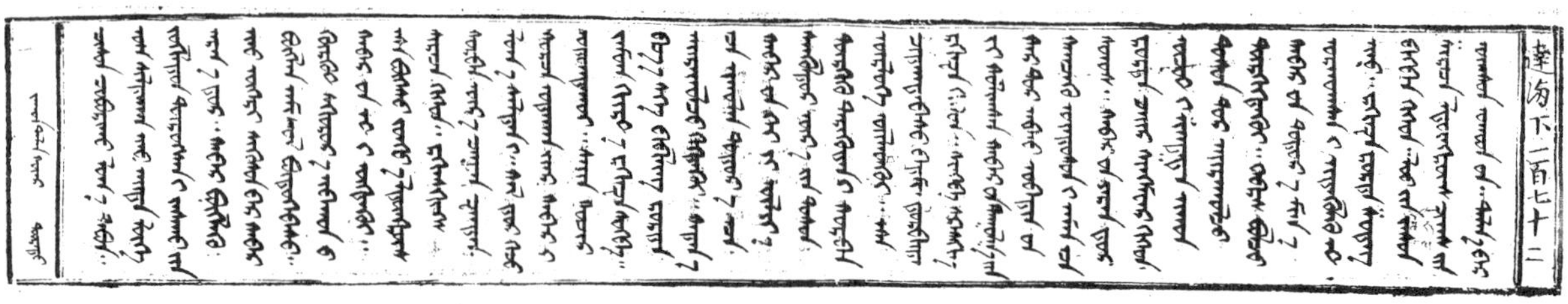
達洶下一百七十二

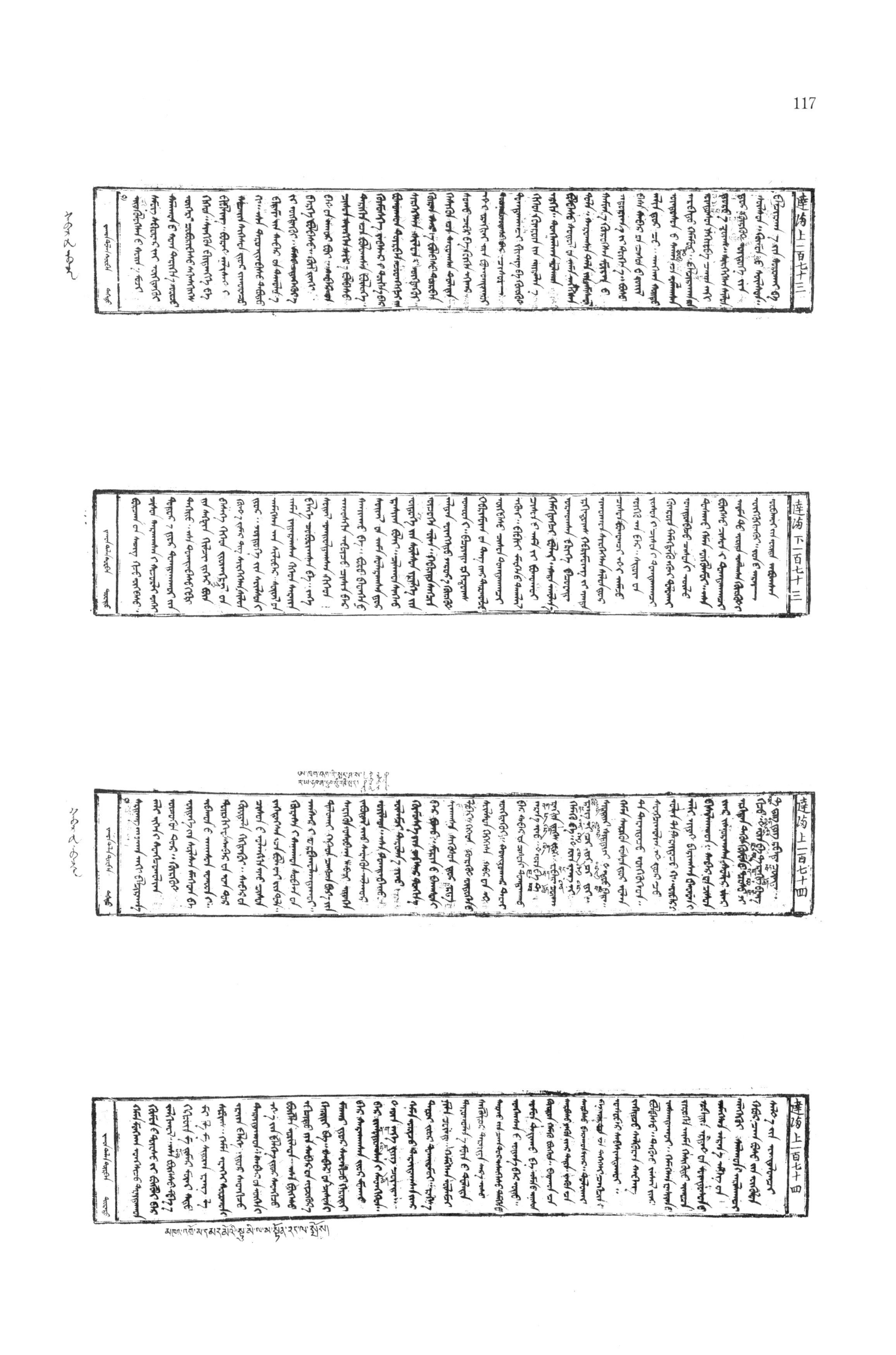

達汸上一百七十三

達汸下一百七十三

達汸上一百七十四

達汸上一百七十四

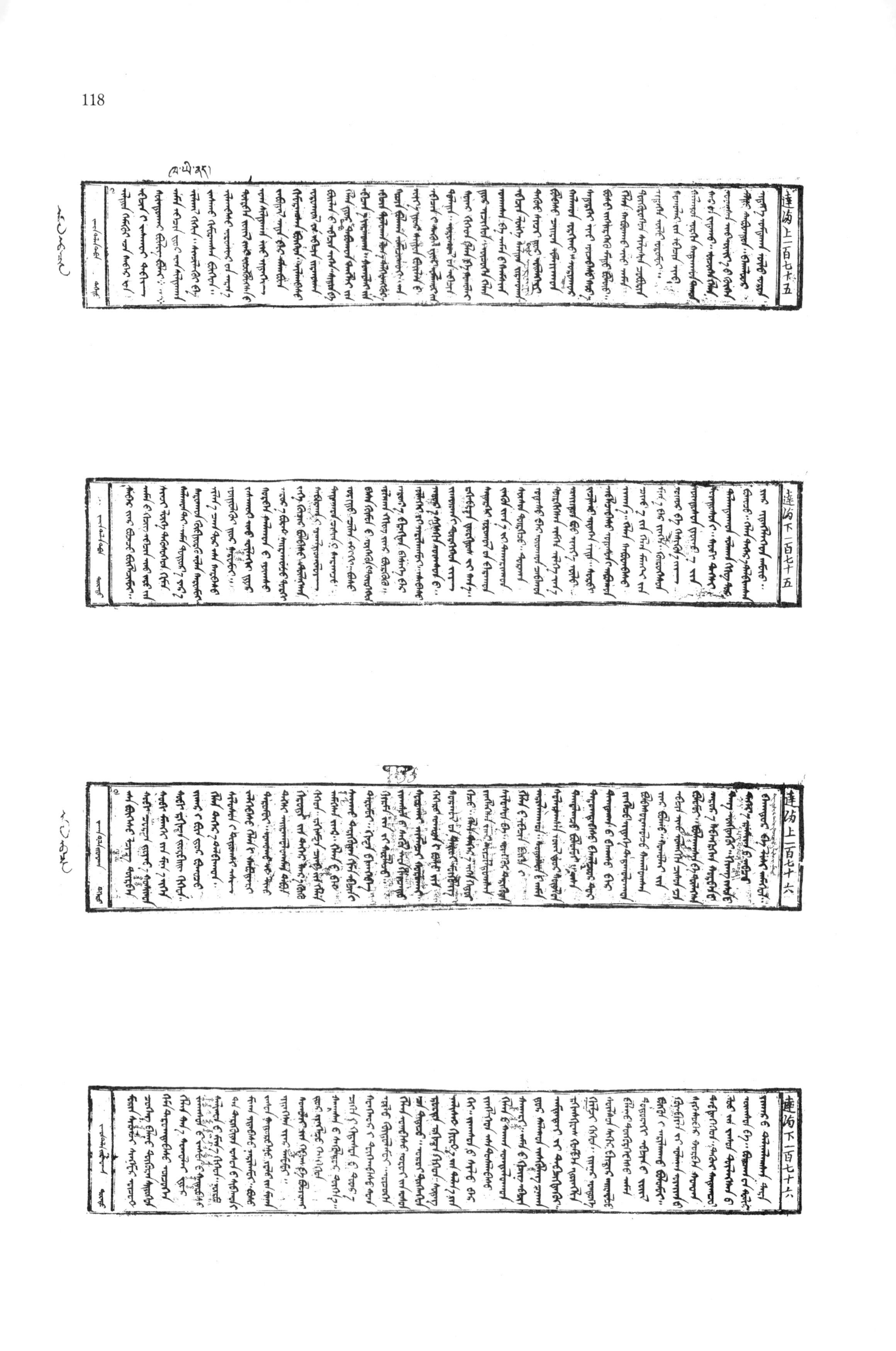

達海上一百七十五

[illegible]

達海下一百七十五

[illegible]

達海上一百七十六

[illegible]

達海下一百七十六

[illegible]

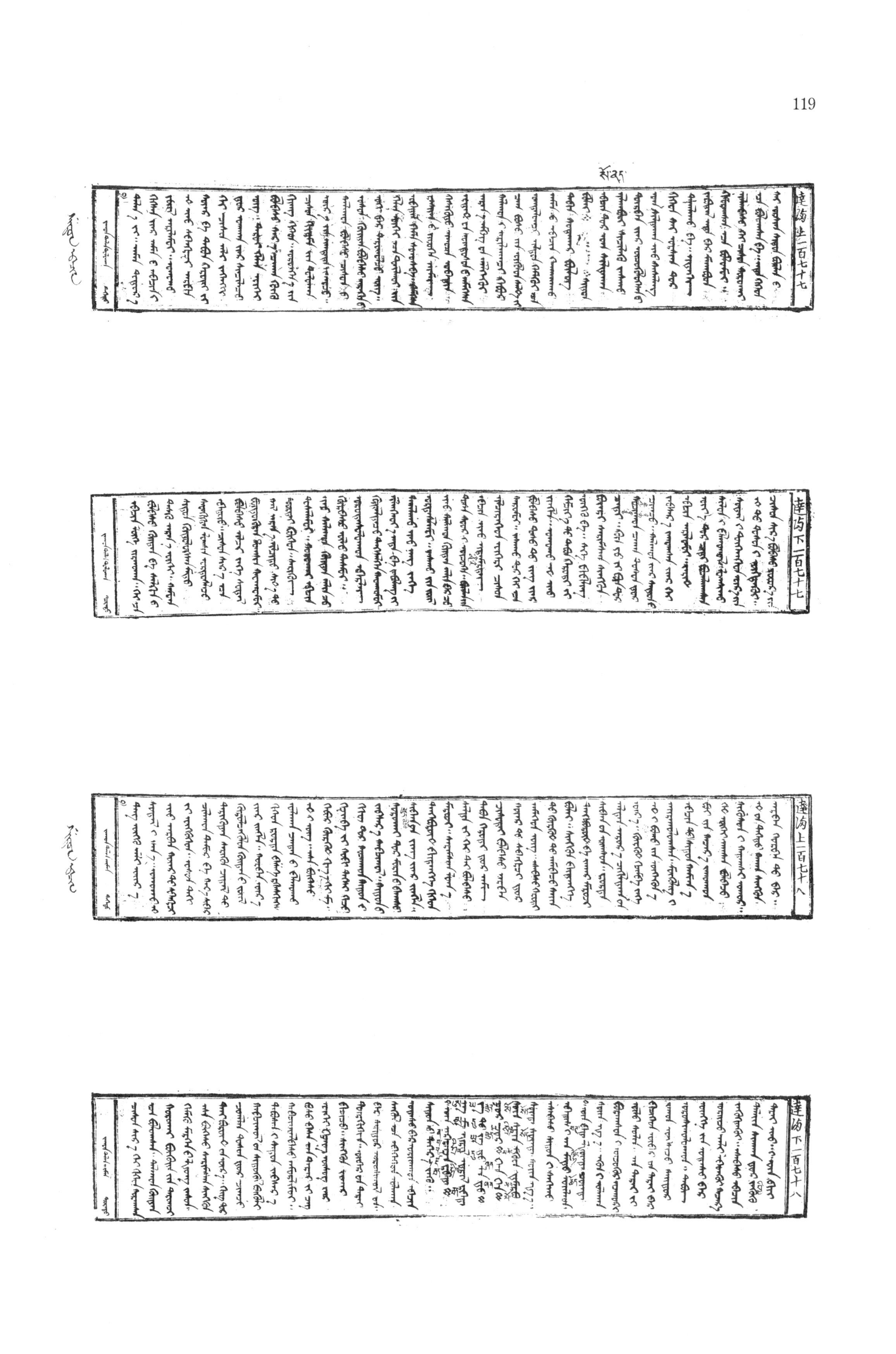

達汾上一百七十七

達汾下一百七十七

達汾上一百七十八

達汾下一百七十八

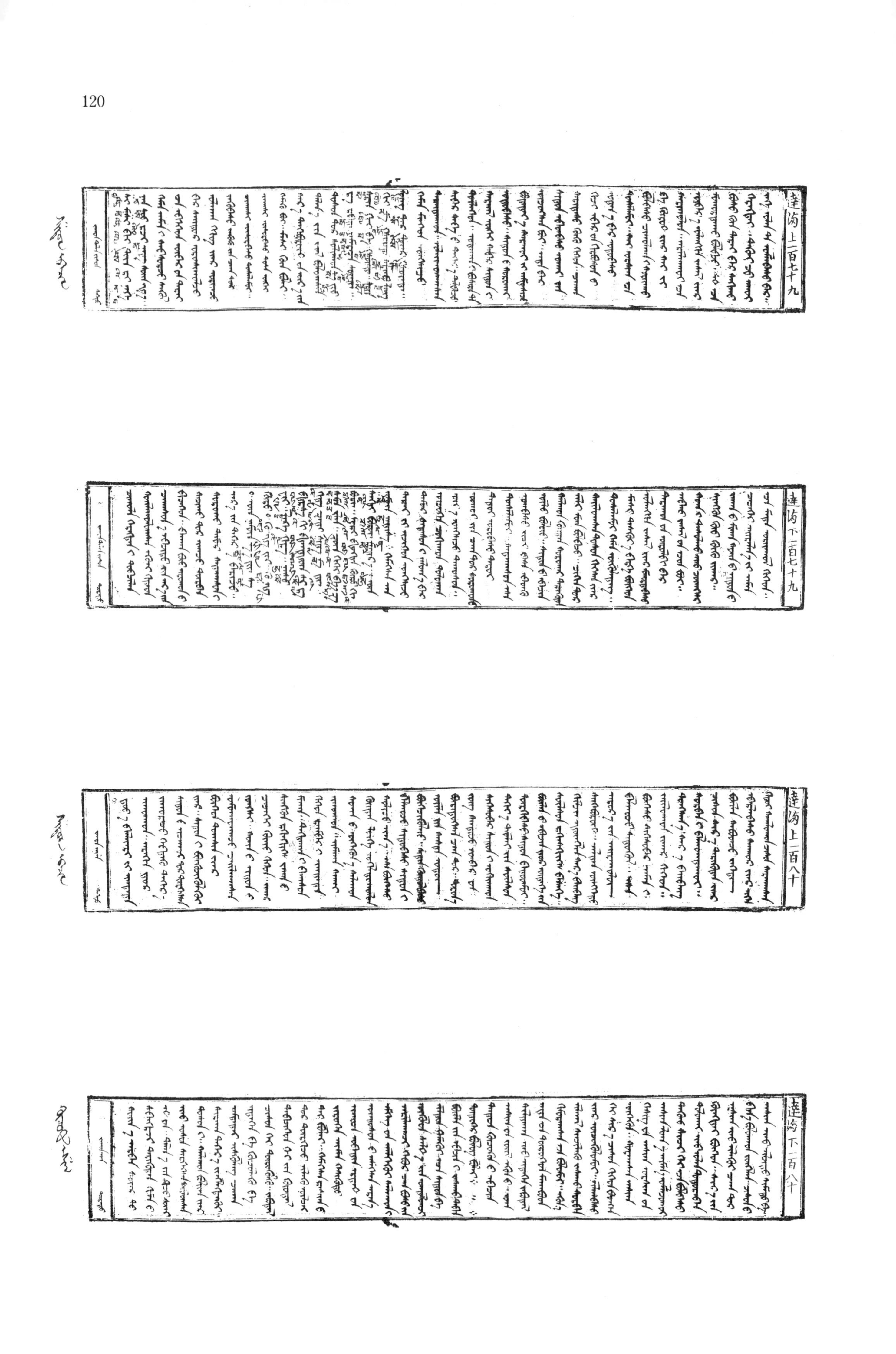

達洃上一百七十九

達洃下一百七十九

達洃上一百八十

達洃下一百八十

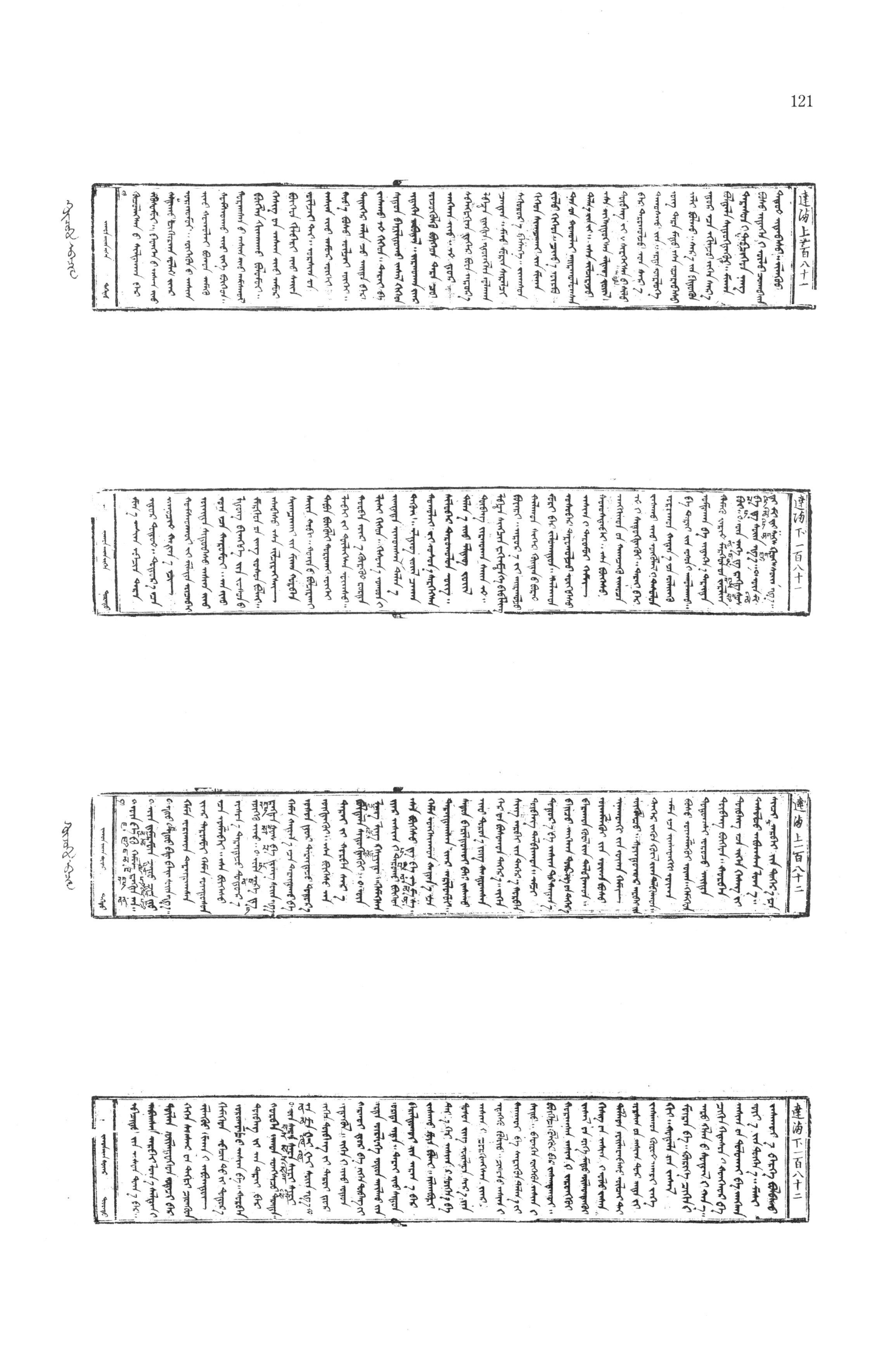

達洊上一百八十一

達洊下一百八十一

達洊上一百八十二

達洊下一百八十二

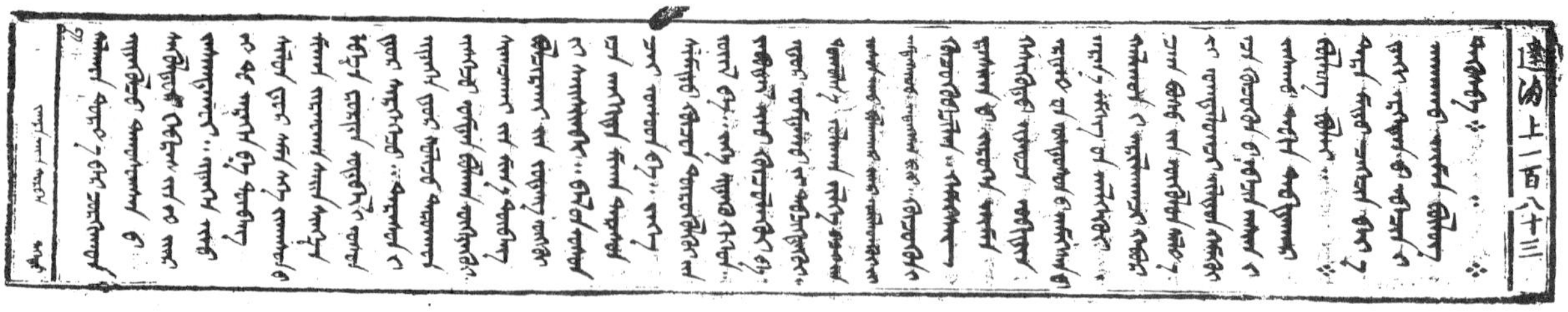
達洏上一百八十三

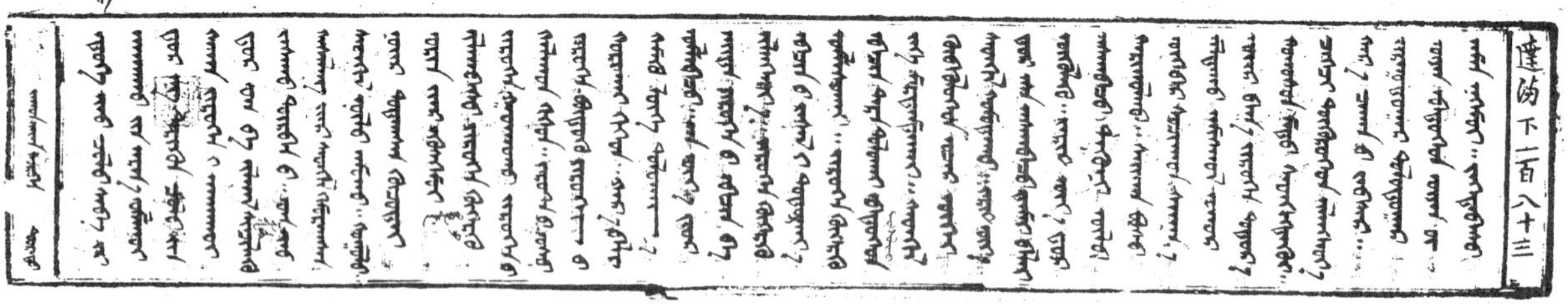
達洏下一百八十三

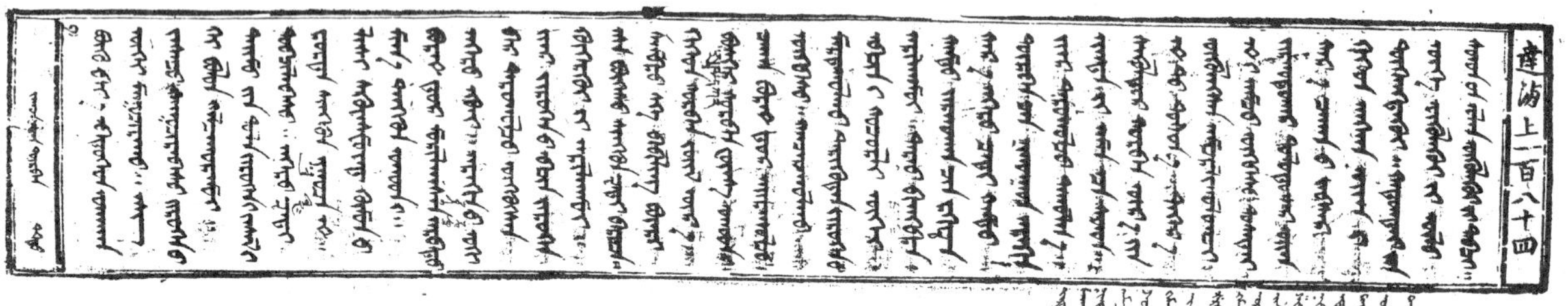
達洏上一百八十四

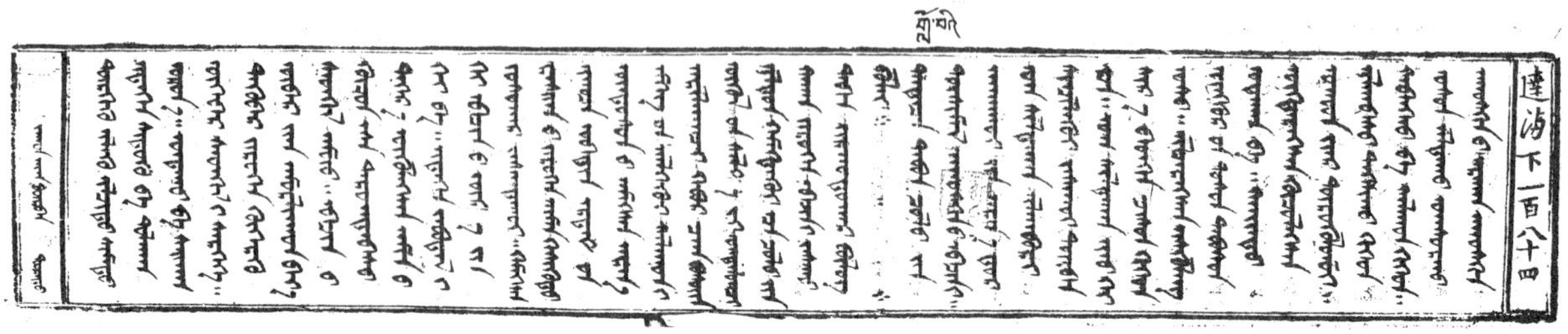
達洏下一百八十四

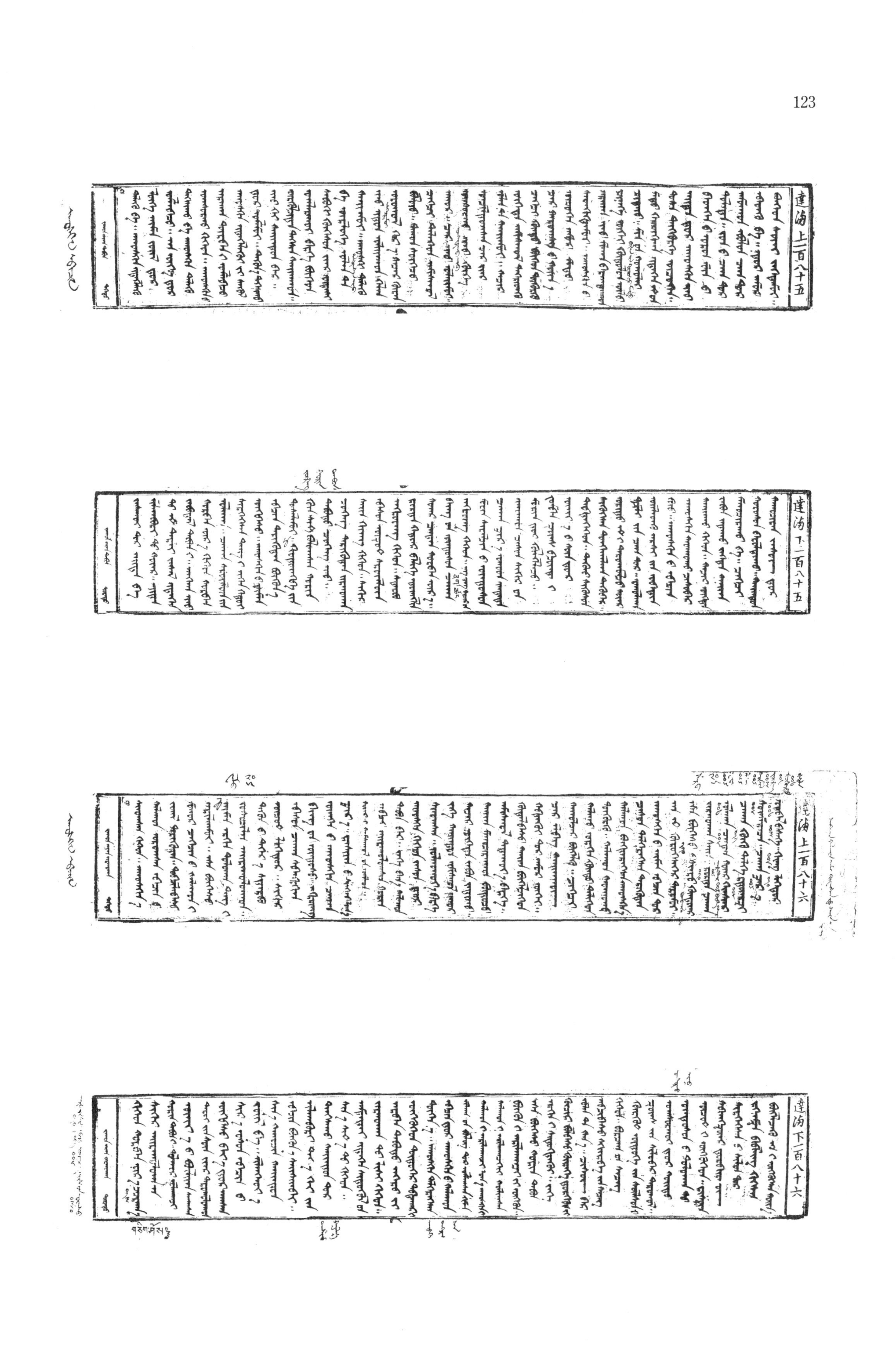

達海上一百八十五

達海下一百八十五

達海上一百八十六

達海下一百八十六

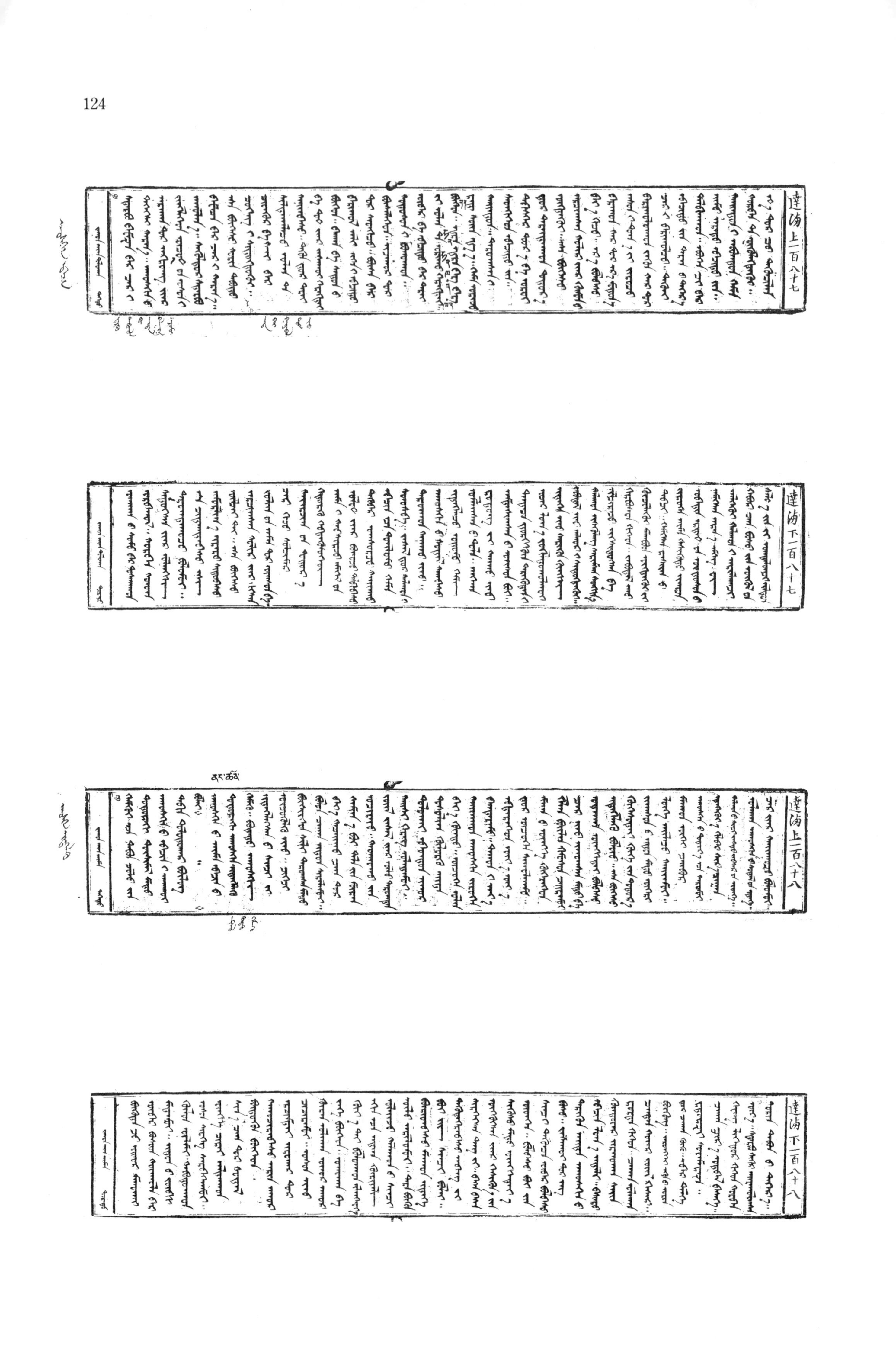

達海上一百八十七

達海下一百八十七

達海上一百八十八

達海下一百八十八

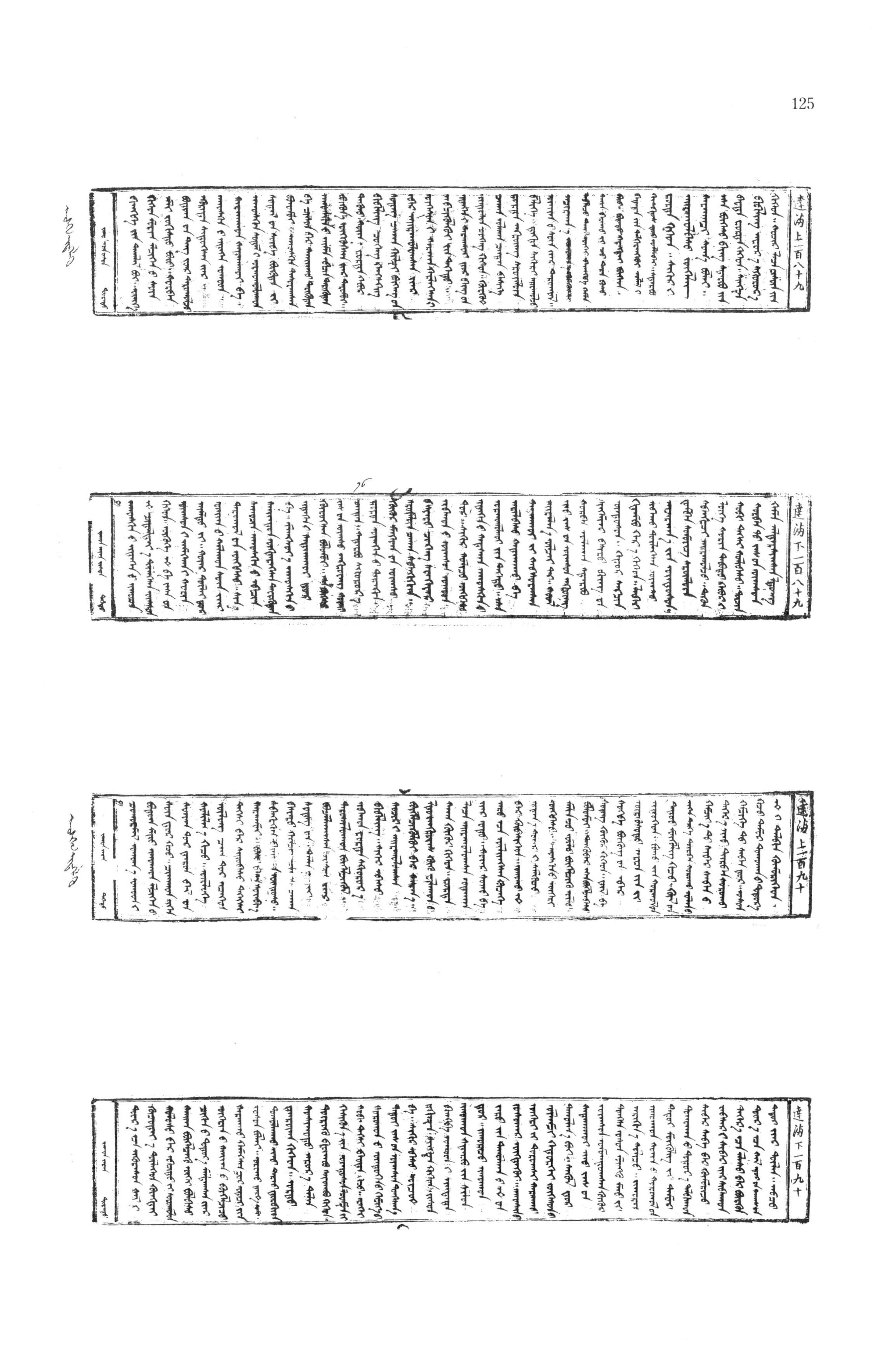

達汭上一百八十九

達汭下一百八十九

達汭上一百九十

達汭下一百九十

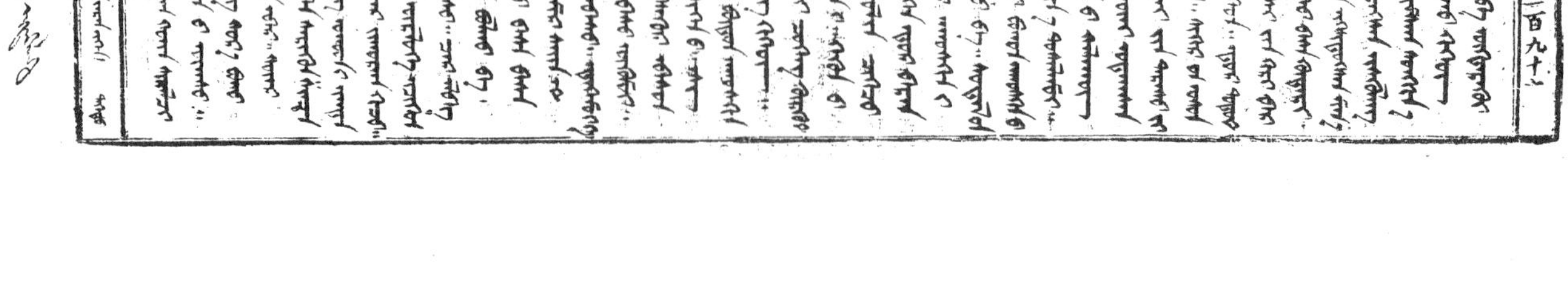
達海上一百九十一

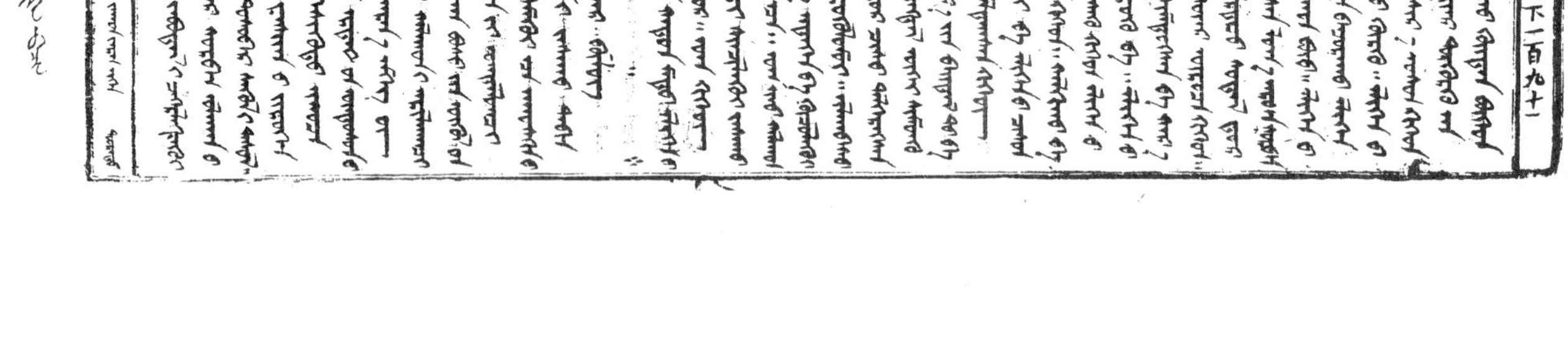
達海下一百九十一

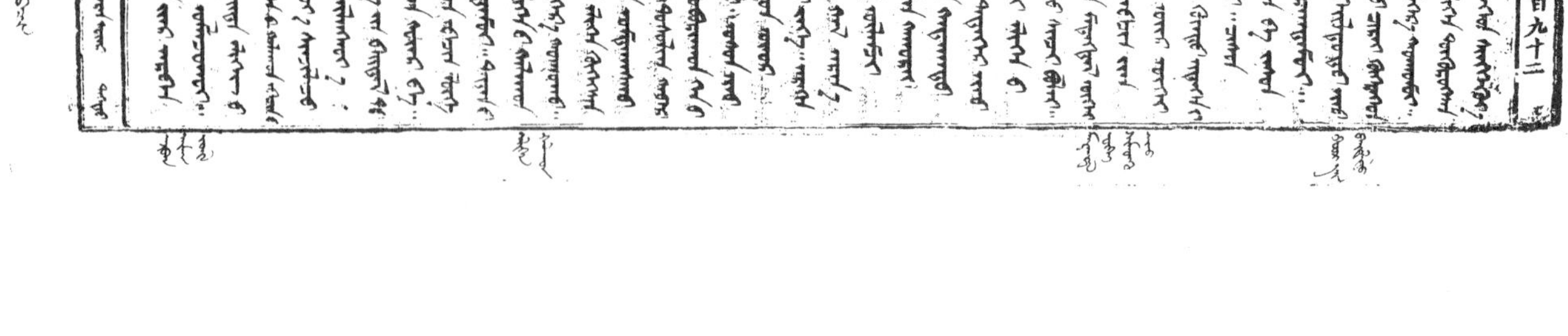
達海上一百九十二

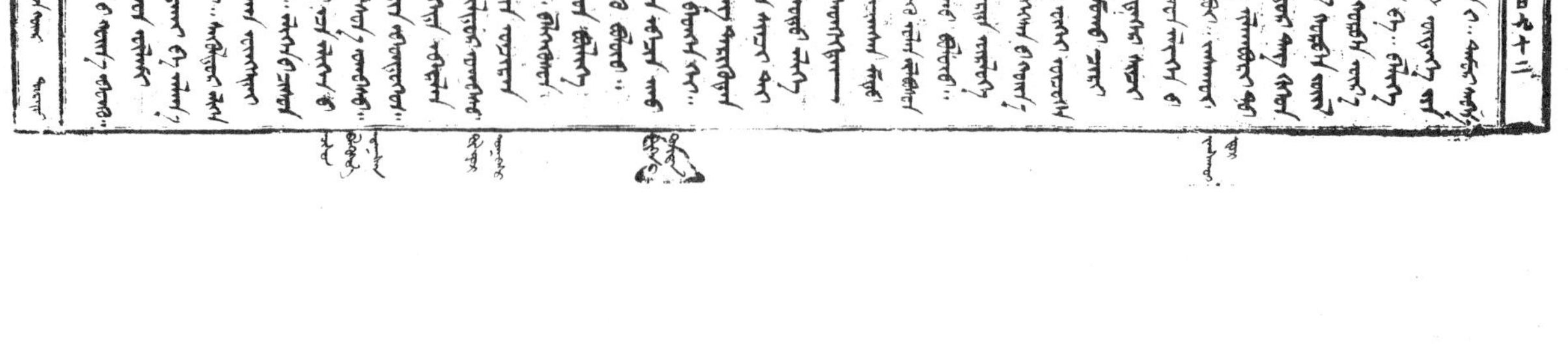
達海下一百九十二

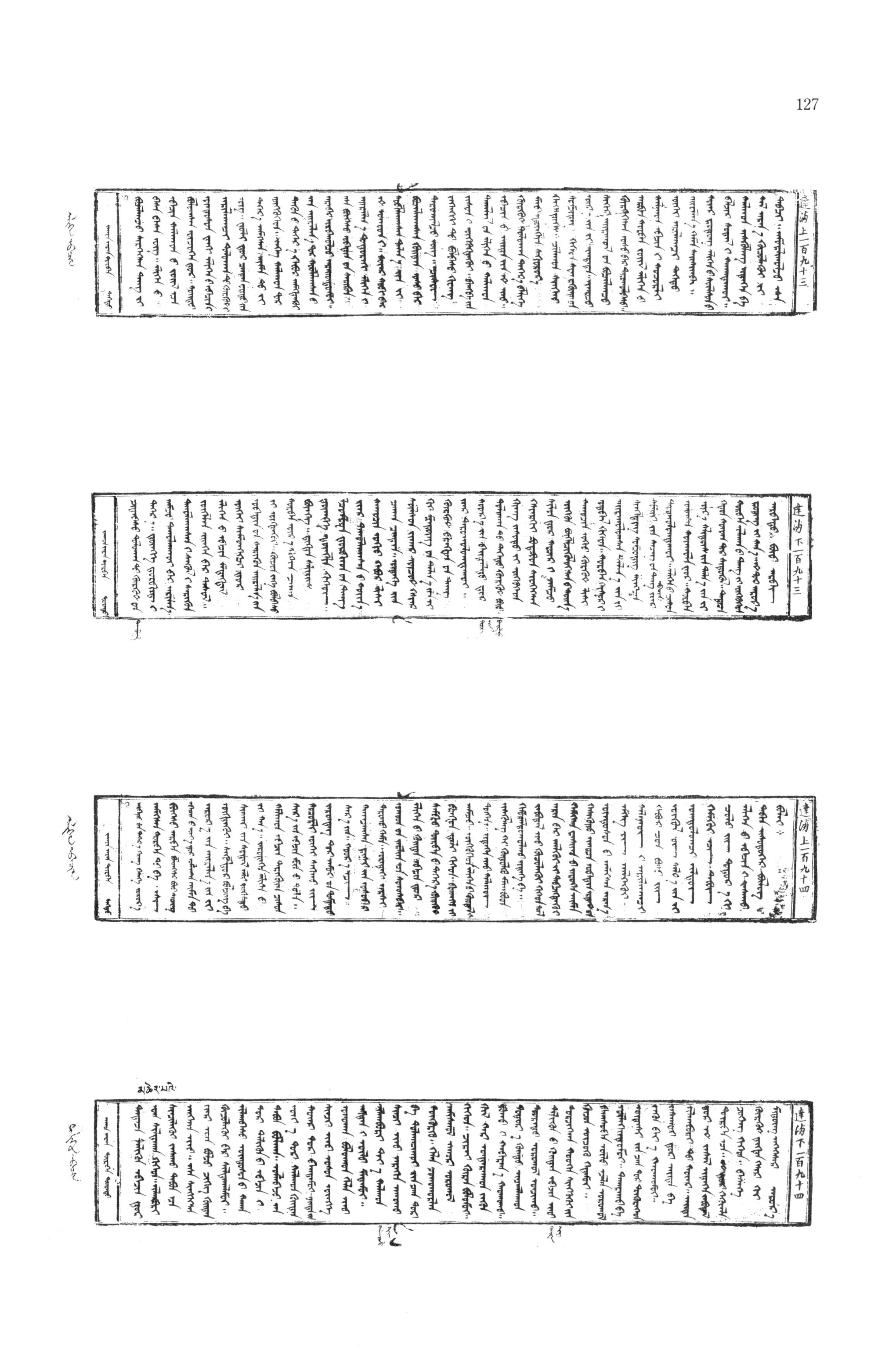

達洧上一百九十三

達洧下一百九十三

達洧上一百九十四

達洧下一百九十四

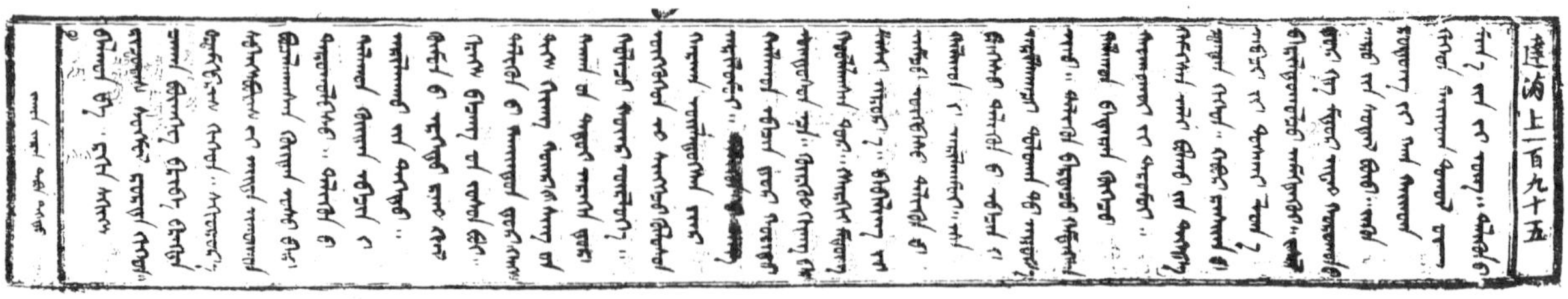
達洧上一百九十五

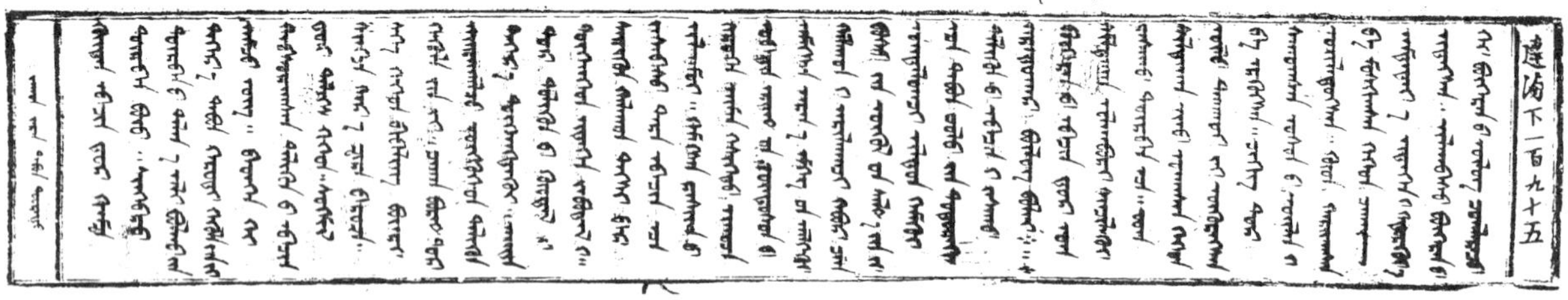
達洧下一百九十五

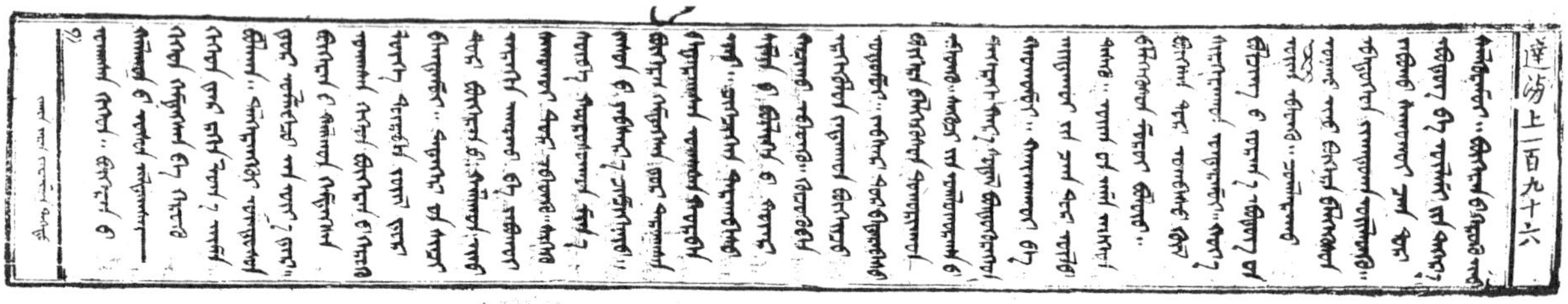
達汸上一百九十六

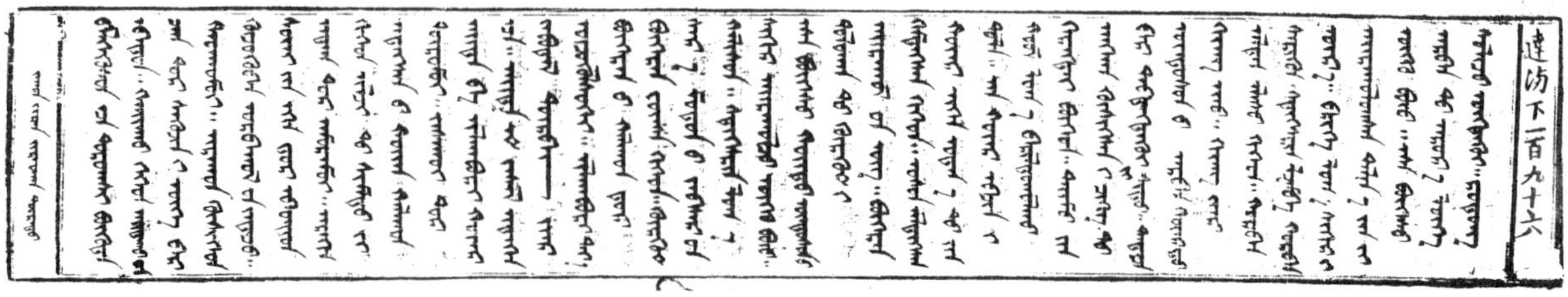
達汸下一百九十六

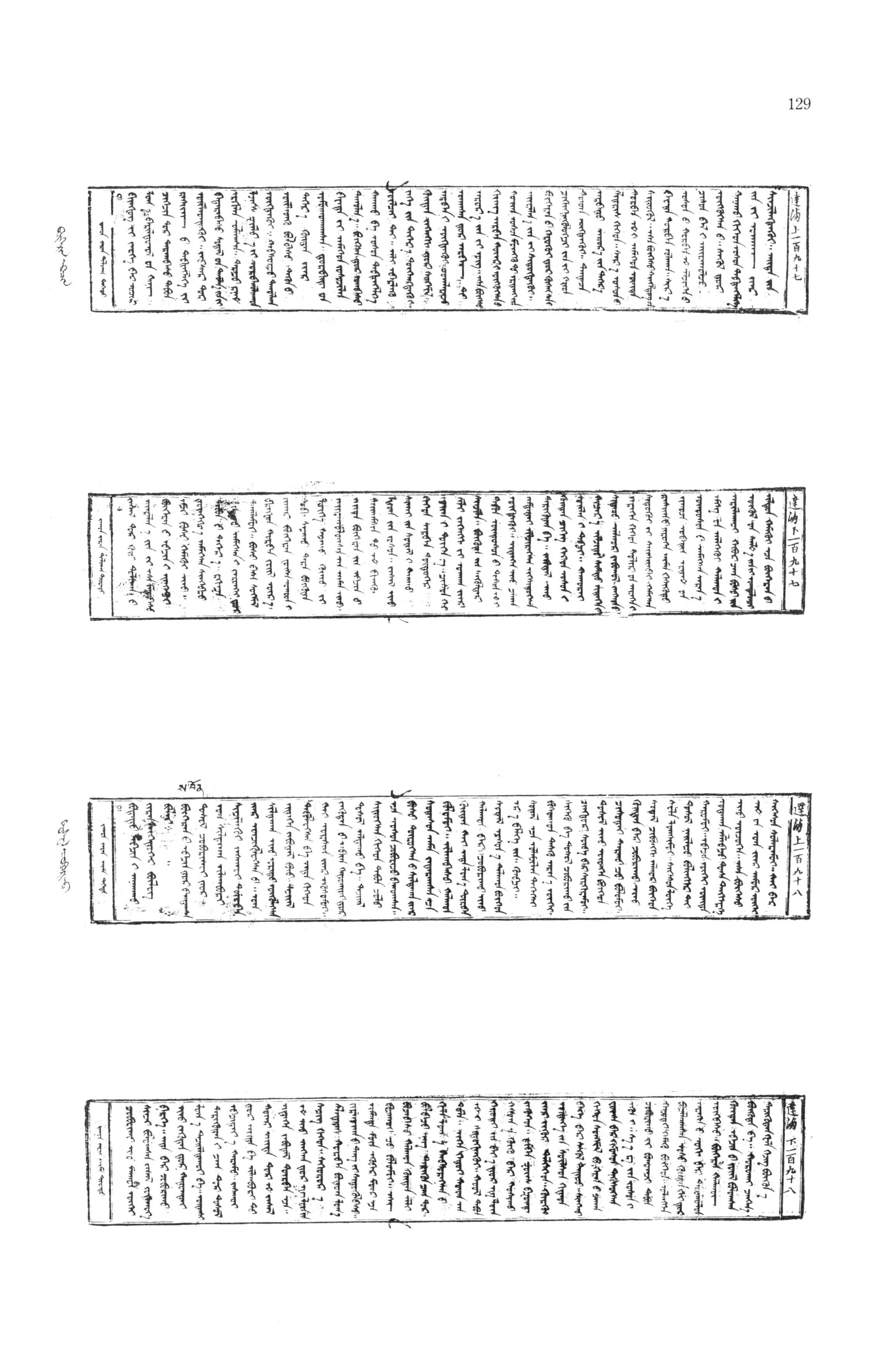

連綿上一百九十七

[illegible]

連綿下一百九十七

[illegible]

連綿上一百九十八

[illegible]

連綿下一百九十八

[illegible]

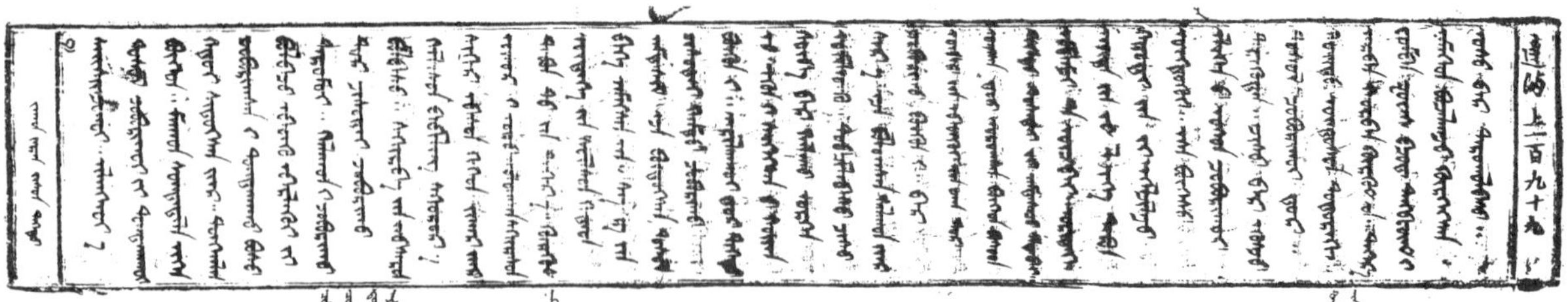
達汸上一百九十九

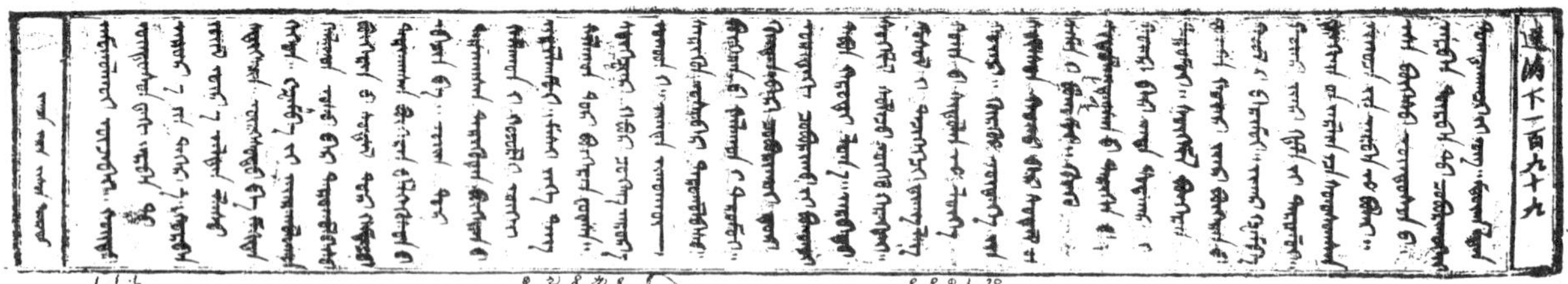
達汸下一百九十九

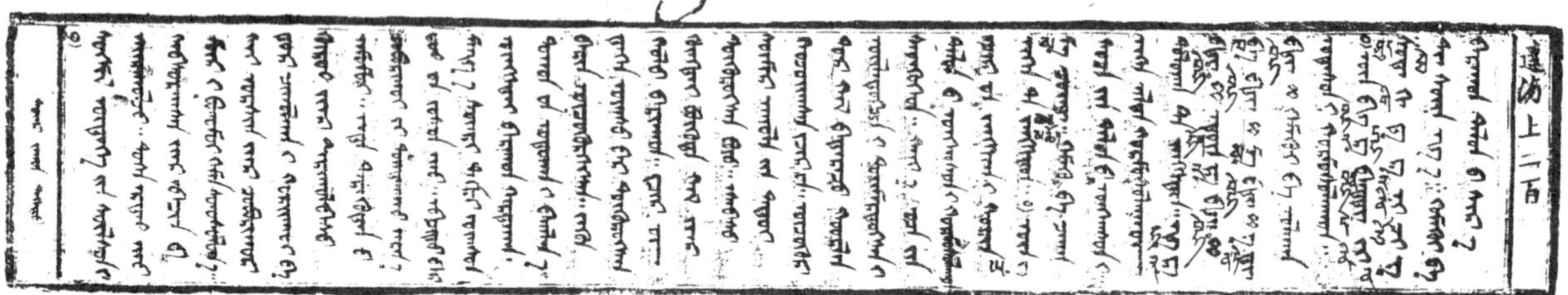
達汸上二百

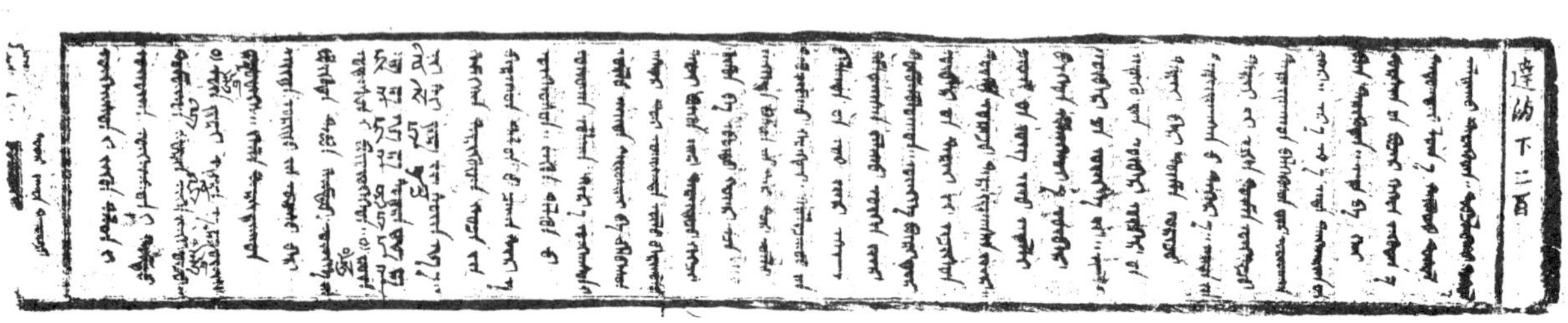
達汸下二百

達怖上二百〇一

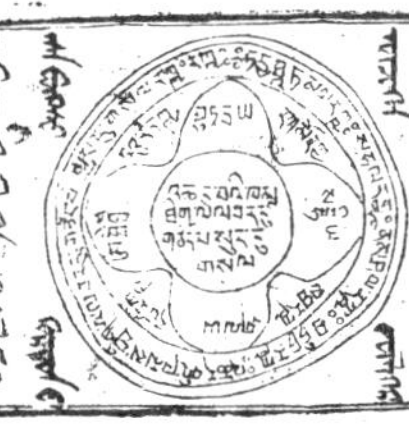

達怖下二百〇一

達怖上二百〇二

達怖下二百〇二

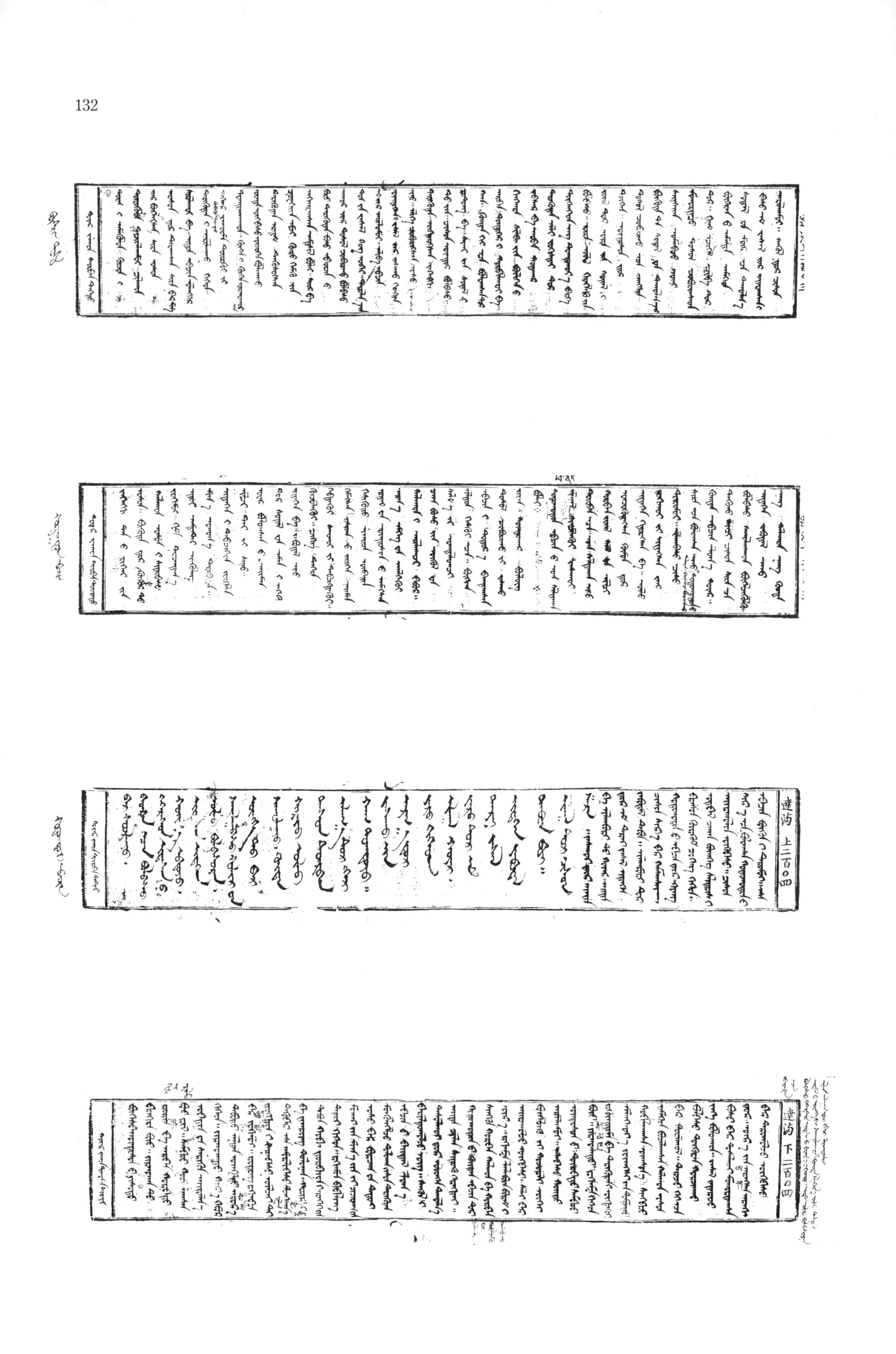

達斡 上二百〇四

達斡 下二百〇四

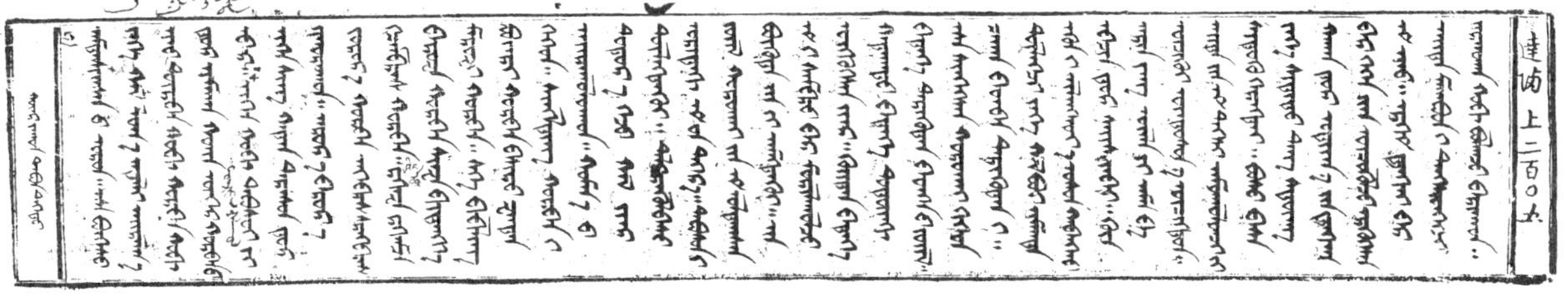
達訥 上二百〇五

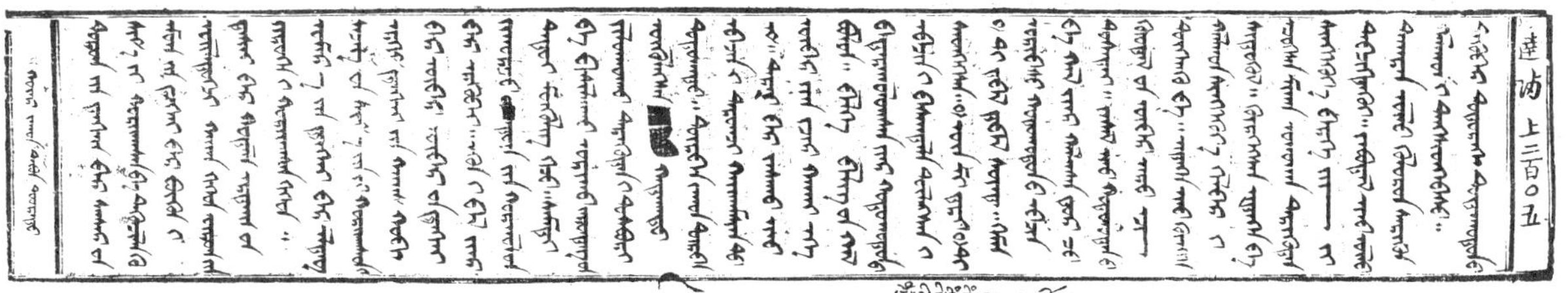
達訥 上二百〇五

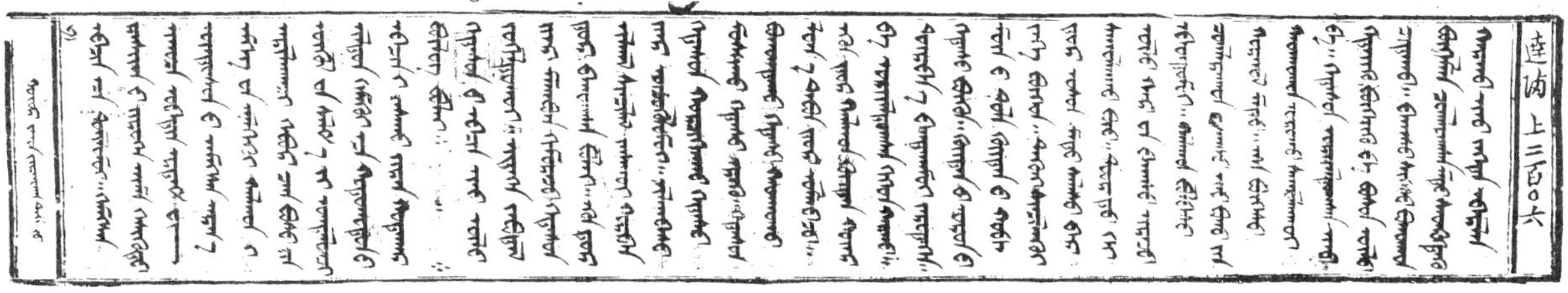
達訥 上二百〇六

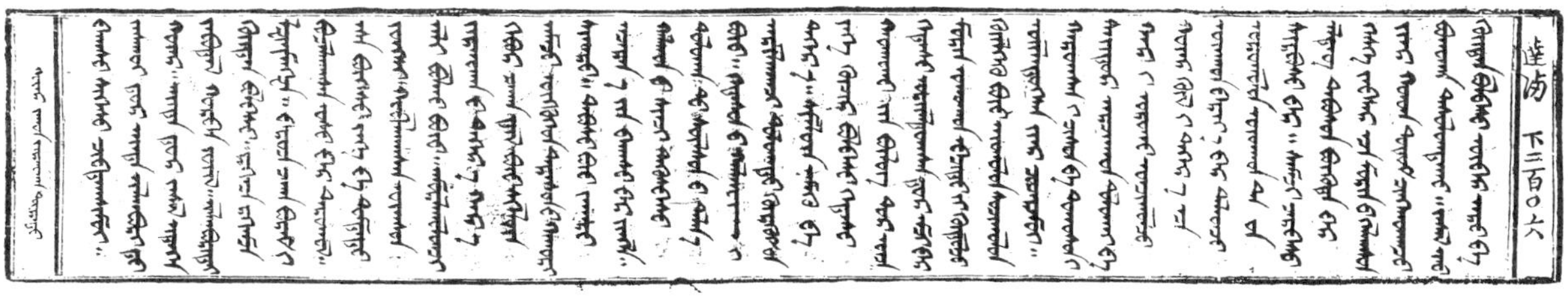
達訥 下二百〇六

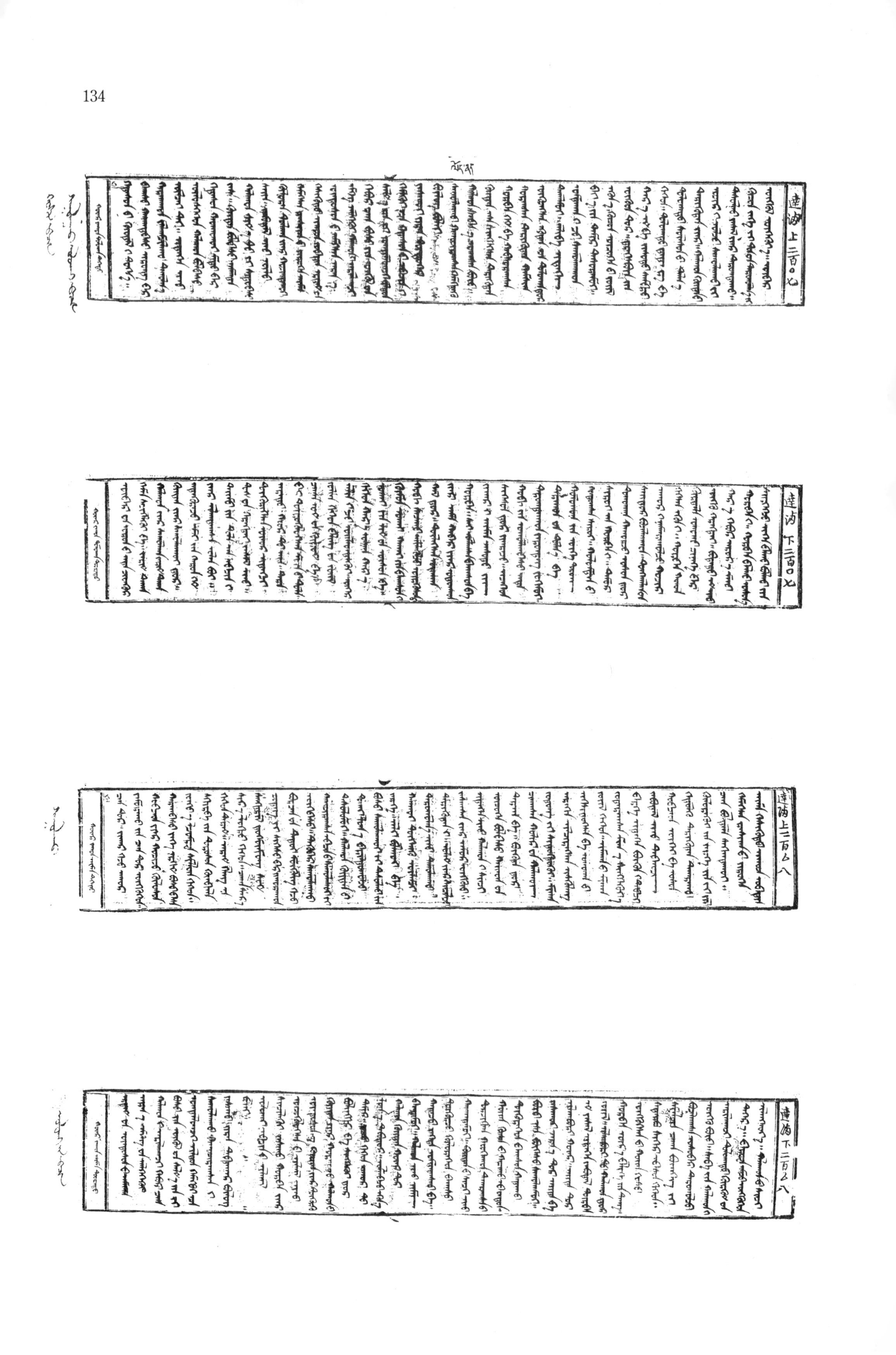

連篇上二百〇七

連篇下二百〇七

連篇上二百〇八

連篇下二百〇八

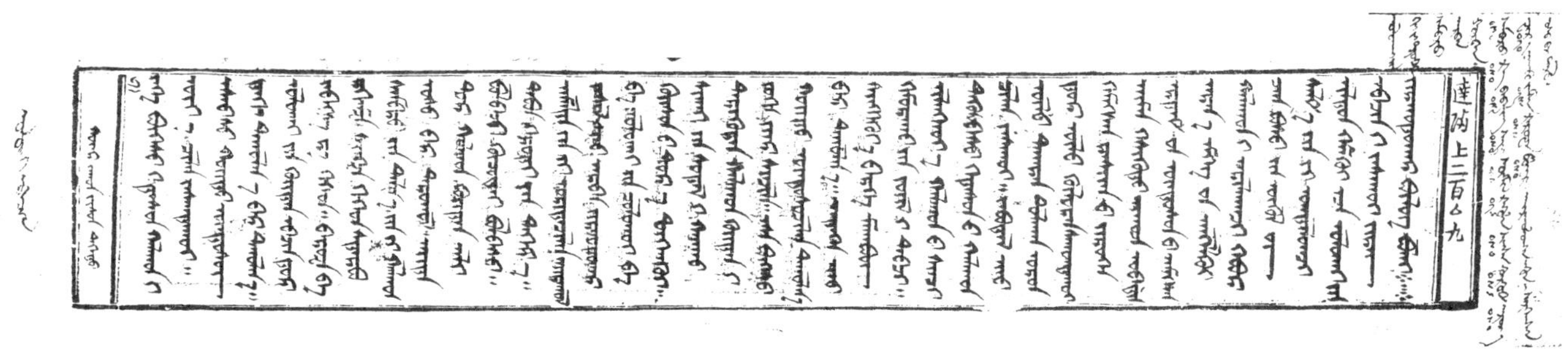
達汭上二百△九

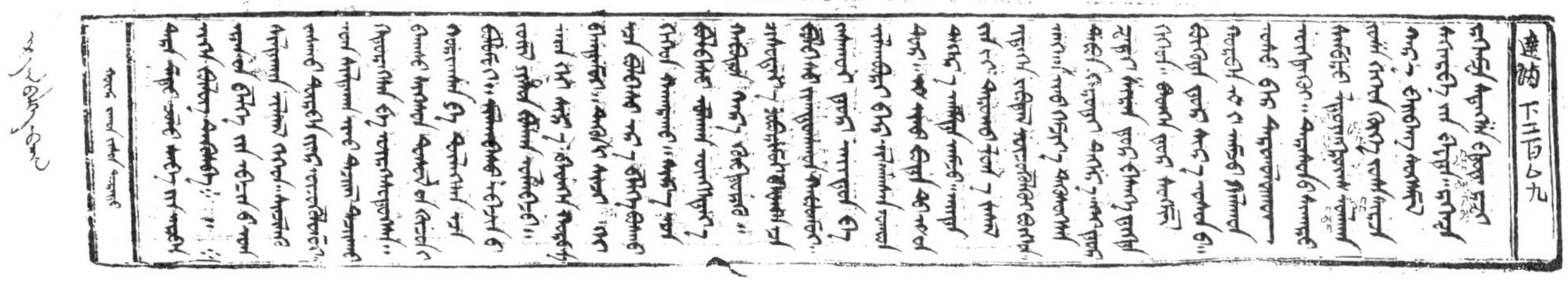
達汭下二百△九

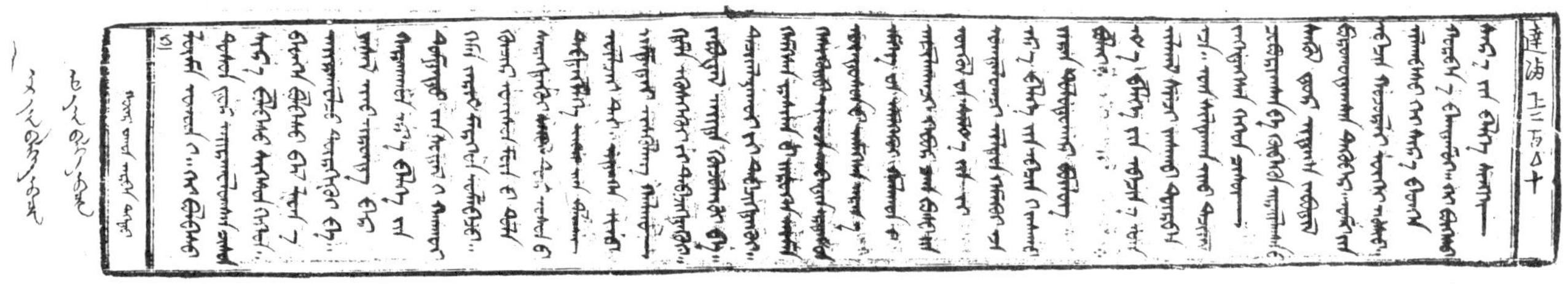
達汭上二百△十

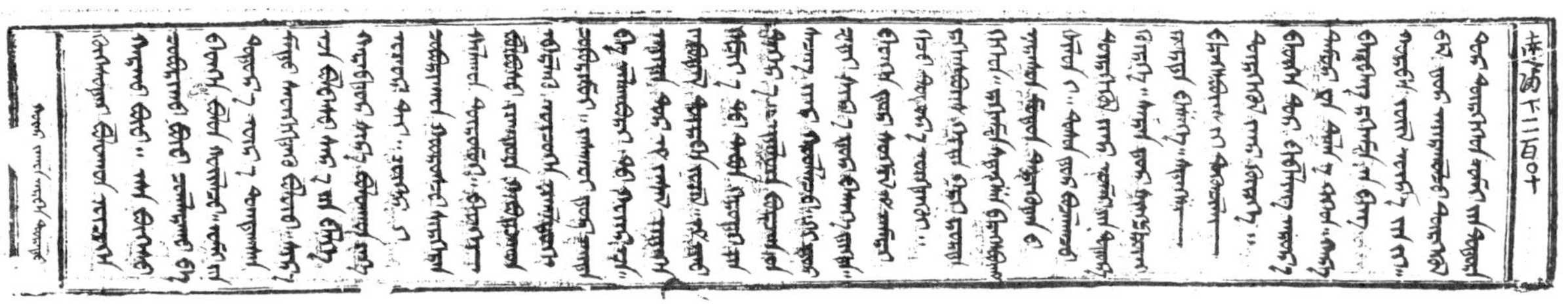
達汭下二百△十

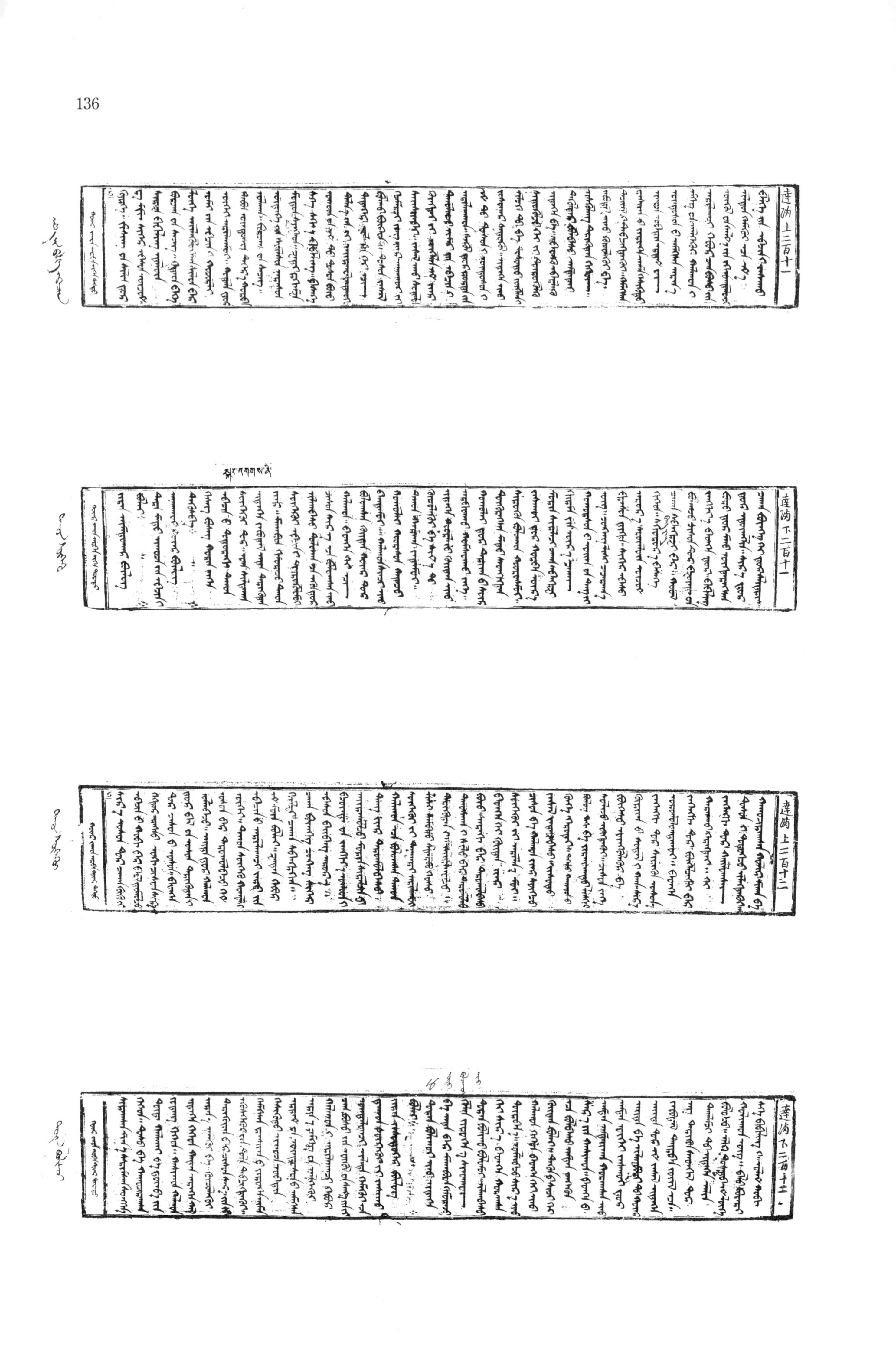

達洧上二百十一

達洧下二百十一

達洧上二百十二

達洧下二百十二

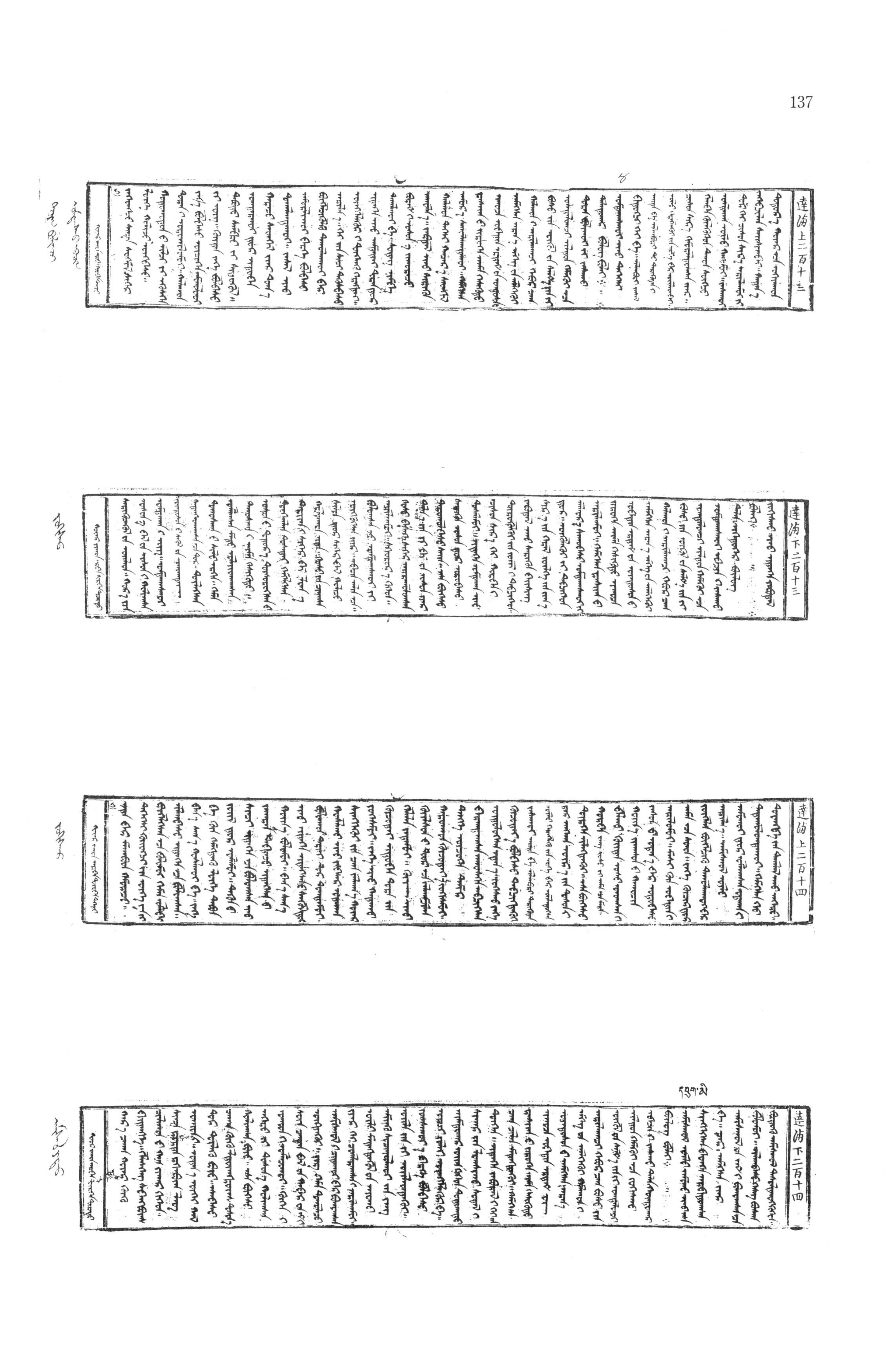

達海上二百十三

達海下二百十三

達海上二百十四

達海下二百十四

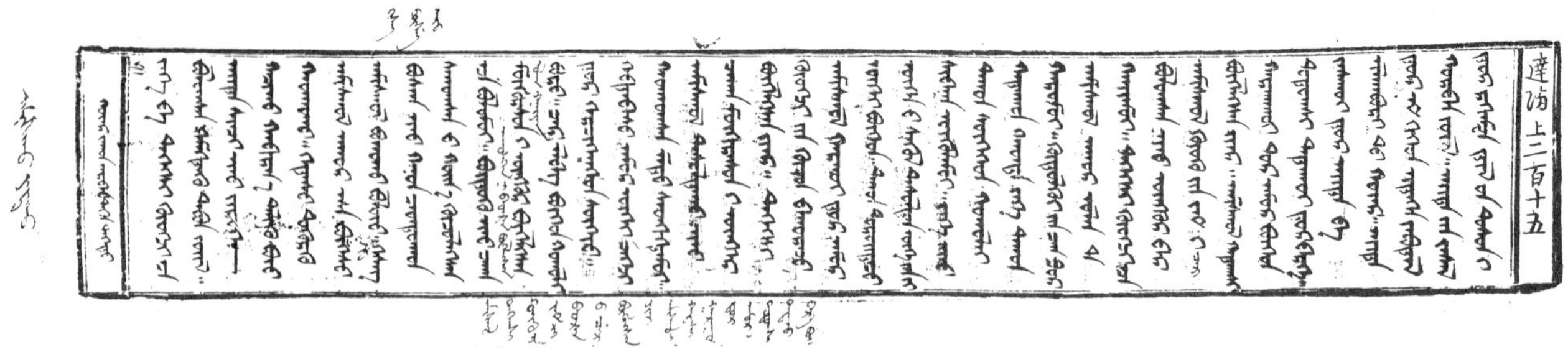
達祐上二百十五

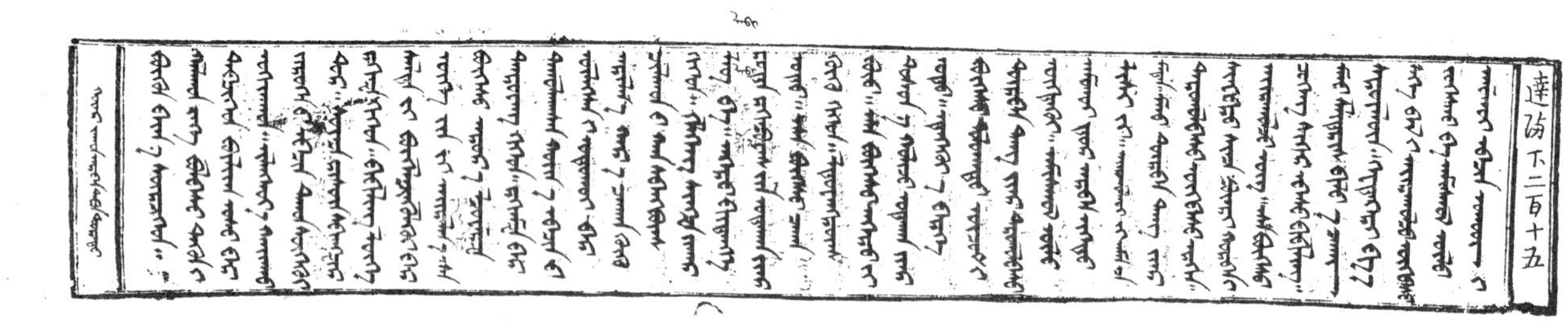
達祐下二百十五

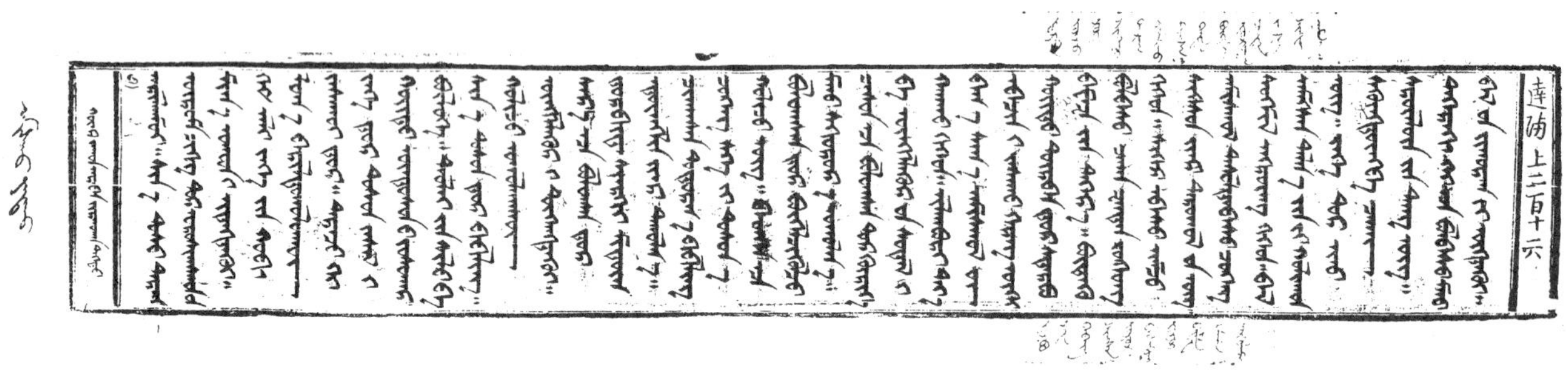
達祐上二百十六

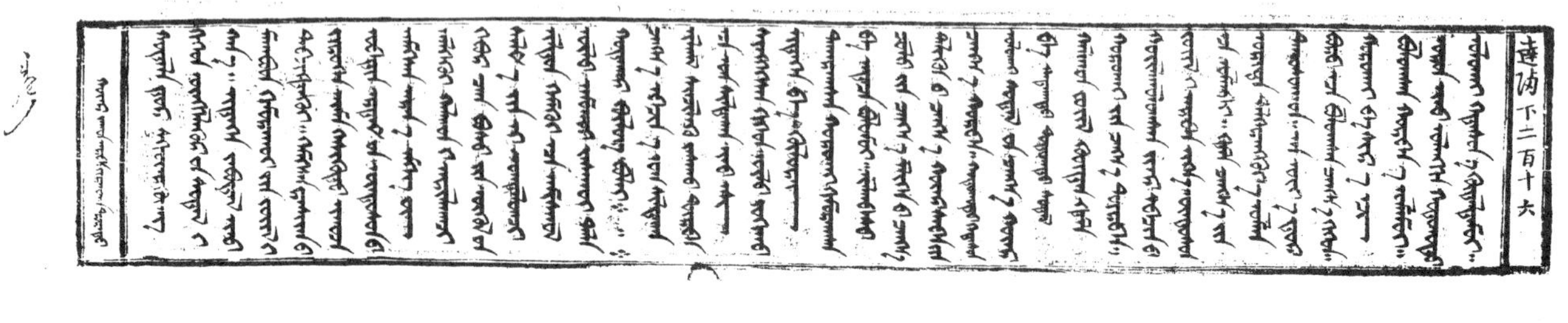
達祐下二百十六

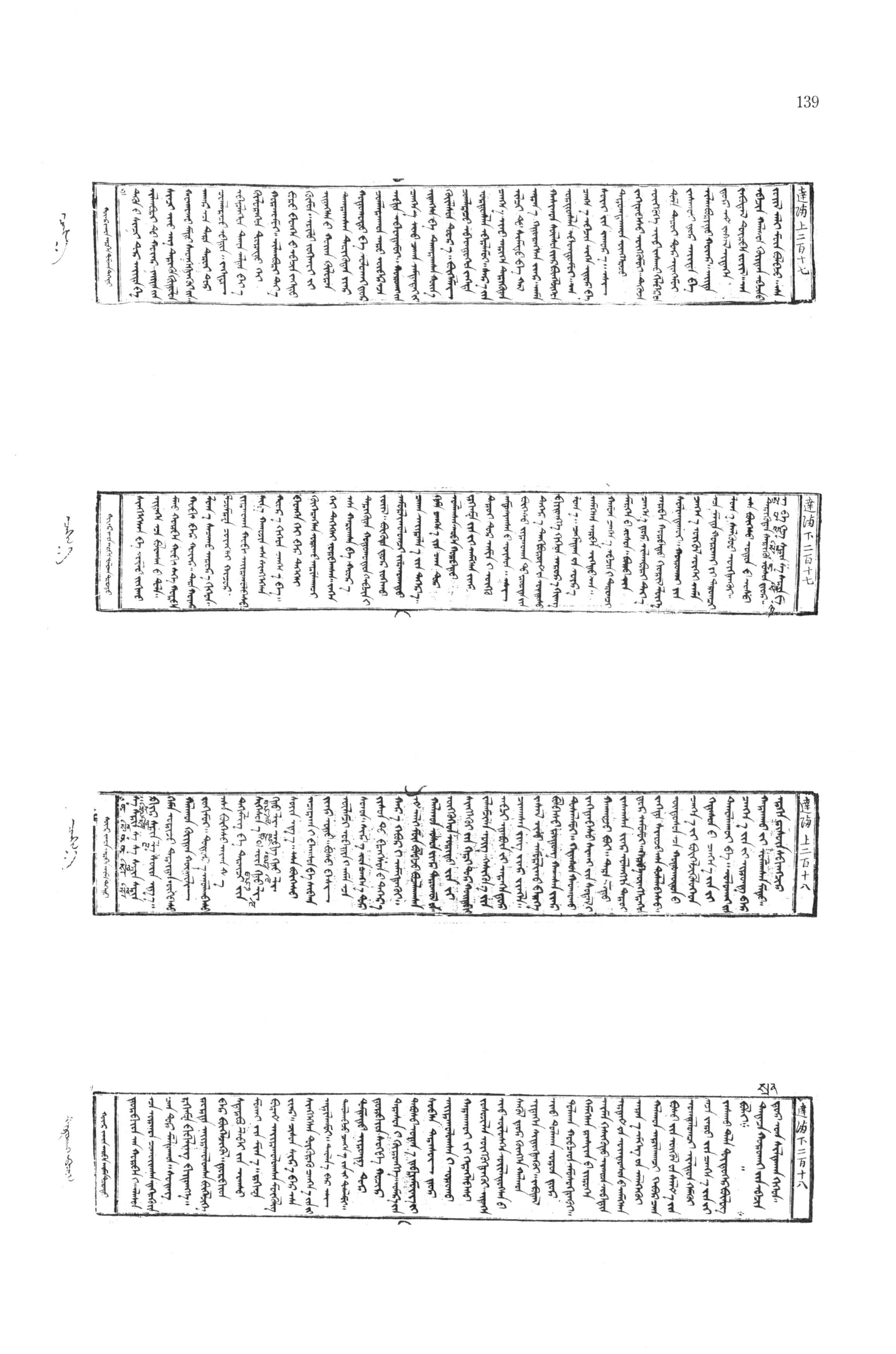

達湖上二百十七

達湖下二百十七

達湖上二百十八

達湖下二百十八

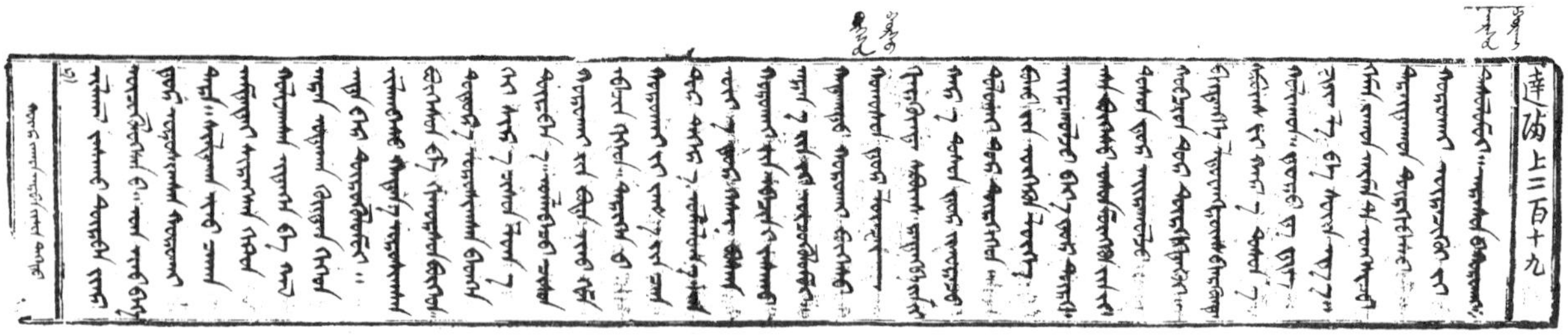
達汸上二百十九

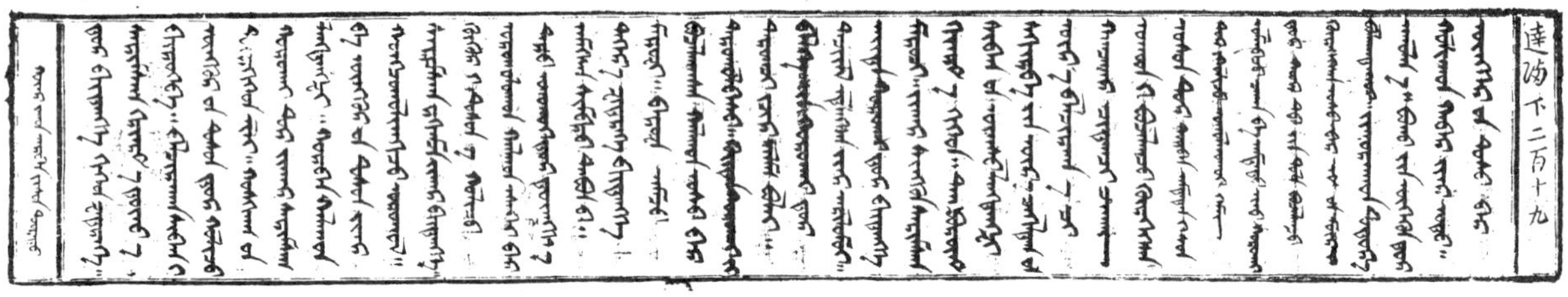
達汸下二百十九

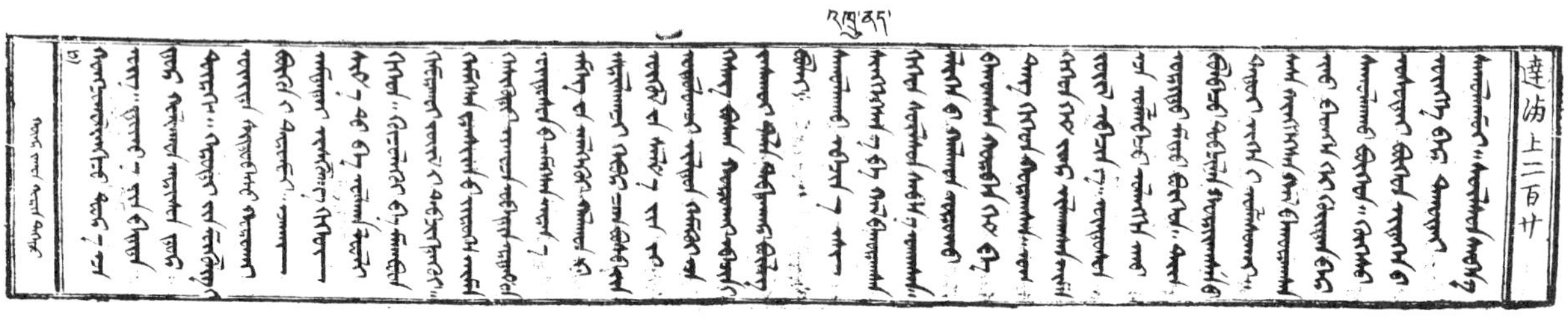
達汸上二百廿

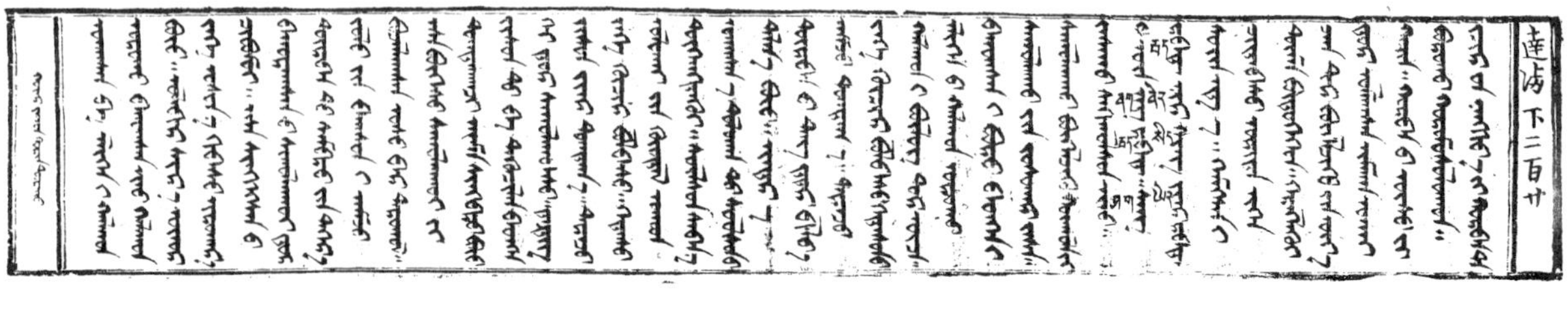
達汸下二百廿

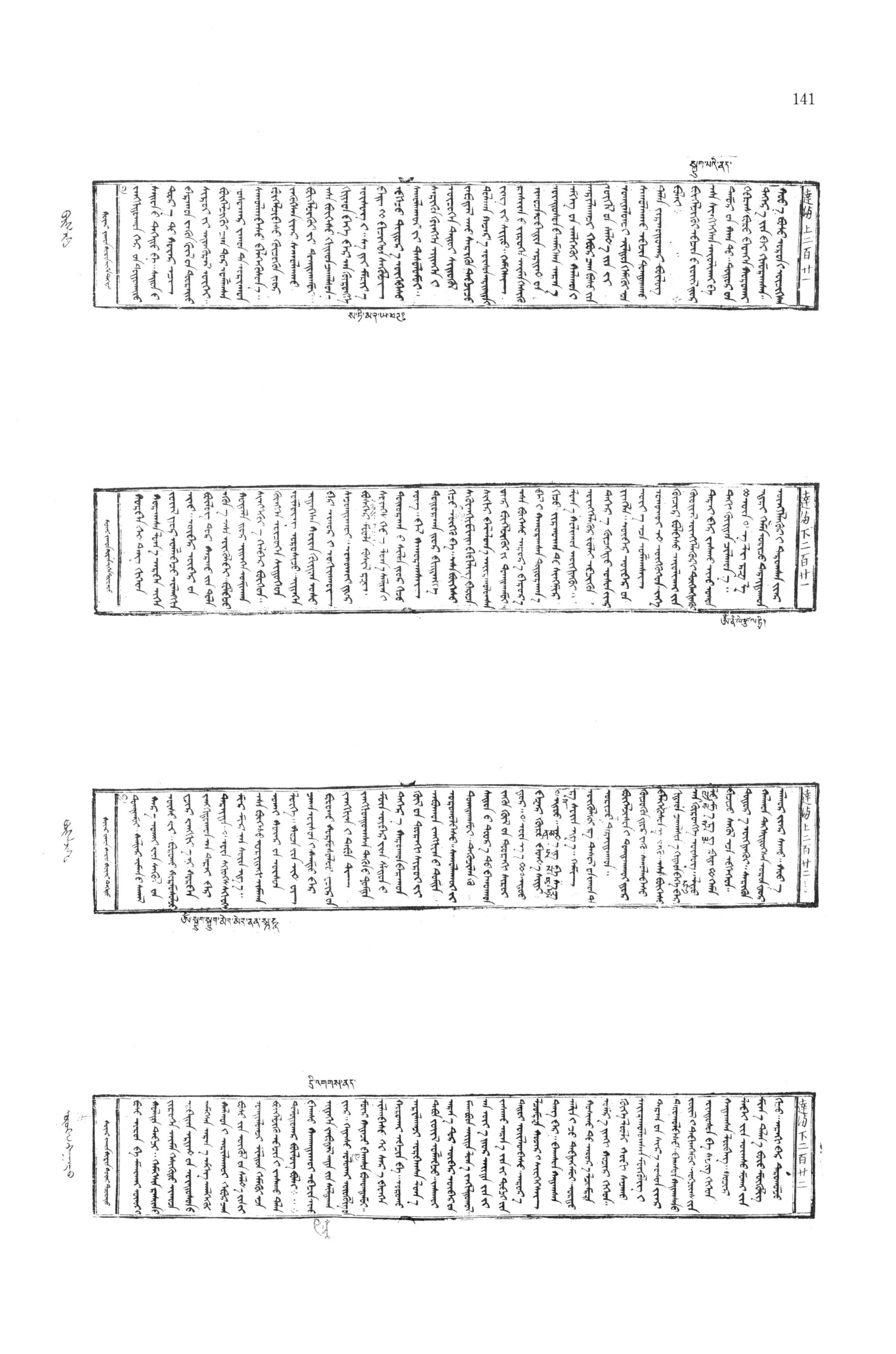

達㳍上二百廿一

達㳍下二百廿一

達㳍上二百廿二

達㳍下二百廿二

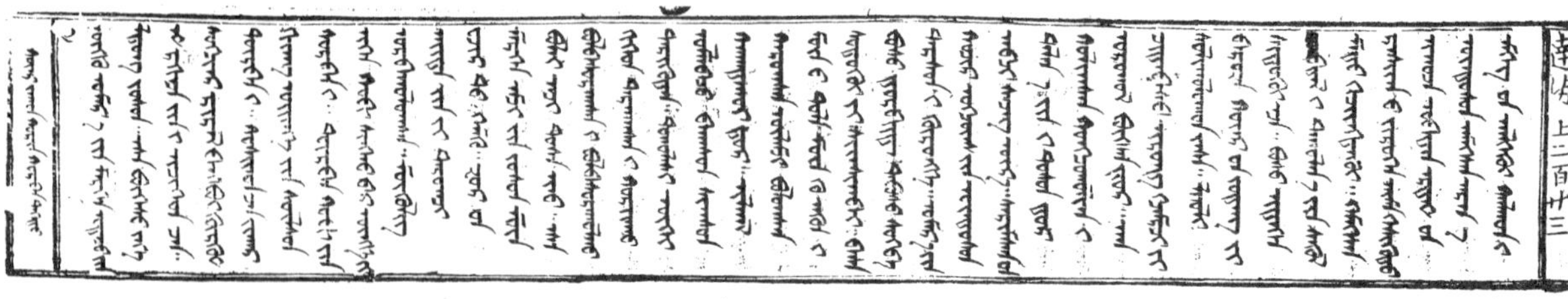
上二百廿三

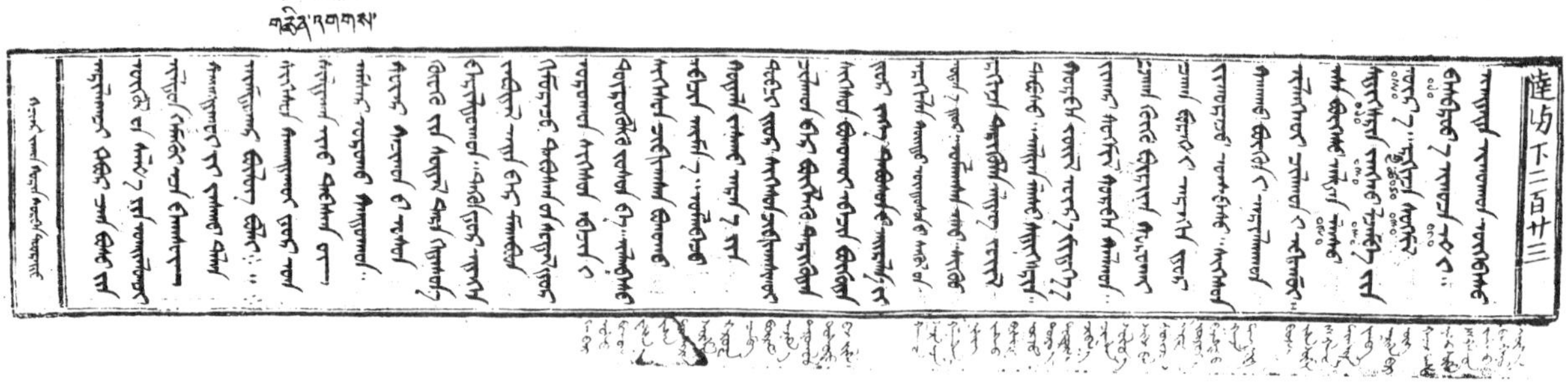
下二百廿三

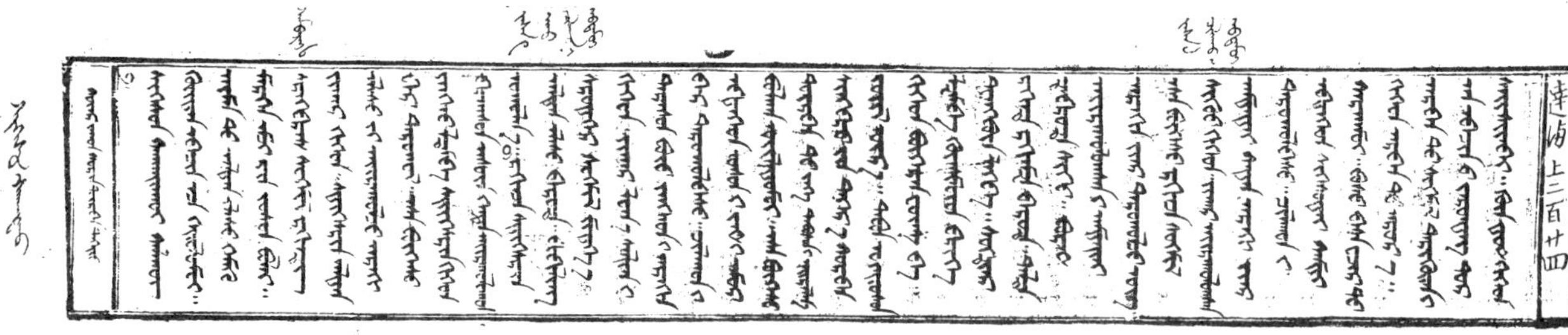
上二百廿四

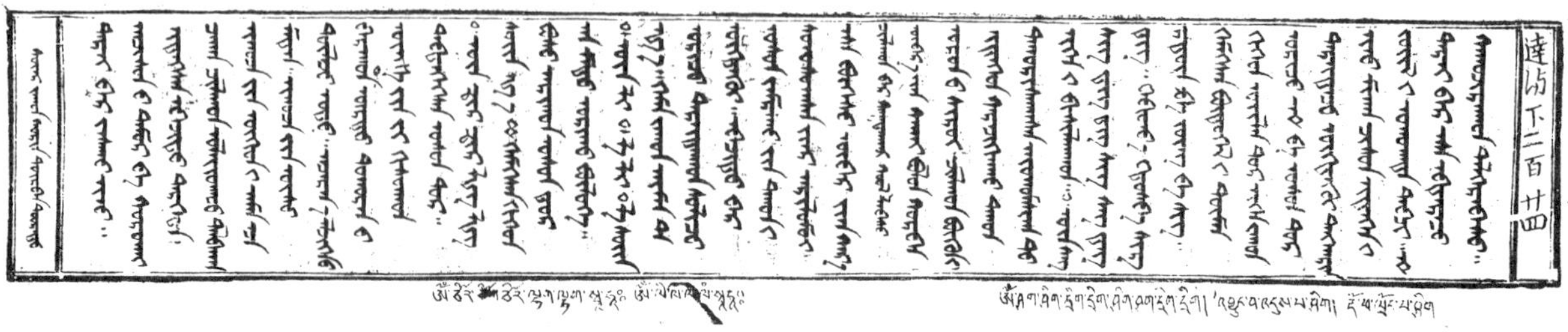
下二百廿四

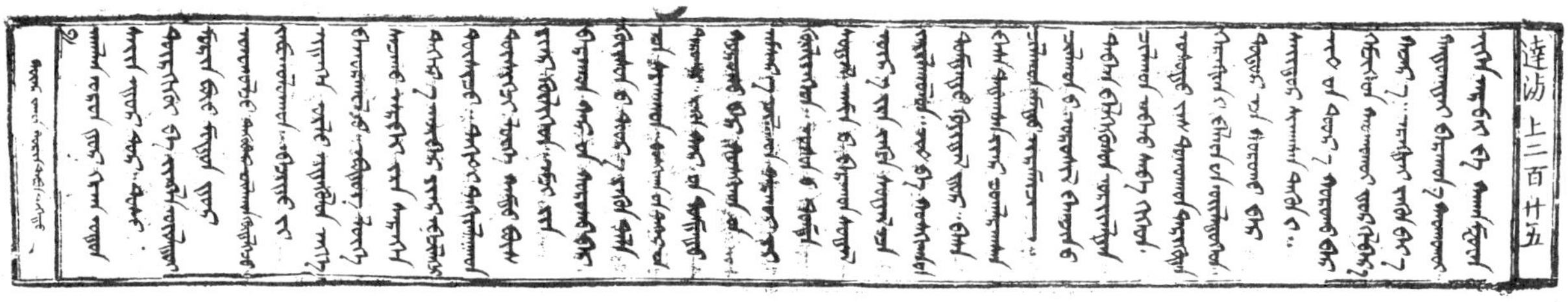
達汸上二百廿五

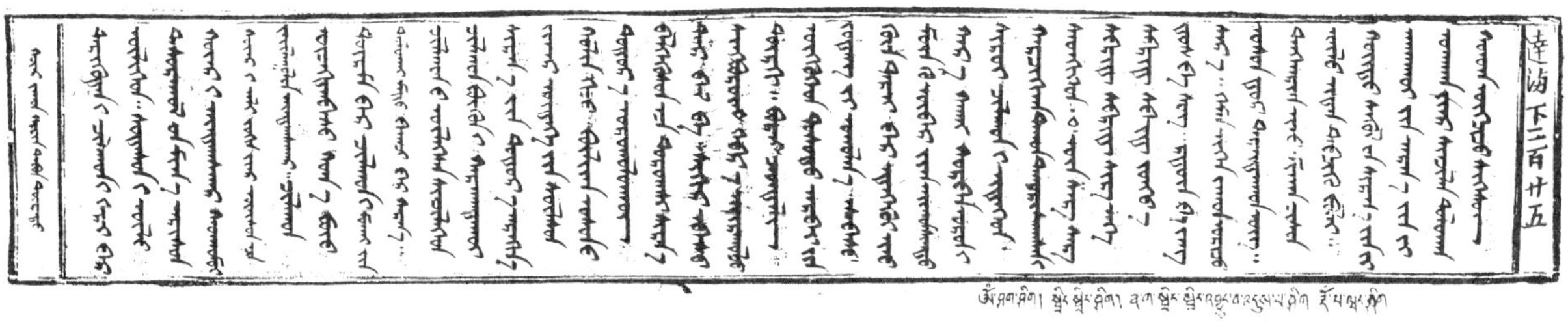
達汸下二百廿五

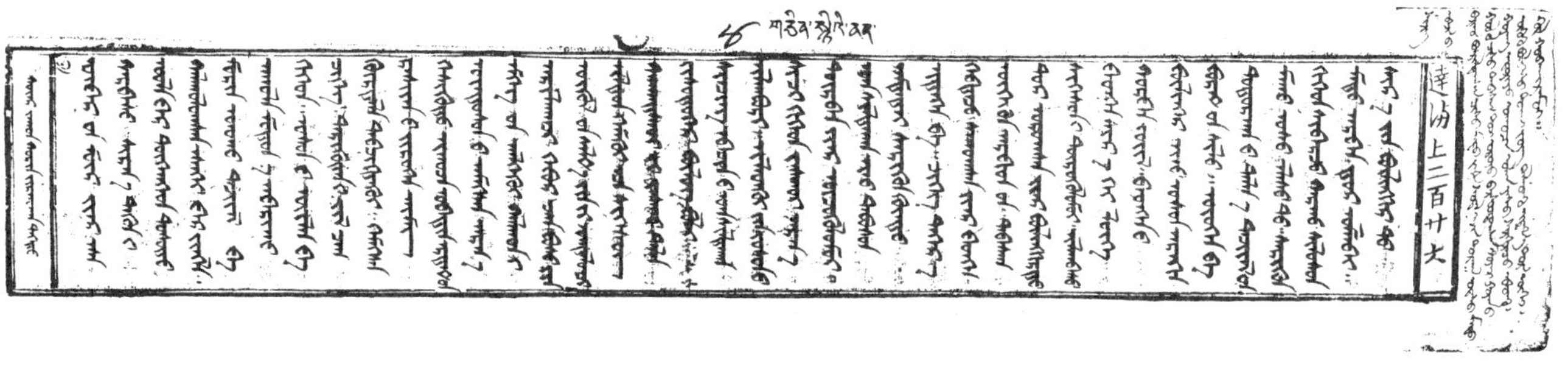
達汸上二百廿六

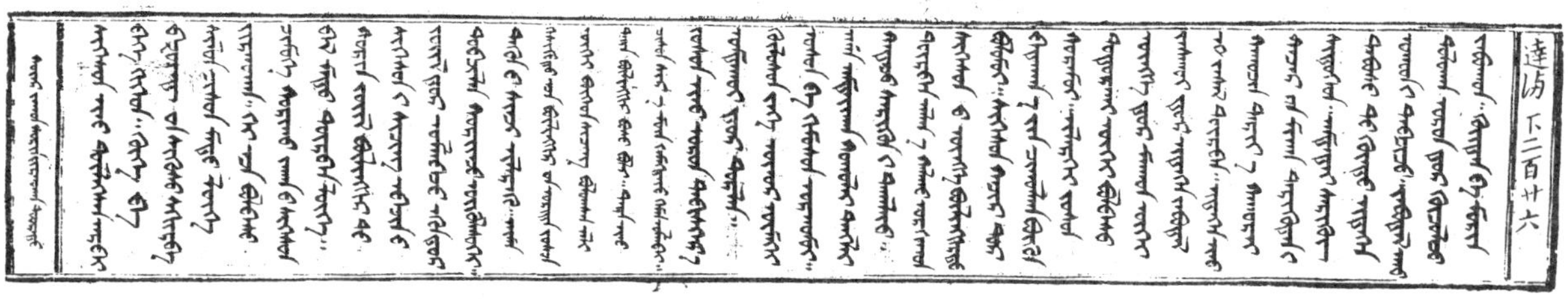
達汸下二百廿六

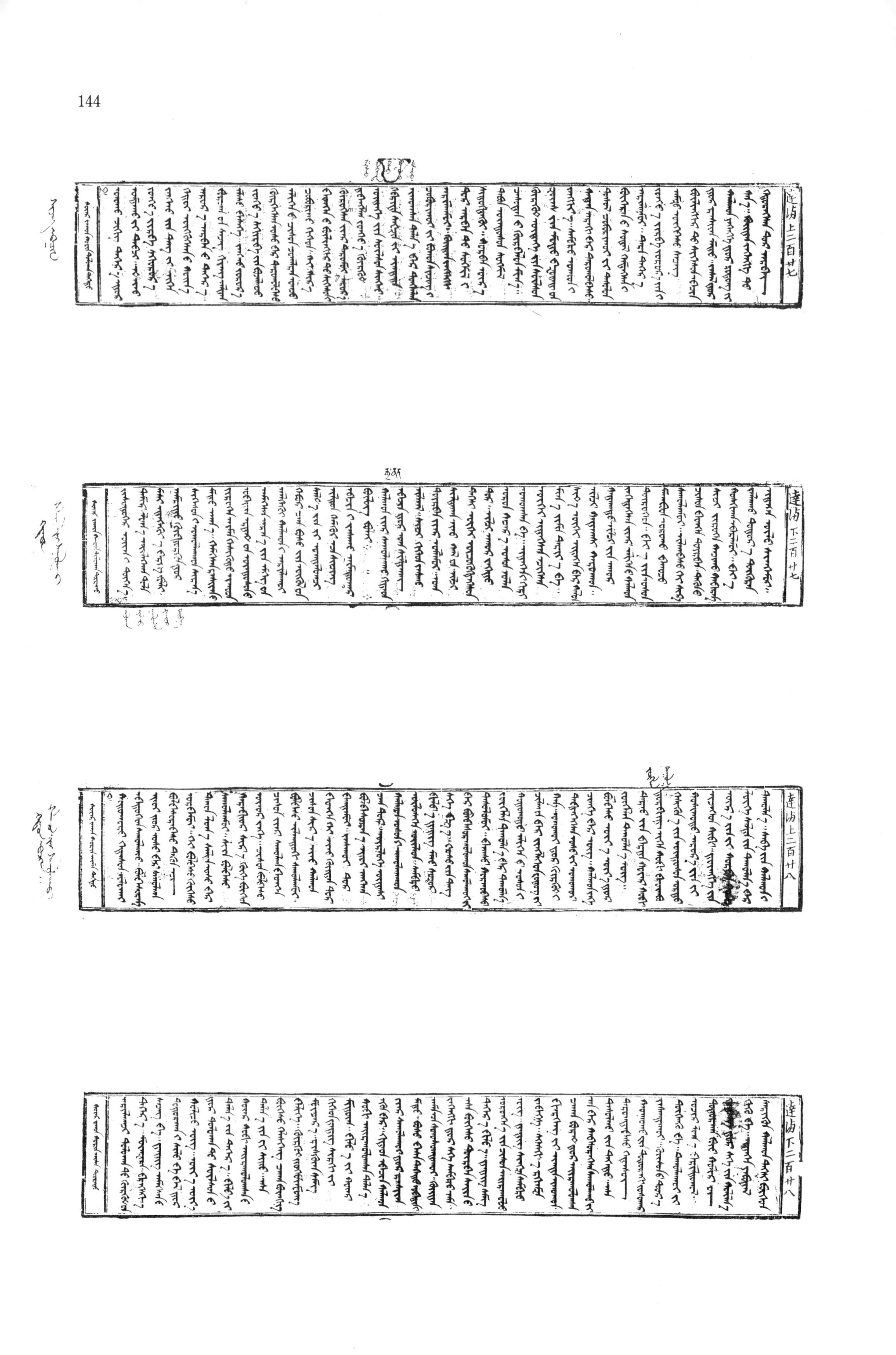

達汸上二百廿七

達汸下二百廿七

達汸上二百廿八

達汸下二百廿八

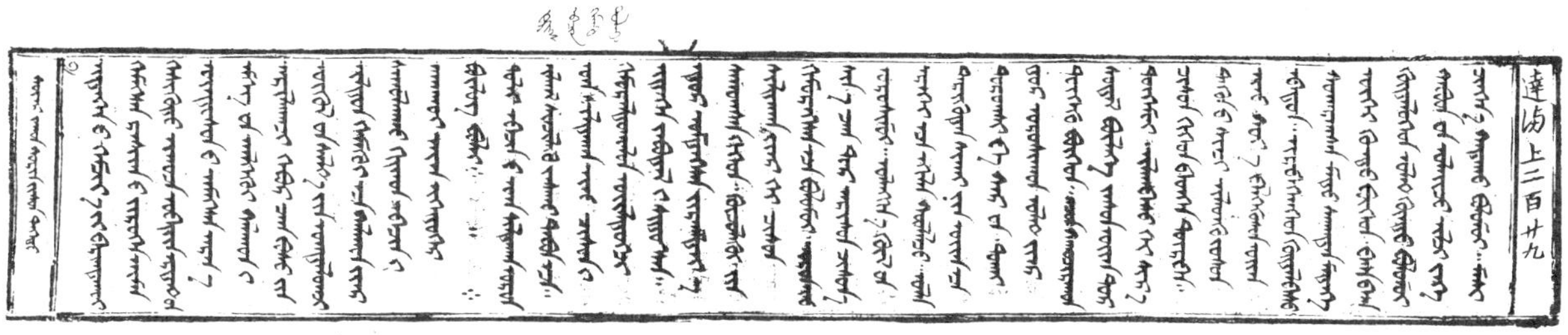
達洊上二百廿九

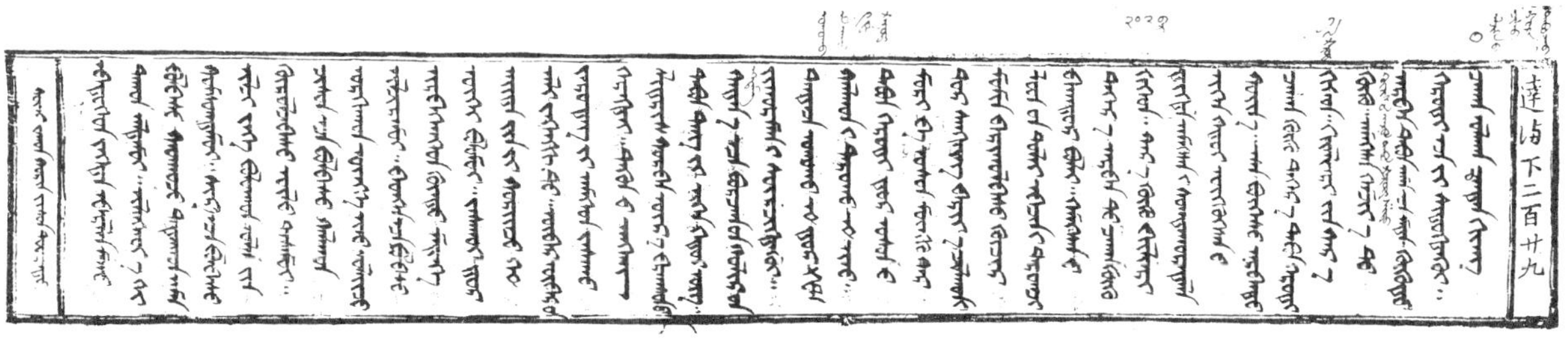
達洊下二百廿九

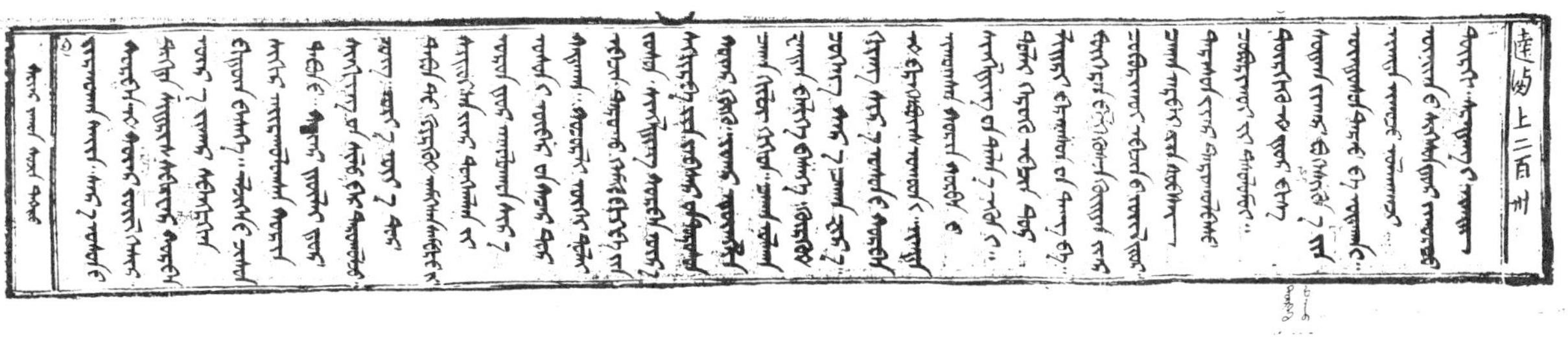
達洊上二百卅

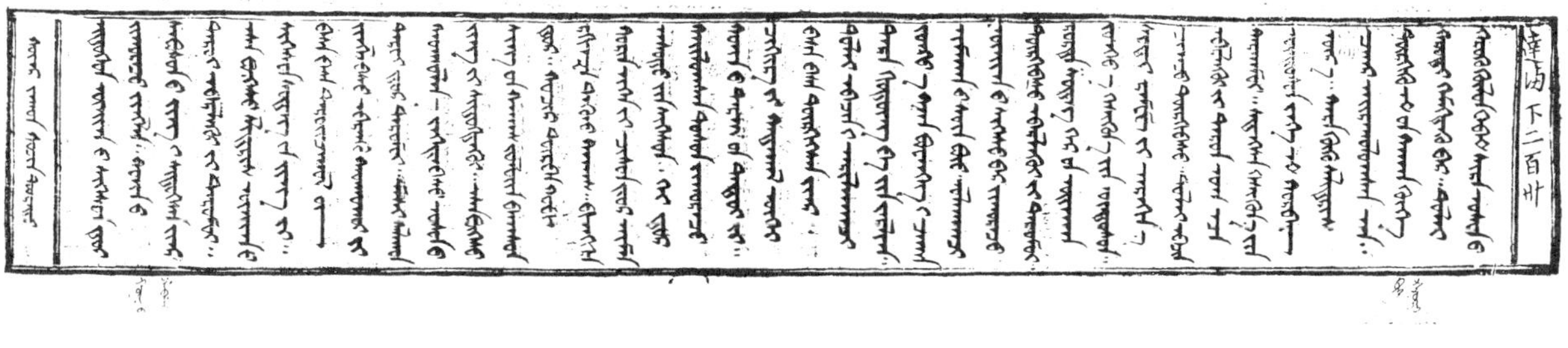
達洊下二百卅

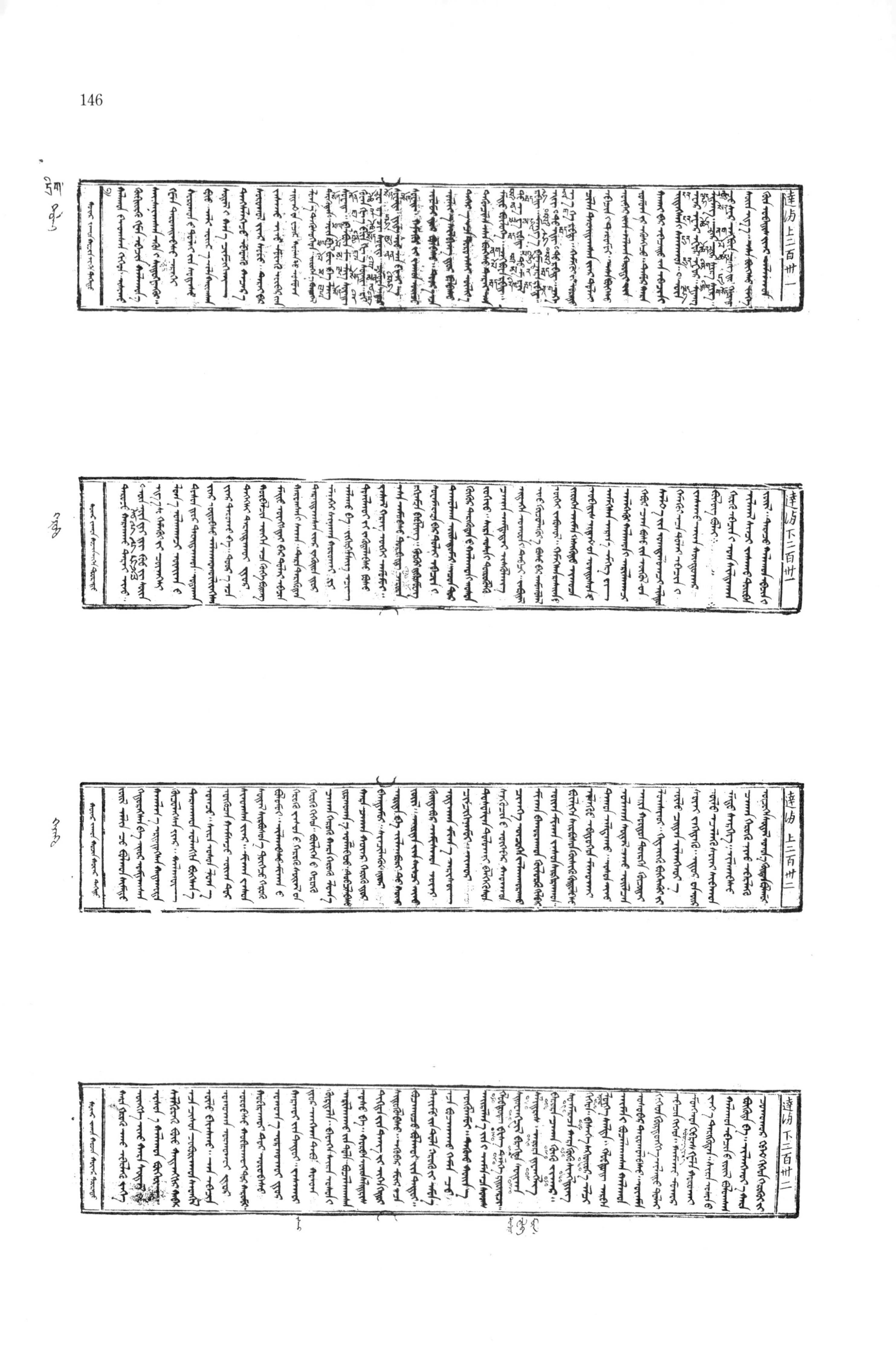

達汸上二百卅一

達汸下二百卅一

達汸上二百卅二

達汸下二百卅二

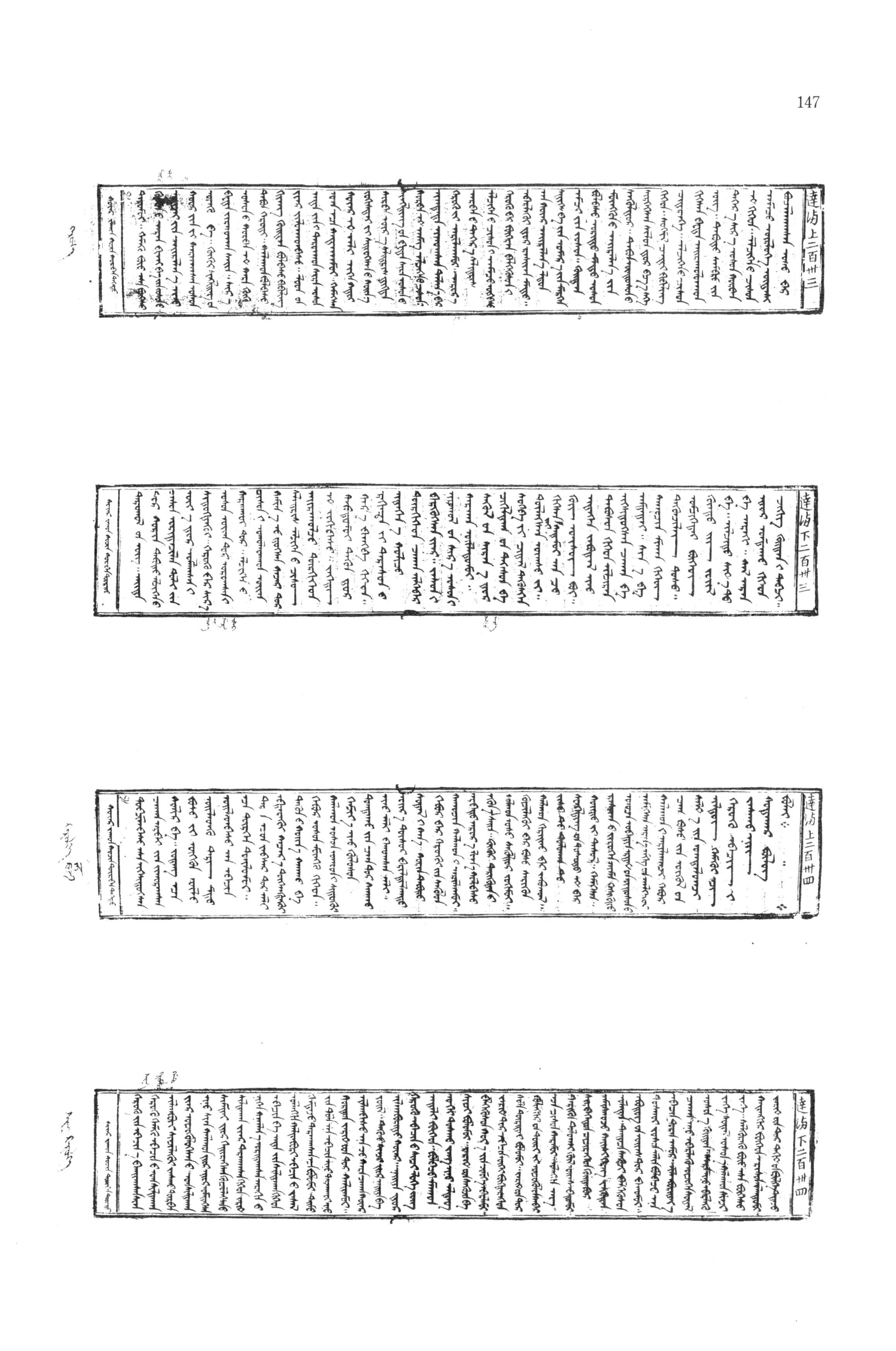

達汸上二百卅三

達汸下二百卅三

達汸上二百卅四

達汸下二百卅四

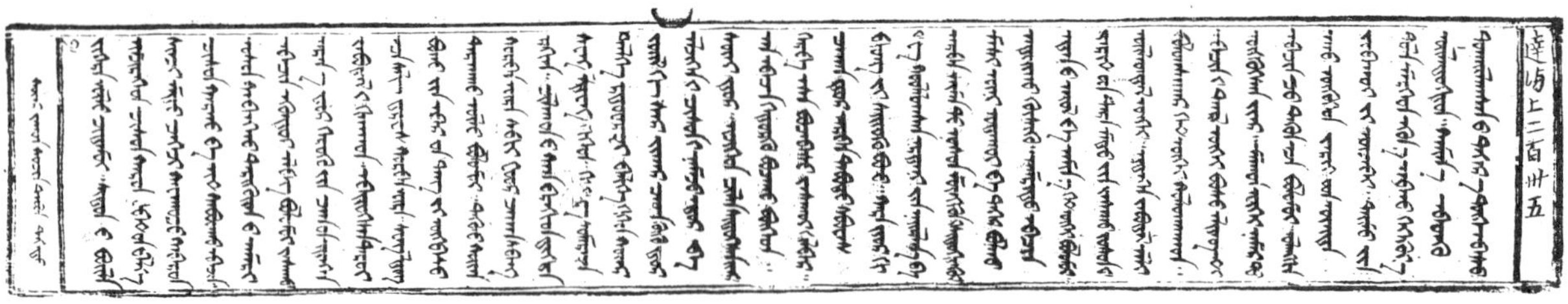
達防上二百卅五

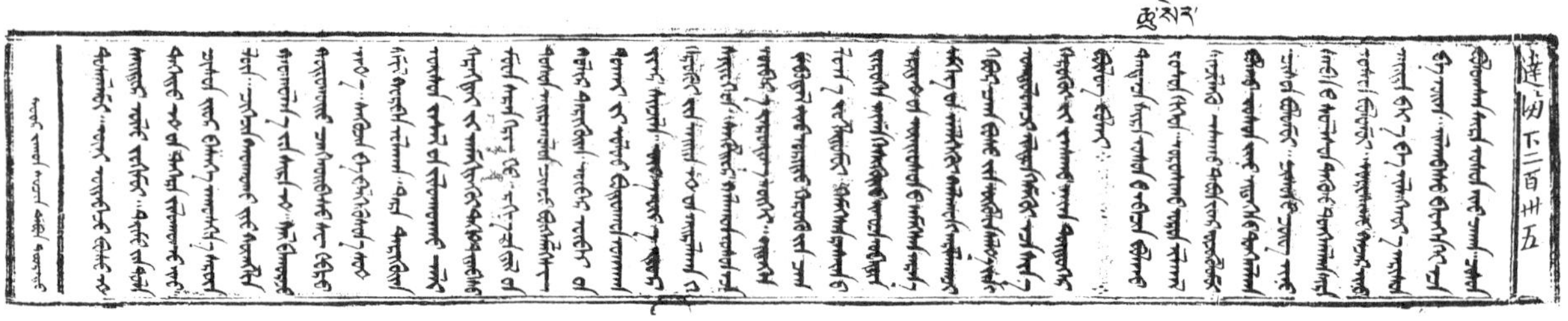
達防下二百卅五

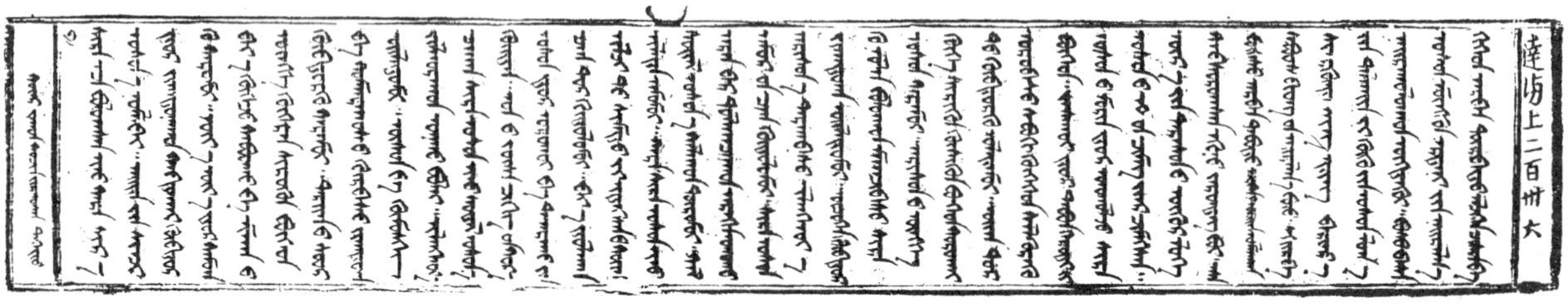
達防上二百卅六

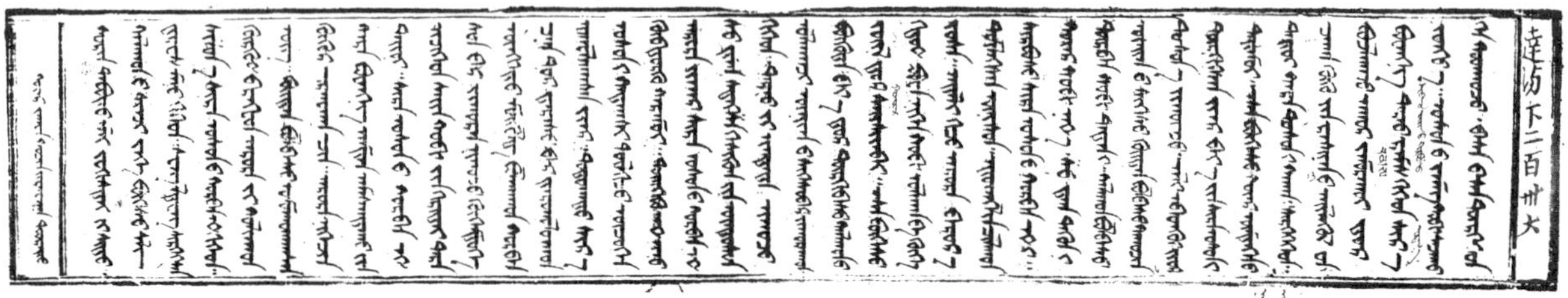
達防下二百卅六

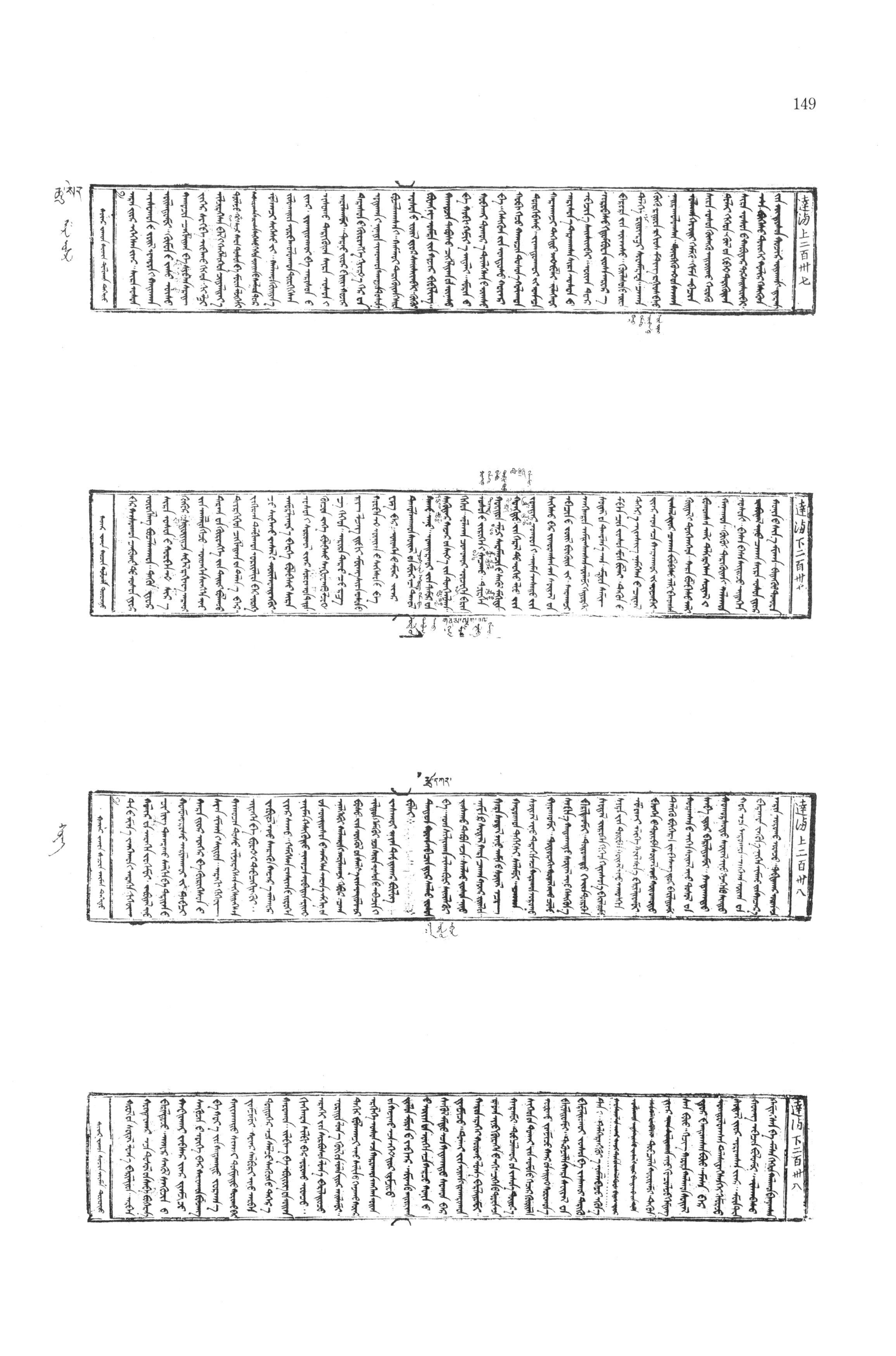

達汸上二百卅七

達汸下二百卅七

達汸上二百卅八

達汸下二百卅八

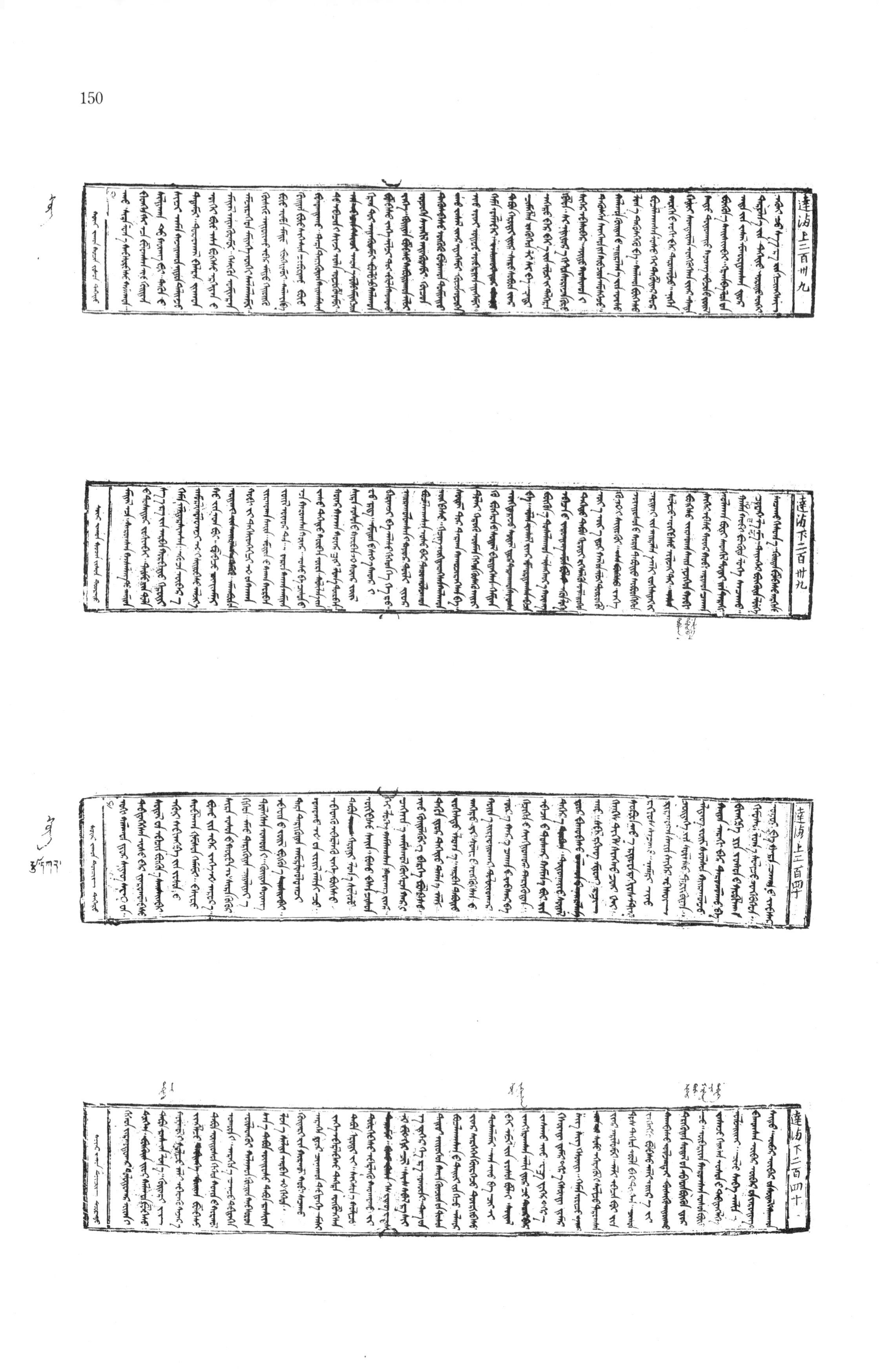

達沽上二百卅九

達沽下二百卅九

達沽上二百四十

達沽下二百四十

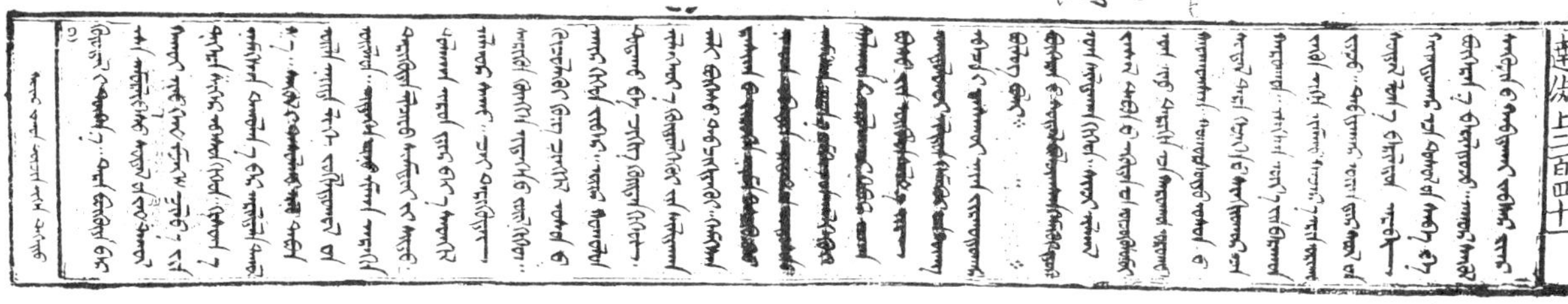
達彷上二百四十一

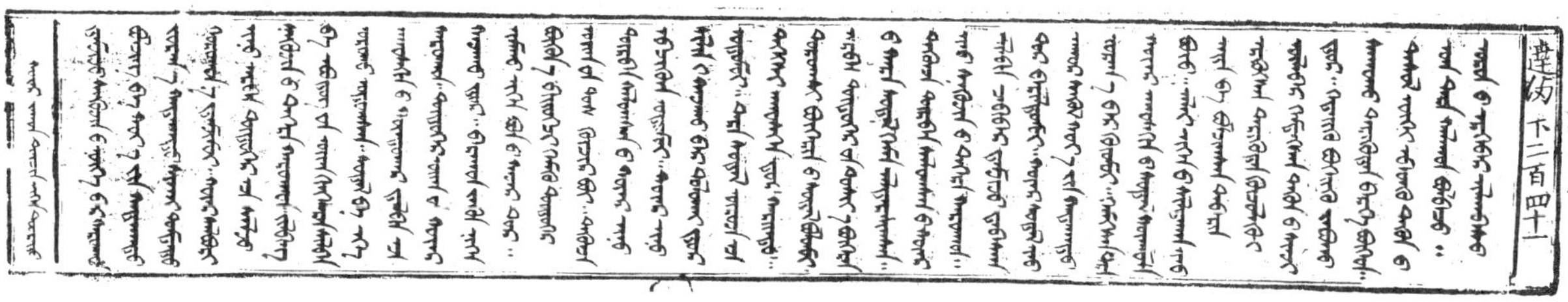
達彷下二百四十一

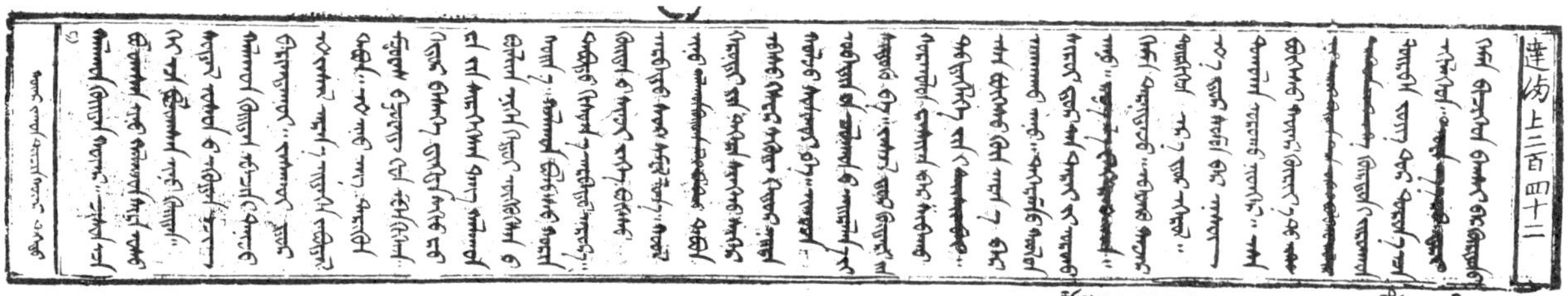
達彷上二百四十二

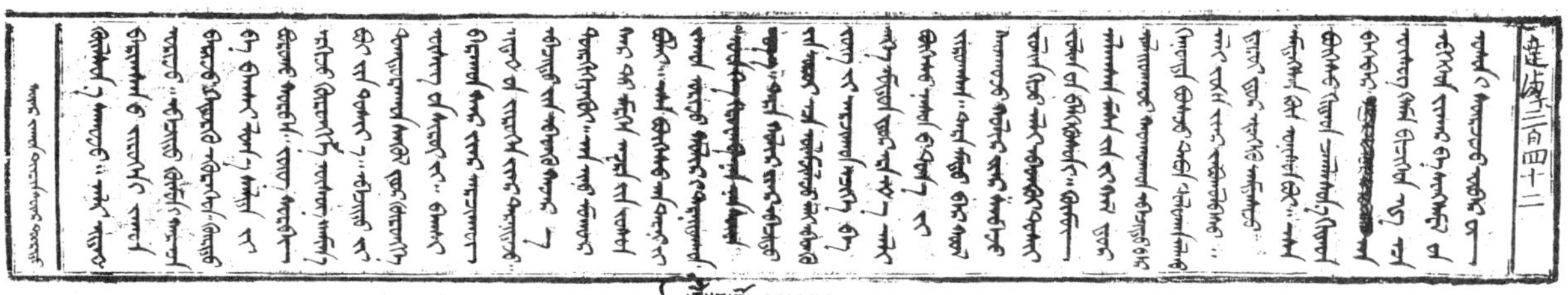
達彷下二百四十二

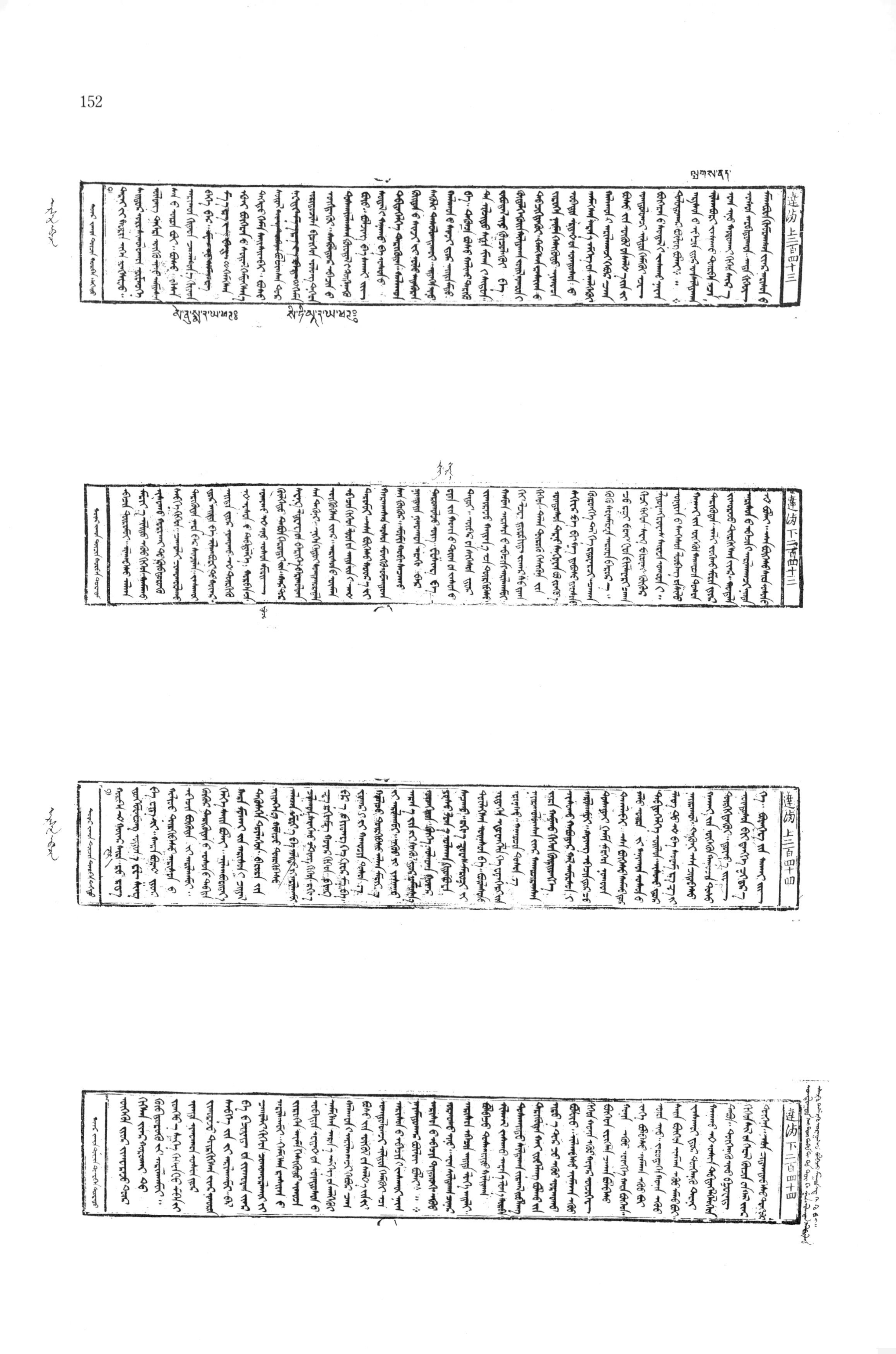

達彷上二百四十三

達彷下二百四十三

達彷上二百四十四

達彷下二百四十四

達汸上二百四十五

[illegible]

སྟོང་གི་ཡི་ར་ཧ་དེ། སྟོང་གི་མ་ནི་ཟུ་ཧ་ཧུ། སྟོང་དད་སྤྱོགས་འགོད་ཚོག་ཟླ་ཡིན།

達汸下二百四十五

[illegible]

達汸上二百四十六

[illegible]

達汸下二百四十六

[illegible]

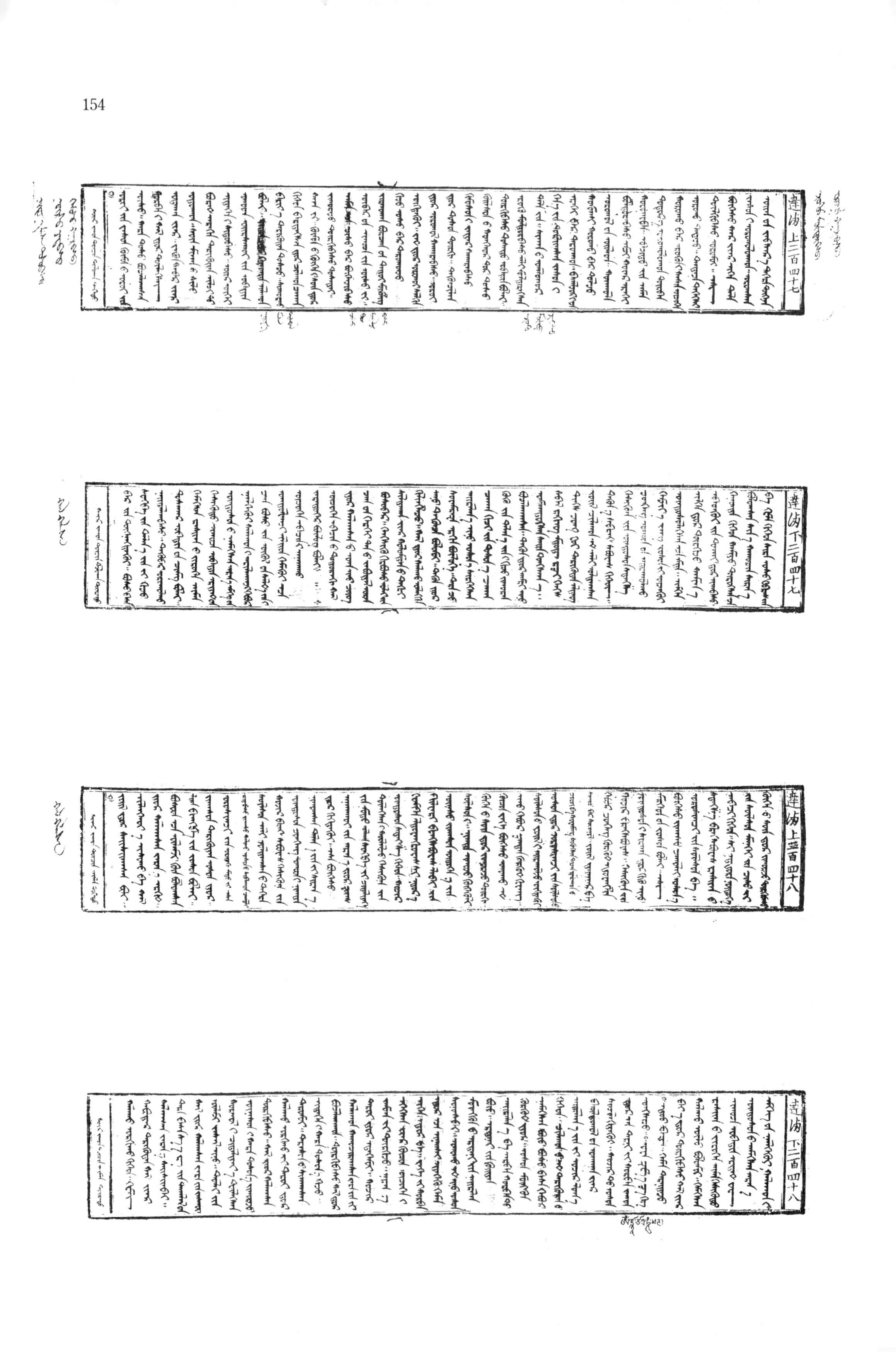

達汾上二百四十七

達汾下二百四十七

達汾上二百四十八

達汾下二百四十八

達汸上二百四十九

ཨོཾ་ཁན་ཁ་ད་ས་སོད་ཧཱུྃ་ཧཱུྃ་ཕཊ།

達汸下二百四十九

ཨོཾ་ཧྲཱ་ཡ་ཧ་ལ་སྒྲ་ར་ཡ་ཧྲཱི་ཧྲཱི།

達汸上二百五十

達汸下二百五十

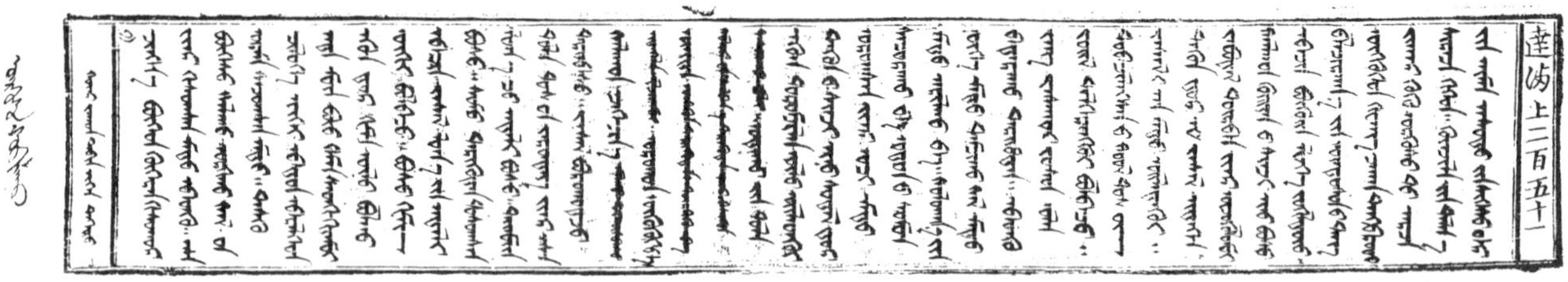
達汚上二百五十一

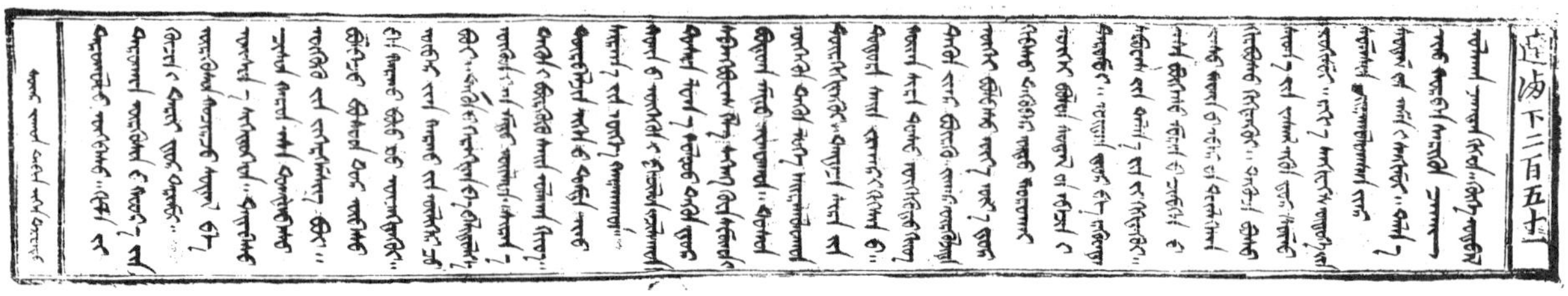
達汚下二百五十一

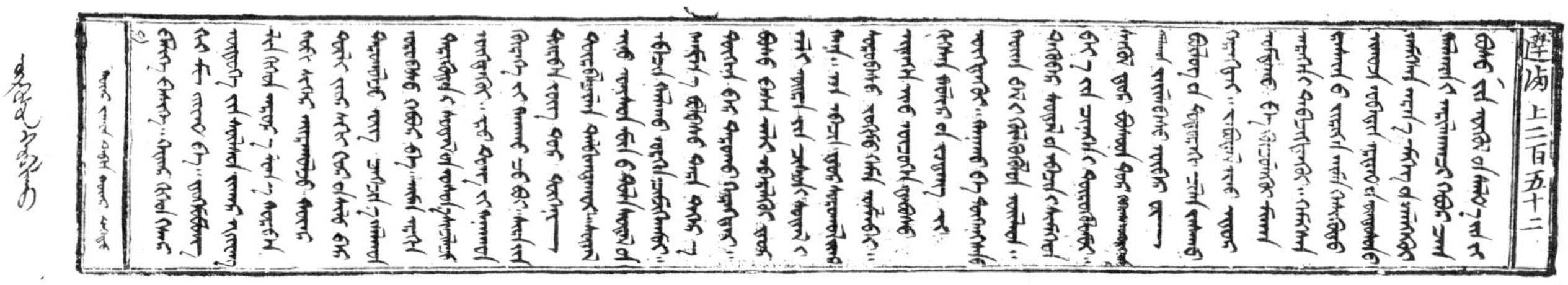
達汚上二百五十二

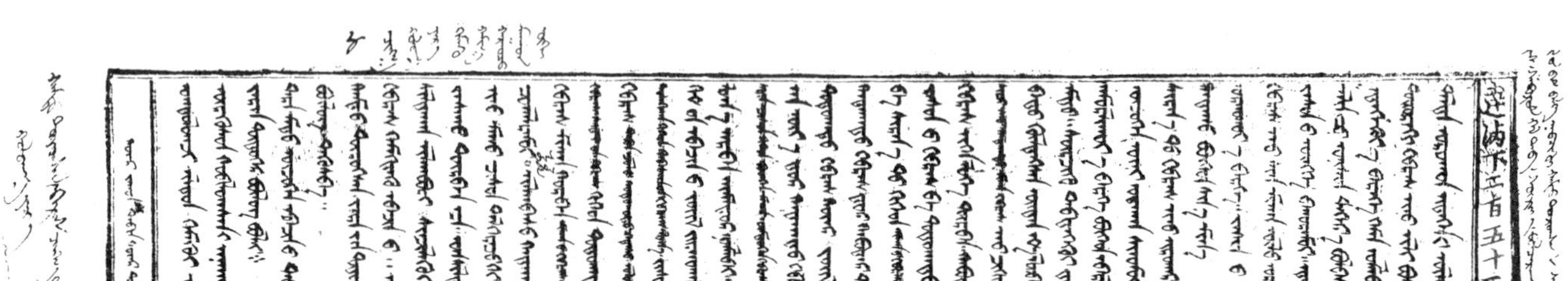
達汚下二百五十二

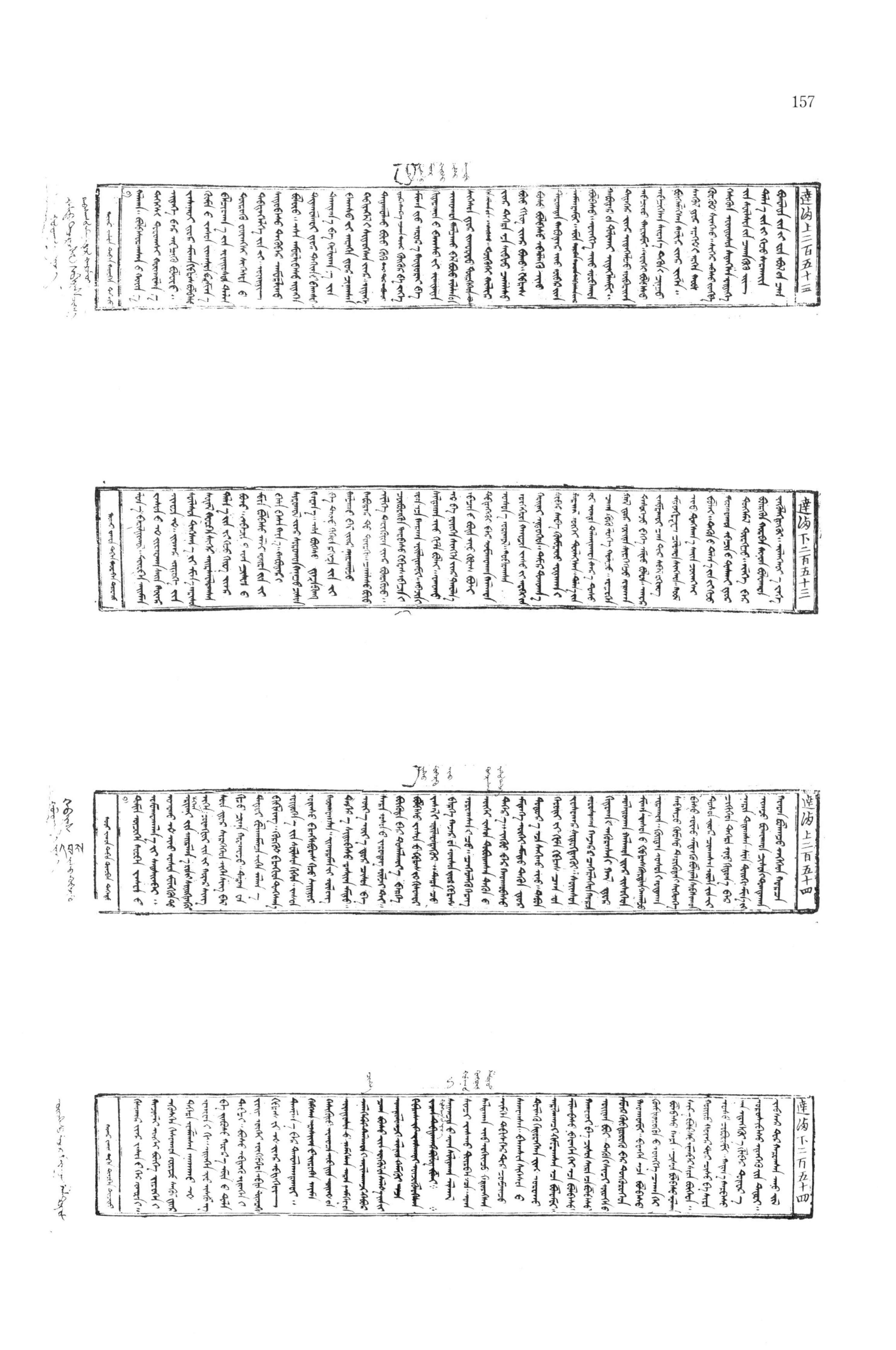

達洳上二百五十三

達洳下二百五十三

達洳上二百五十四

達洳下二百五十四

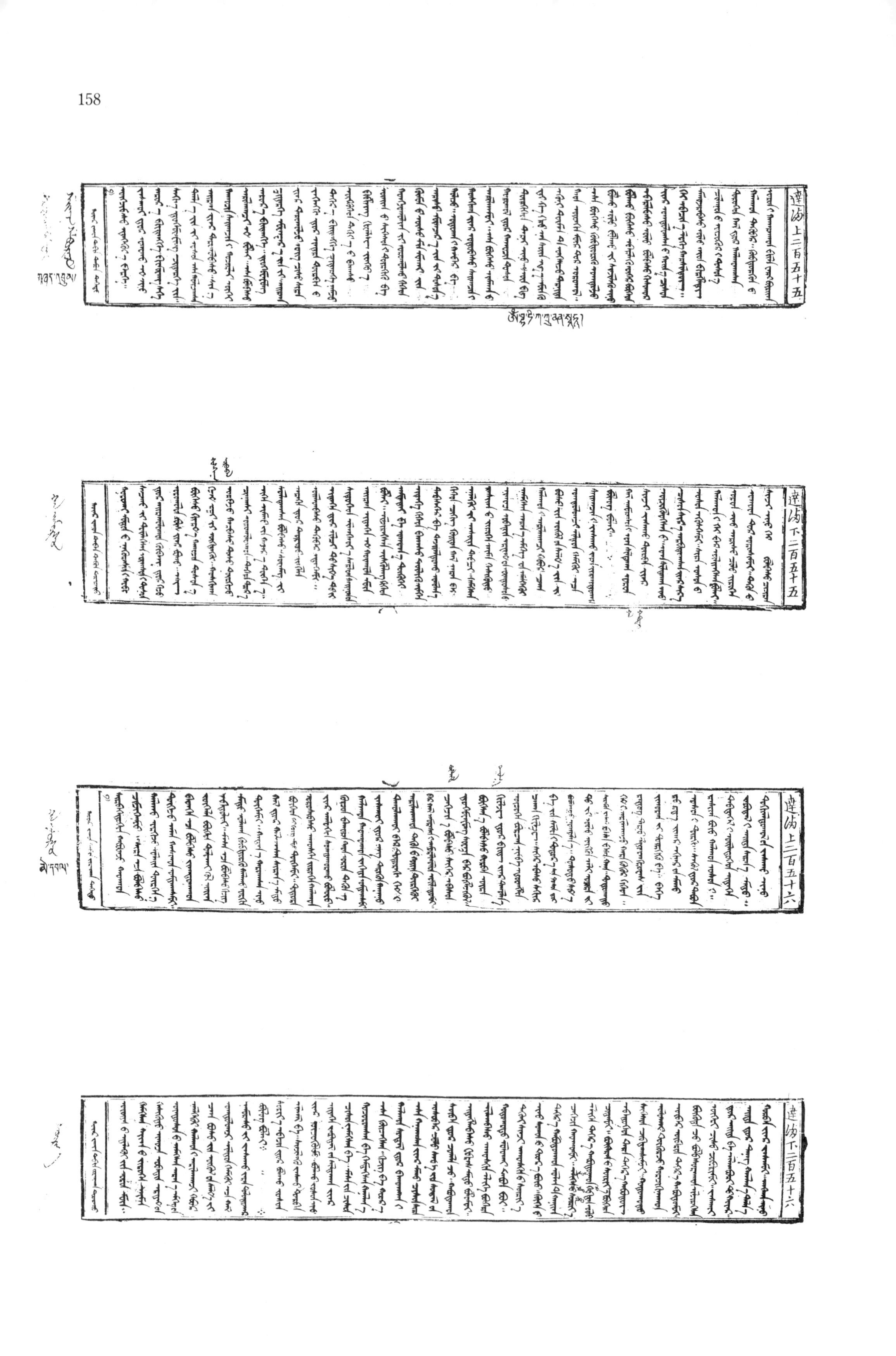

達汸上二百五十五

達汸下二百五十五

達汸上二百五十六

達汸下二百五十六

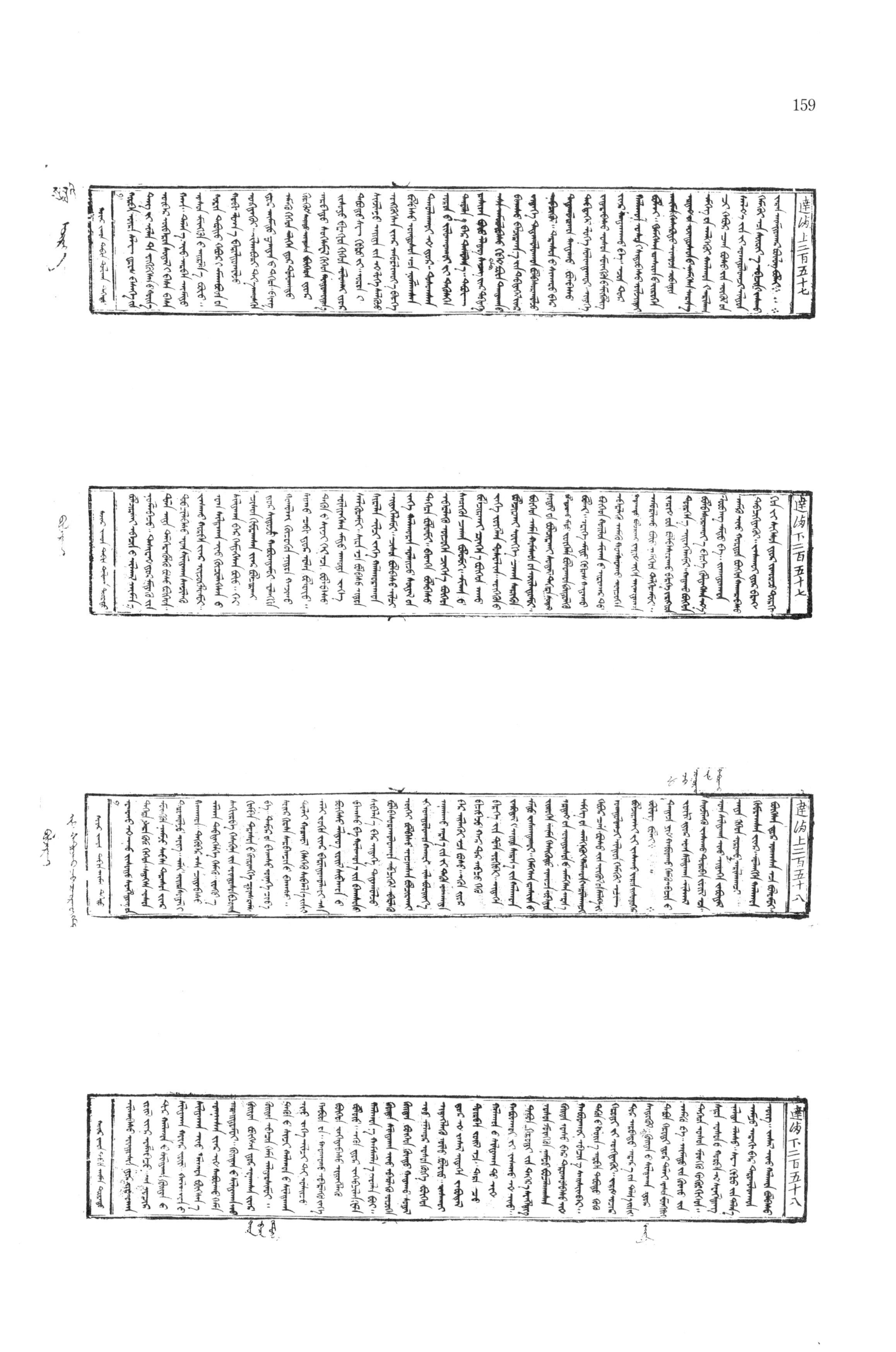

達汭上二百五十七

達汭下二百五十七

達汭上二百五十八

達汭下二百五十八

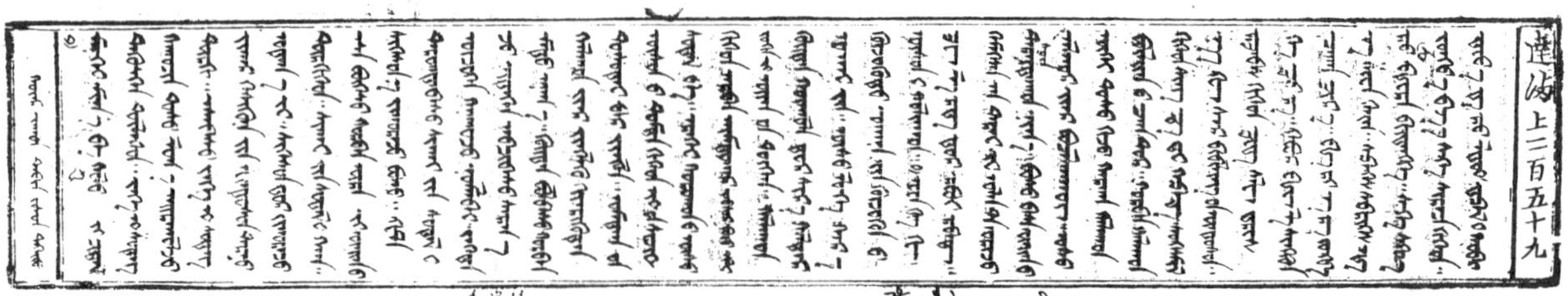
達海上二百五十九

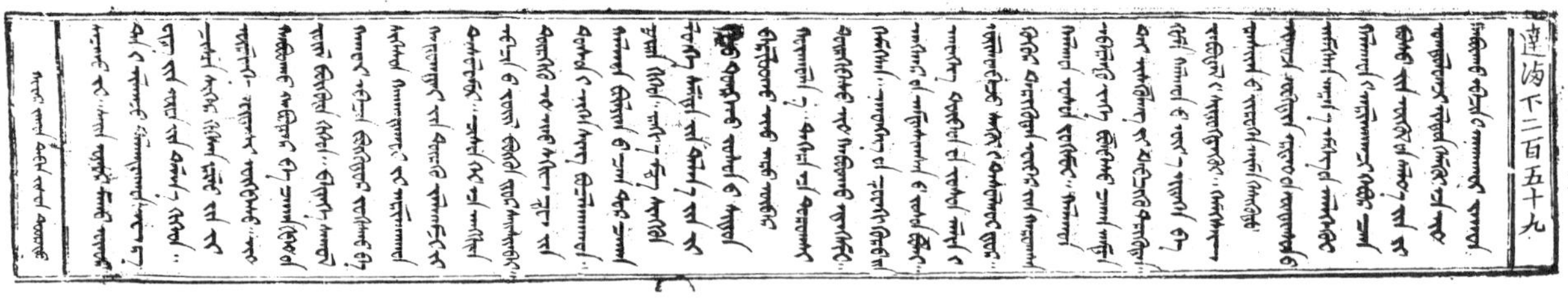
達海下二百五十九

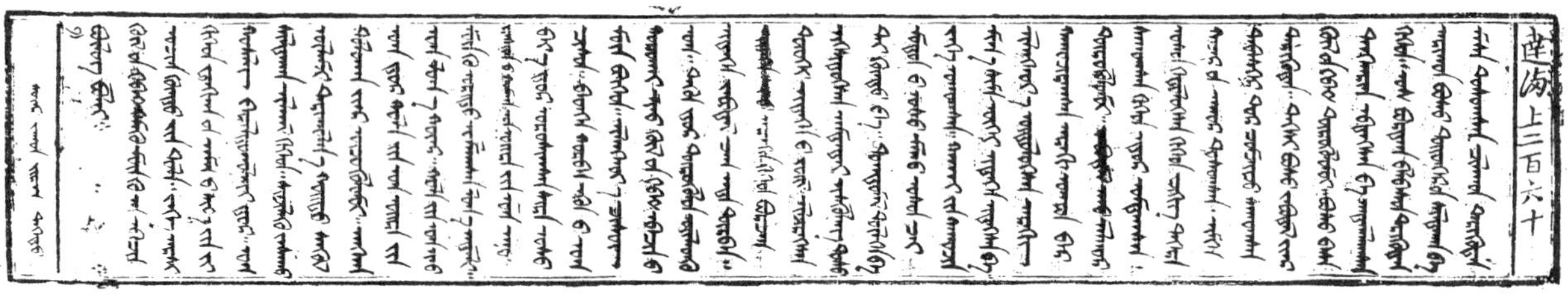
達海上二百六十

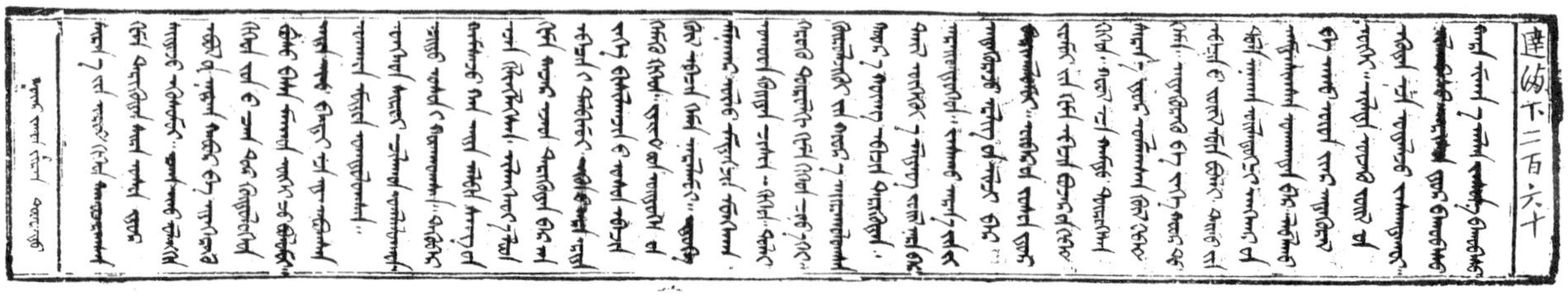
達海下二百六十

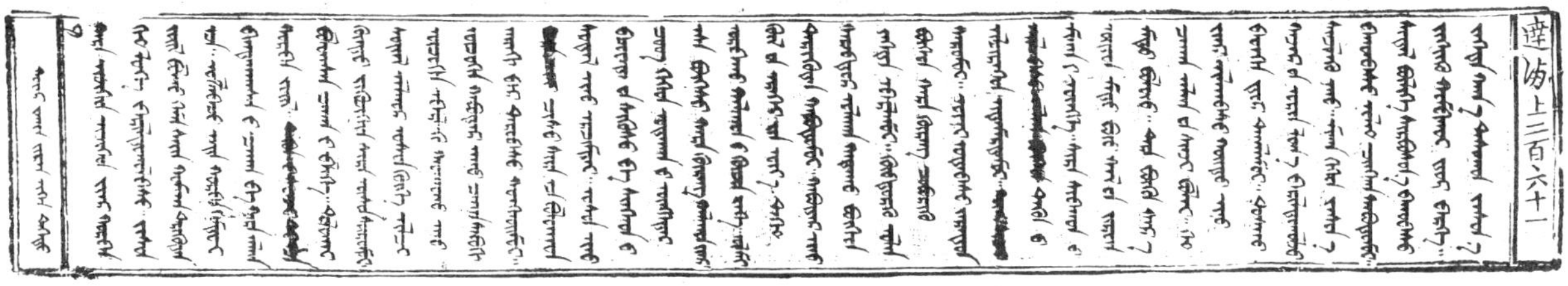

達汸上二百六十一

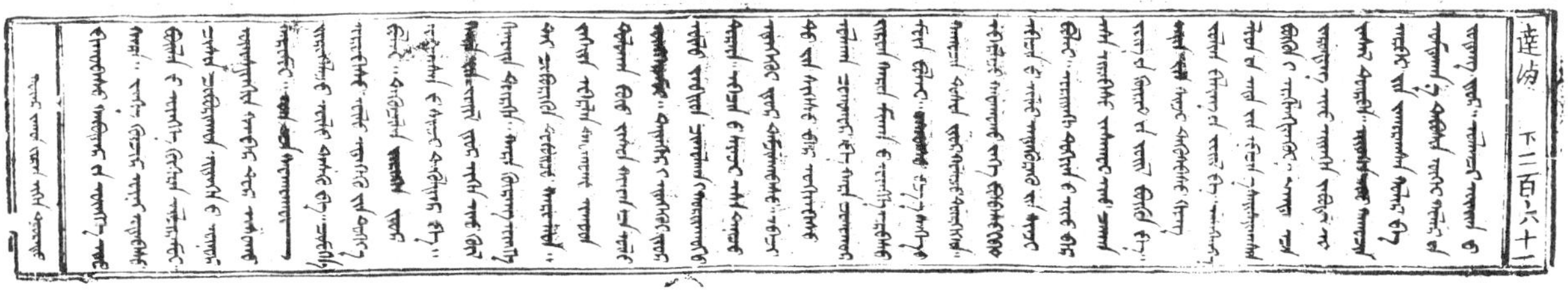

達汸下二百六十一

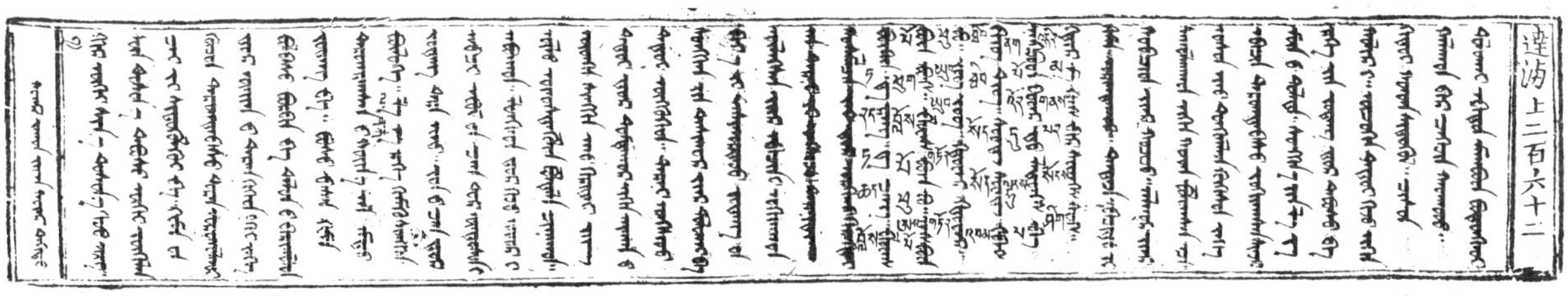

達汸上二百六十二

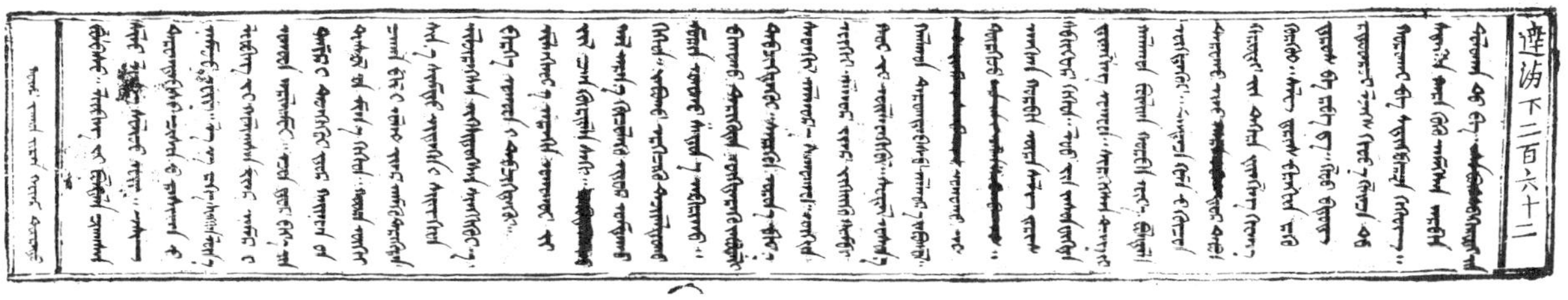

達汸下二百六十二

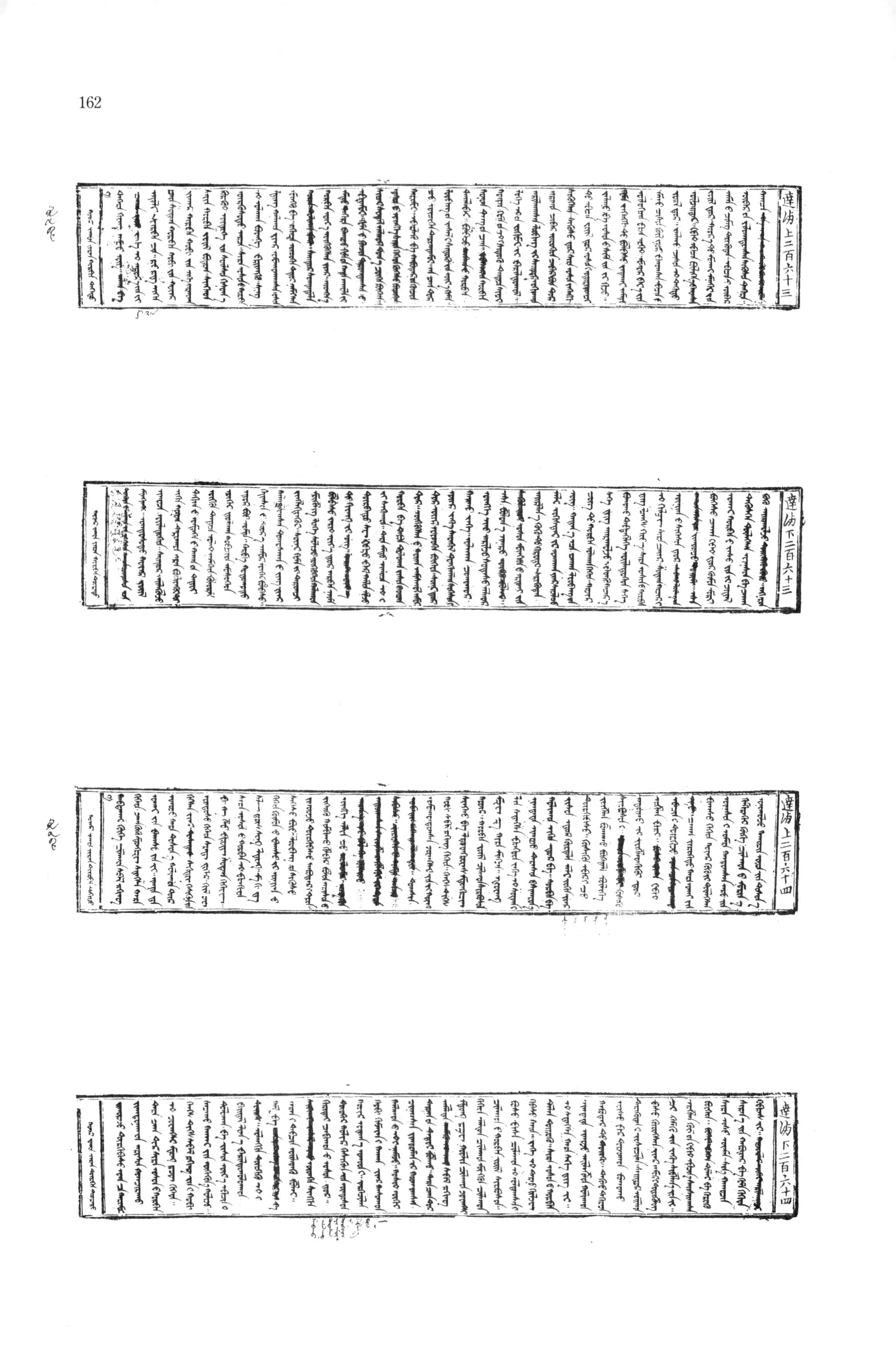

達汾上二百六十三

[illegible]

達汾下二百六十三

[illegible]

達汾上二百六十四

[illegible]

達汾下二百六十四

[illegible]

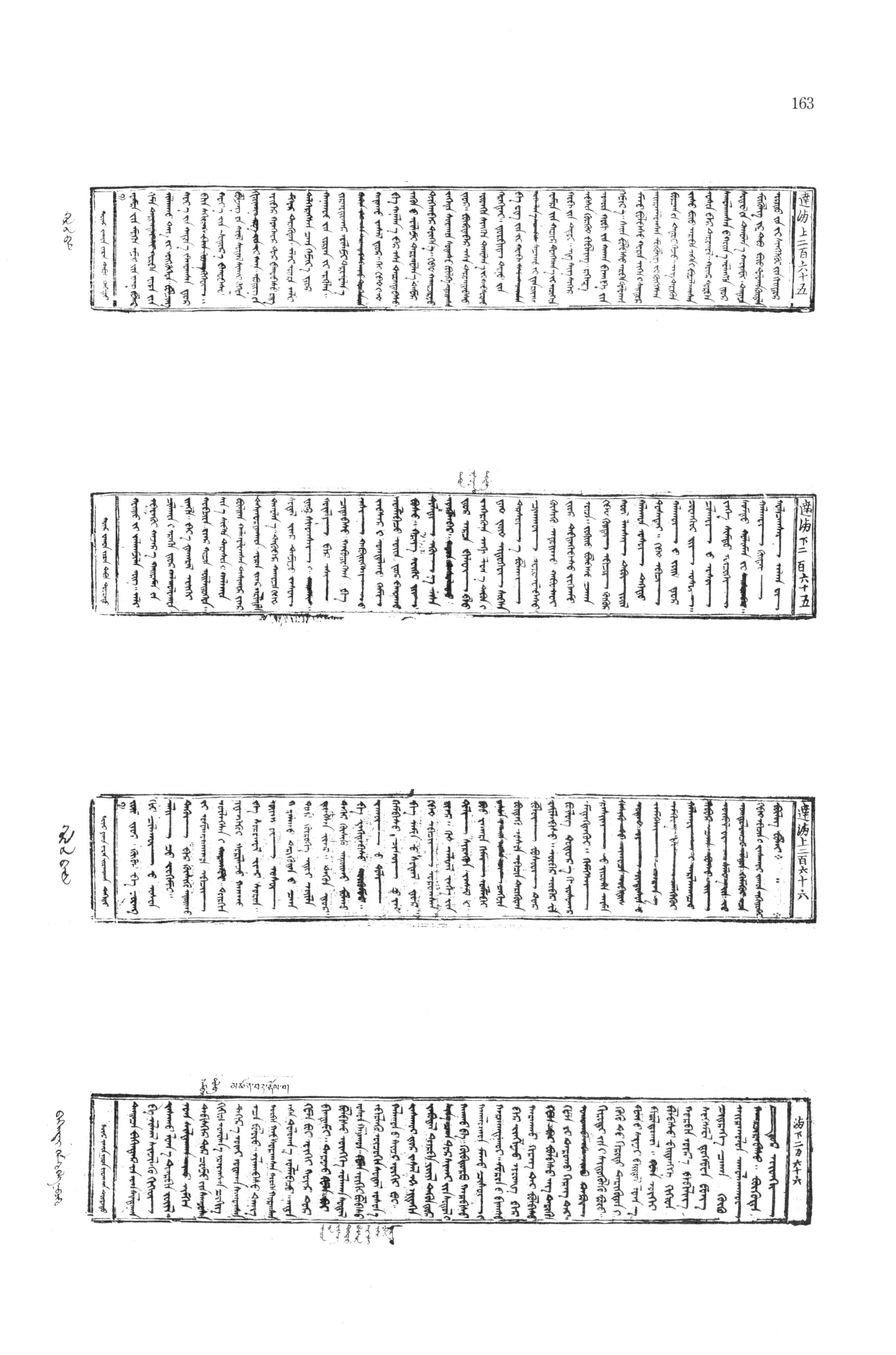

達汤上二百六十五

達汤下二百六十五

達汤上二百六十六

汤下二百六十六

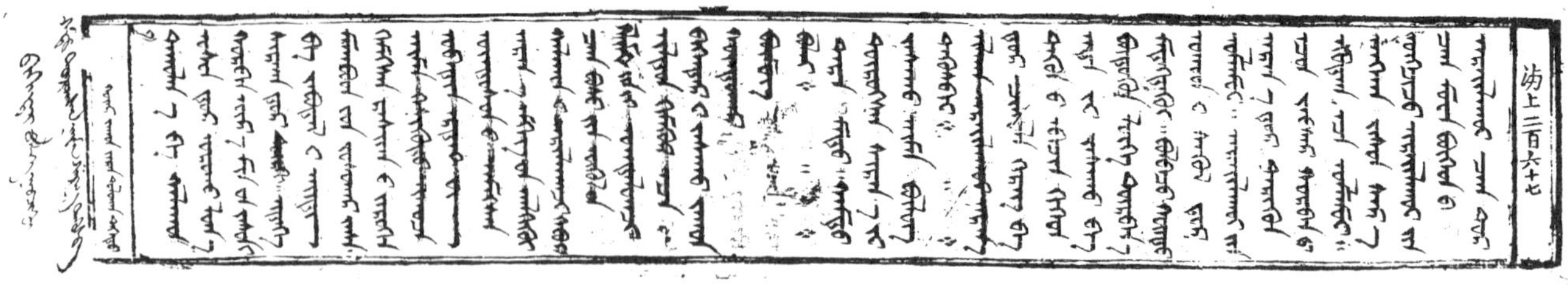
汤上二百六十七

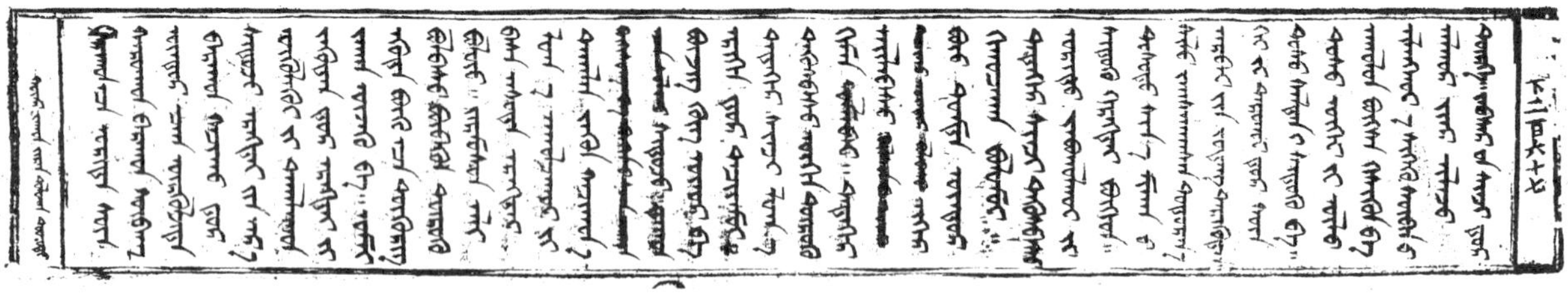
下二百六十七

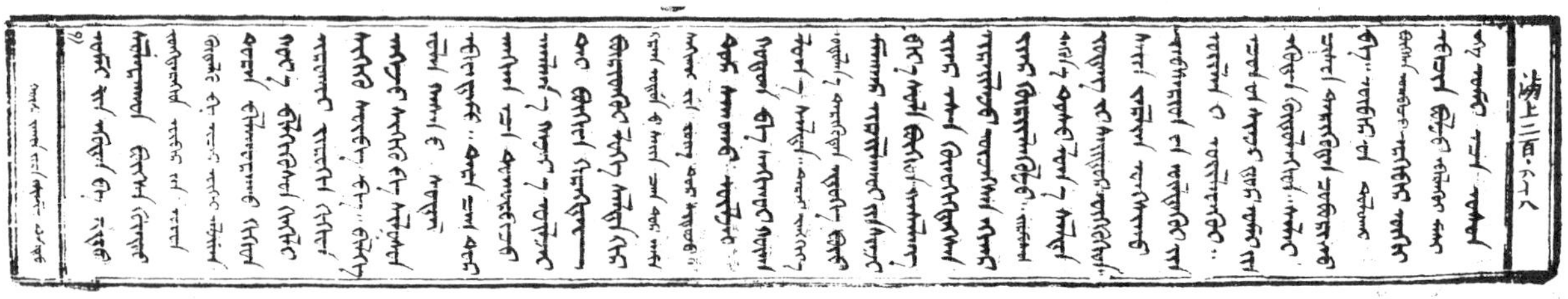
汤上二百六十八

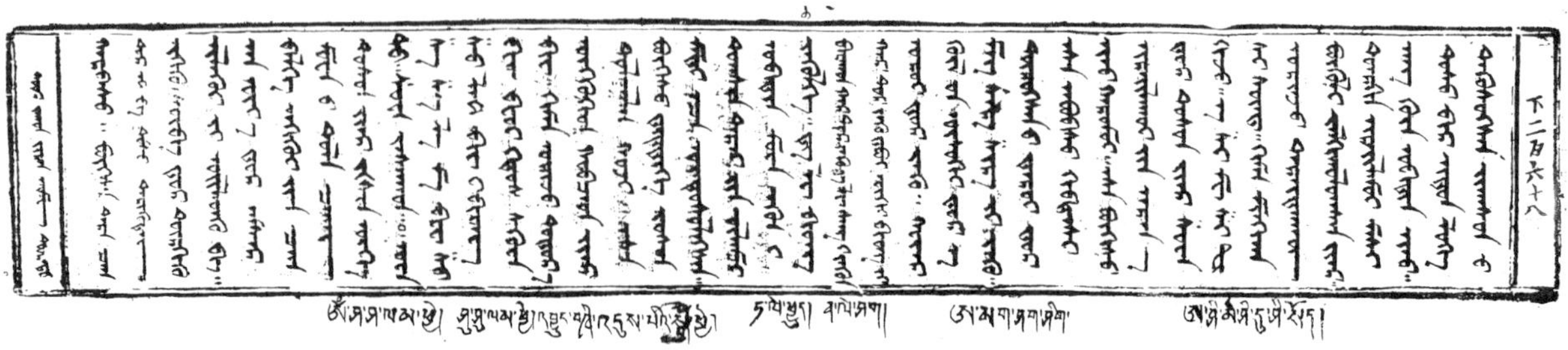
下二百六十八

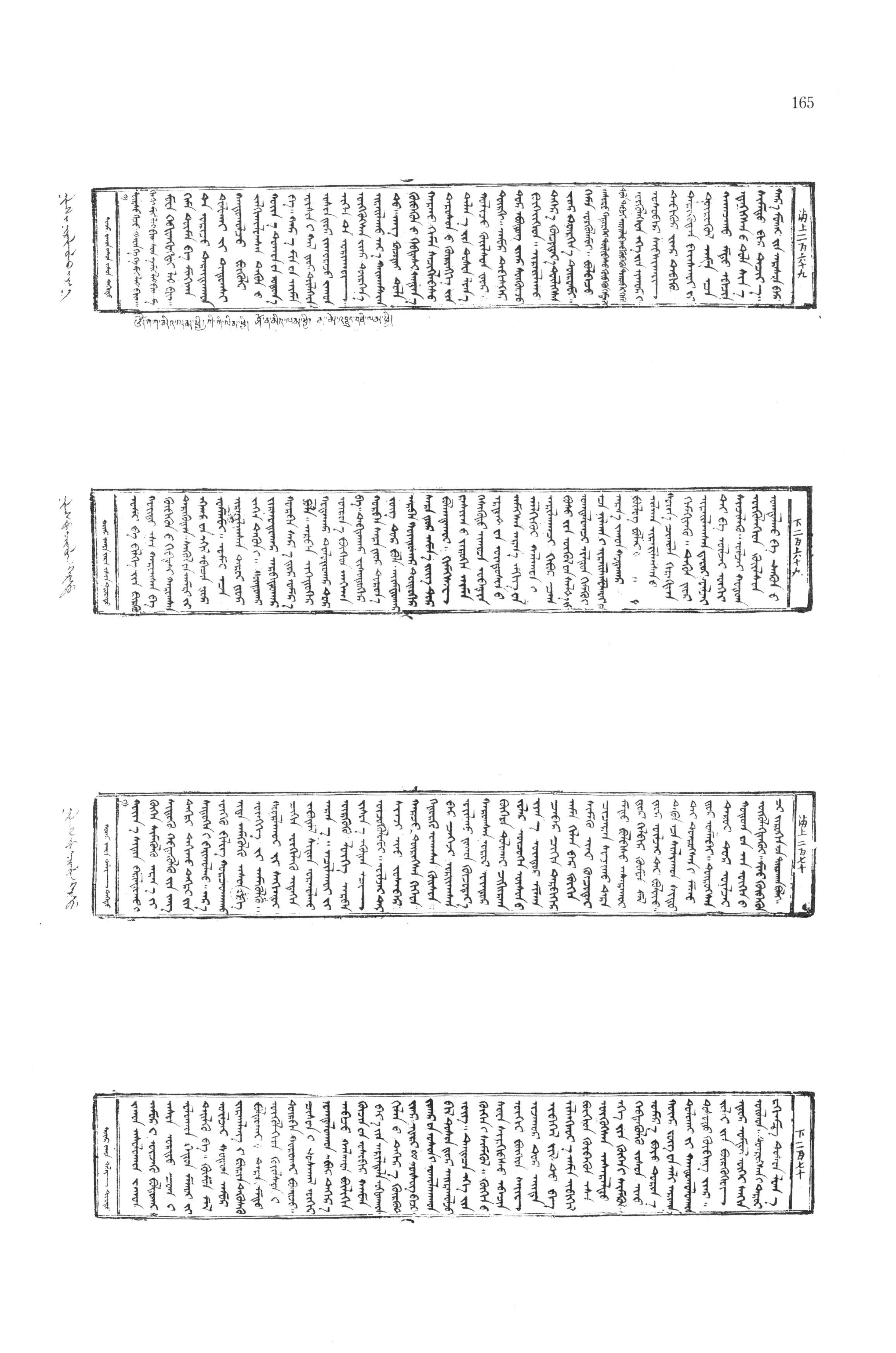

汤上二百六十九

下二百六十九

汤上二百七十

下二百七十

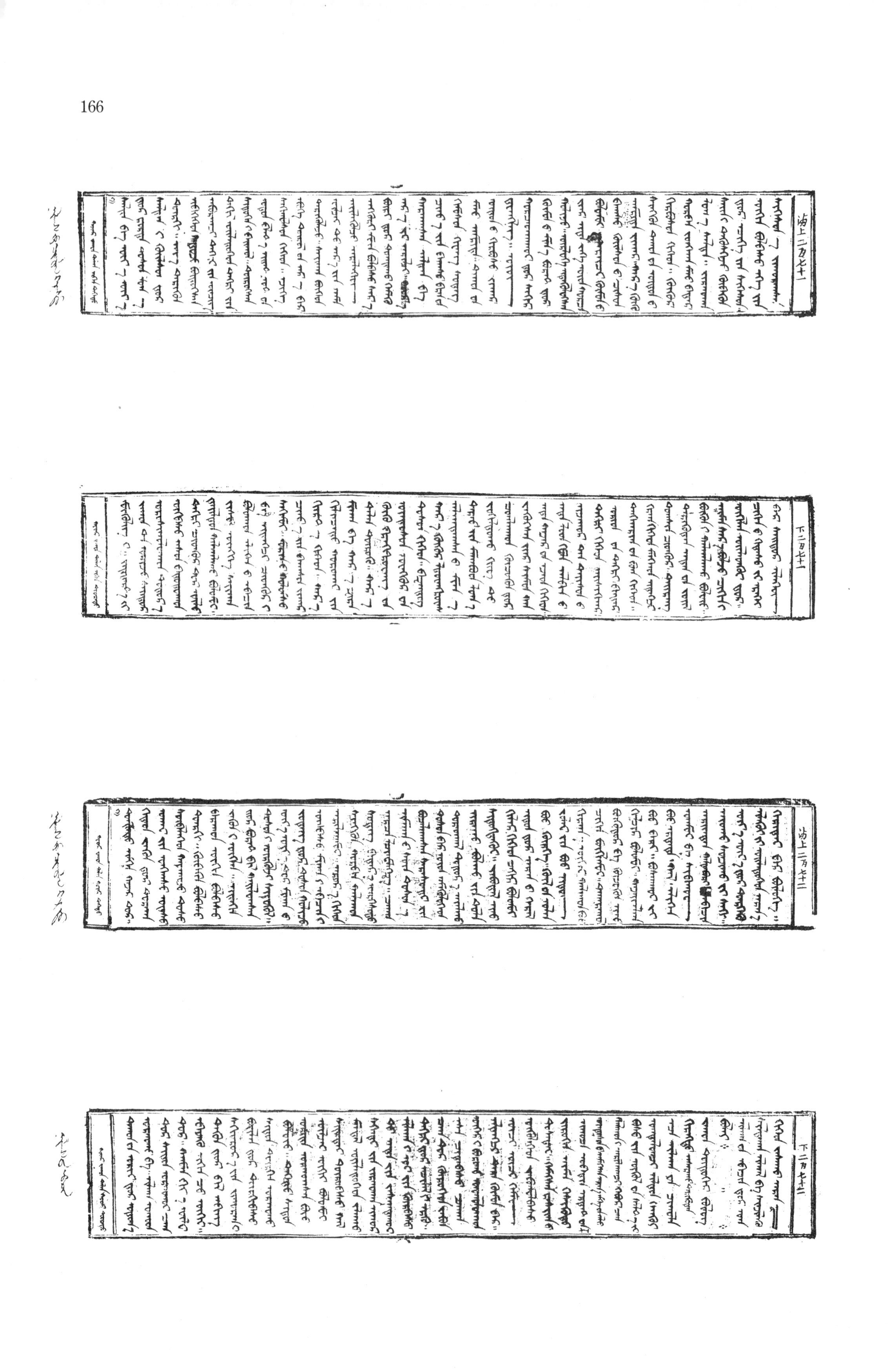

汤上二百七十一

下二百七十一

汤上二百七十二

下二百七十二

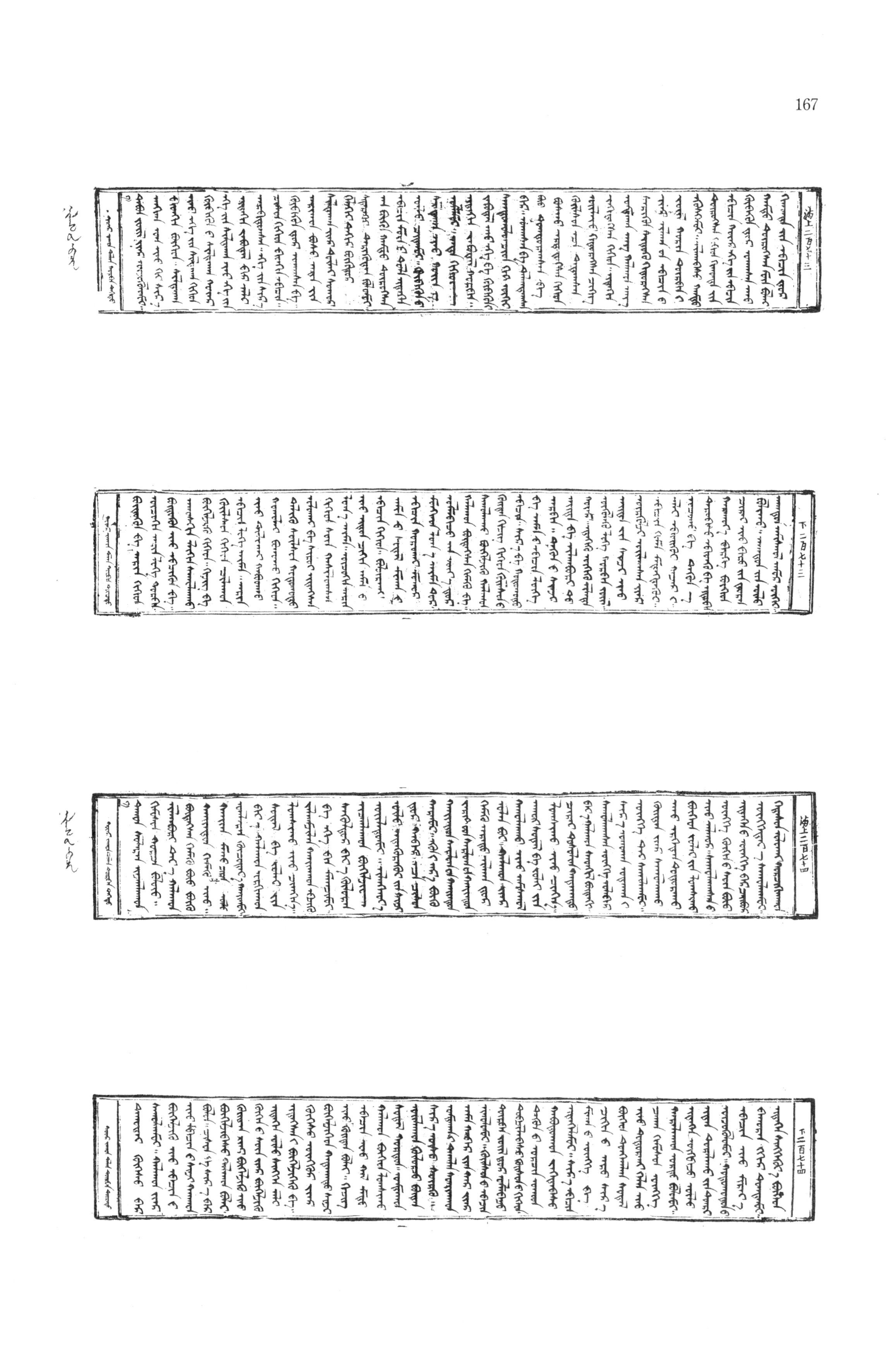

滿上二百七十三

下二百七十三

滿上二百七十四

下二百七十四

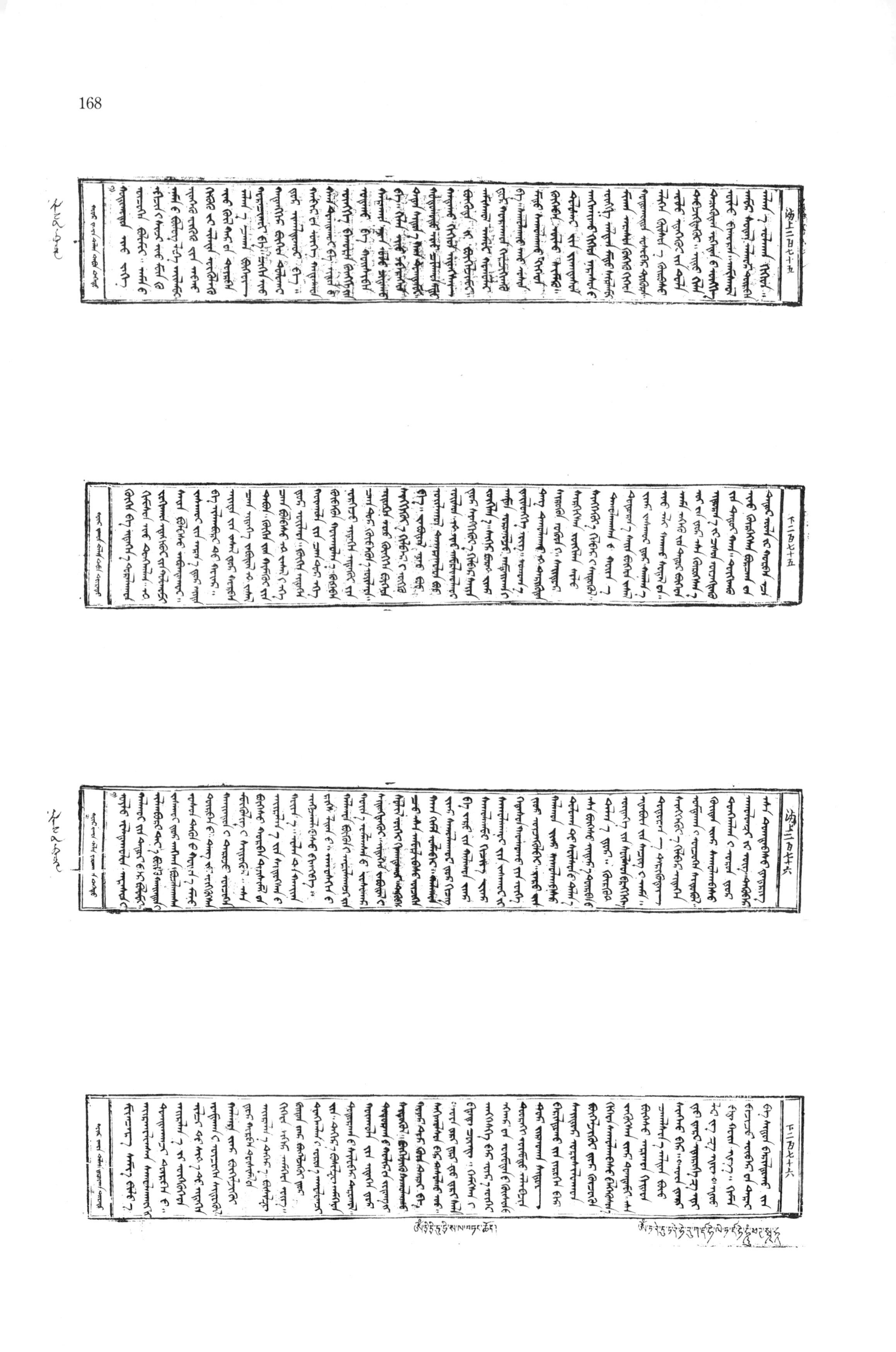

上二百七十五

[illegible]

下二百七十五

[illegible]

上二百七十六

[illegible]

下二百七十六

[illegible]

[illegible]

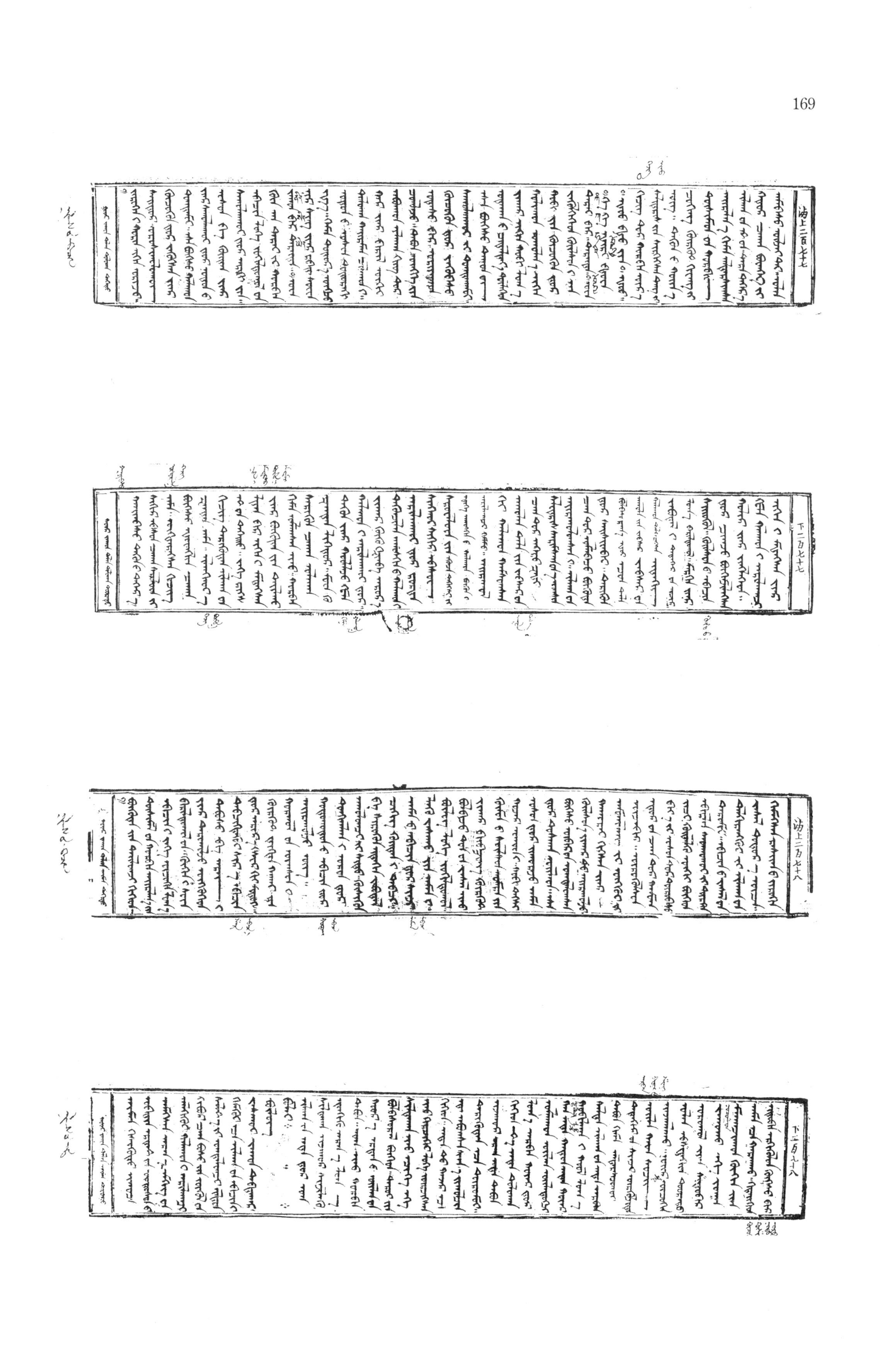

汾上二百七十七

下二百七十七

汾上二百七十八

下二百七十八

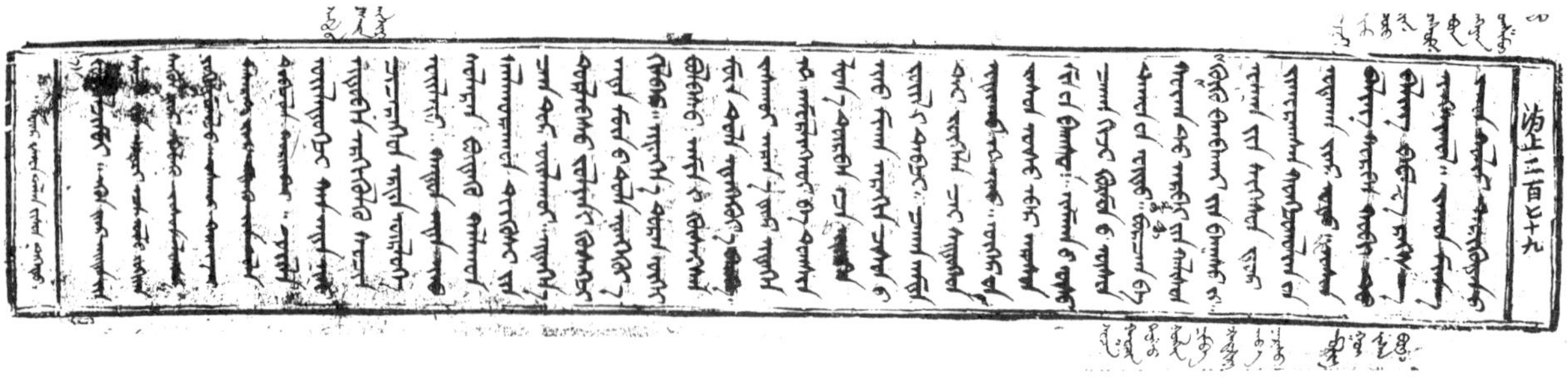
浙上二百七十九

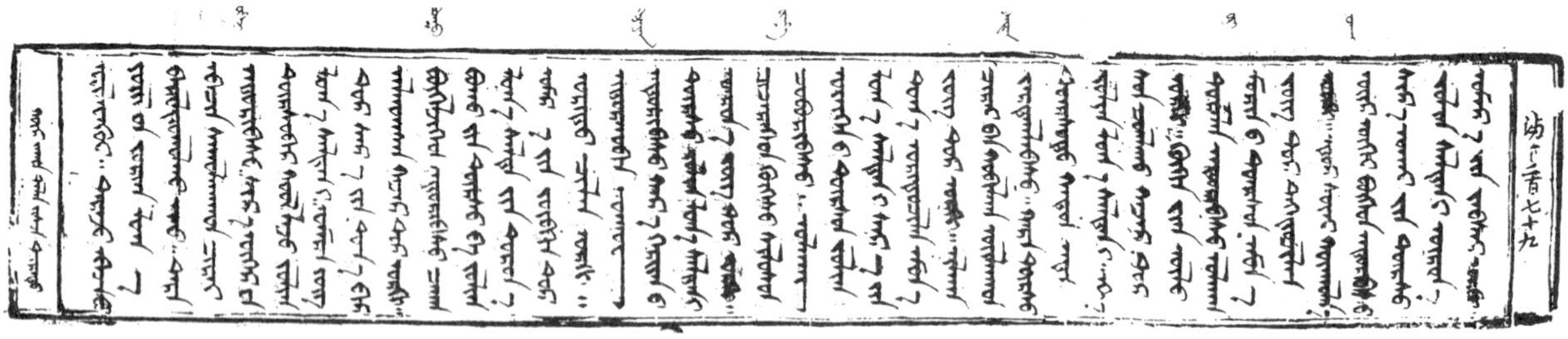
浙上二百七十九

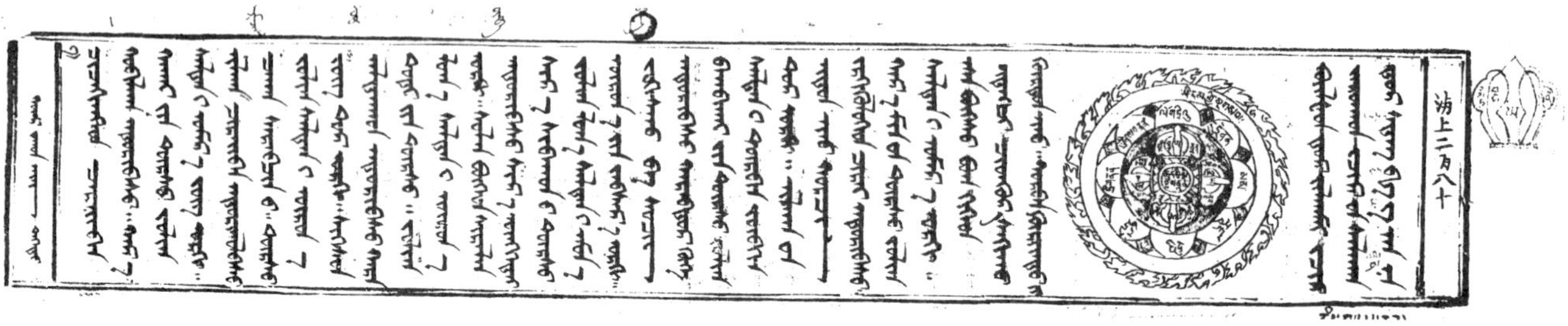
浙上二百八十

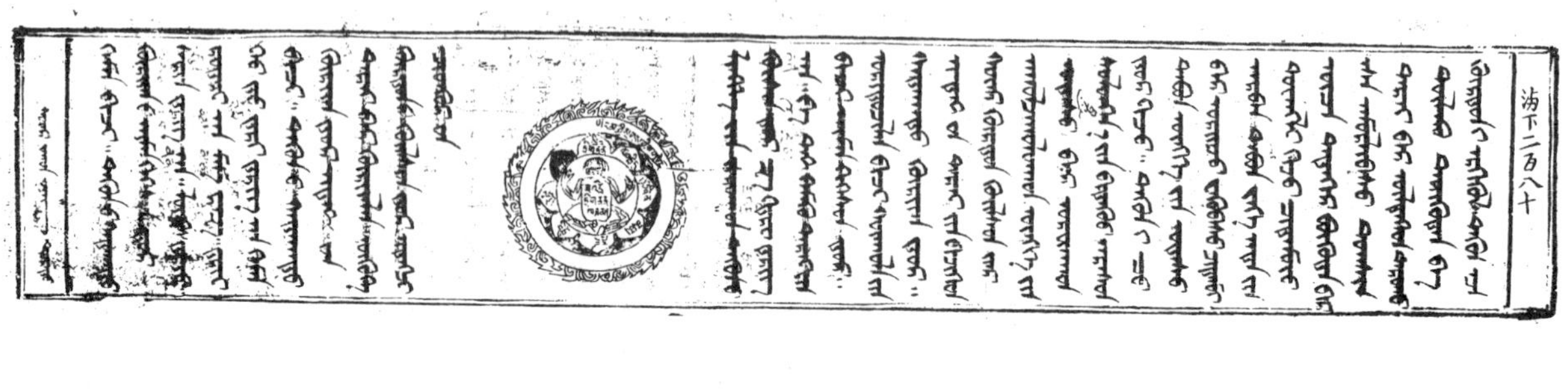
浙下二百八十

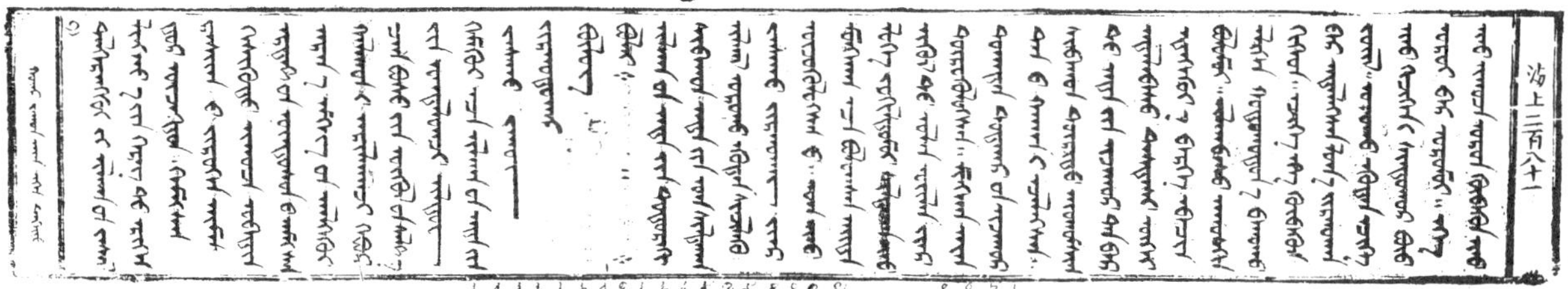
汤上二百八十一

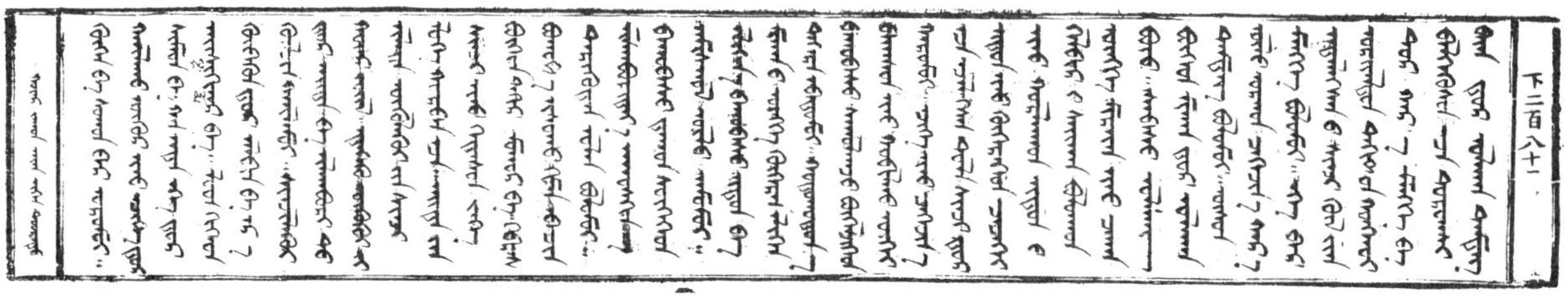
下二百八十一

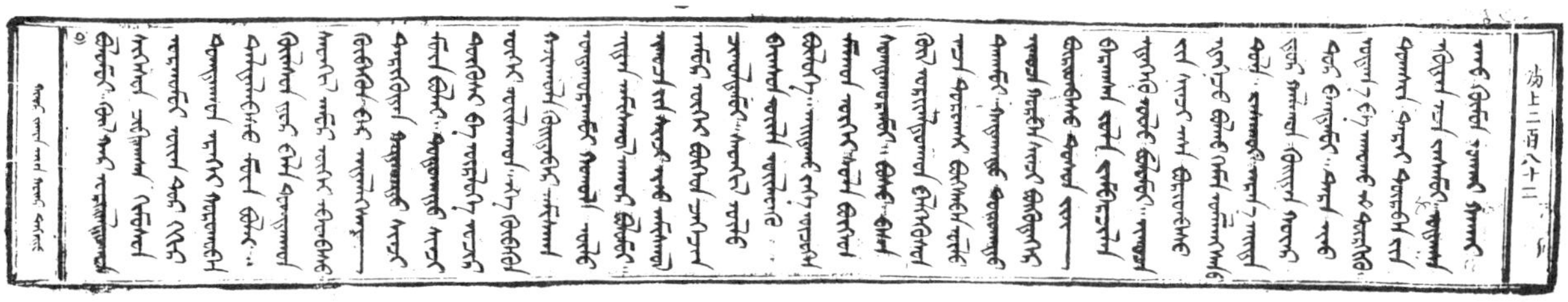
汤上二百八十二

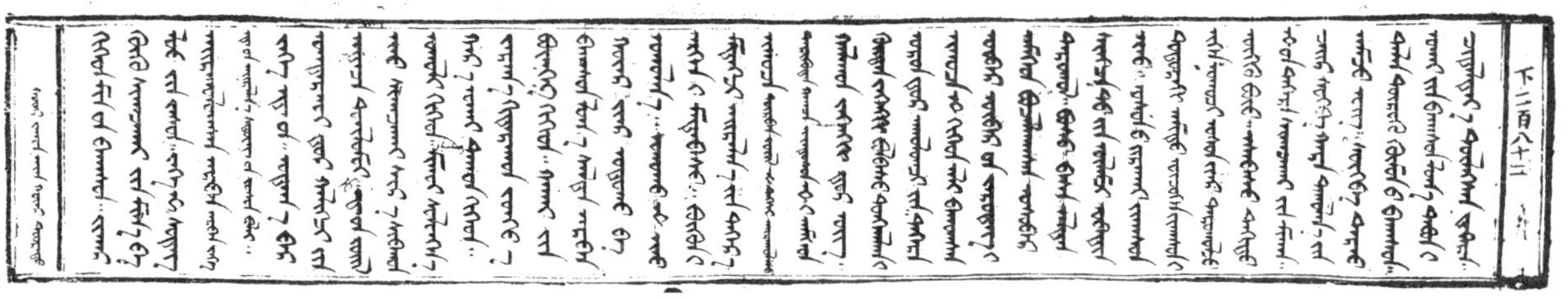
下二百八十二

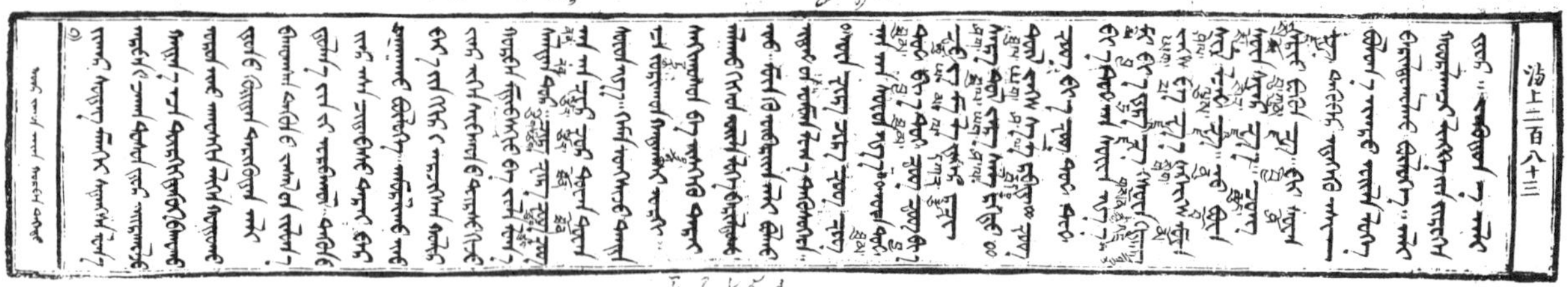
治上二百八十三

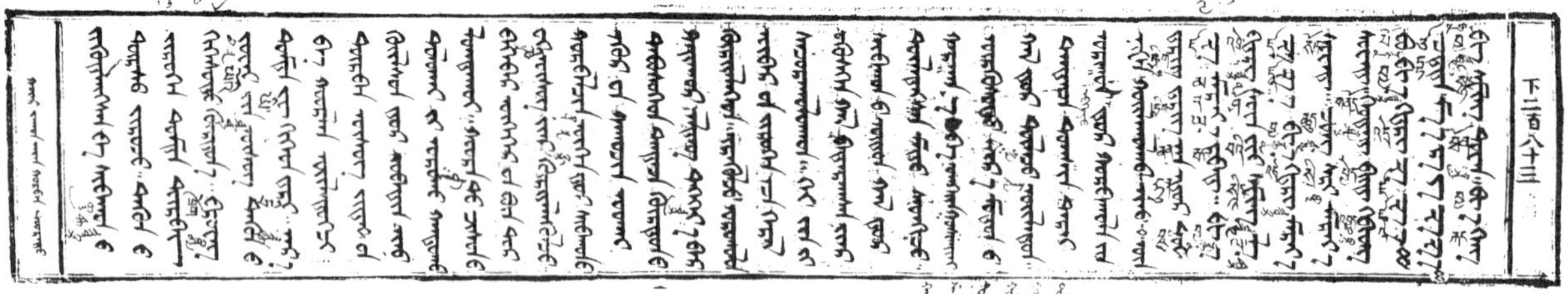
下二百八十三

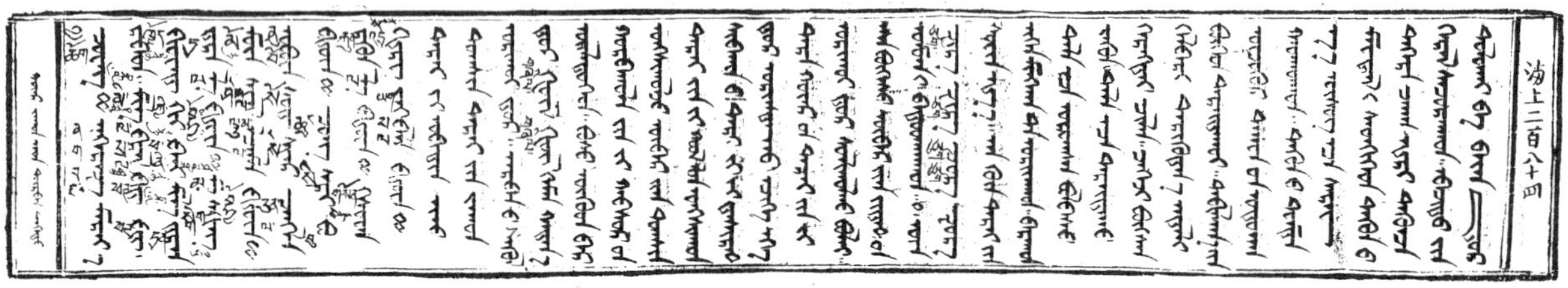
治上二百八十四

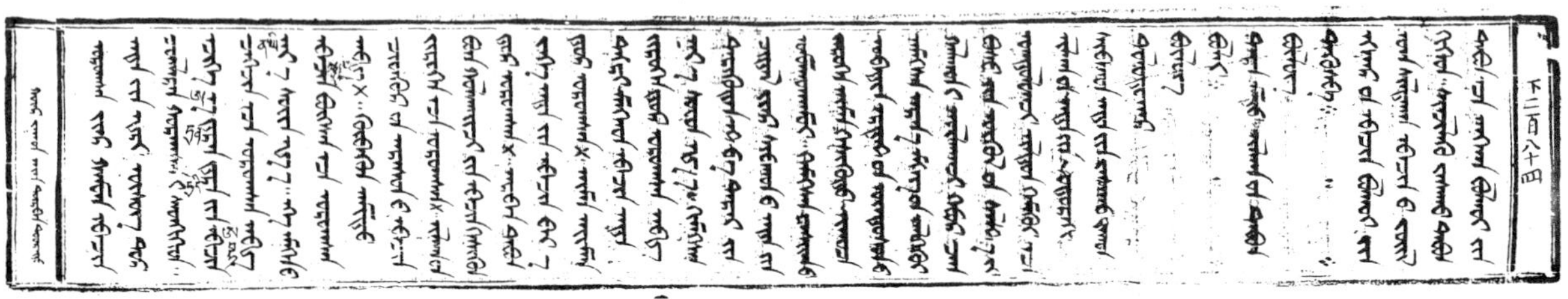
下二百八十四

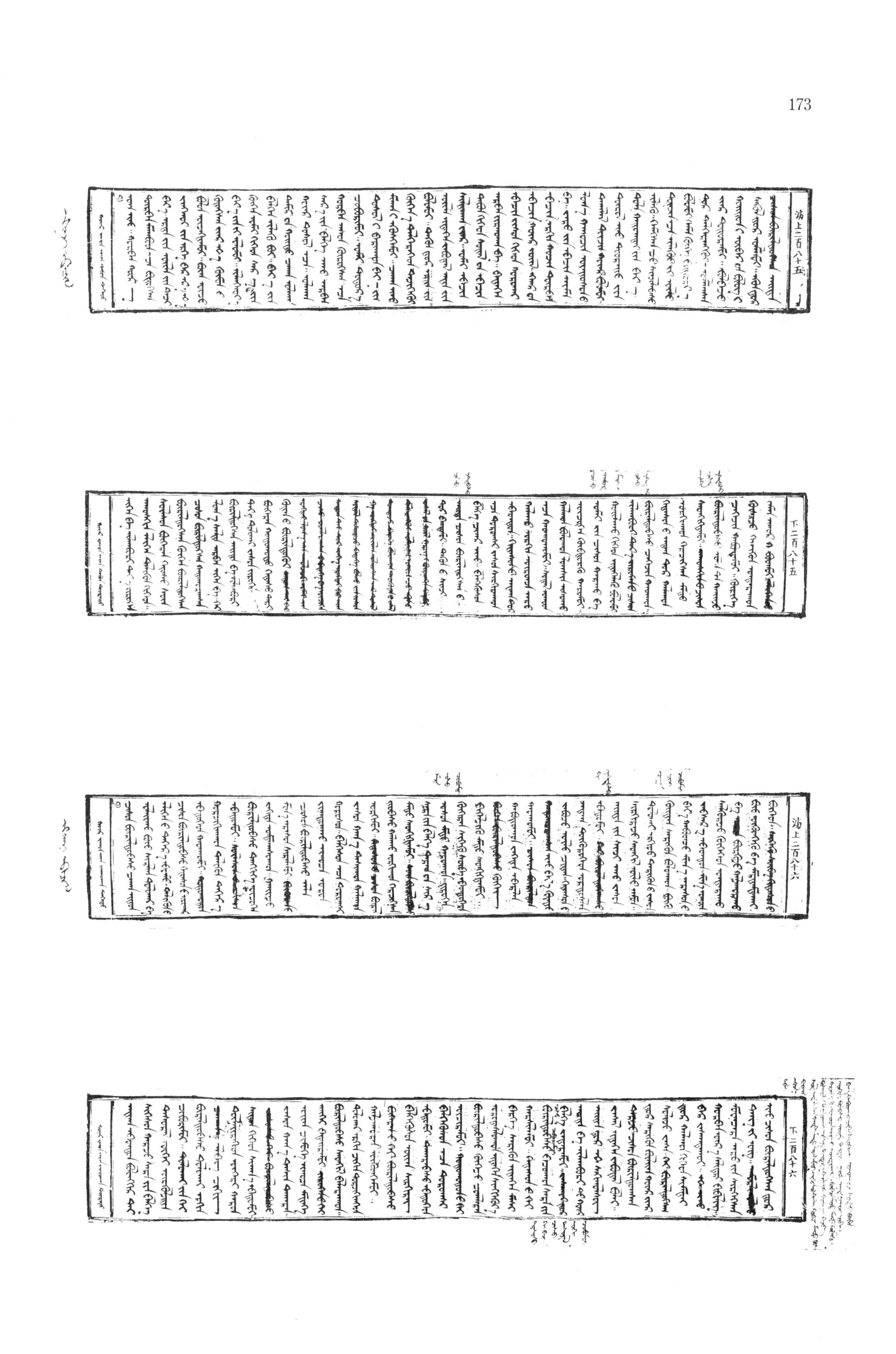

汤上二百八十五

下二百八十五

汤上二百八十六

下二百八十六

汸上二百八十七

下二百八十四

吉[illegible]八

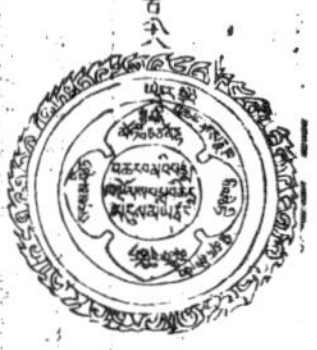

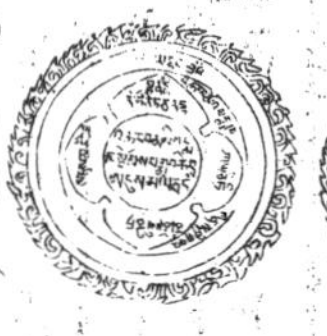

下三百八十八

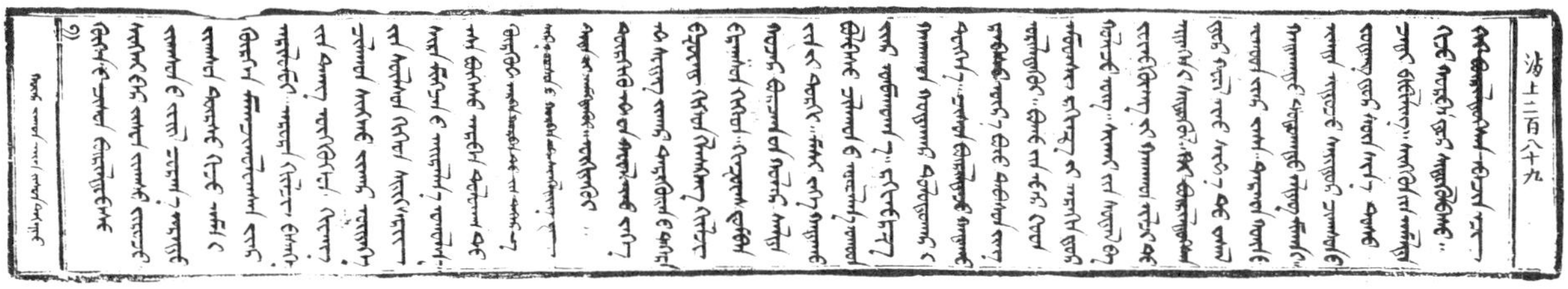

滿上二百八十九

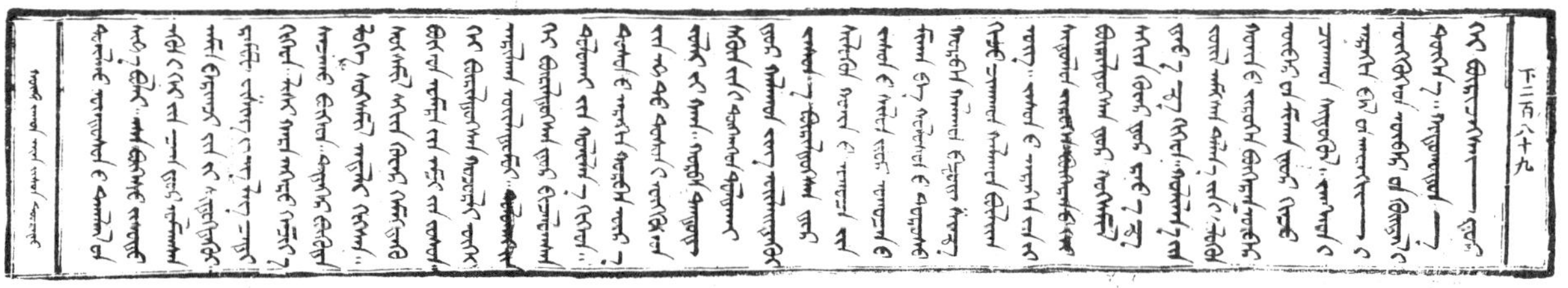

下二百八十九

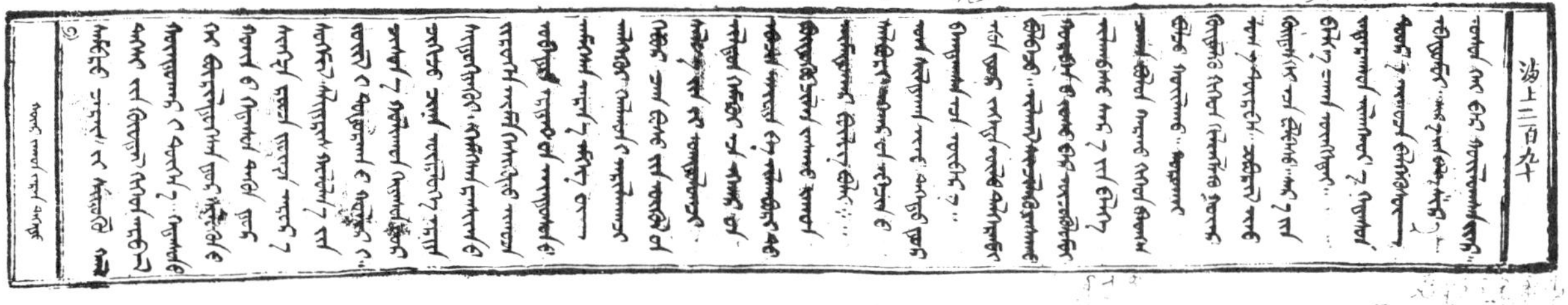

滿上二百九十

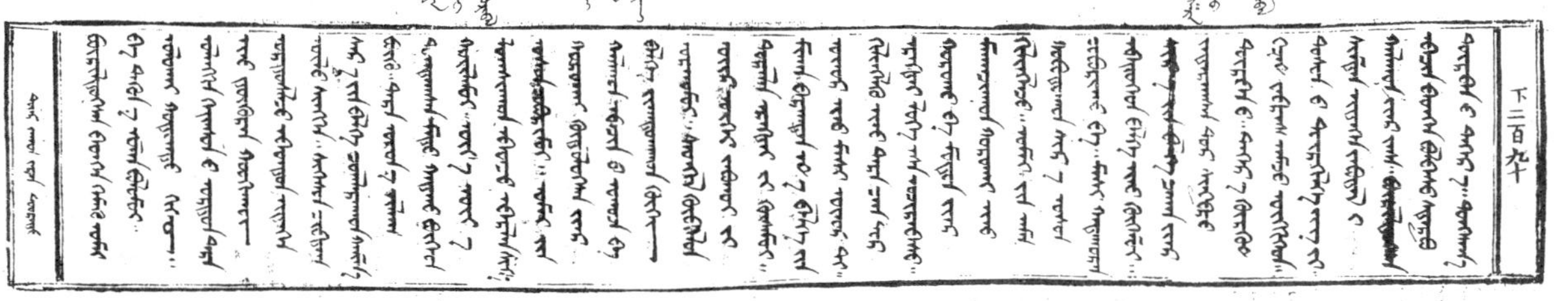

下二百九十

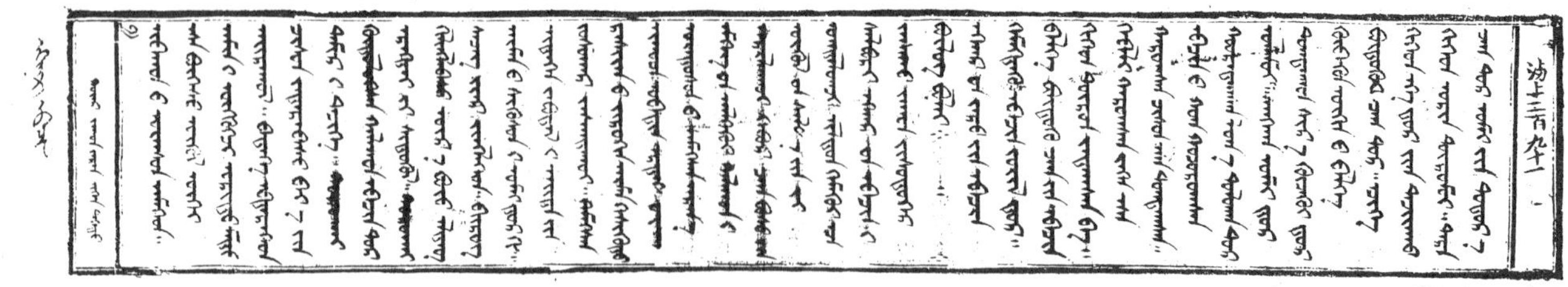

滿上二百九十一

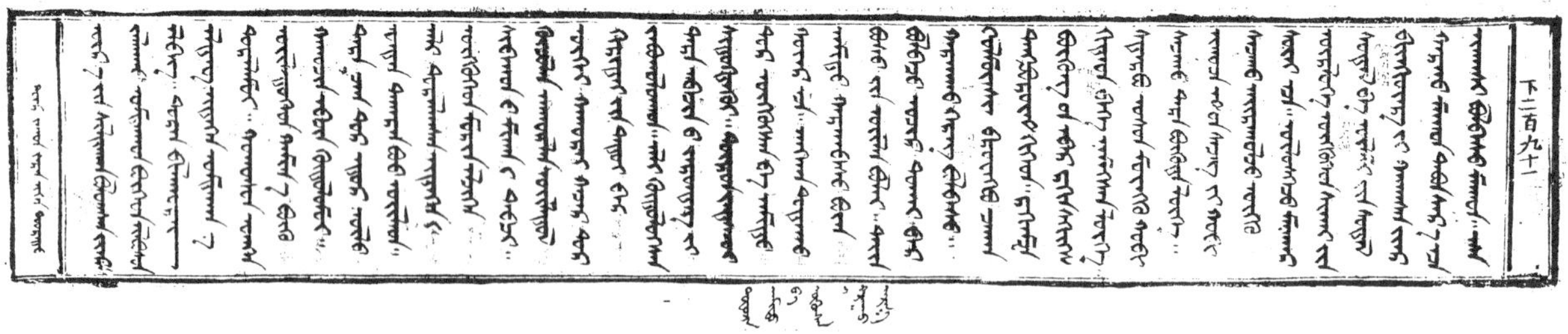

下二百九十一

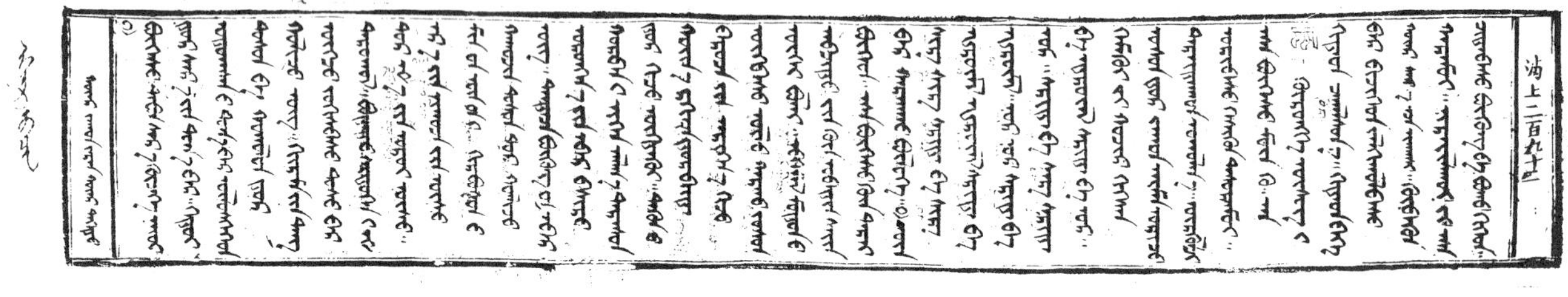

滿上二百九十二

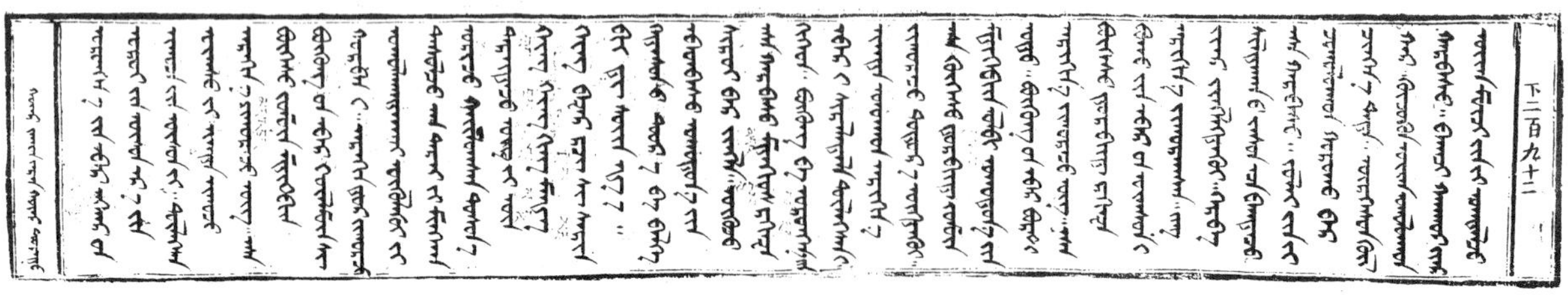

下二百九十二

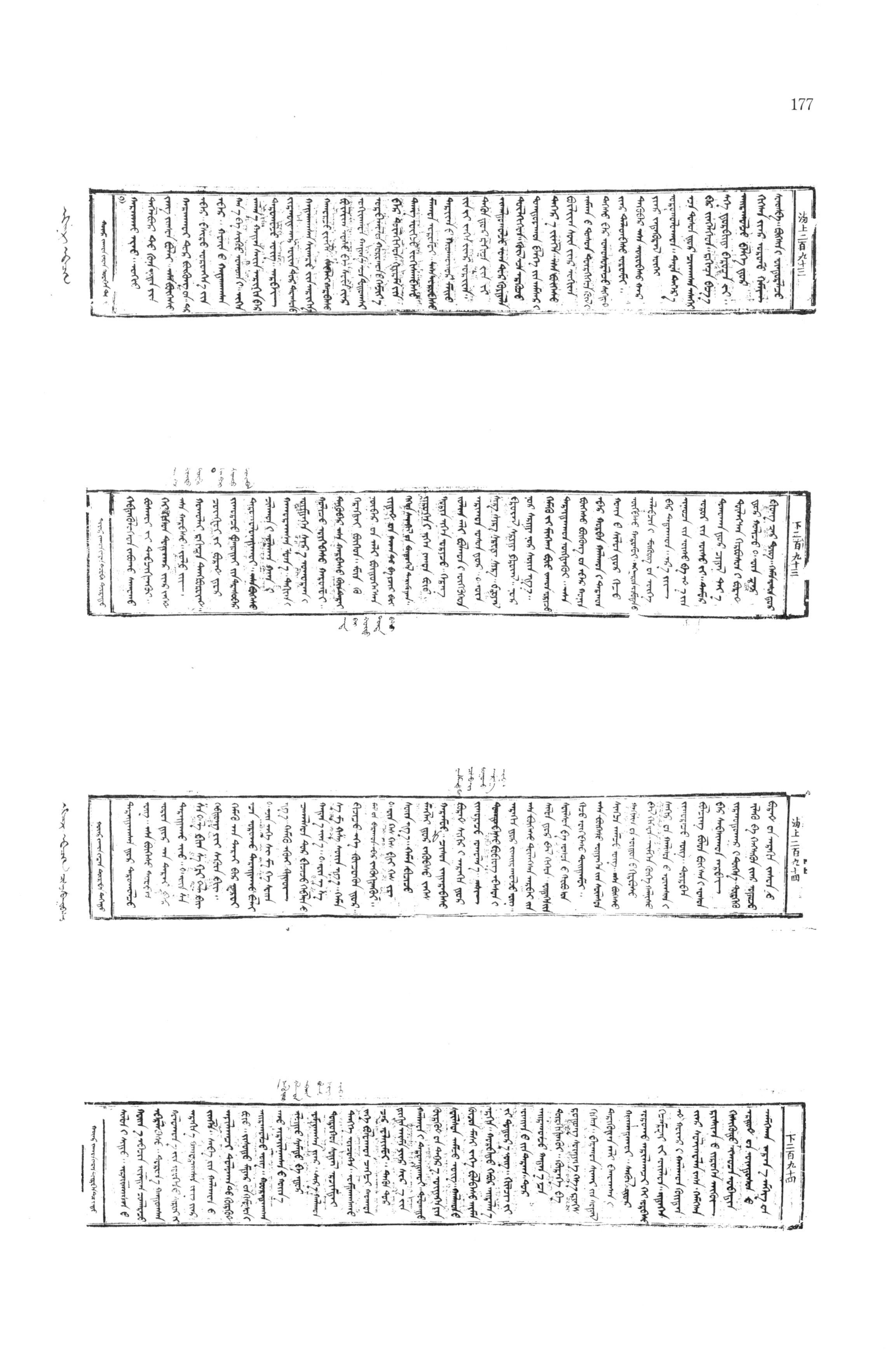

湯上二百九十三

下二百九十三

湯上二百九十四

下二百九十四

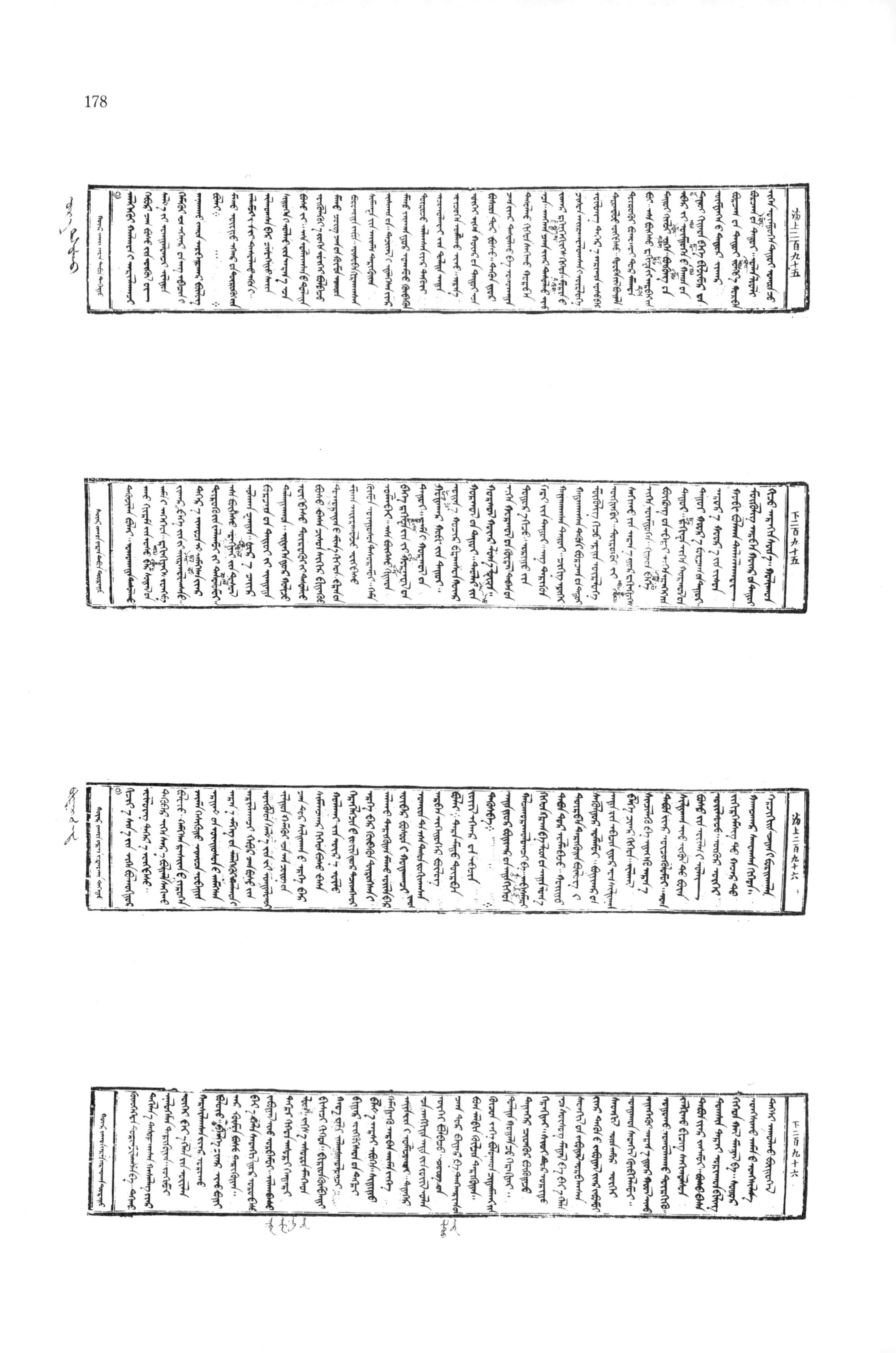

湯上二百九十五

下二百九十五

湯上二百九十六

下二百九十六

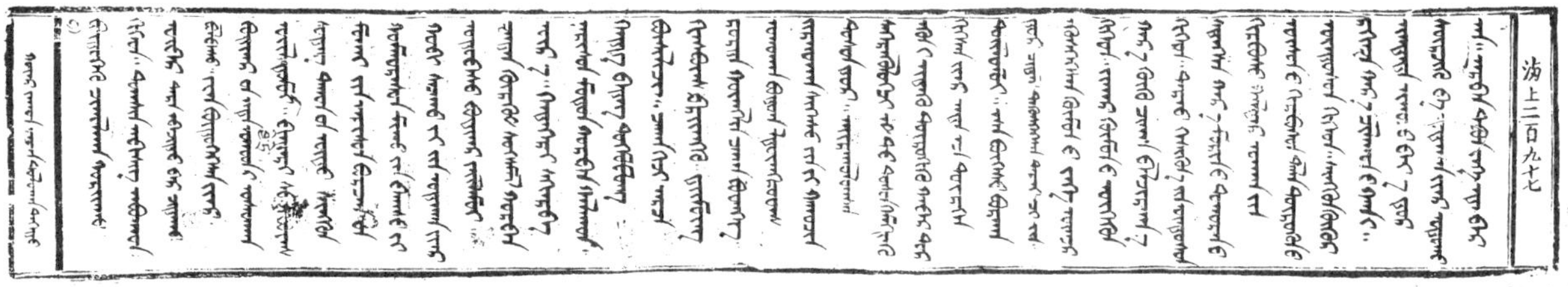
汸上二百九十七

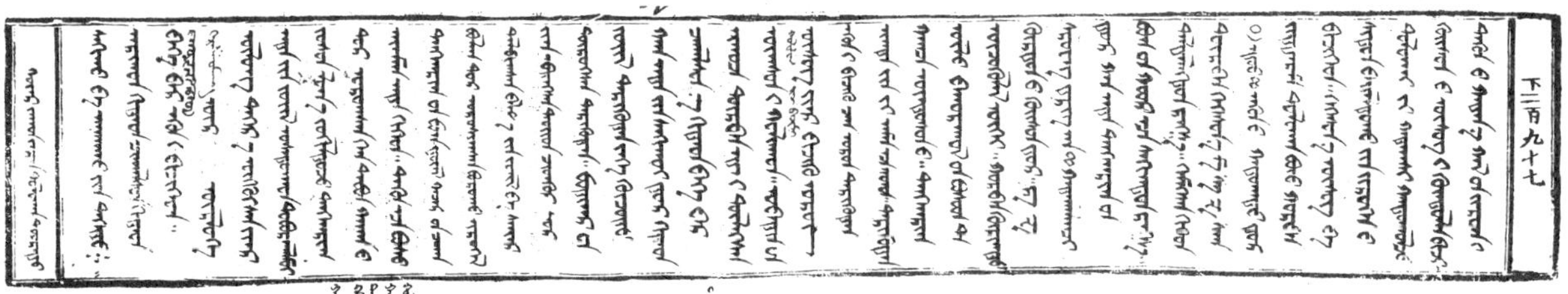
下二百九十七

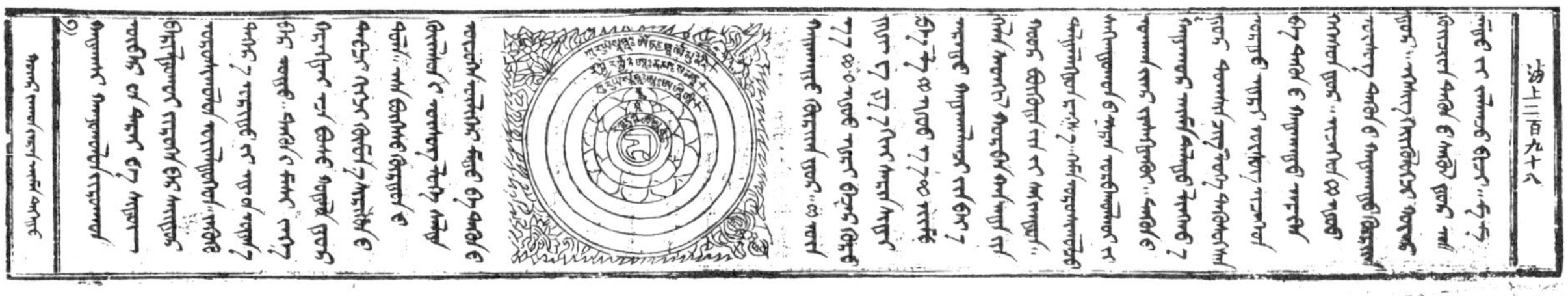
汸上二百九十八

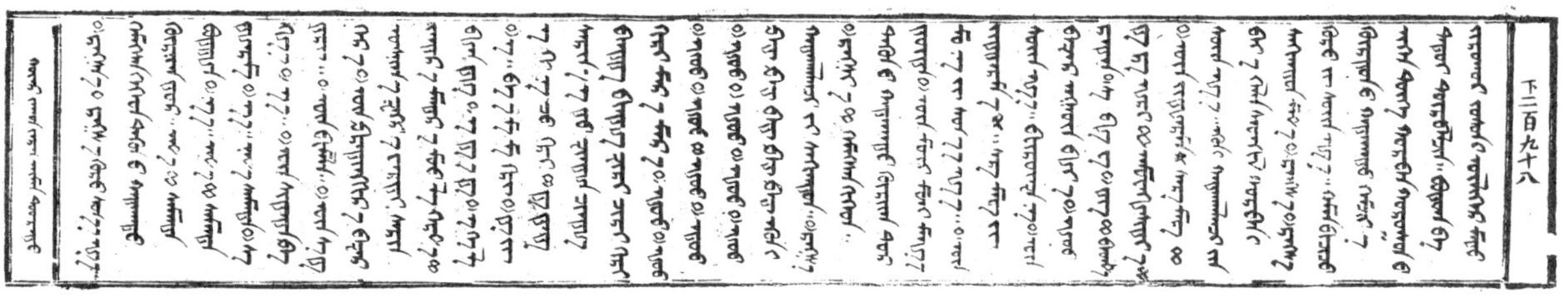
下二百九十八

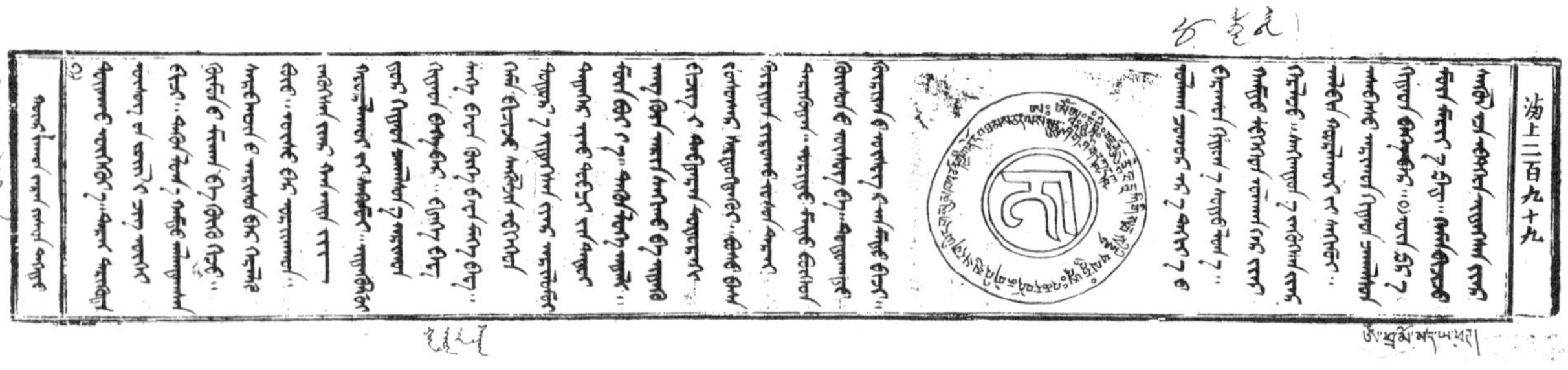
汸上二百九十九

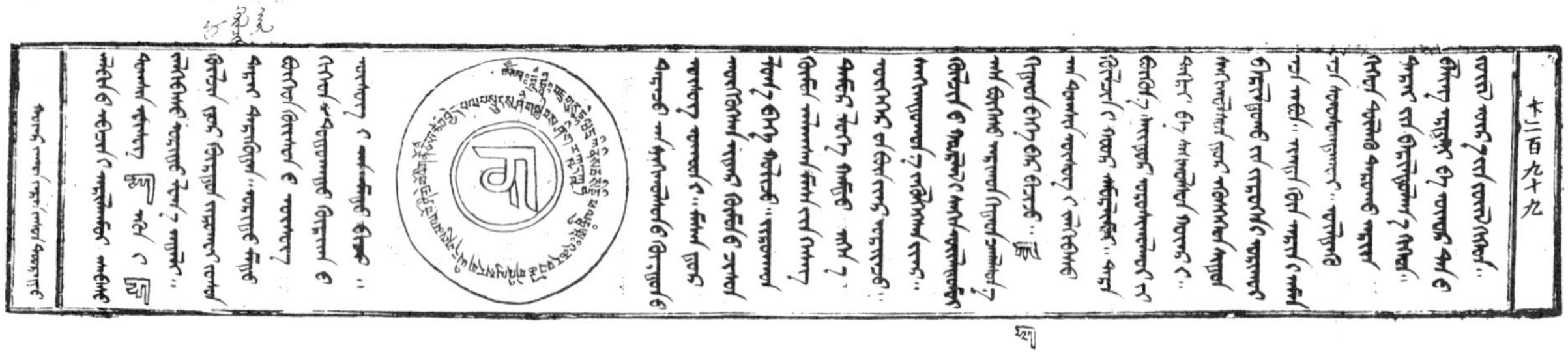

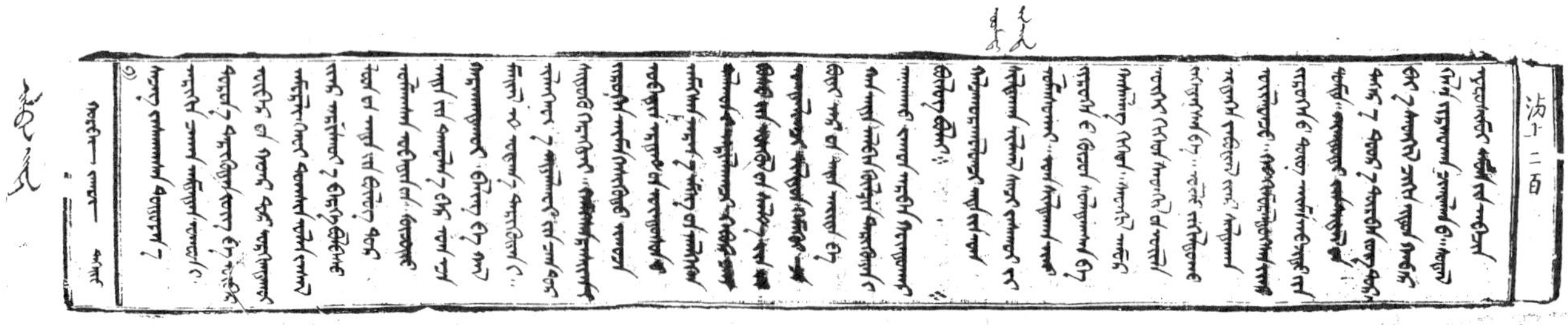
汸上二百

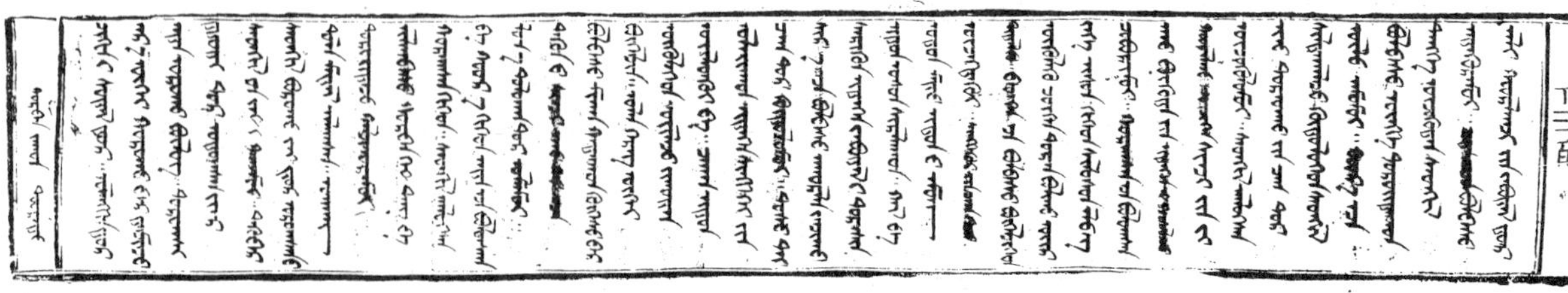
下二百

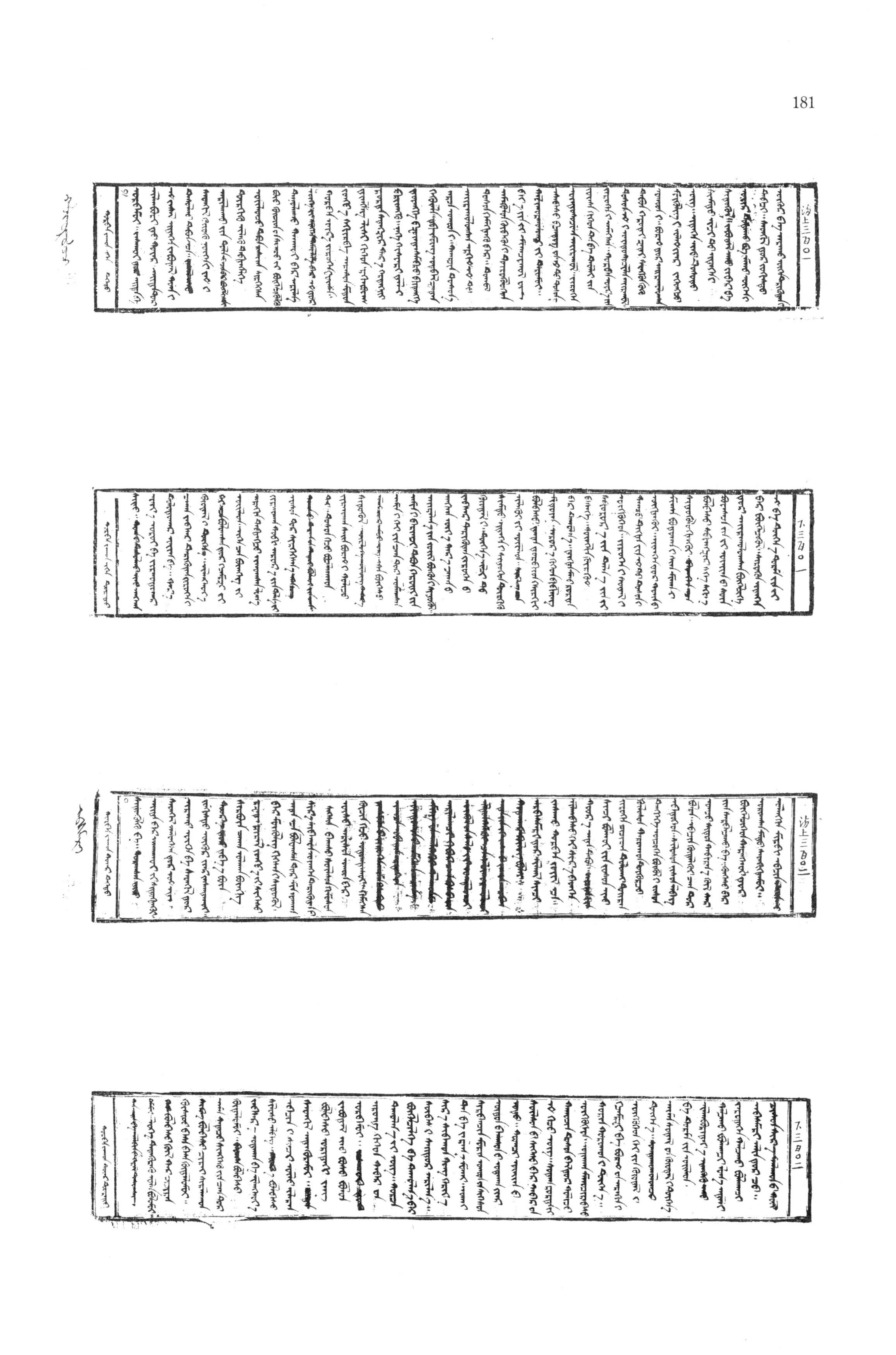

汾上三百〇一

下三百〇一

汾上三百〇二

下三百〇二

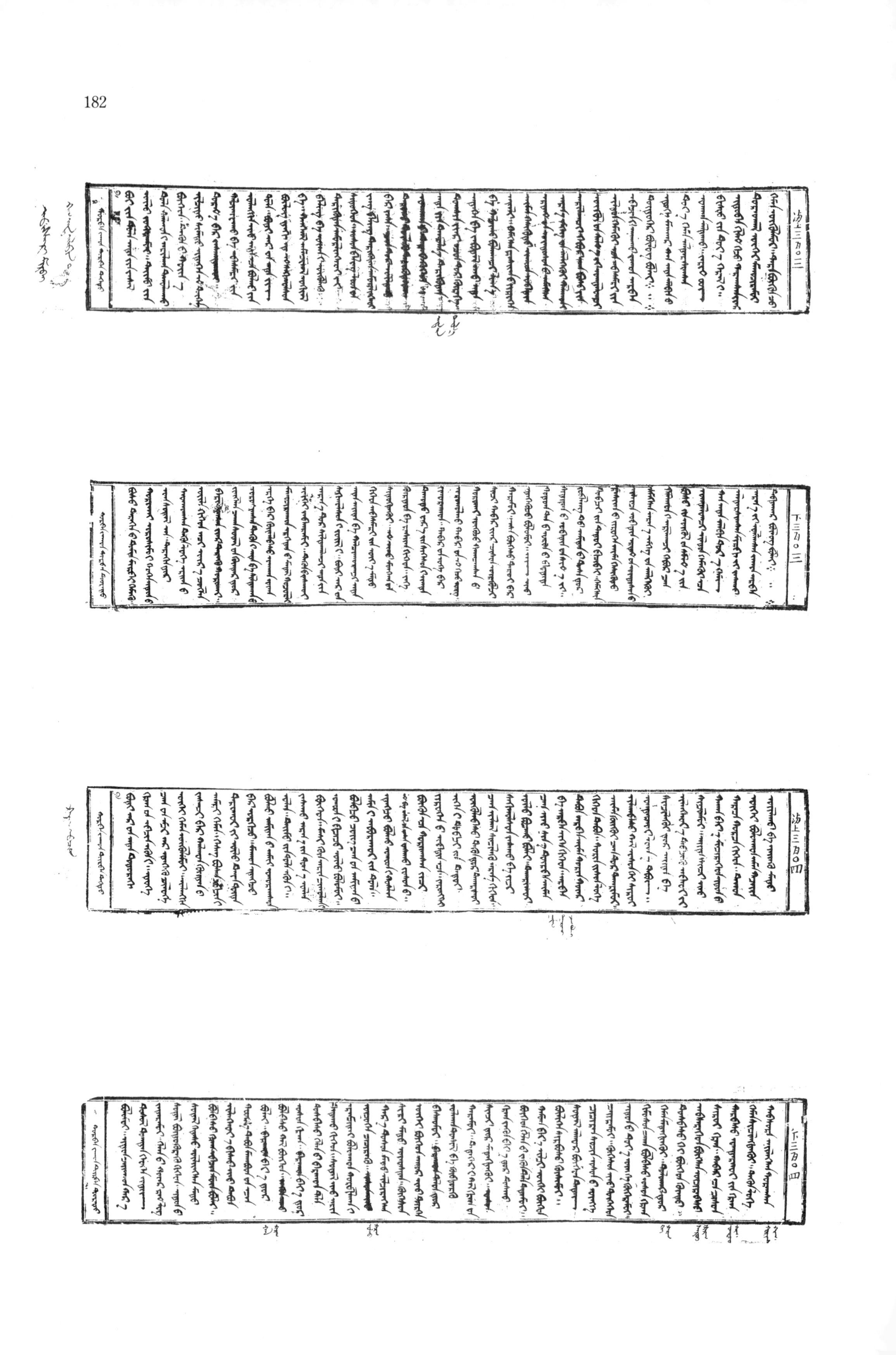

沾上三九〇二

下三九〇三

沾上三九〇四

下三九〇四

油上三百〇五

油下三百〇五

上

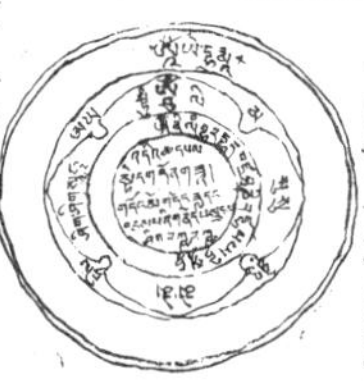

下三百〇六

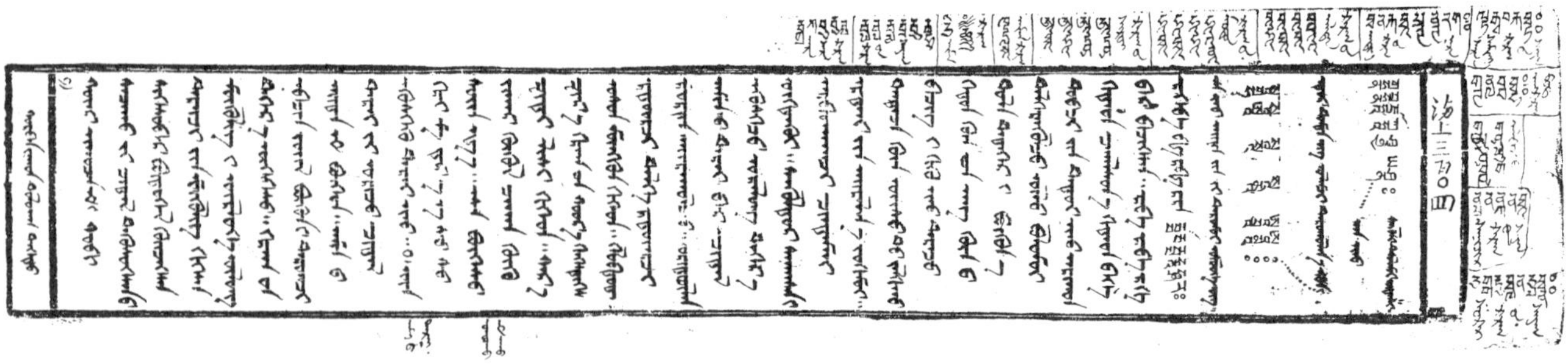
上三百〇四

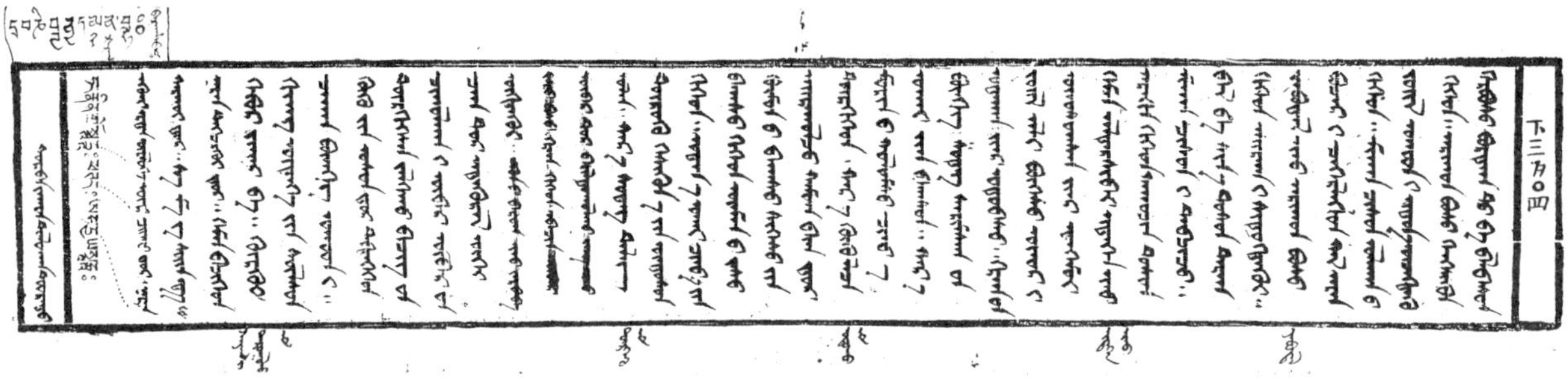
下三百〇四

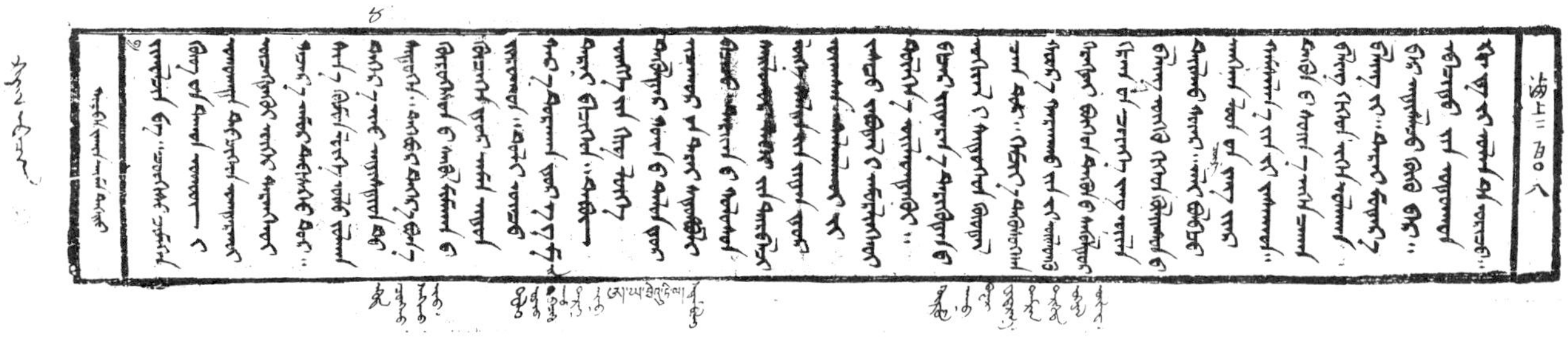
上三百〇八

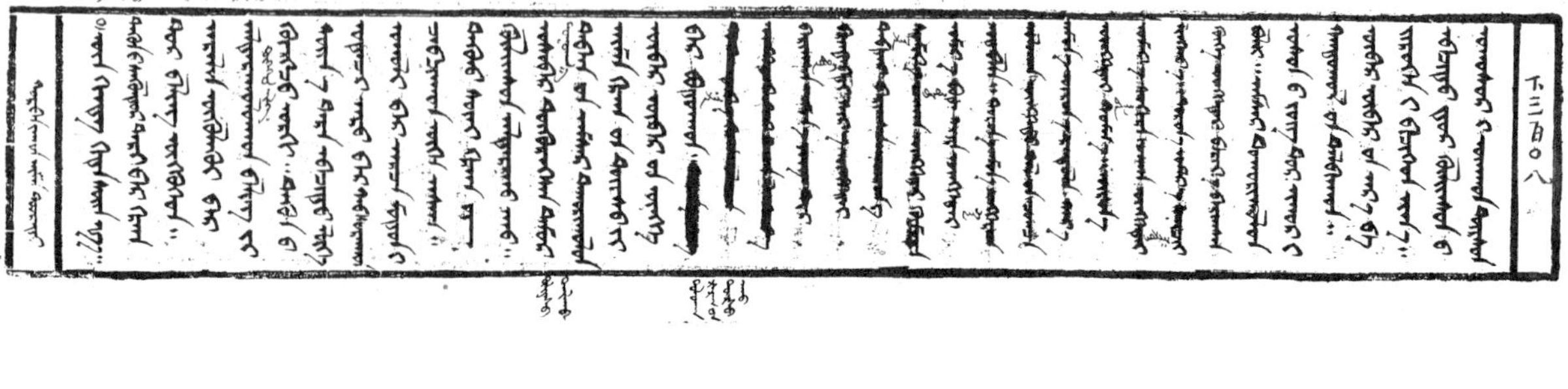
下三百〇八

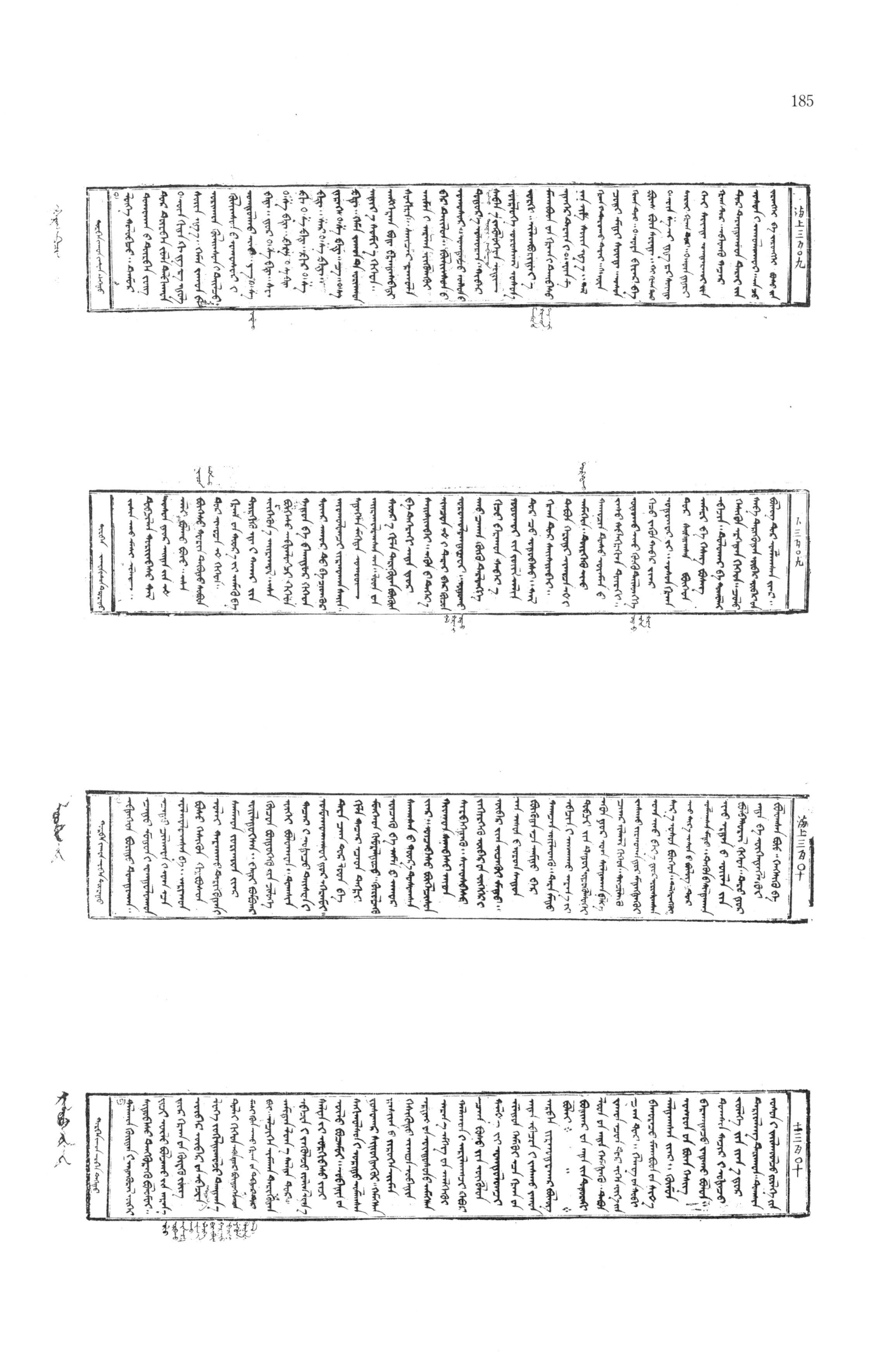

治上三万〇九

卜三万〇九

治上三万〇十

十三万〇十

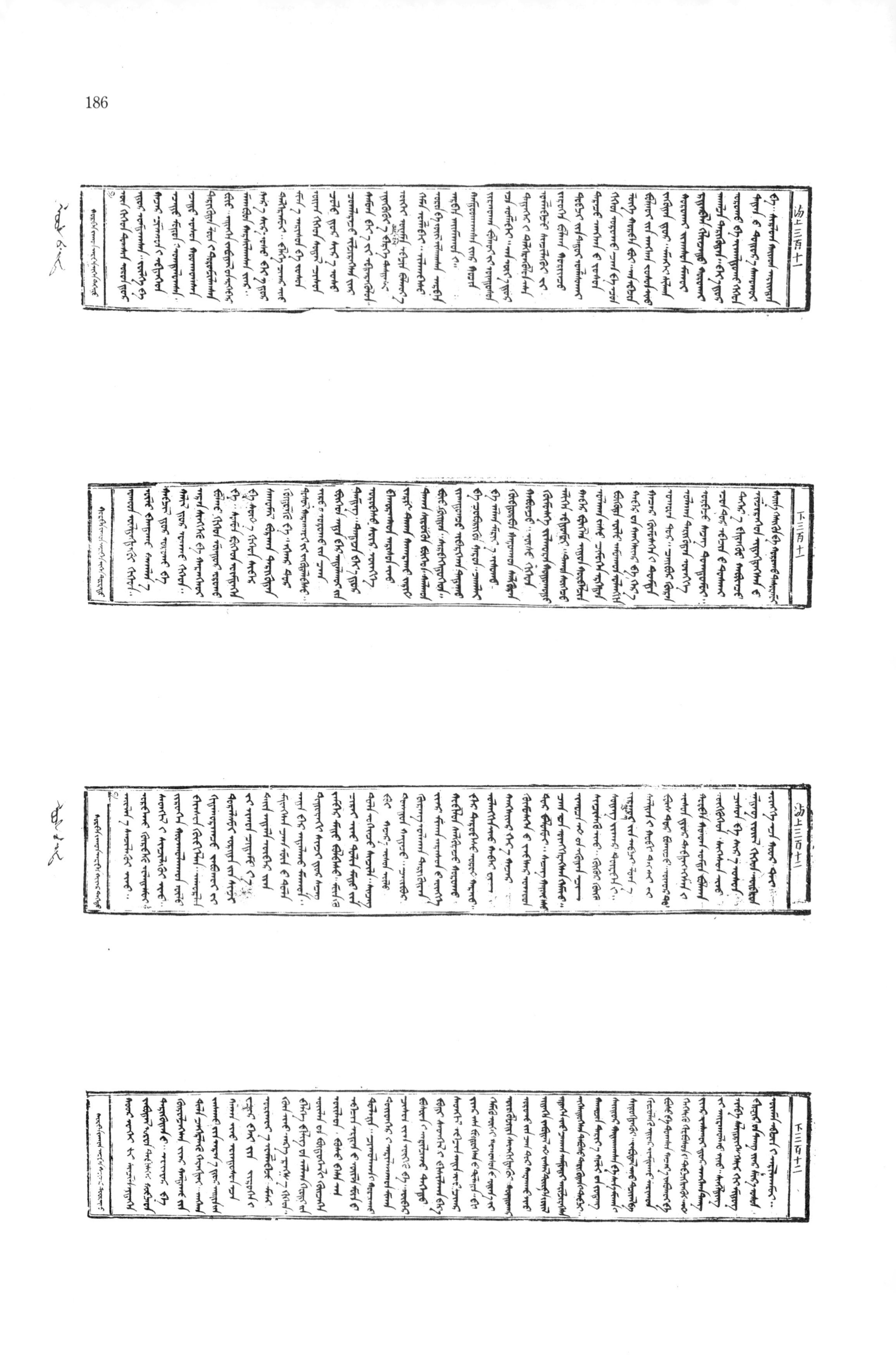

汤上三百十一

下三百十一

汤上三百十二

下三百十二

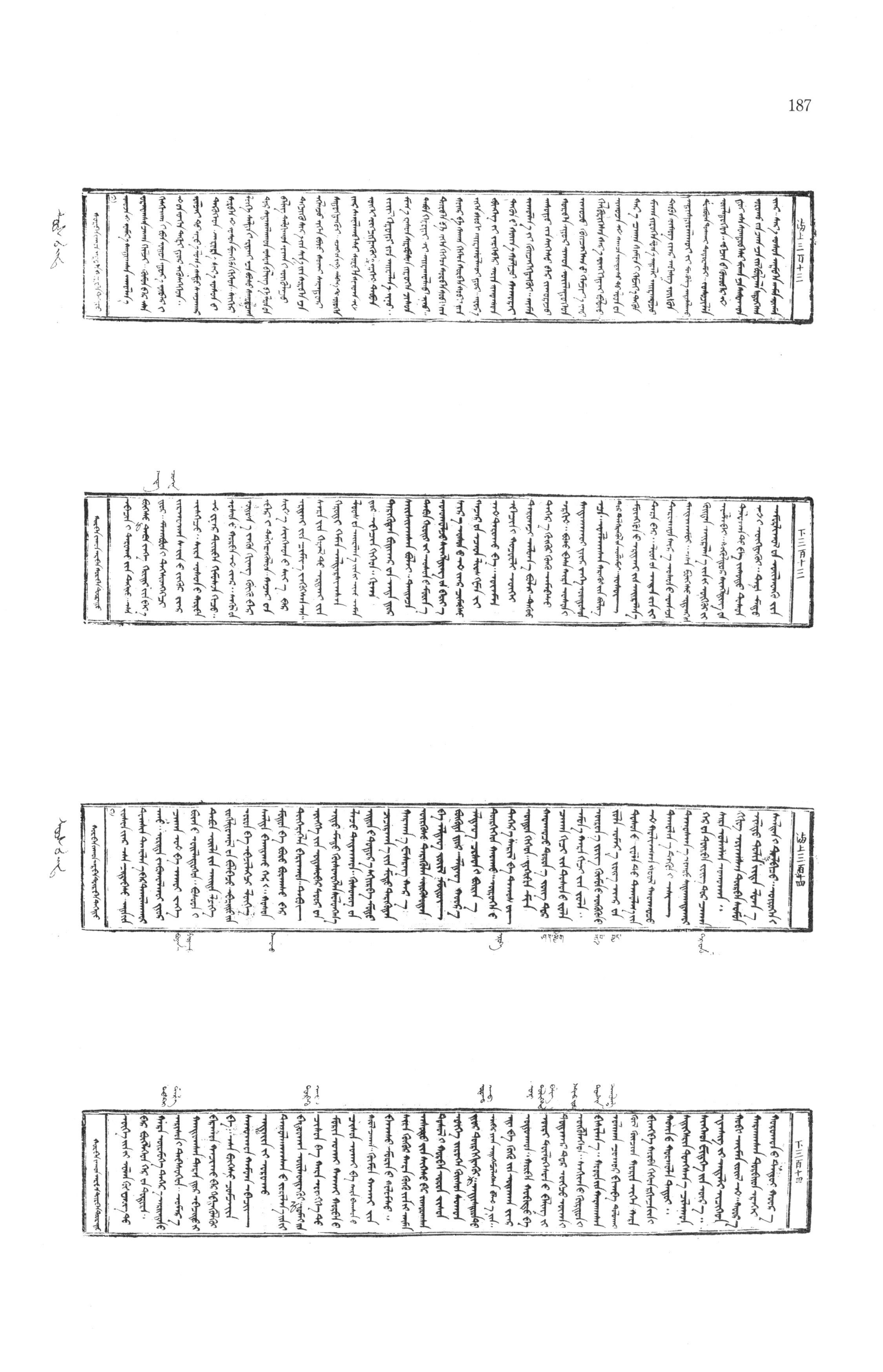

詁上三百十三

下三百十三

詁上三百十四

下三百十四

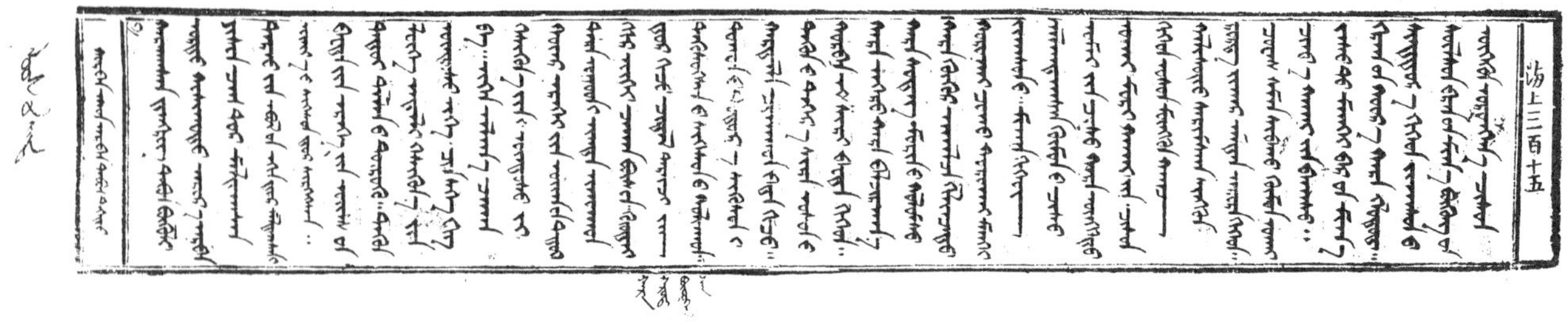
洎上三百十五

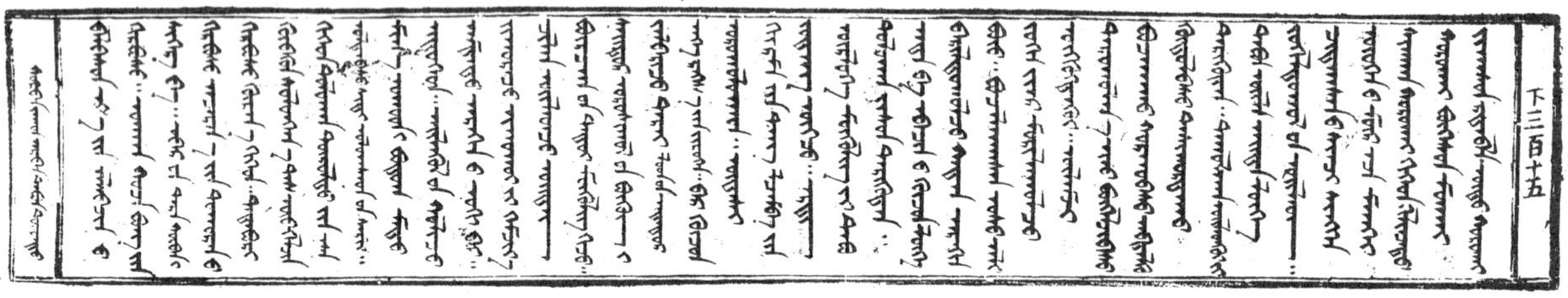
下三百十五

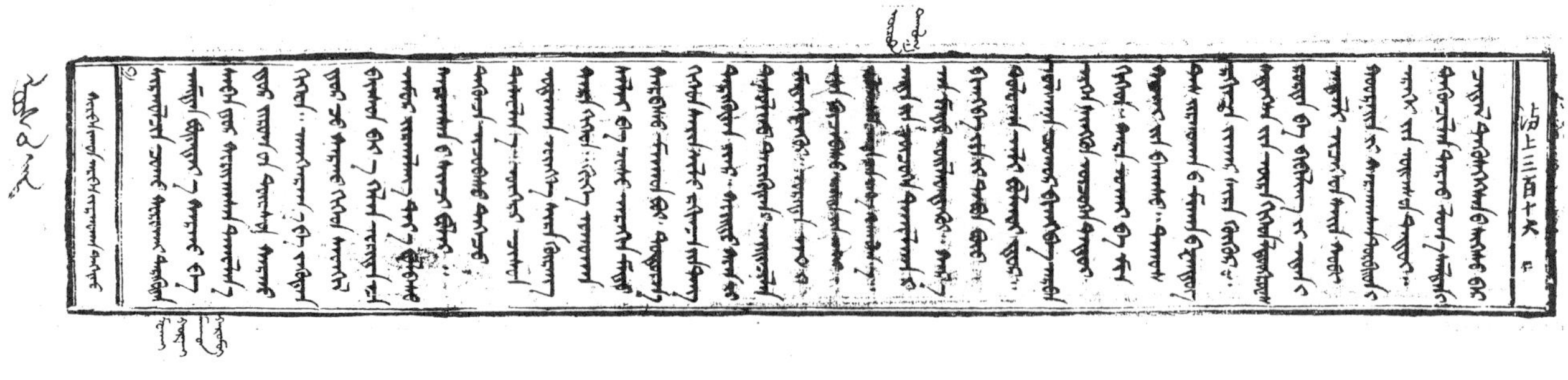
洎上三百十六

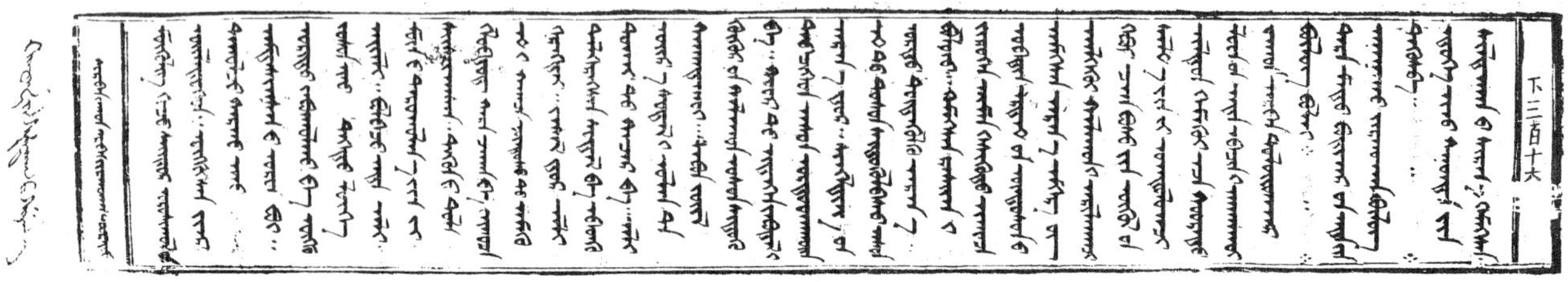
下三百十六

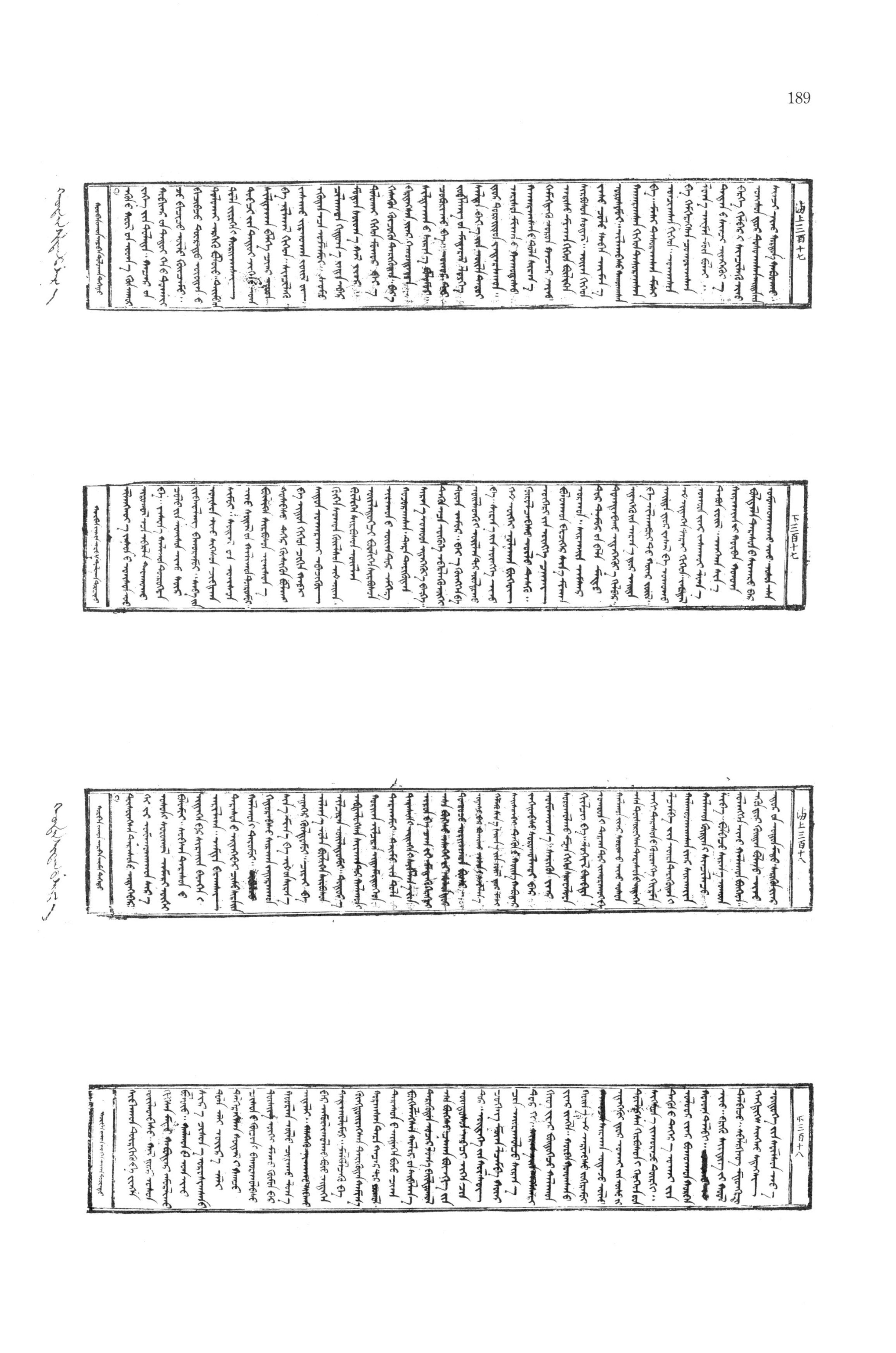

西上三百十七

下三百十七

西上三百十八

下三百十八

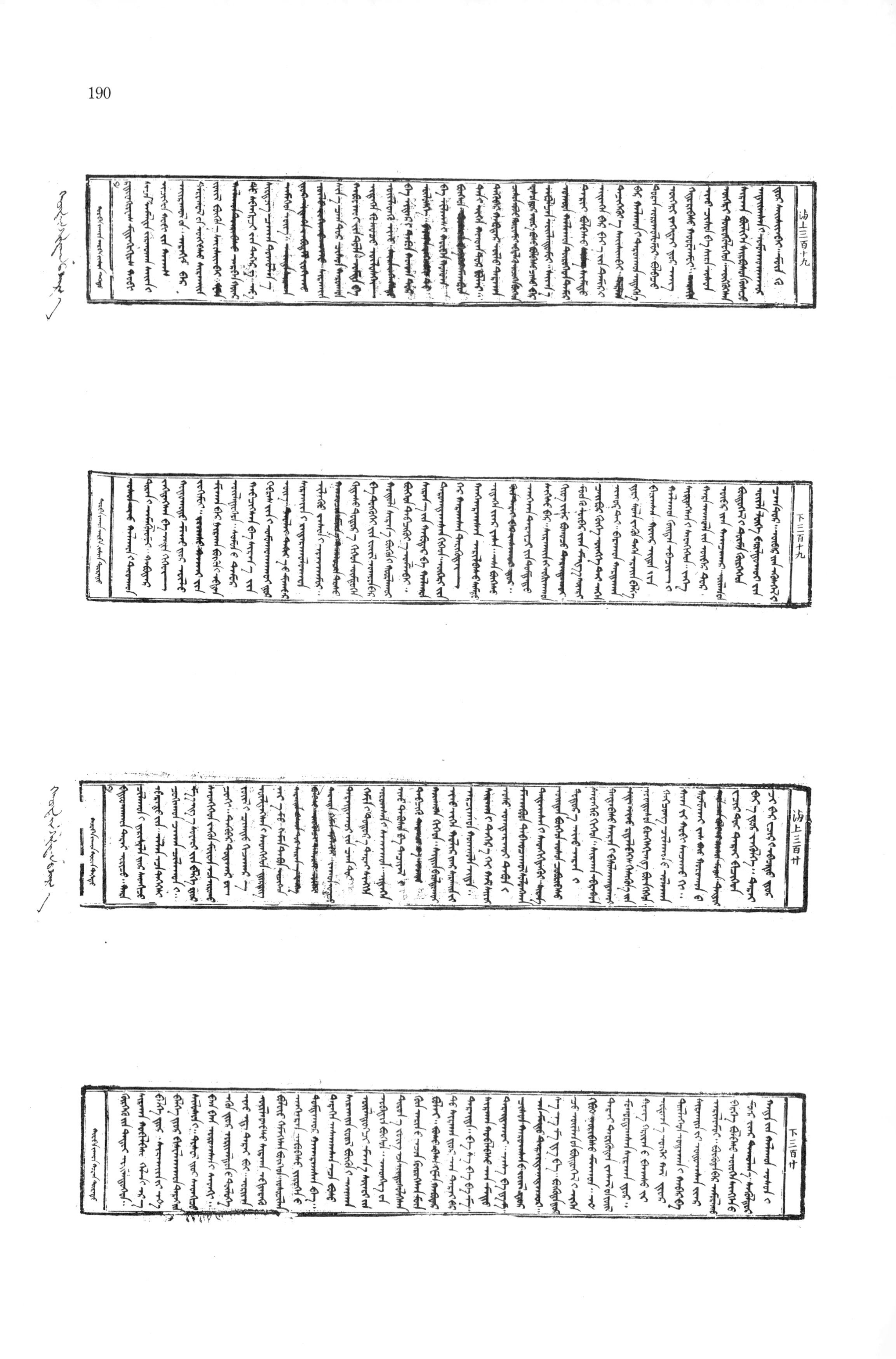

访上三百十九

下三百十九

访上三百廿

下三百廿

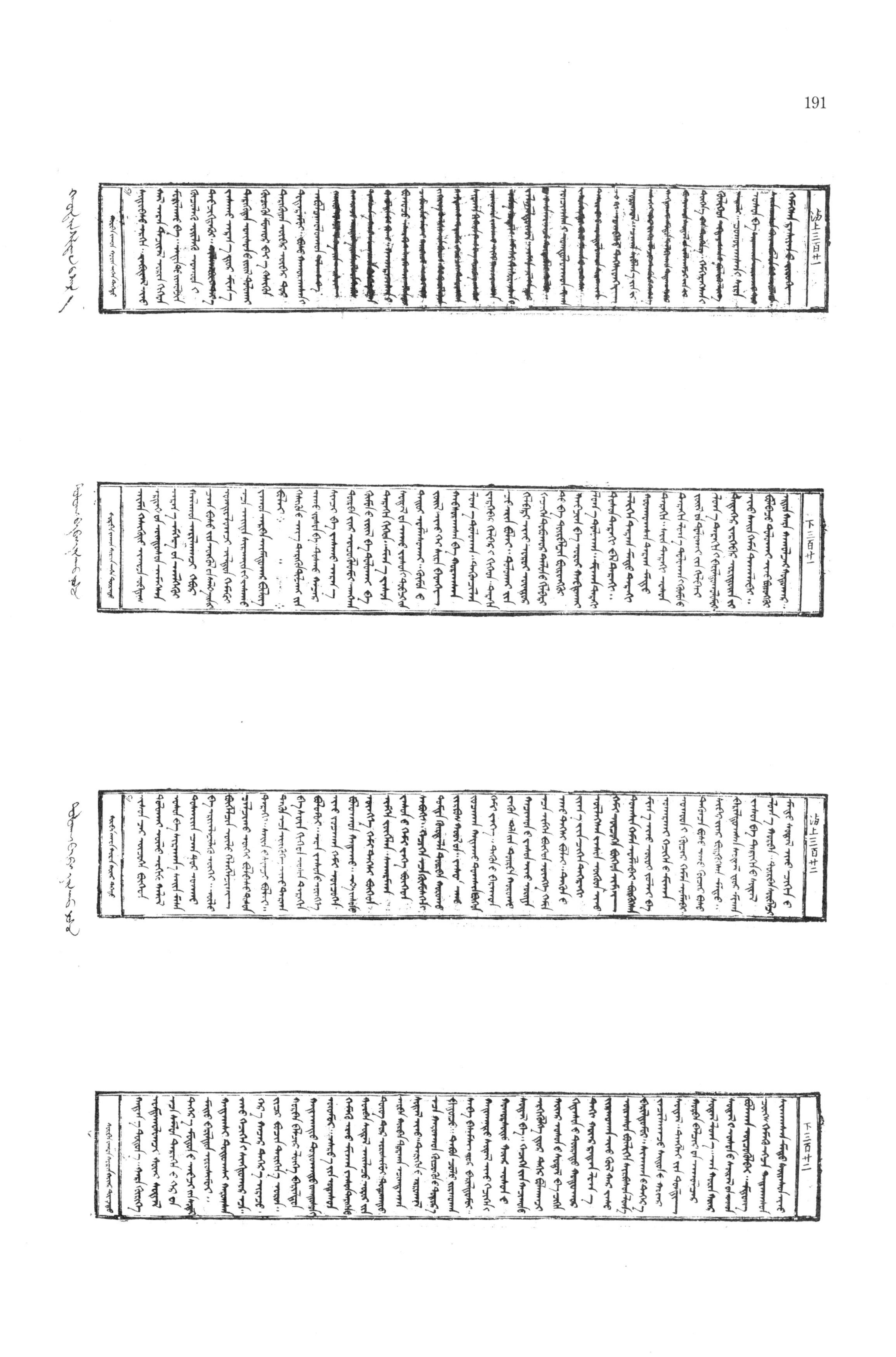

沾上三百十一

下三百十一

沾上三百十二

下三百十二

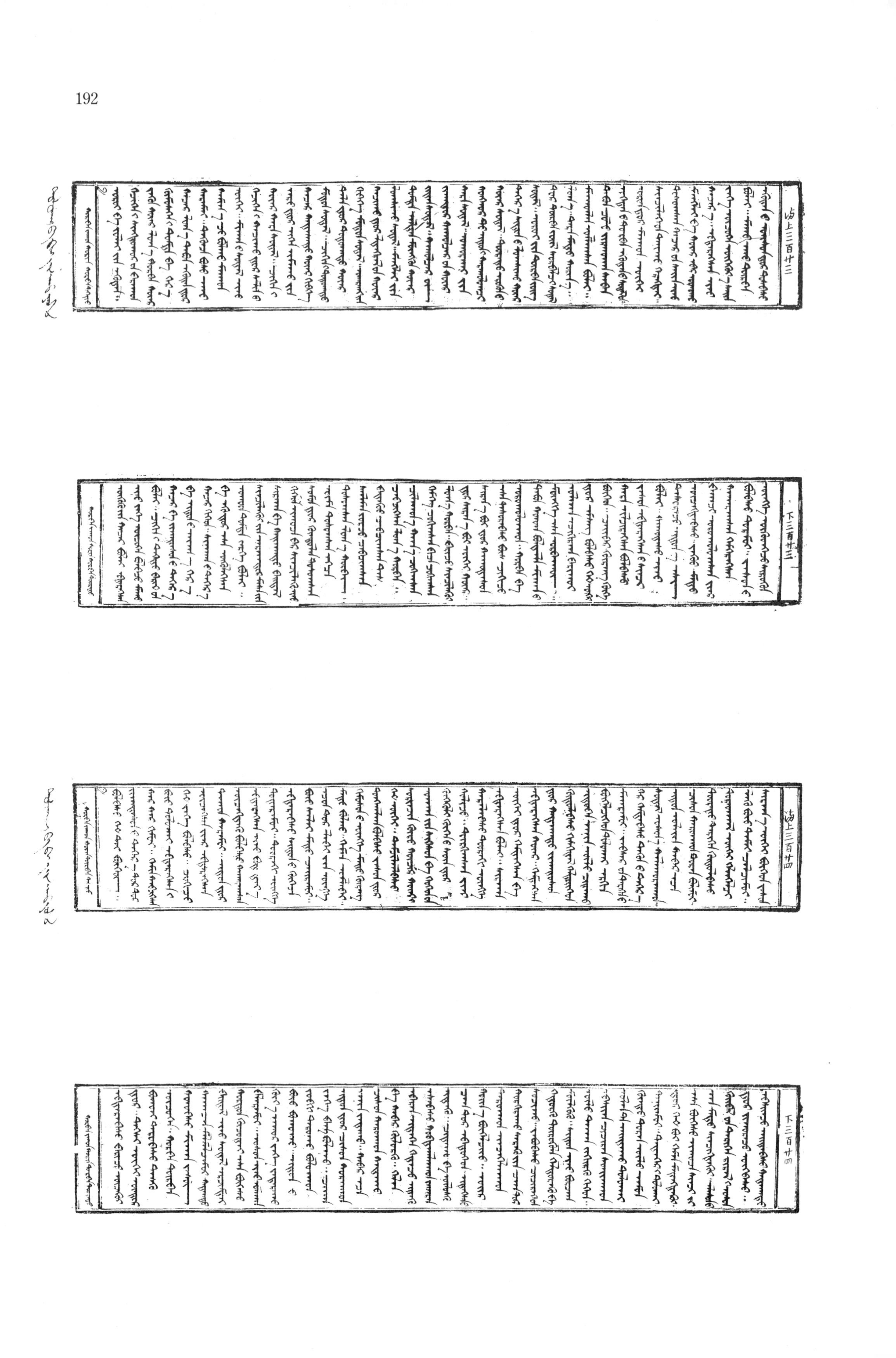

汸上三百廿二

下三百廿三

汸上三百廿四

下三百廿四

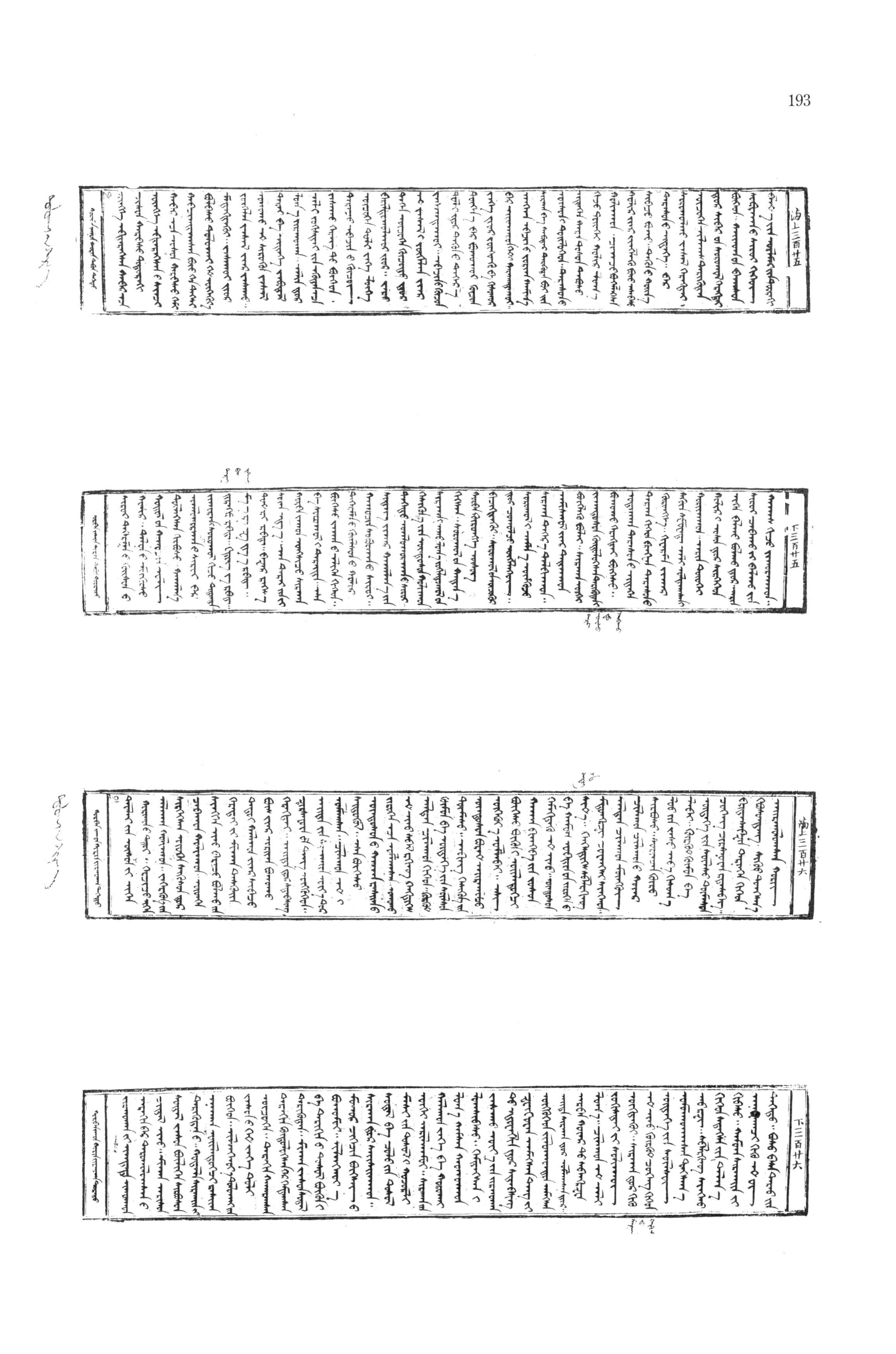

海上三百廿五

下三百廿五

海上三百廿六

下三百廿六

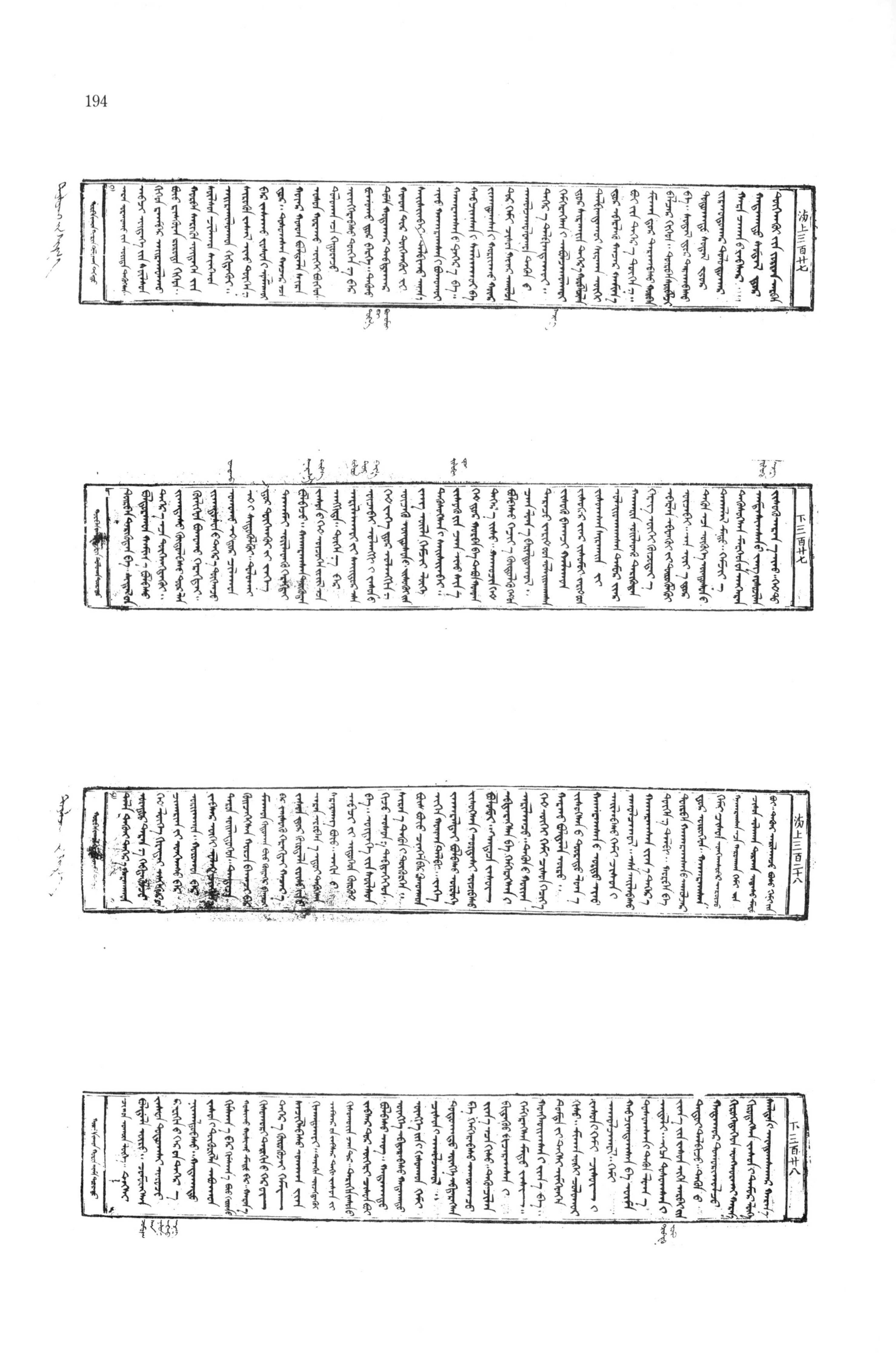

汾上三百廿七

下三百廿七

汾上三百二十八

下三百廿八

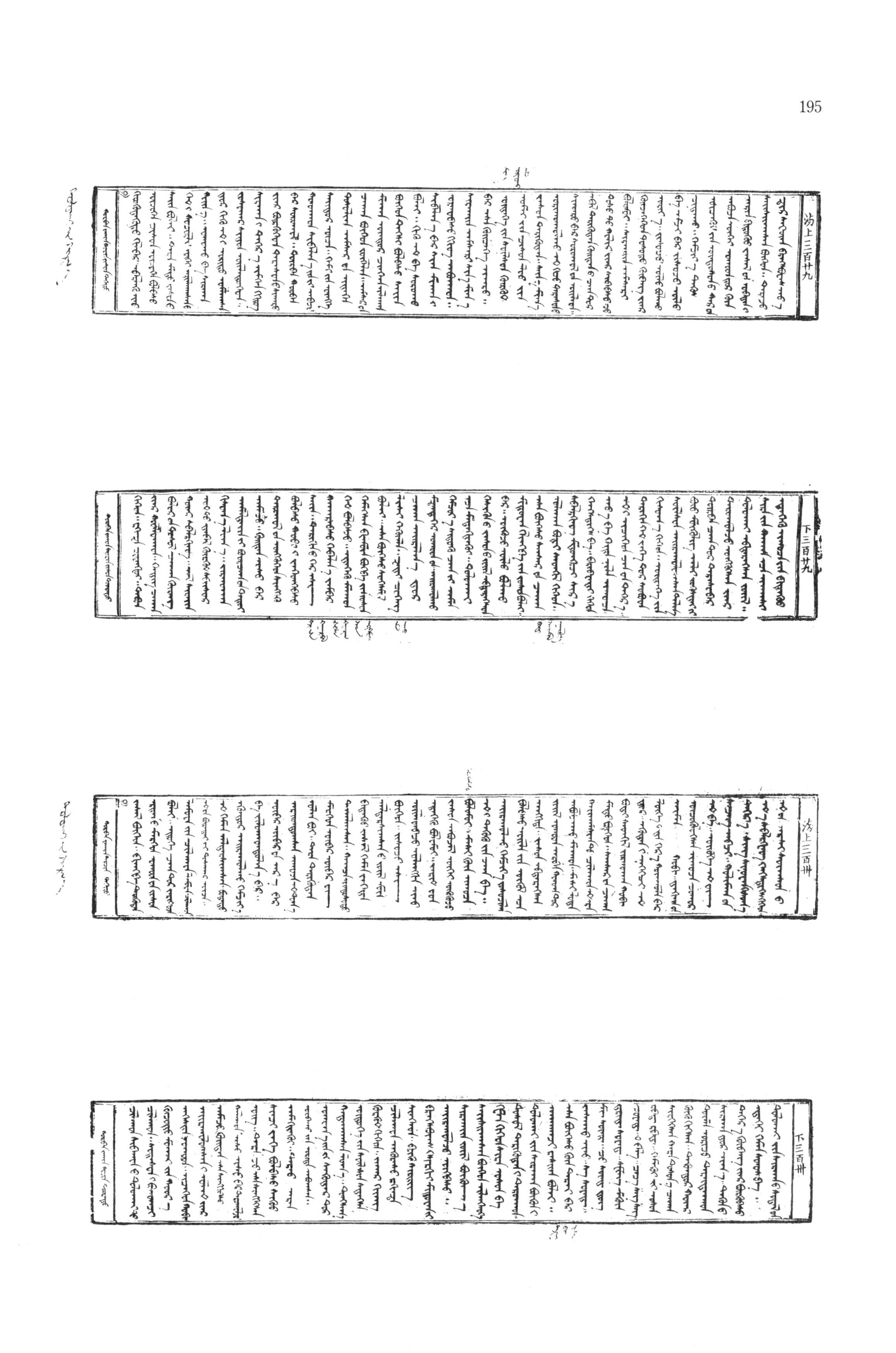

洮上三百廿九

[illegible]

下三百廿九

[illegible]

洮上三百卅

[illegible]

下三百卅

[illegible]

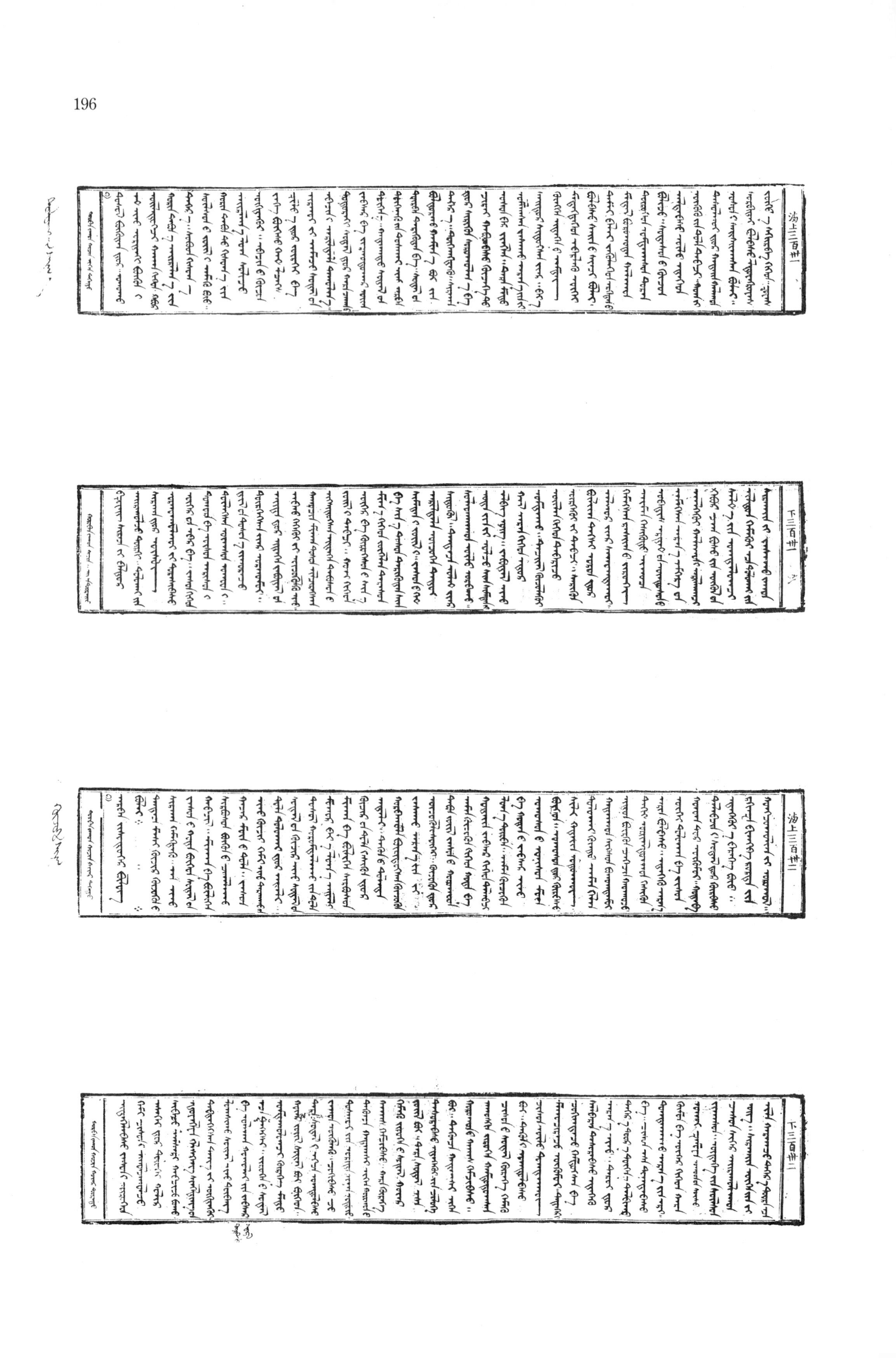

湯上三百卅一

下三百卅一

湯上三百卅二

下三百卅二

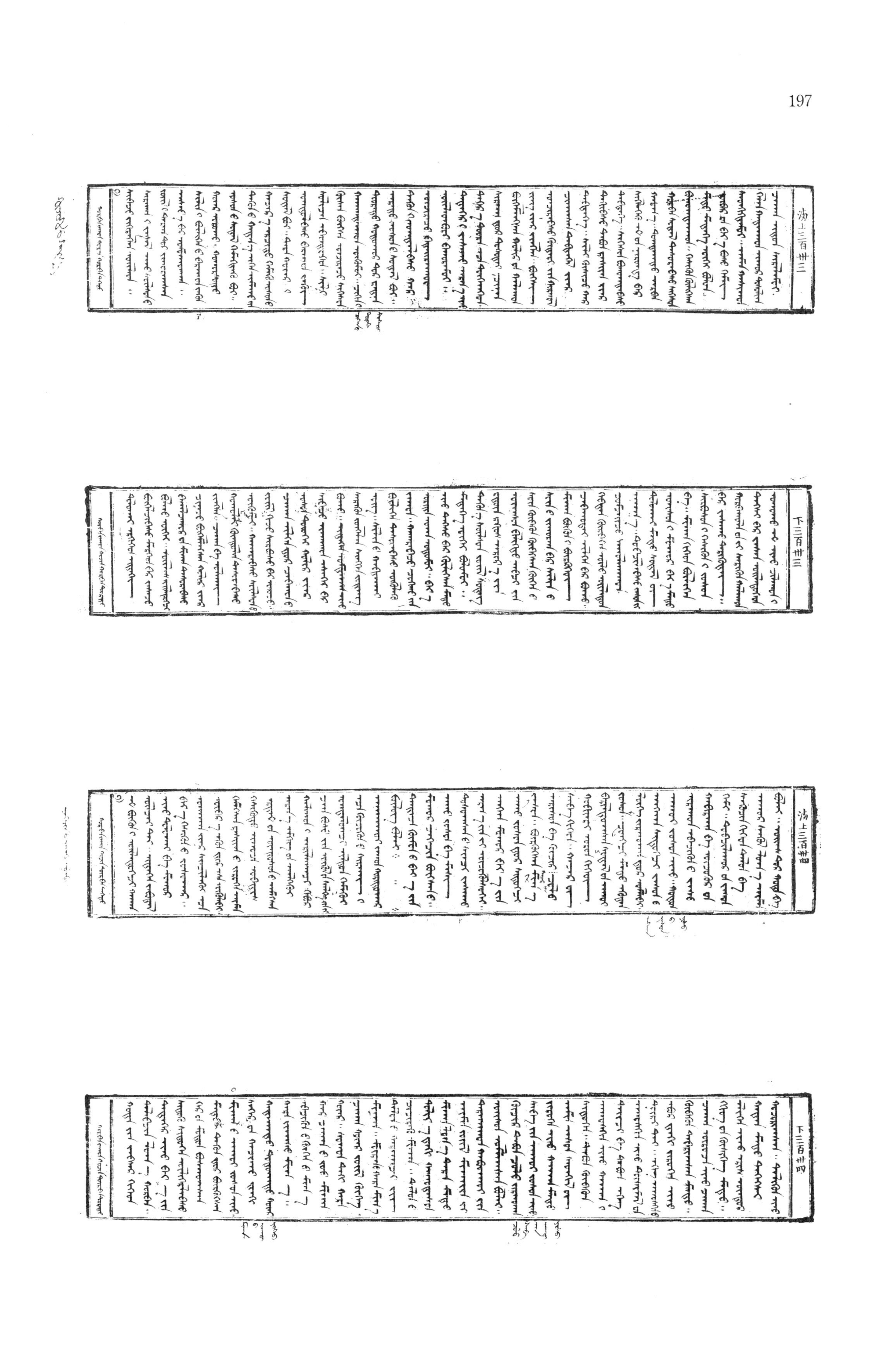

湯上三百卅三

下三百卅三

湯上三百卅四

下三百卅四

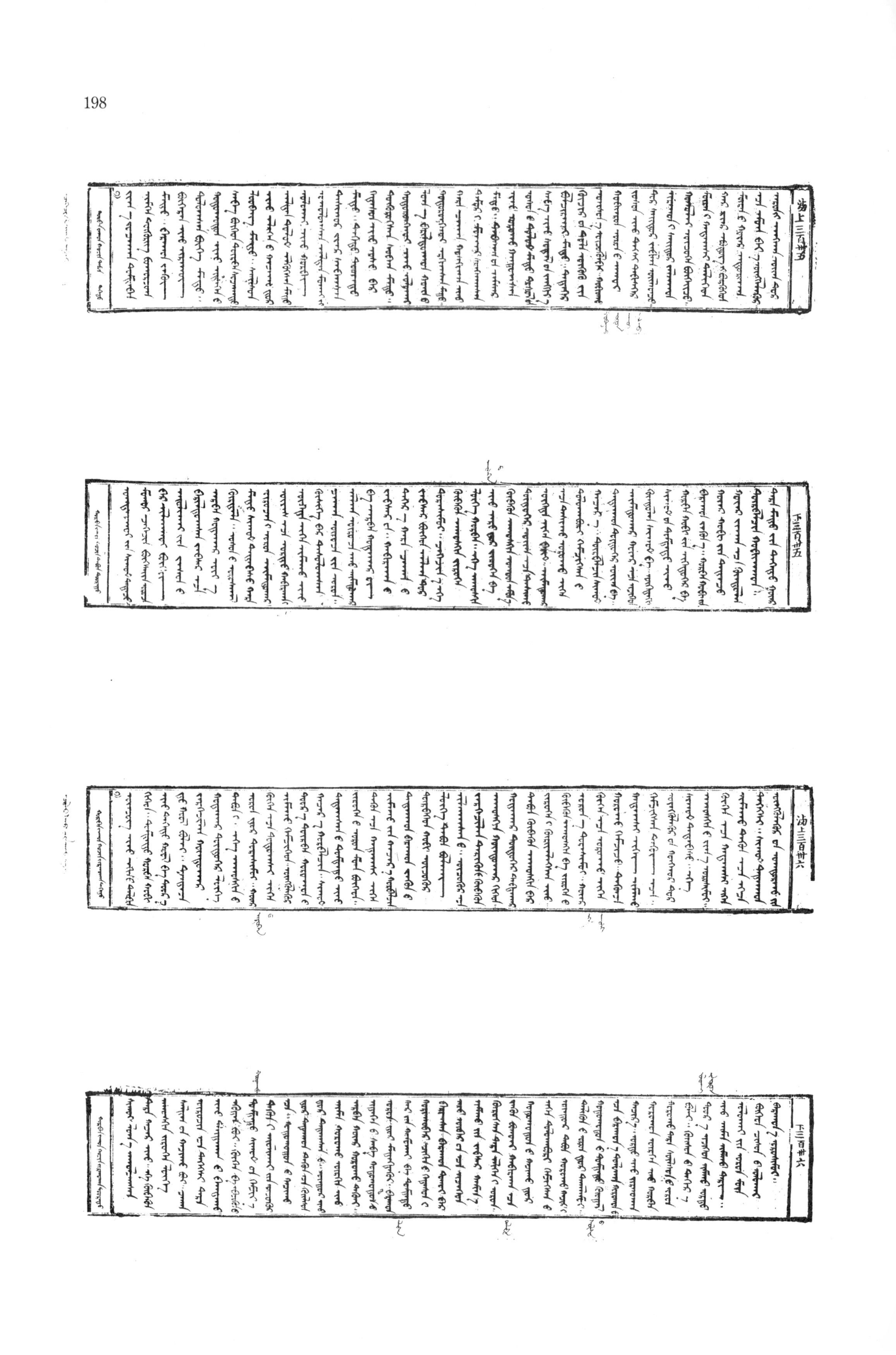

湯上三百廿五

下三百廿五

湯上三百廿六

下三百廿六

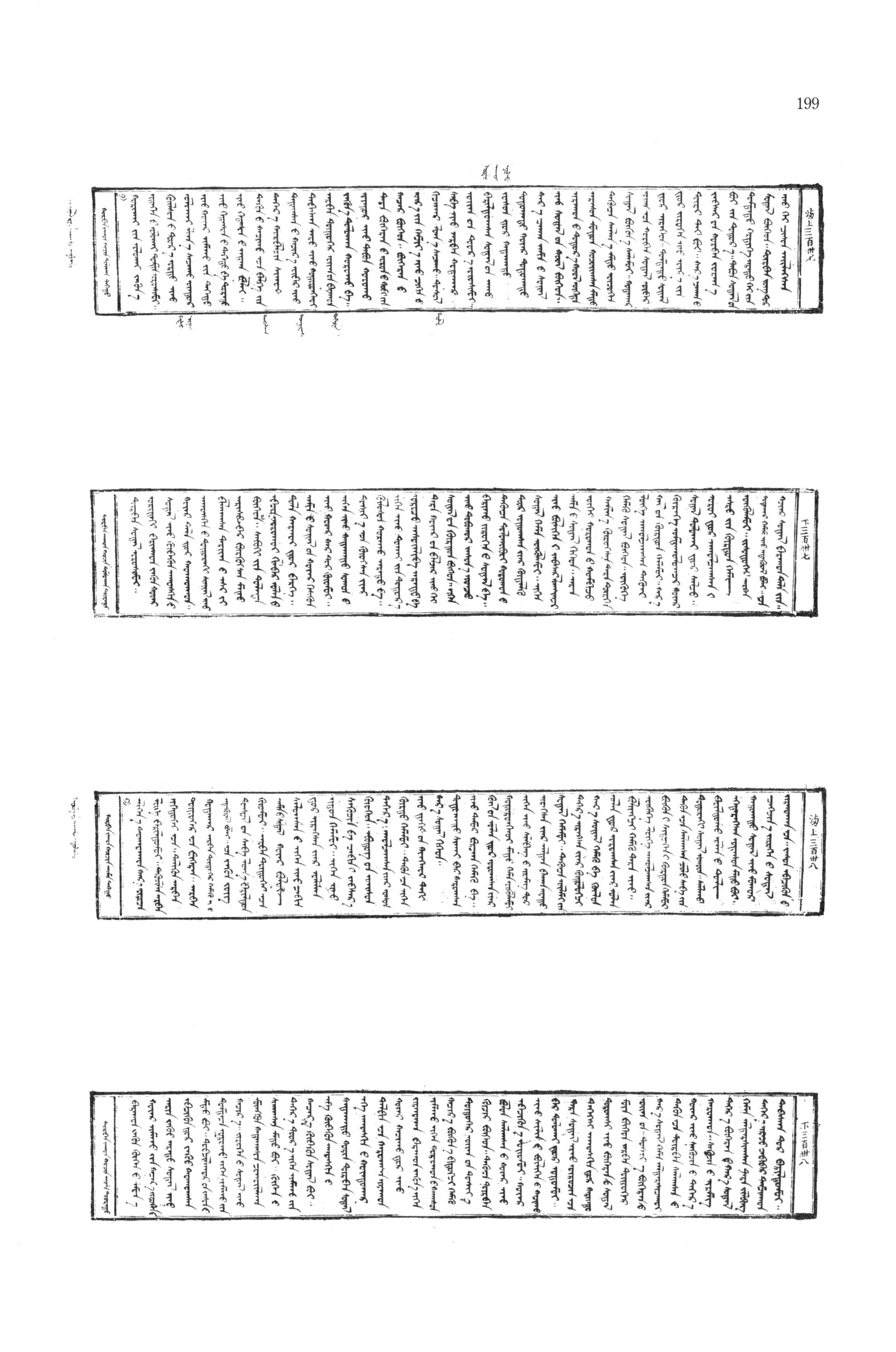

訪上三百卅七

下三百卅七

訪上三百卅八

下三百卅八

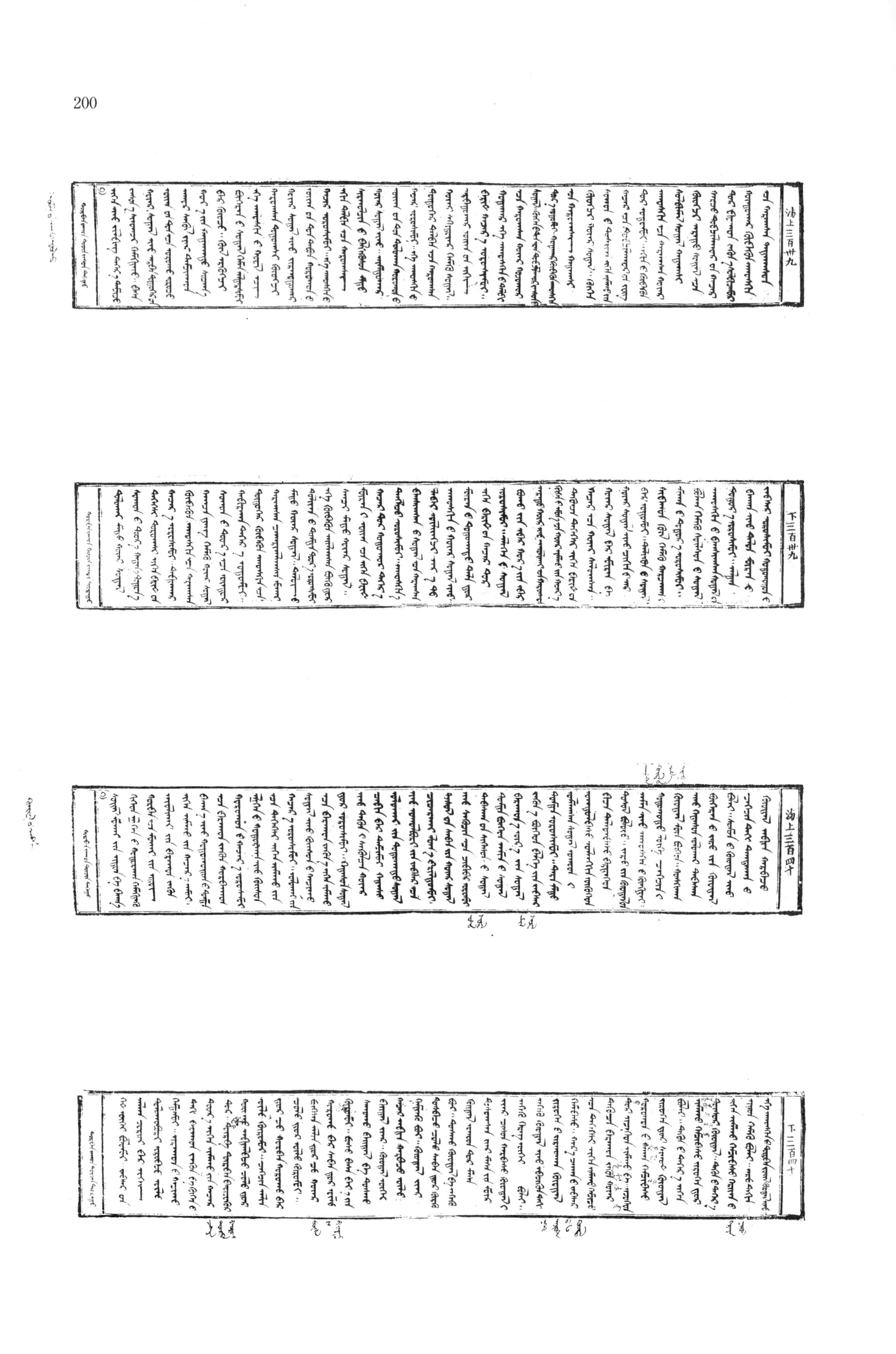

汾上三百卅九

下三百卅九

汾上三百四十

下三百四十

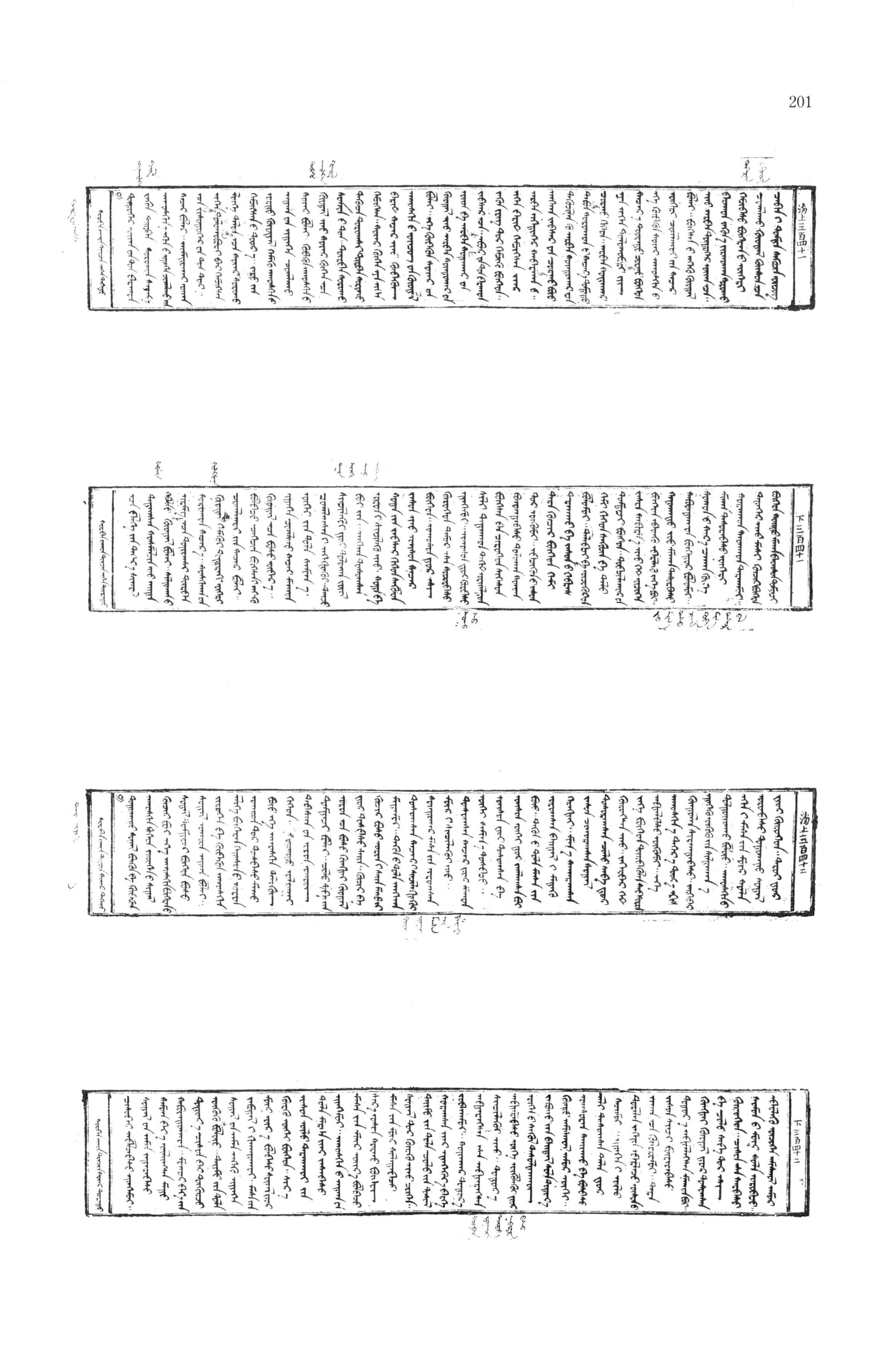

湯上三百四十一

下三百四十一

湯上三百四十二

下三百四十二

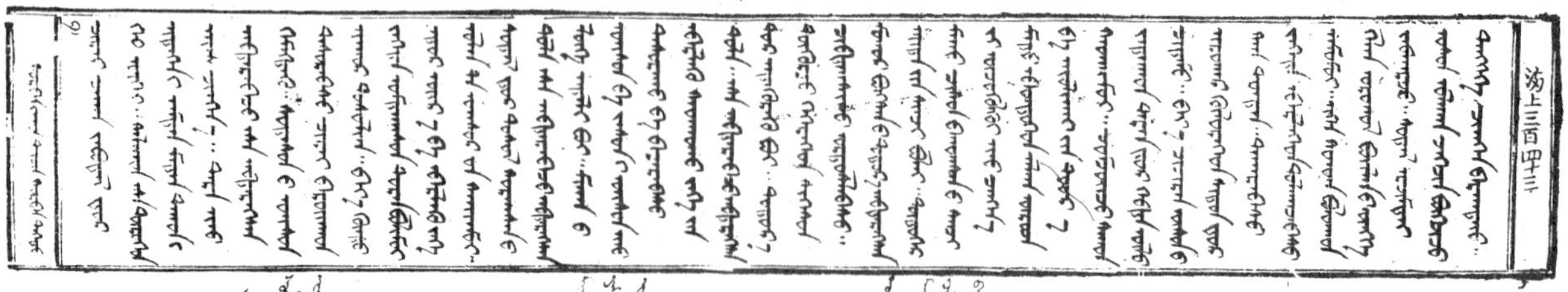
湯上三百四十三

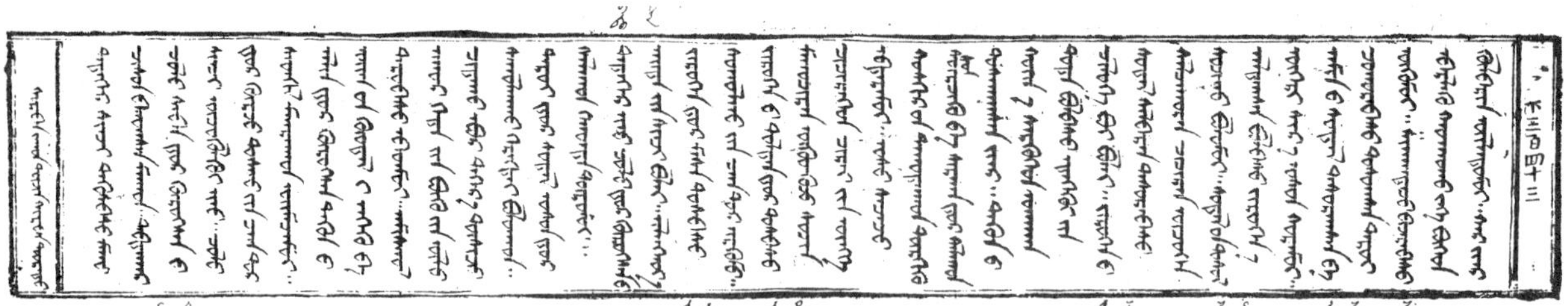
下三百四十三

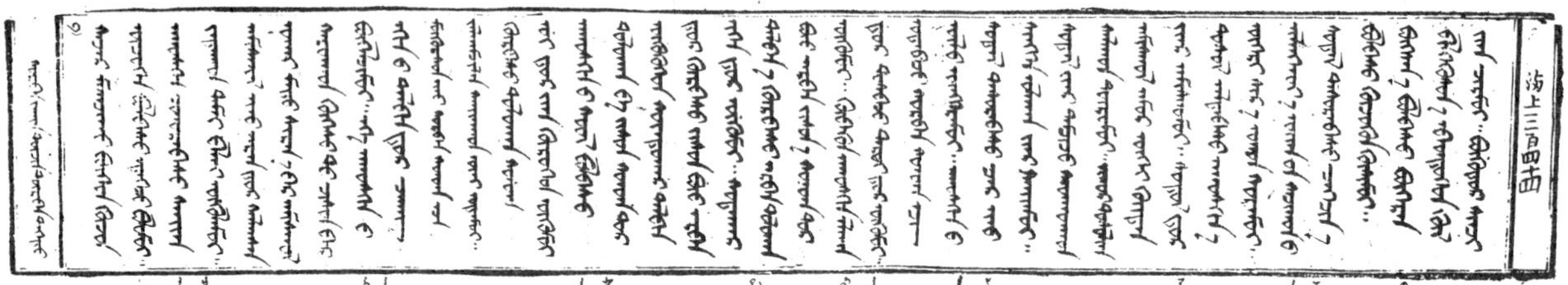
湯上三百四十四

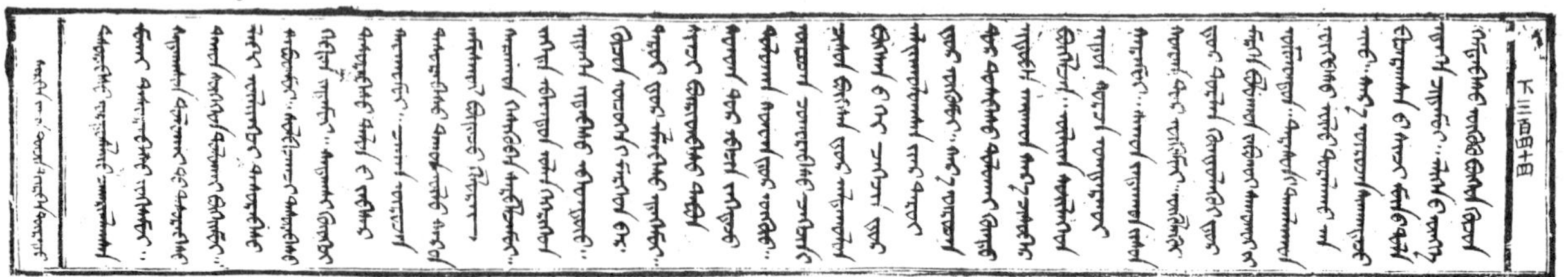
下三百四十四

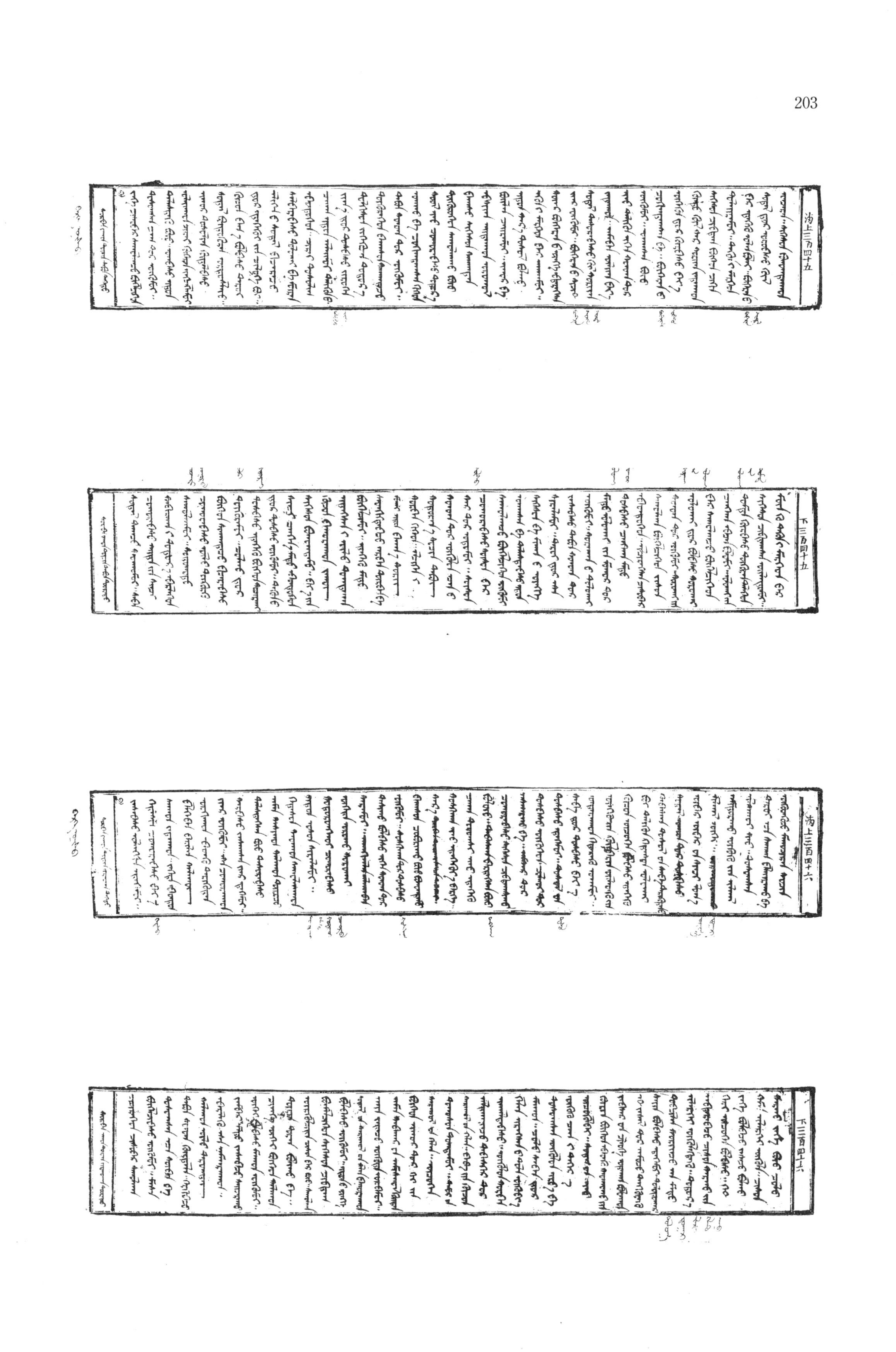

満上三百四十五

下三百四十五

満上三百四十六

下三百四十六

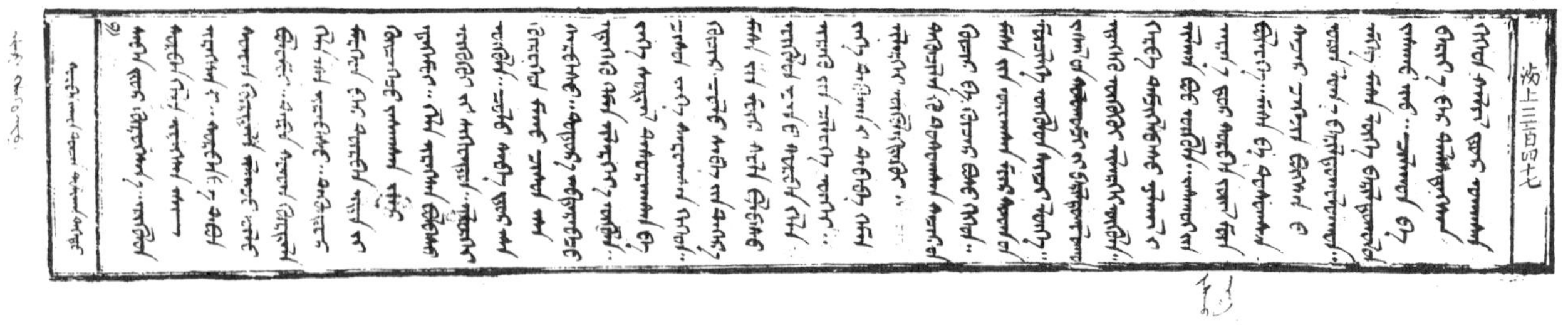
清上三百四十七

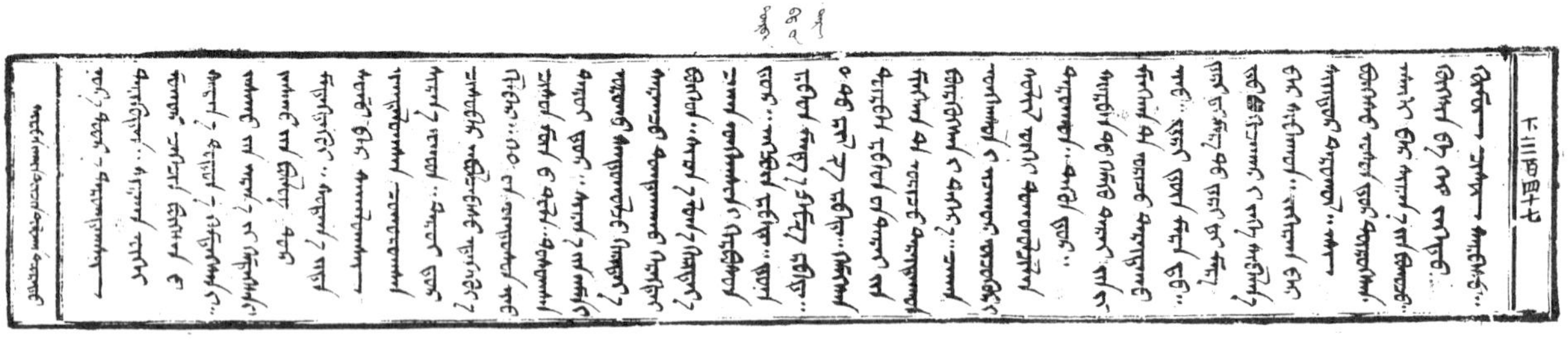
下三百四十七

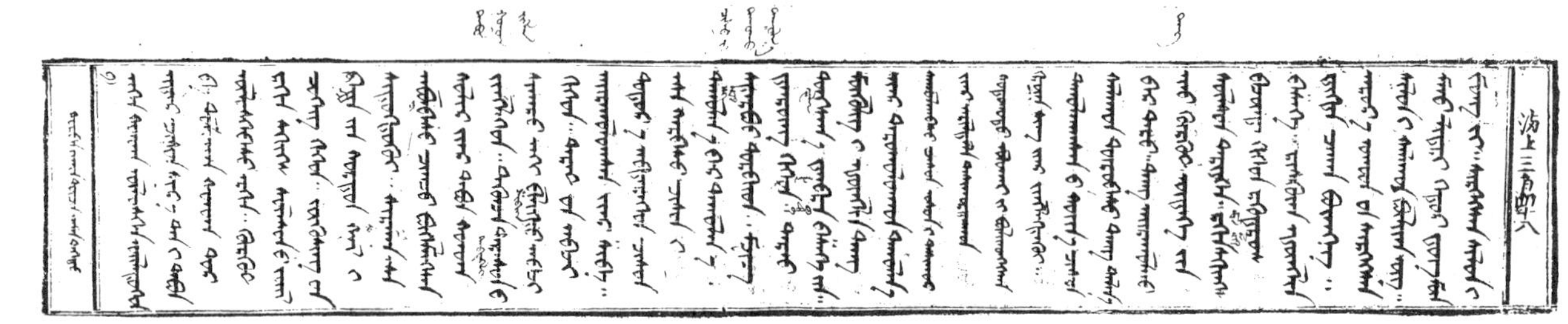
清上三百四十八

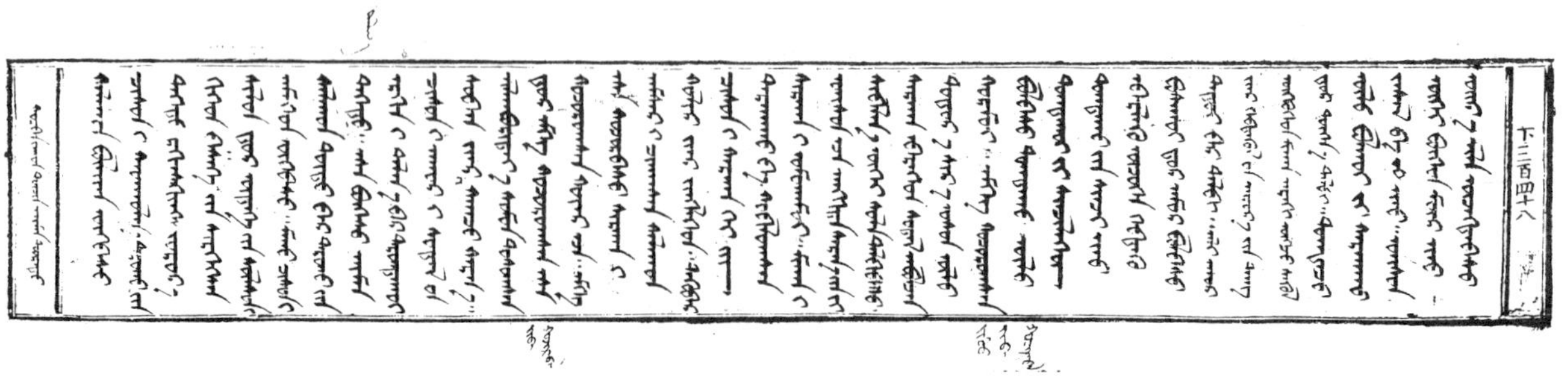
下三百四十八

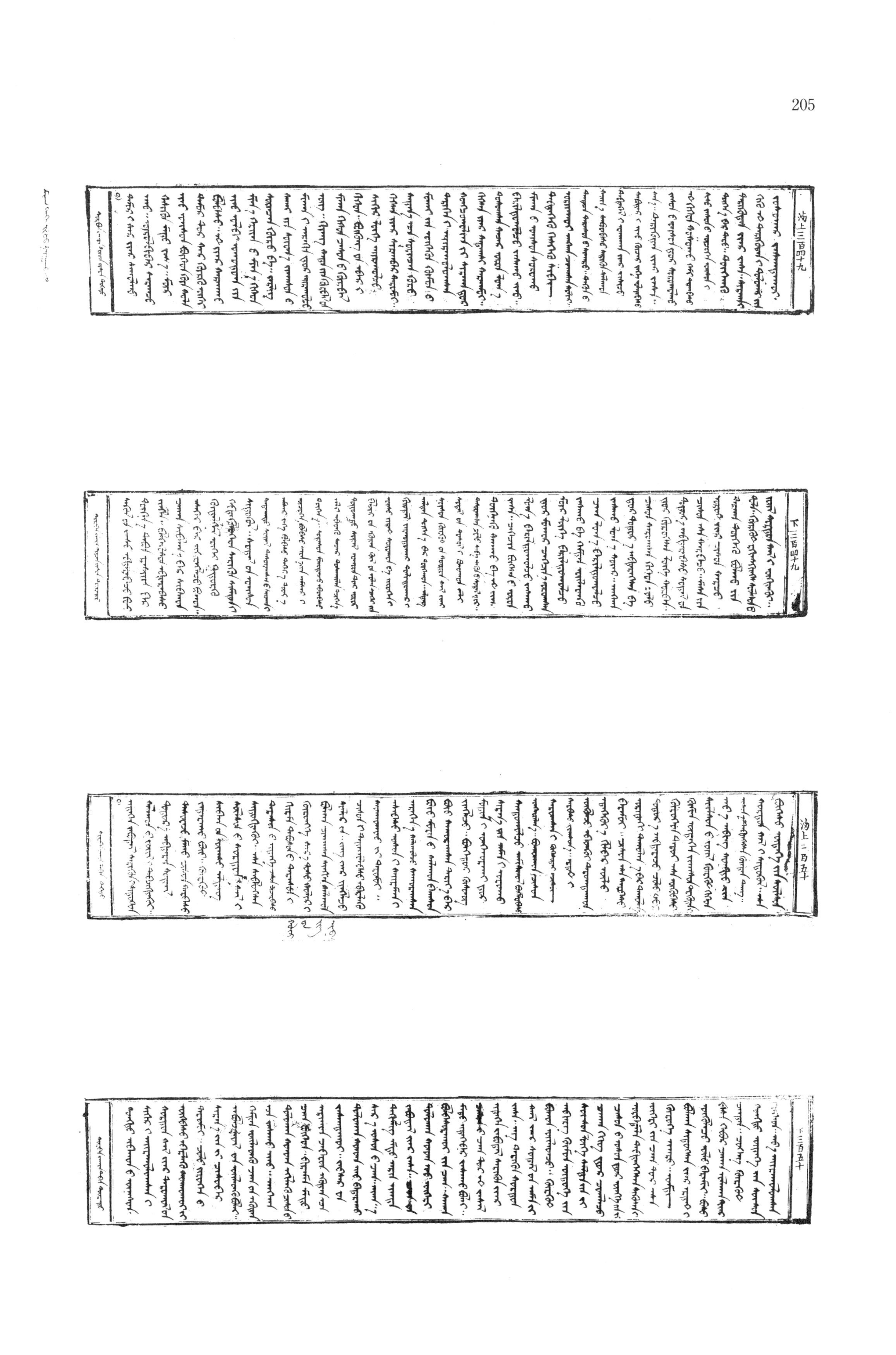

汾上三百四十九

下三百四十九

汾上二百五十

下三百五十

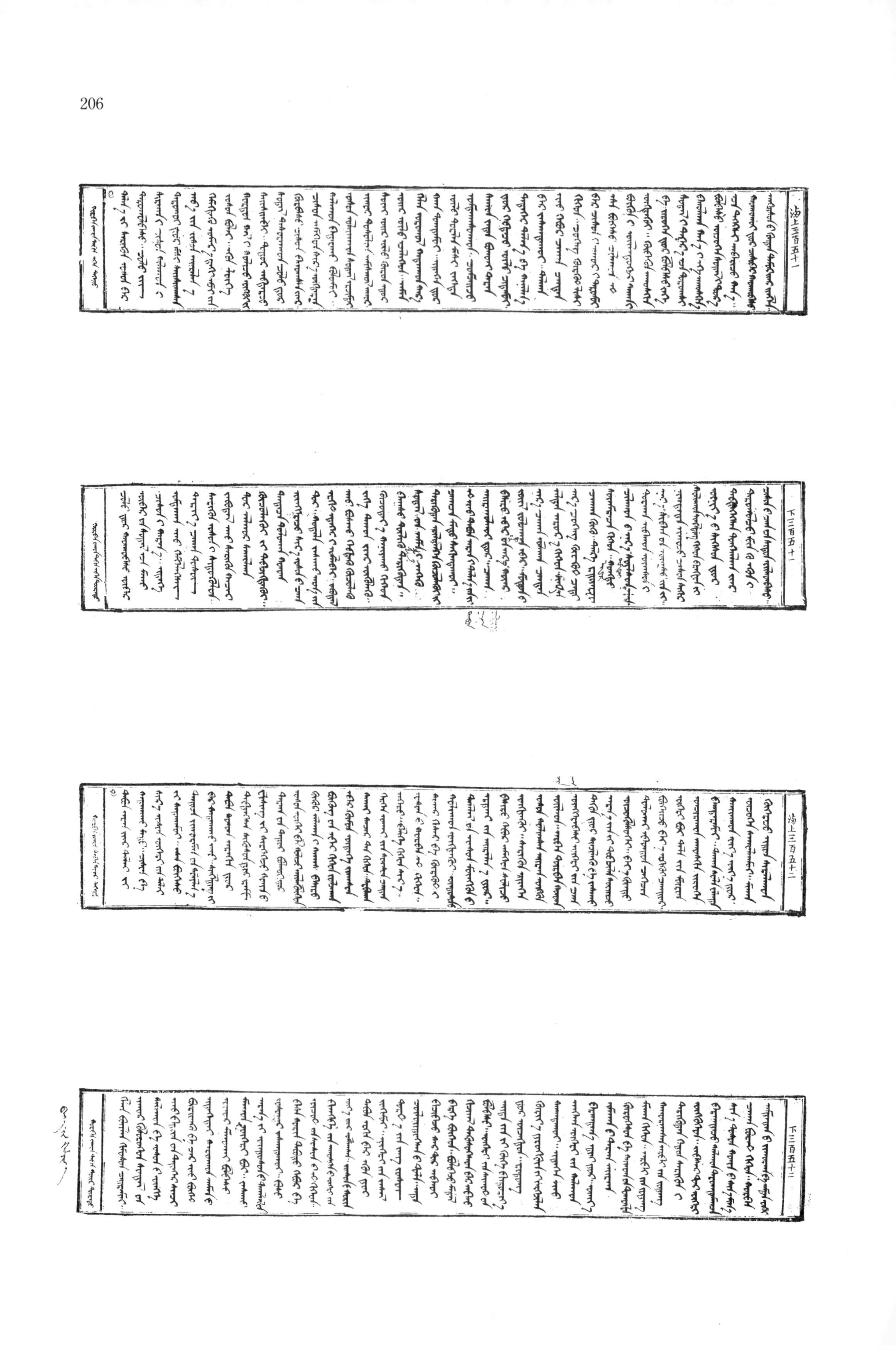

满上三百五十一

下三百五十一

满上三百五十二

下三百五十二

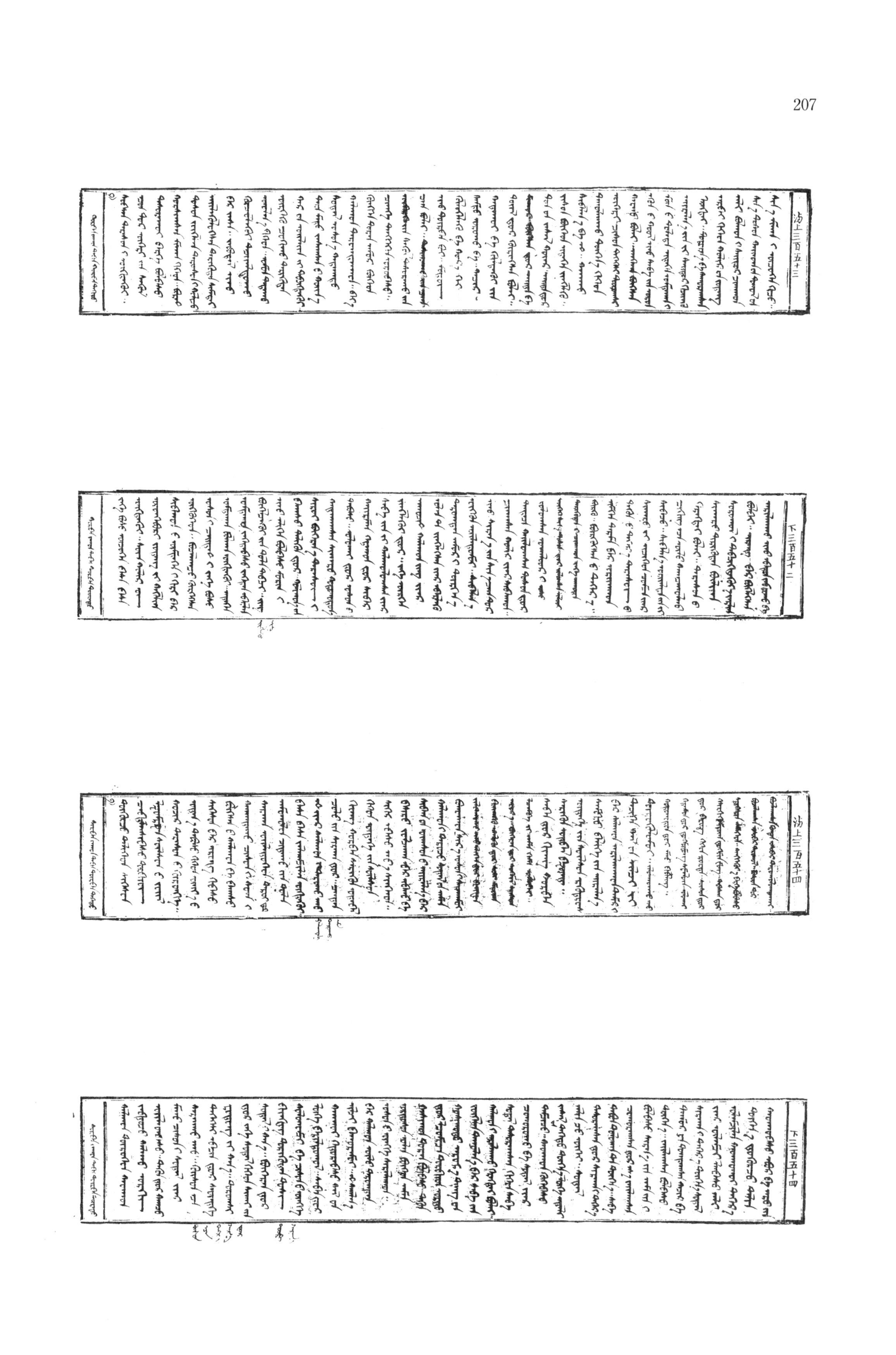

汤上三百五十三

下三百五十二

汤上三百五十四

下三百五十四

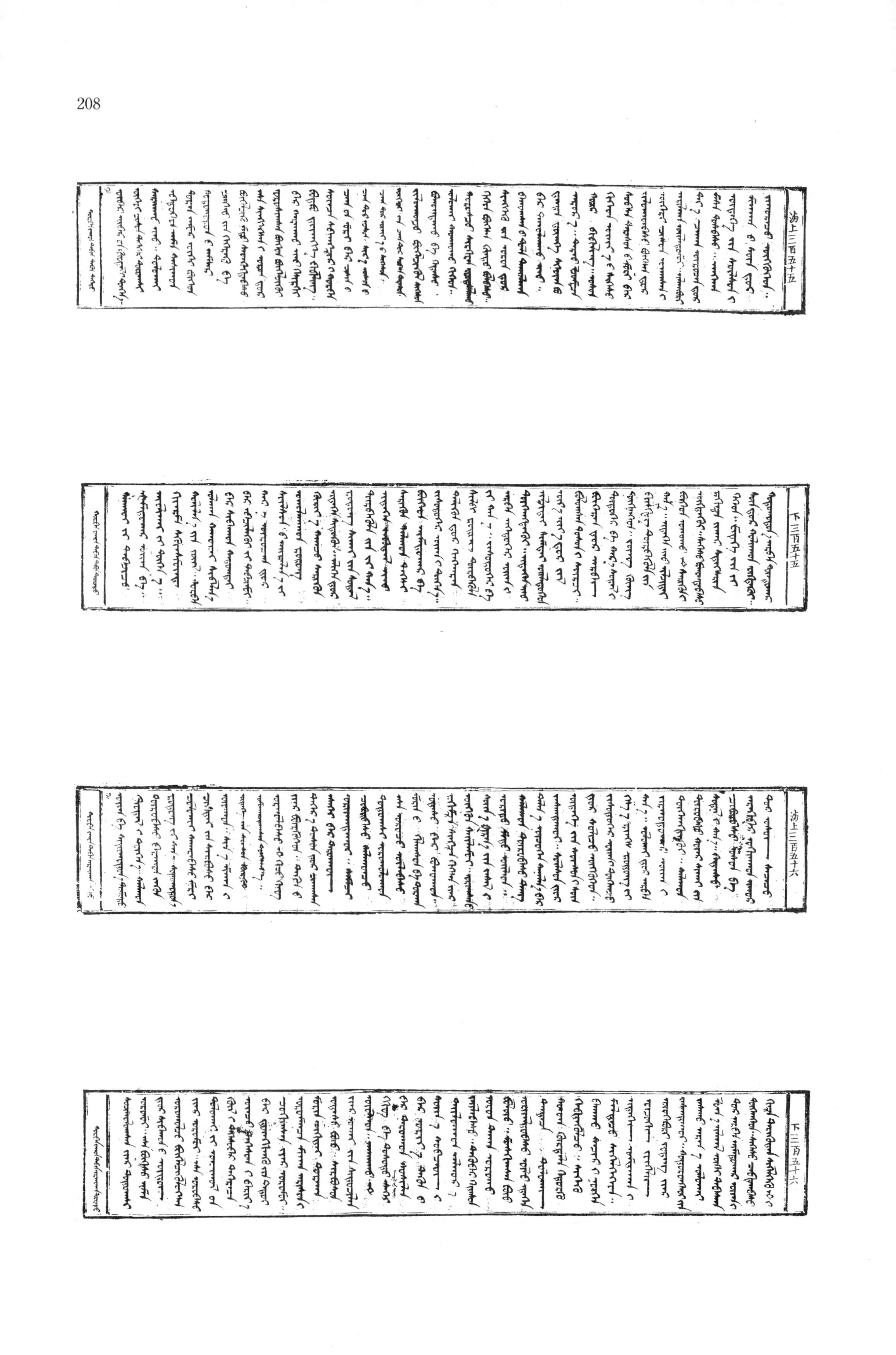

汤上三百五十五

[illegible]

下三百五十五

[illegible]

汤上三百五十六

[illegible]

下三百五十六

[illegible]

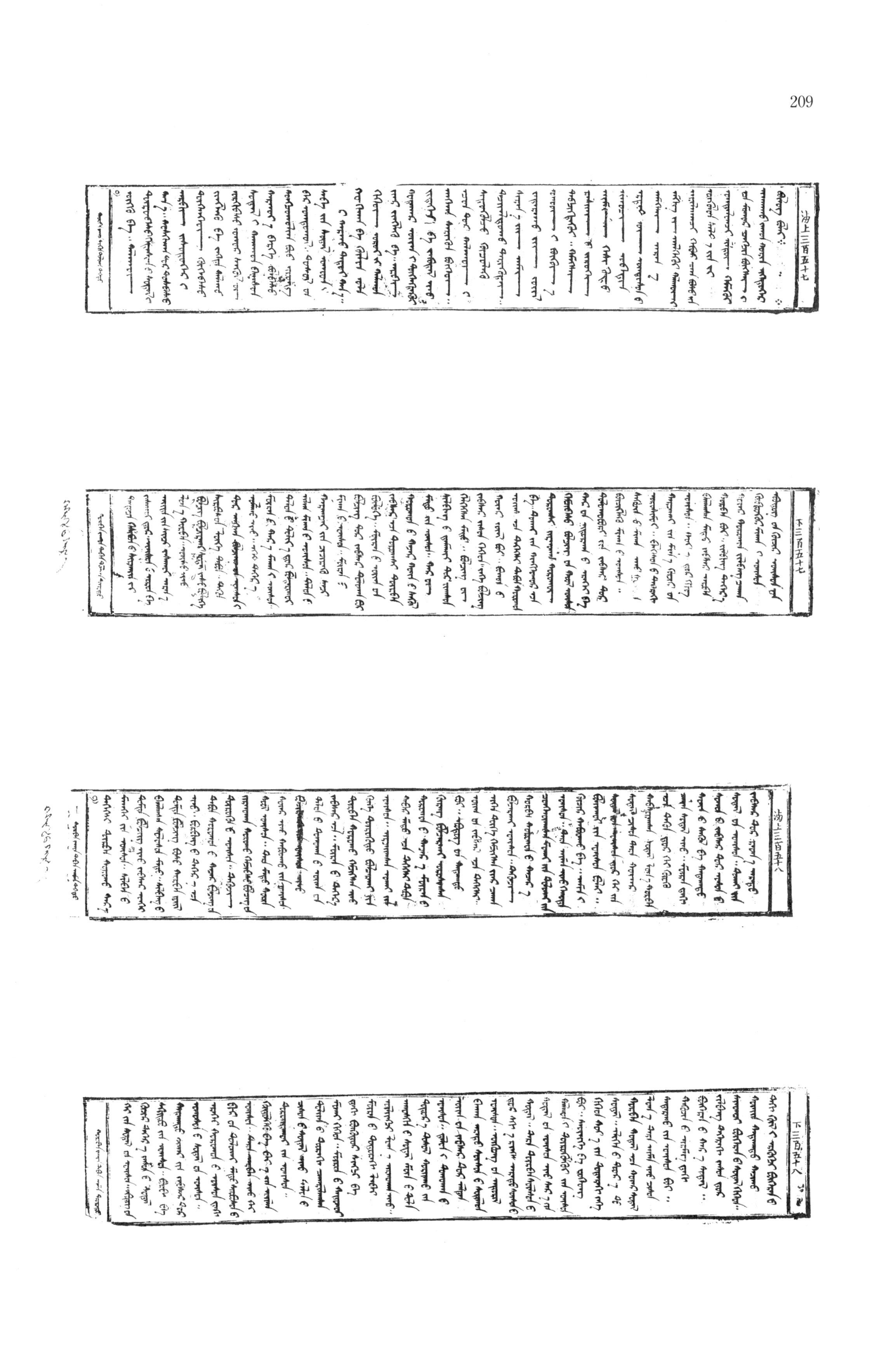

湯上三百五十七

下三百五十七

湯上三百五十八

下三百五十八

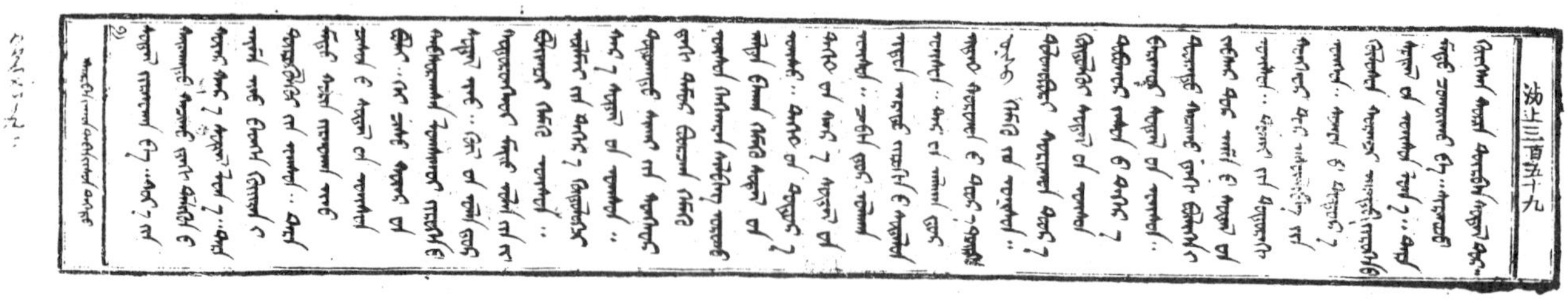
汾上三百五十九

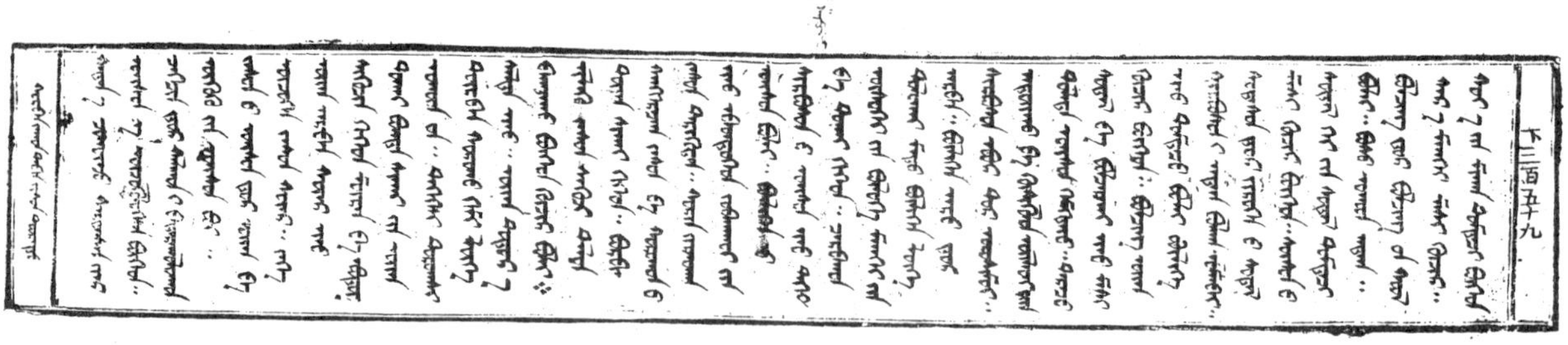
下三百五十九

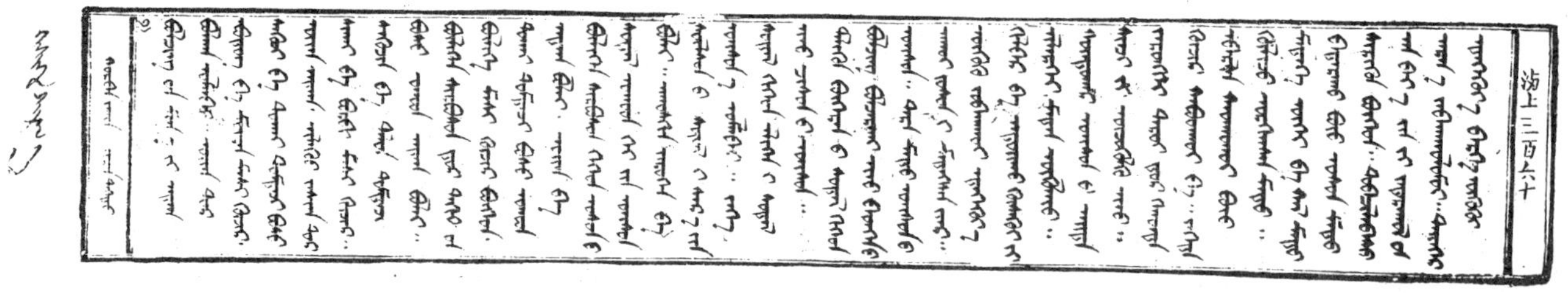
汾上三百六十

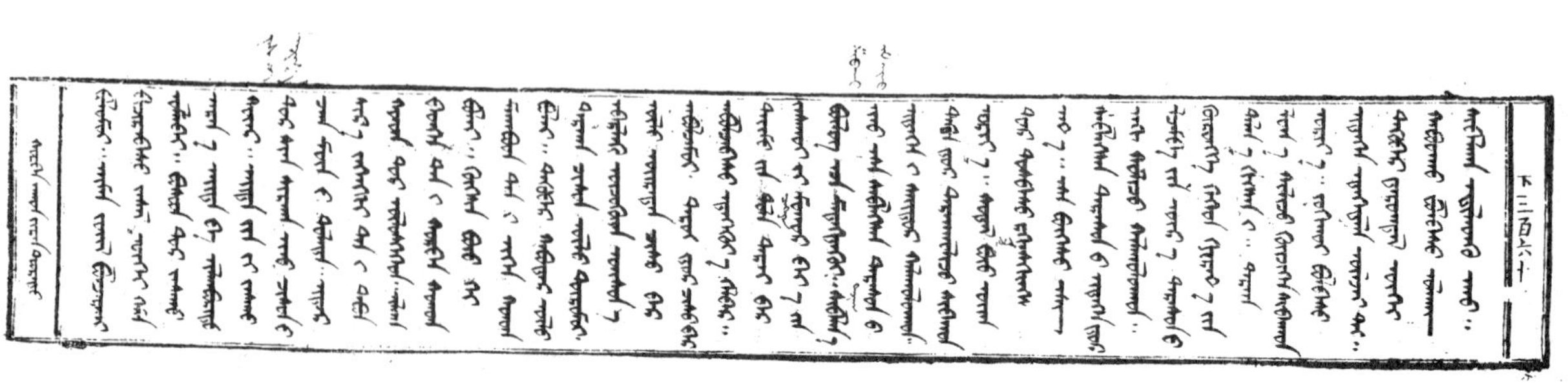
下三百六十

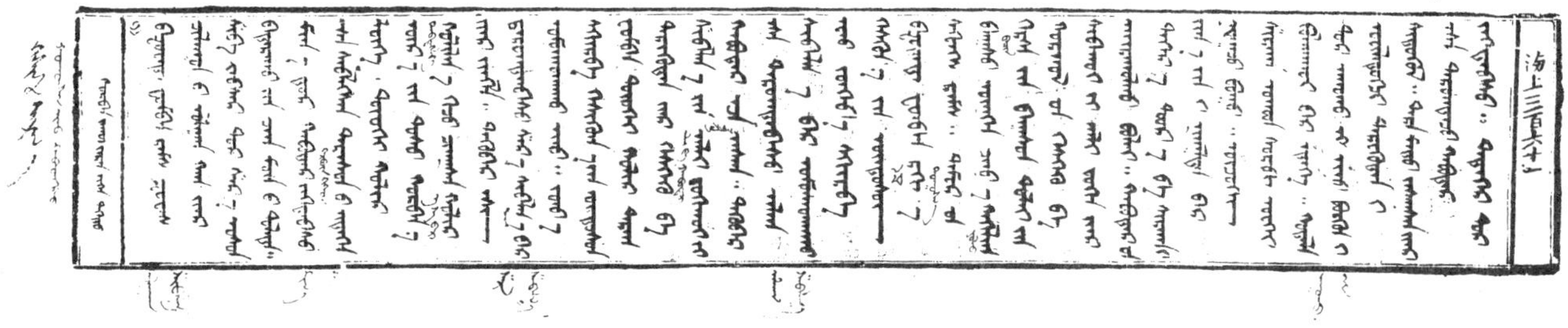
満上三百六十一

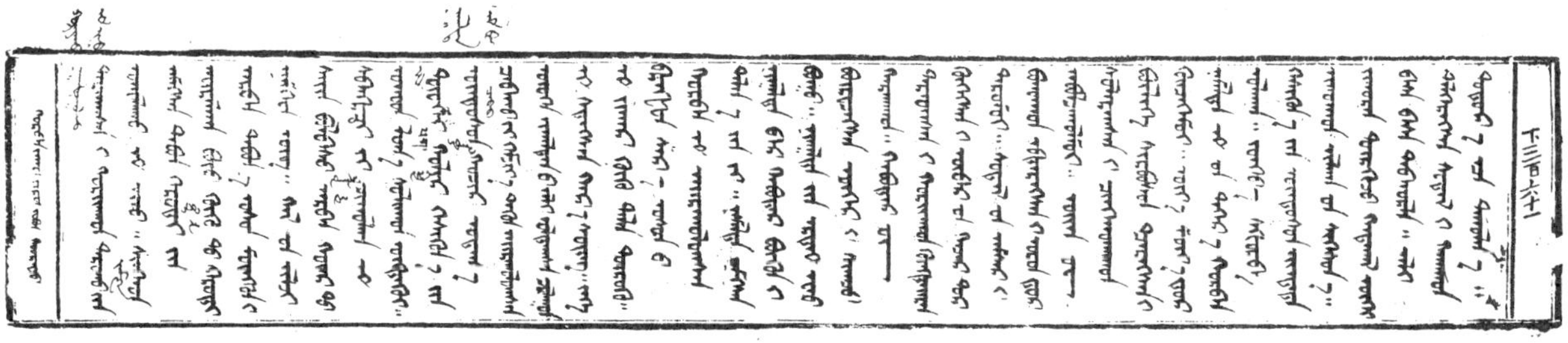
下三百六十一

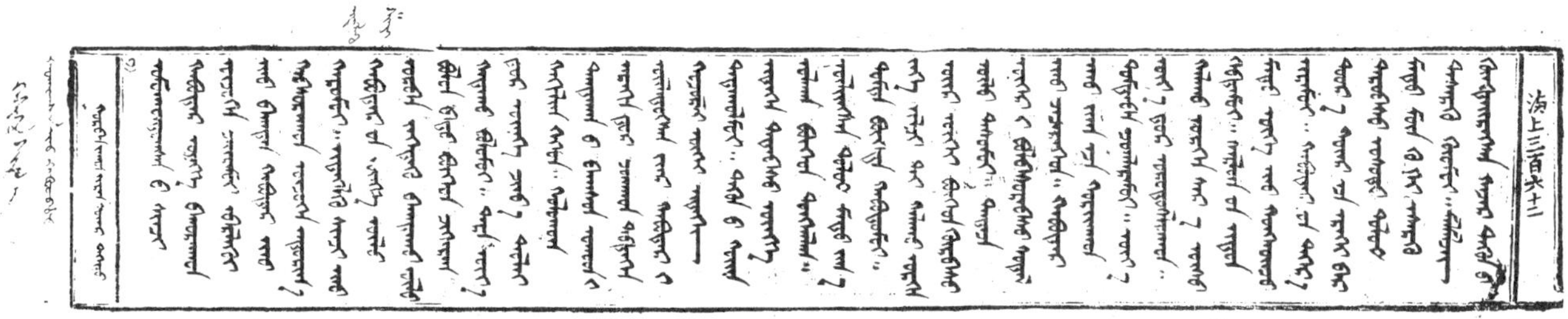
満上三百六十二

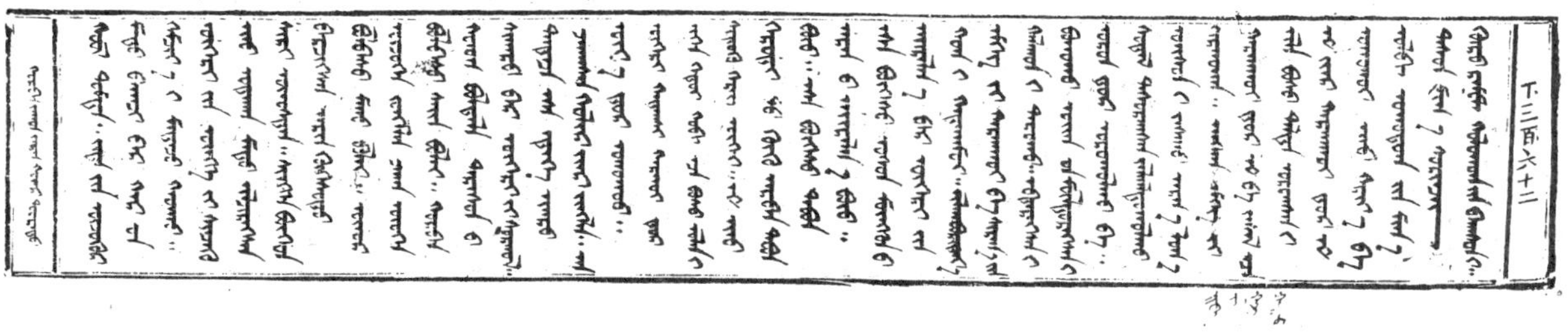
下三百六十二

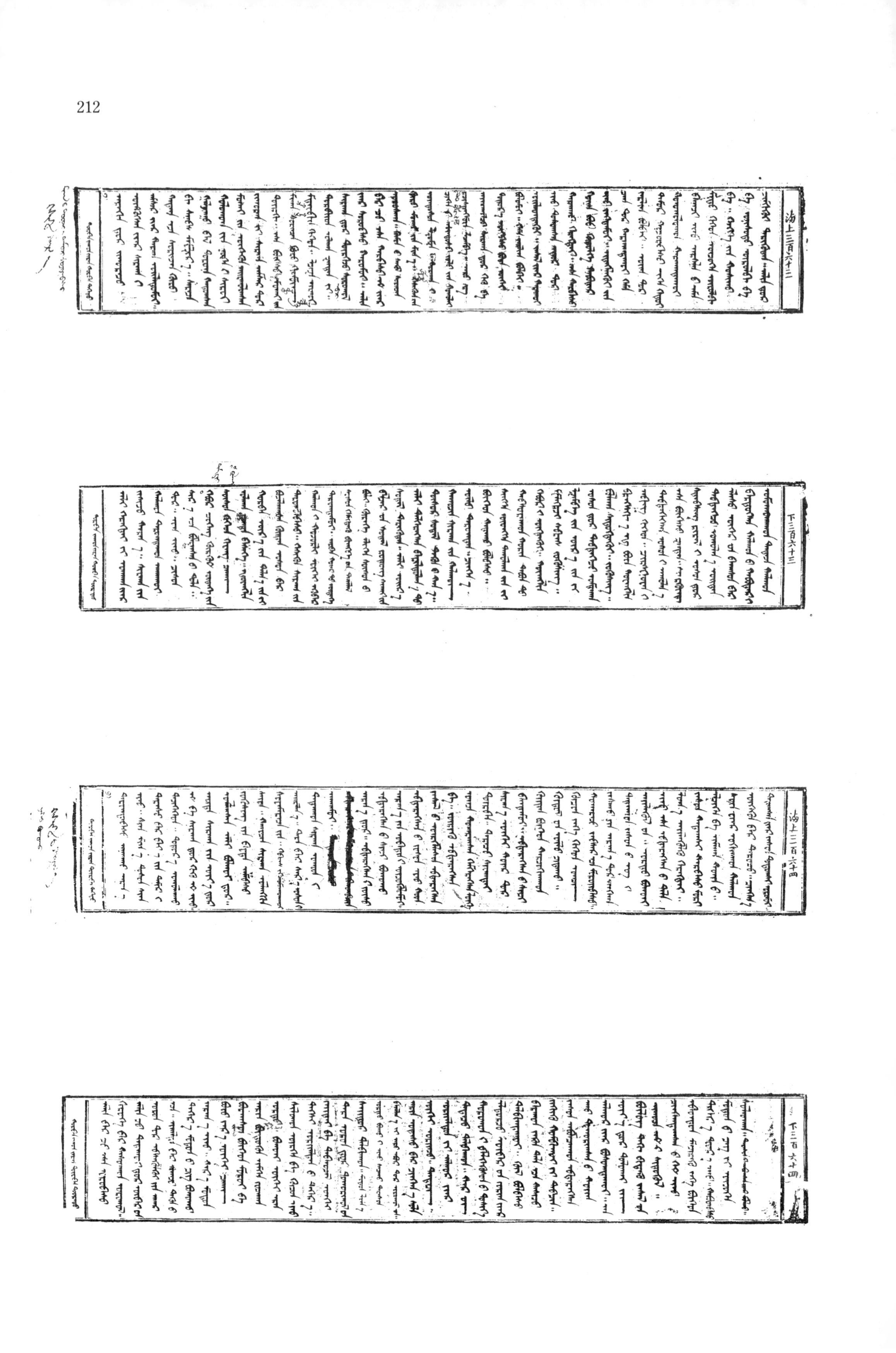

諭上三百六十三

下三百六十三

諭上三百六十四

下三百六十四

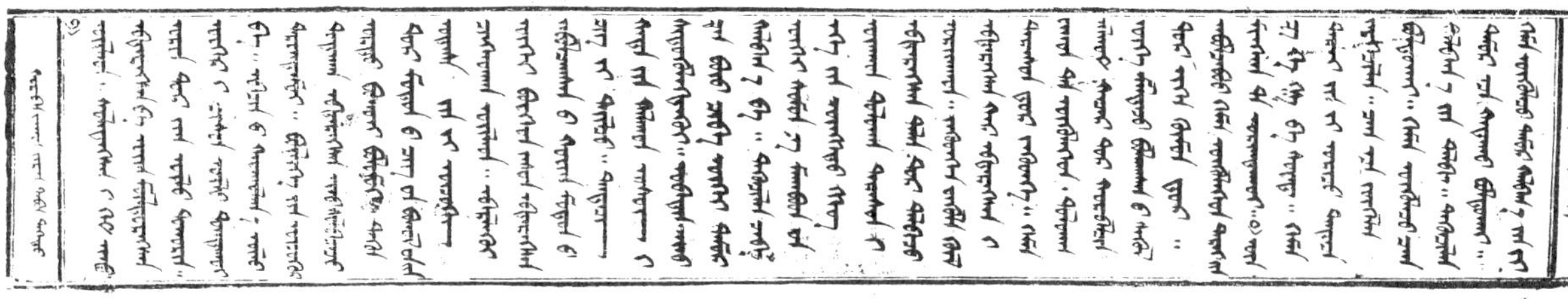
汤上二百六十五

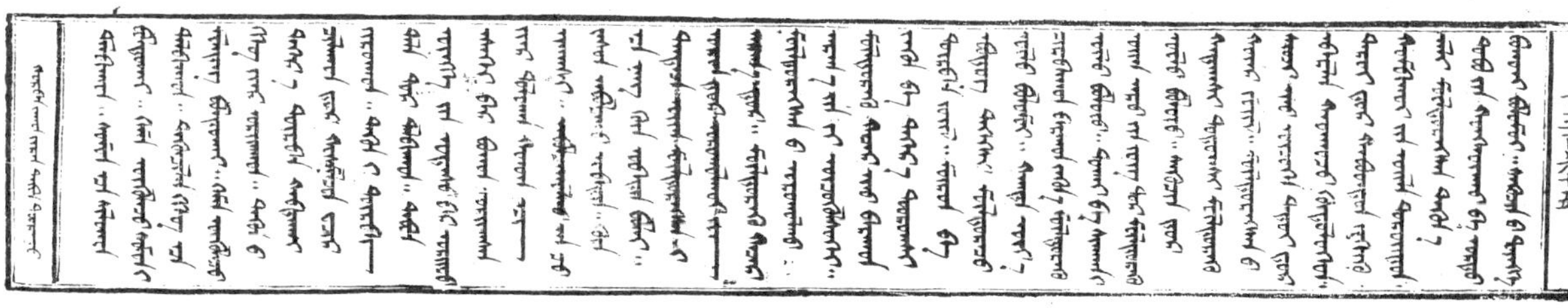
下二百六十五

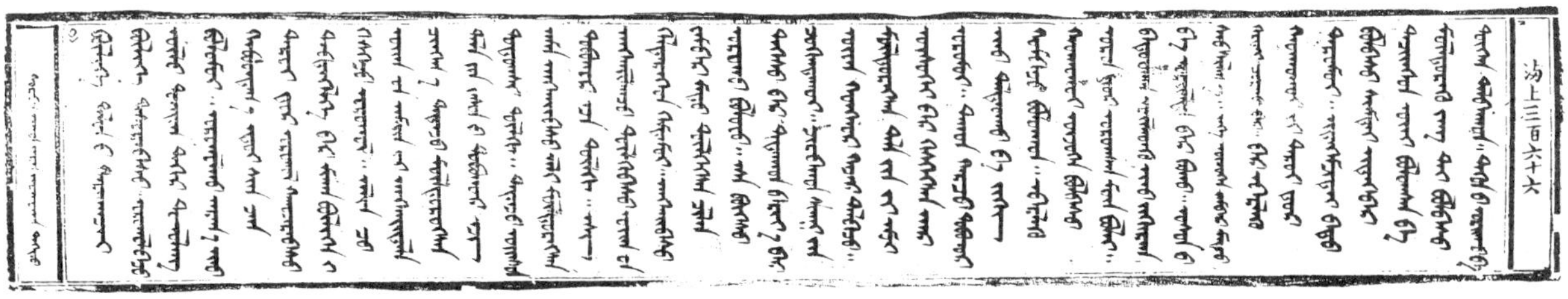
汤上二百六十六

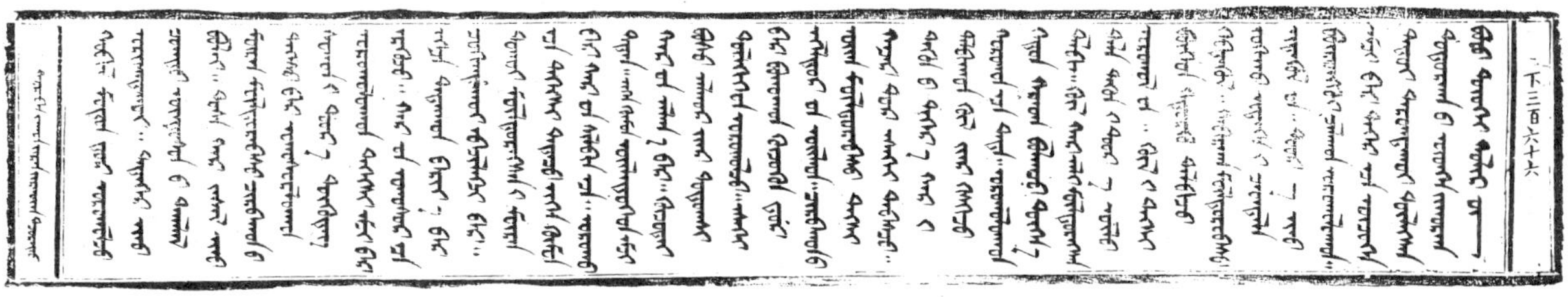
下二百六十六

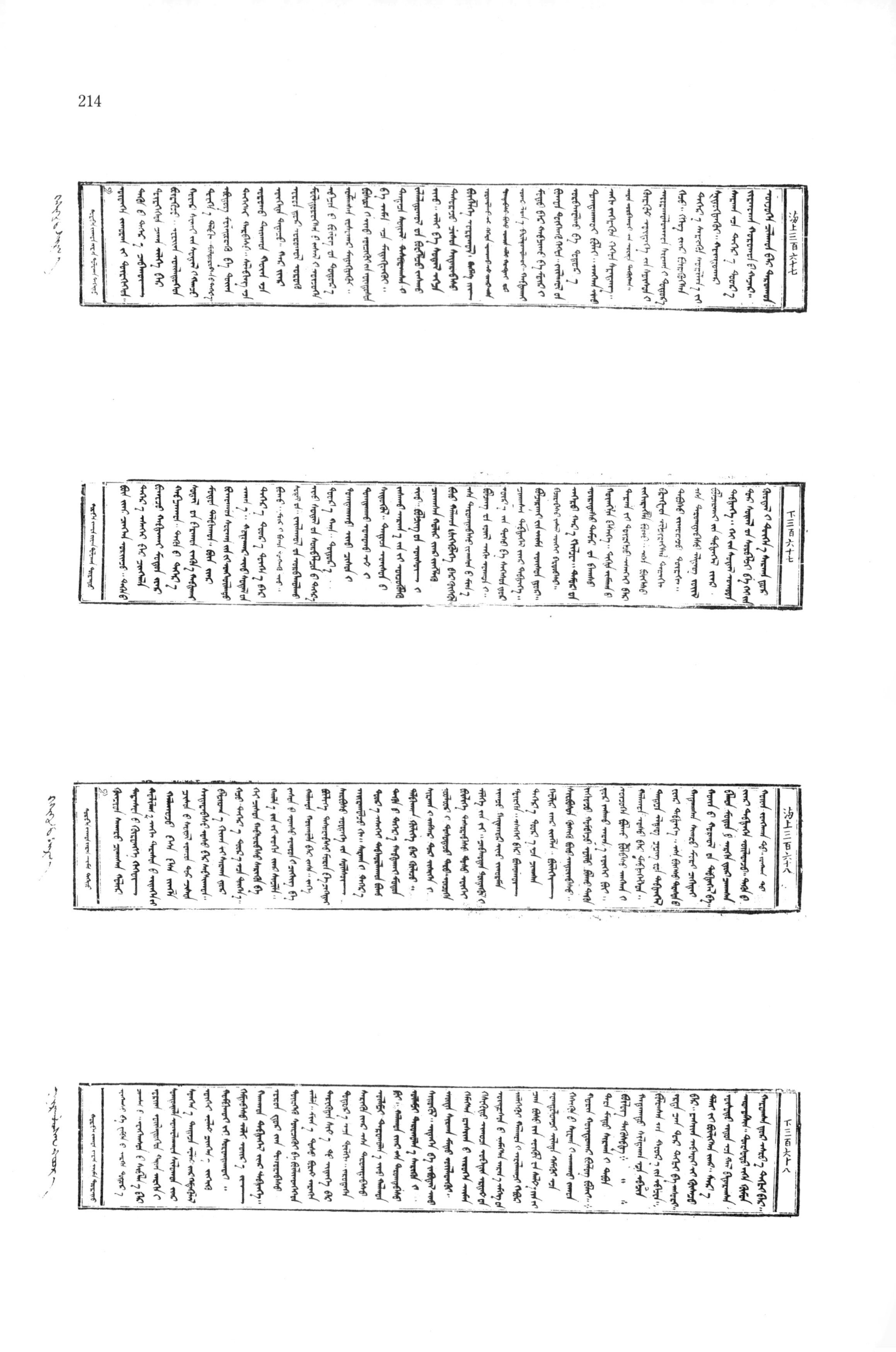

汾上三百六十七

[illegible]

下三百六十七

[illegible]

汾上三百六十八

[illegible]

下三百六十八

[illegible]

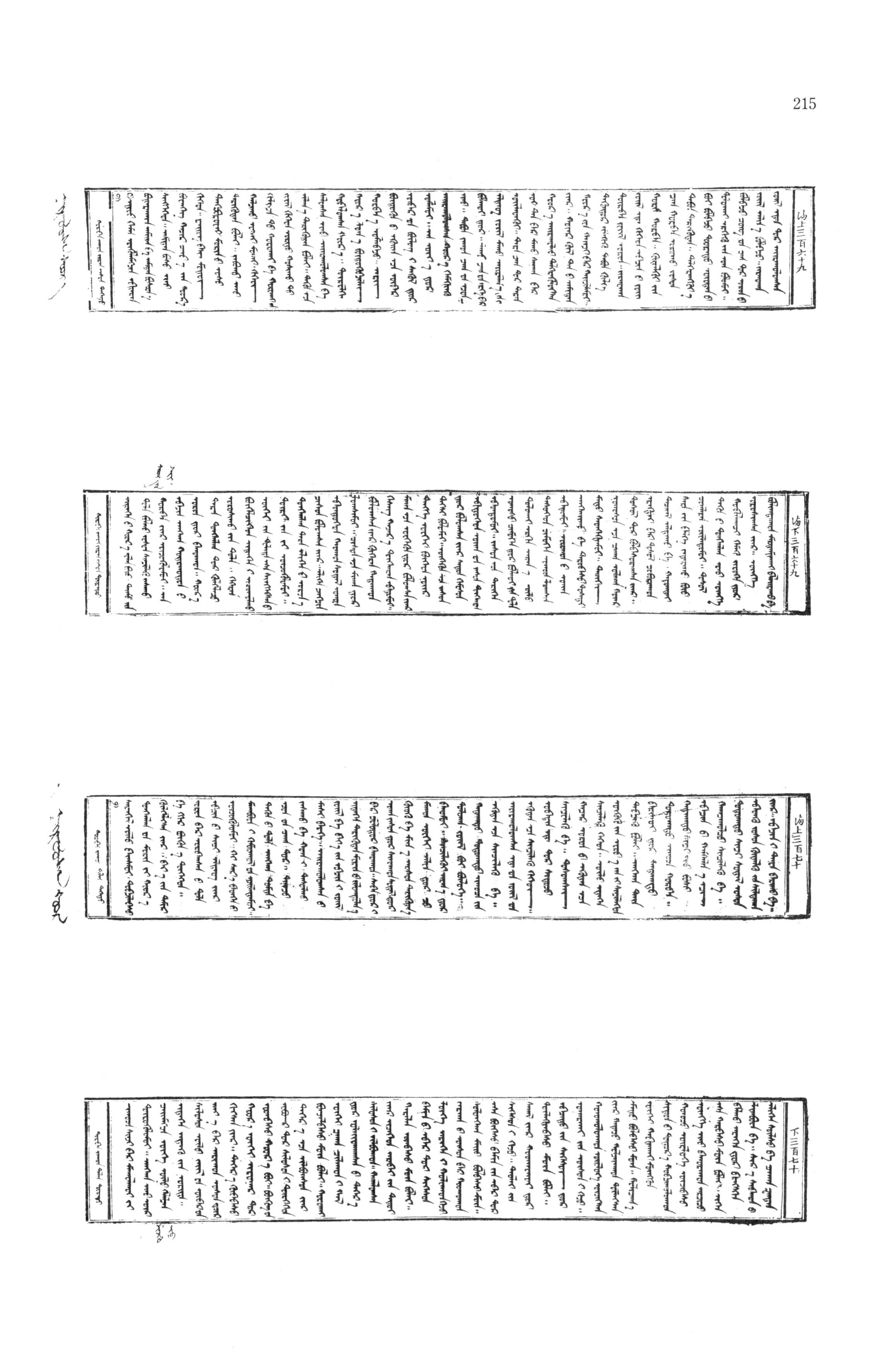

汋上三百六十九

汋下三百六十九

汋上三百七十

下三百七十

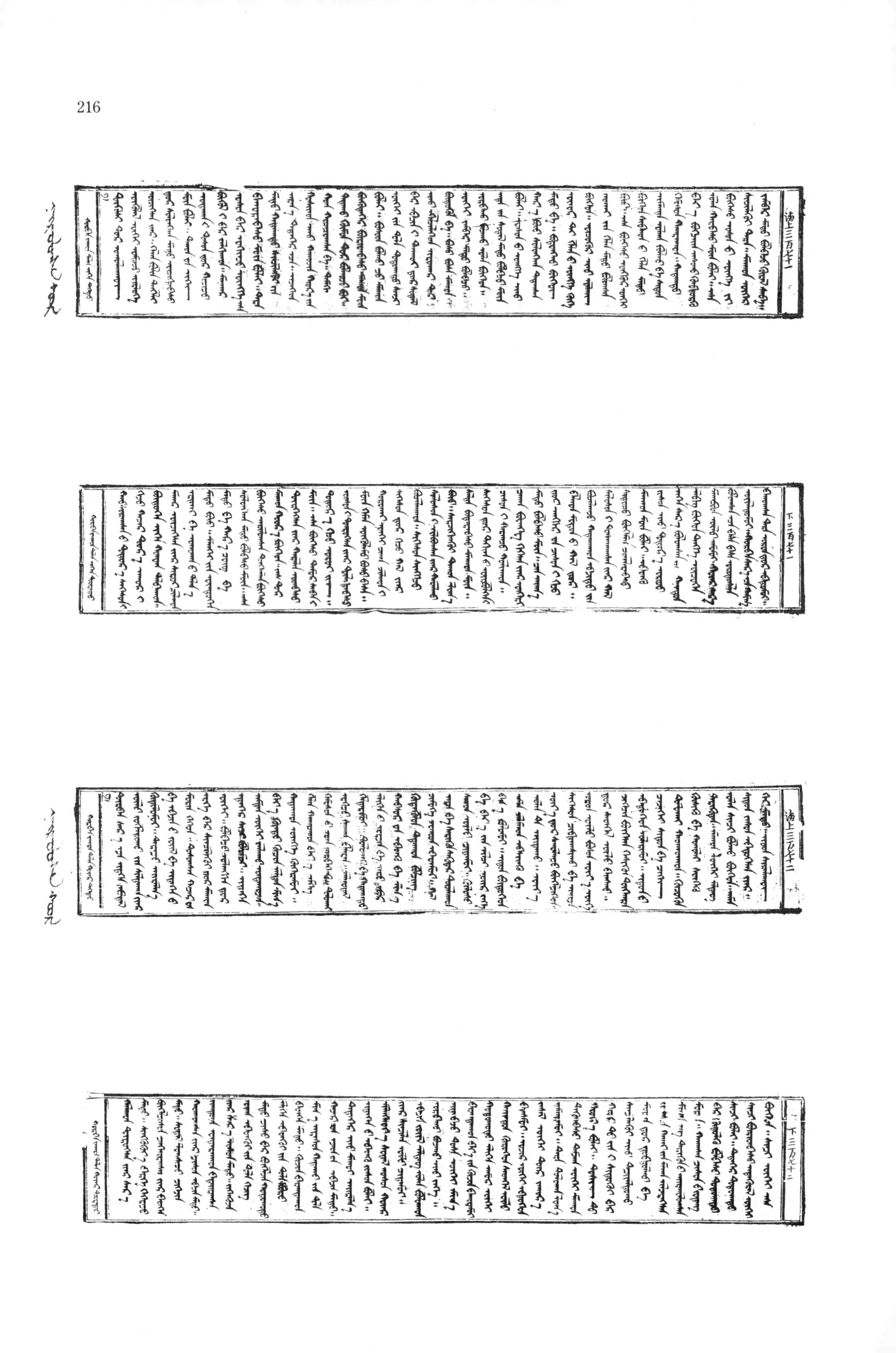

滿上三百七十一

下三百七十一

滿上三百七十二

下三百七十二

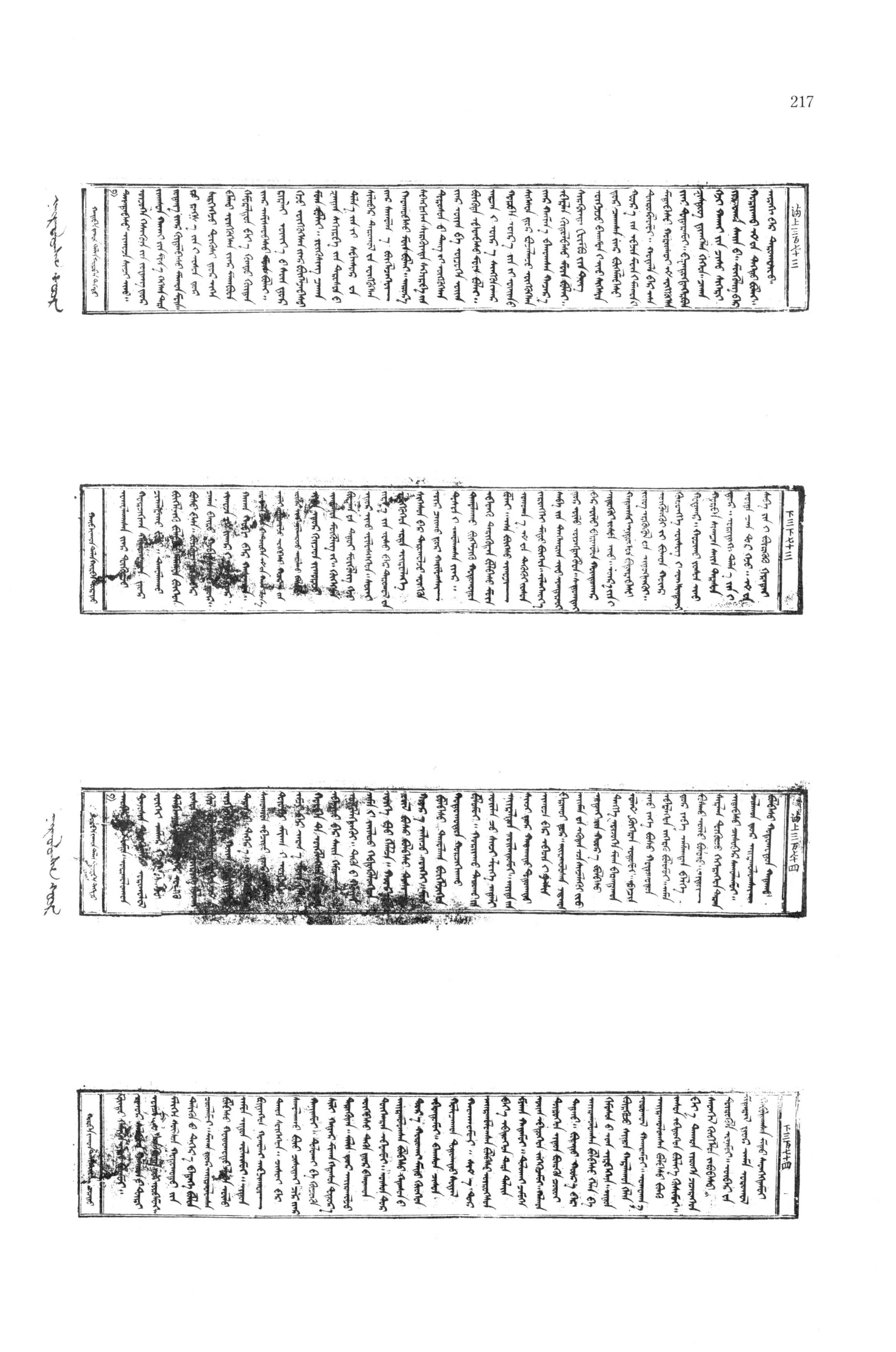

滿上三百七十三

下三百七十三

滿上三百七十四

下三百七十四

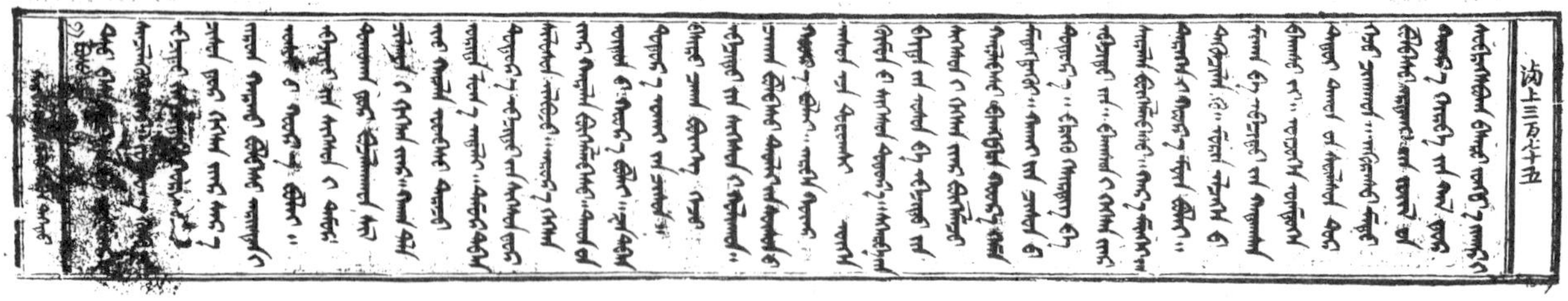

汾上三百七十五

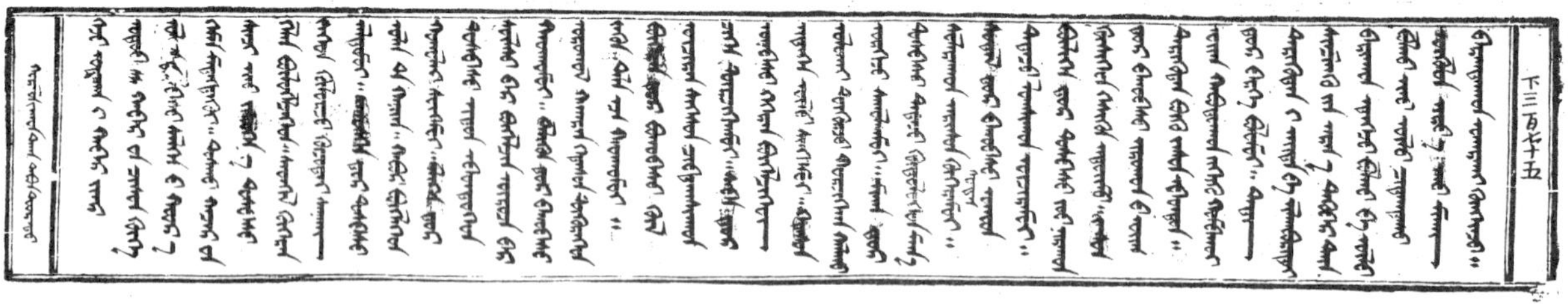

下三百七十五

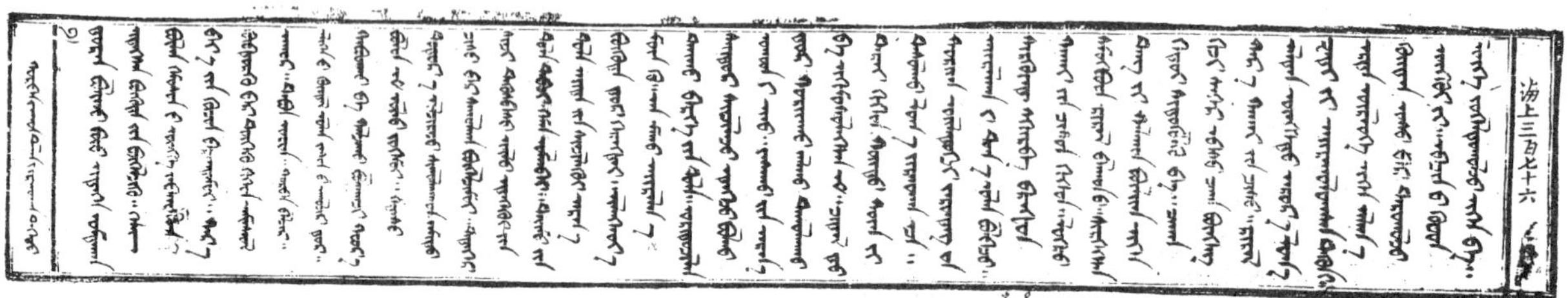

汾上三百七十六

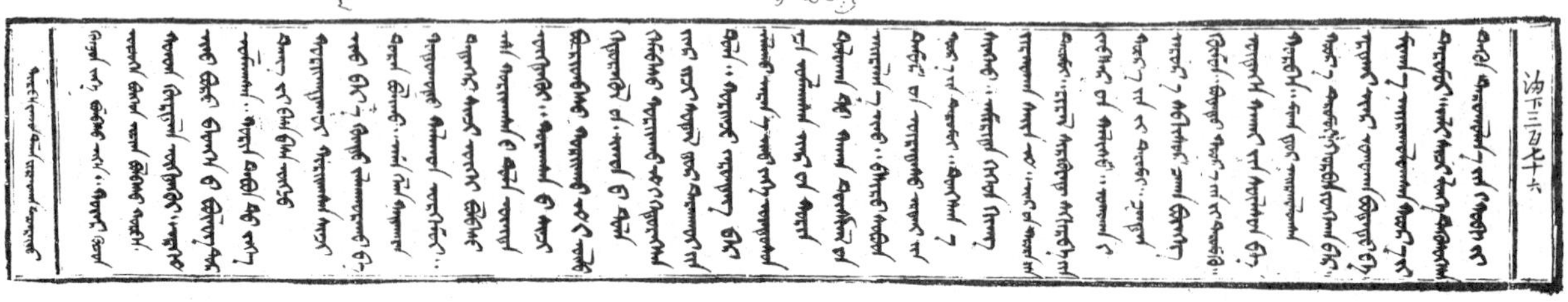

汾下三百七十六

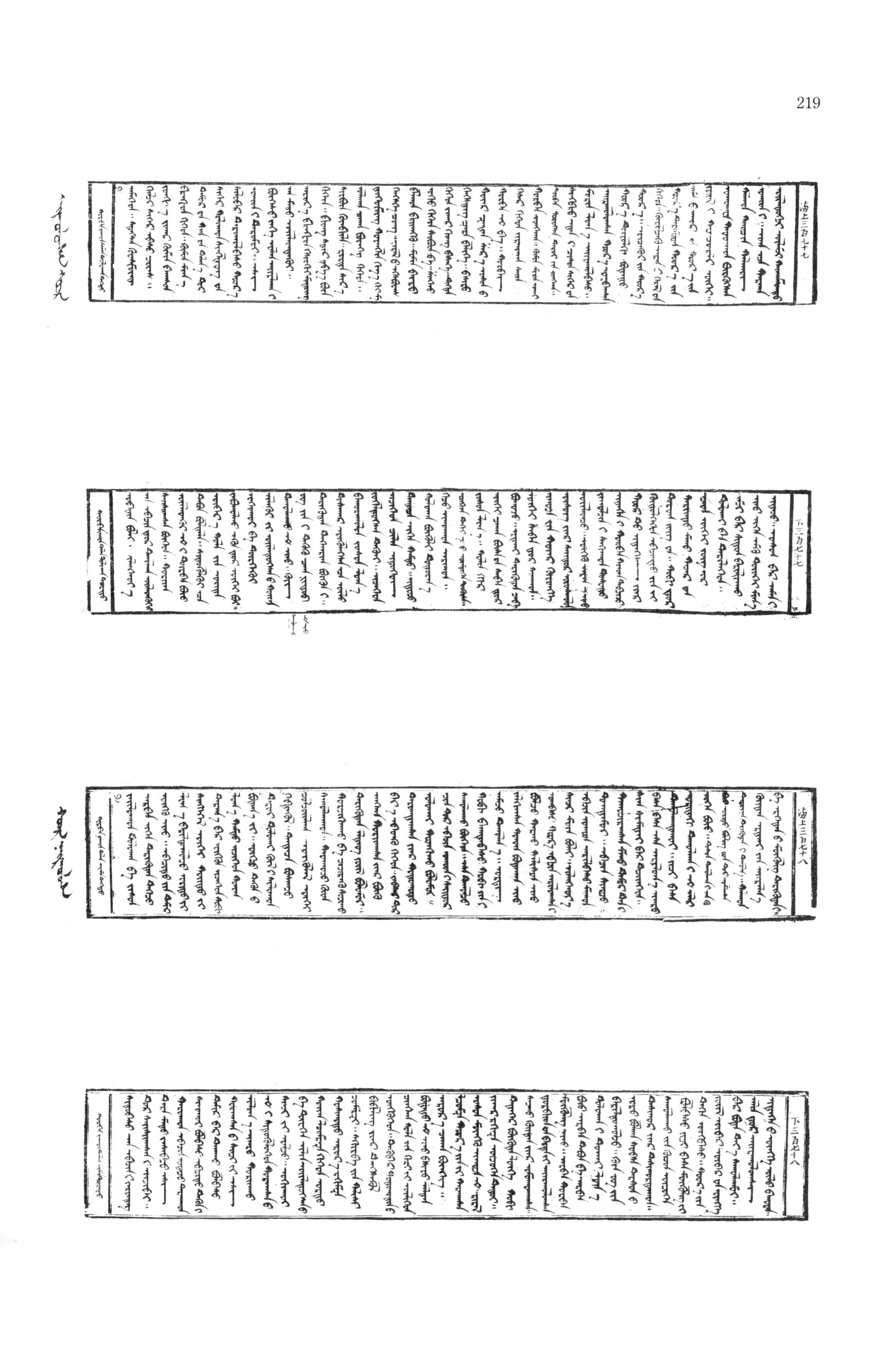

汾上三百七十七

下三百七十七

汾上三百七十八

下三百七十八

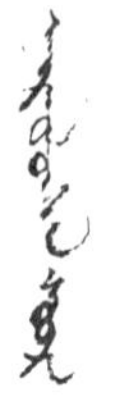
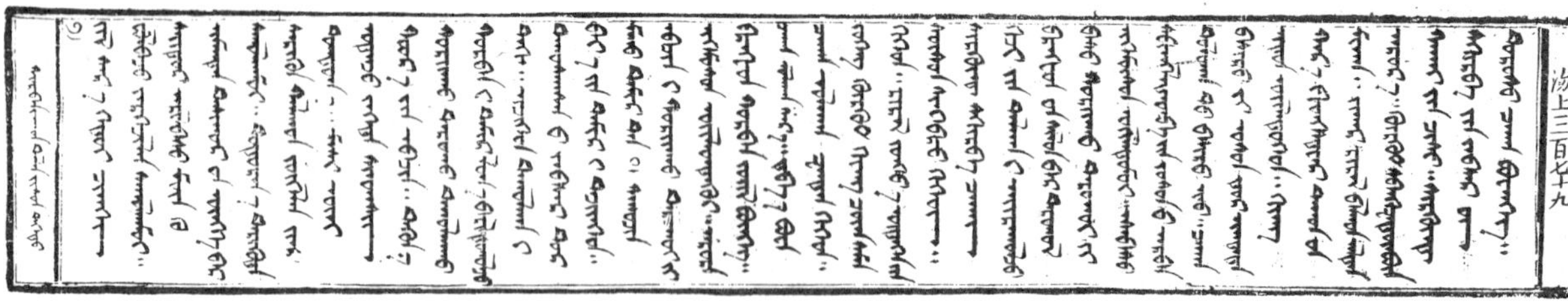
汾上三百七十九

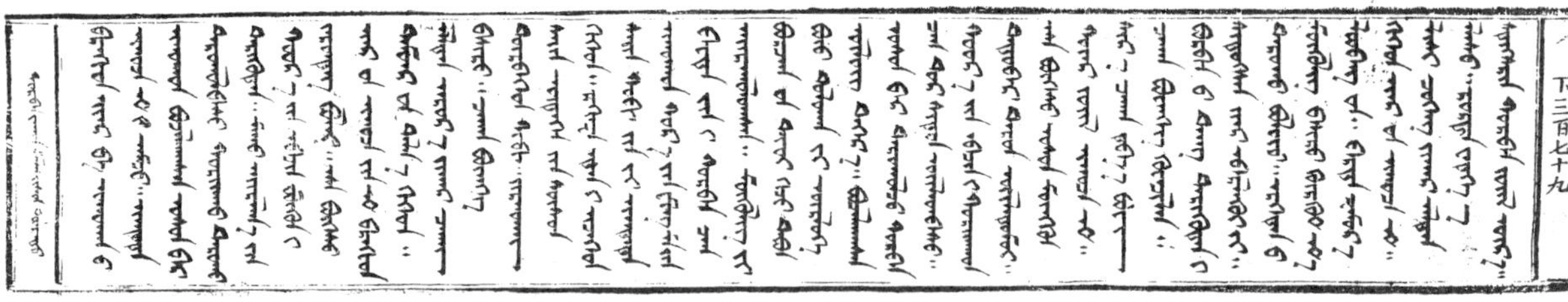
下三百七十九

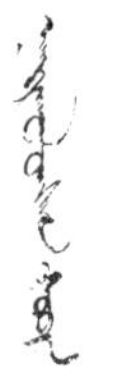
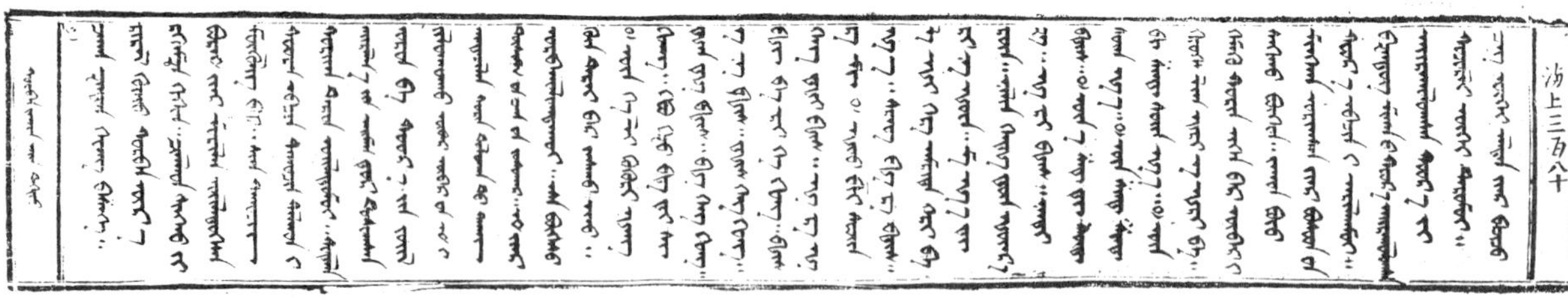
汾上三百八十

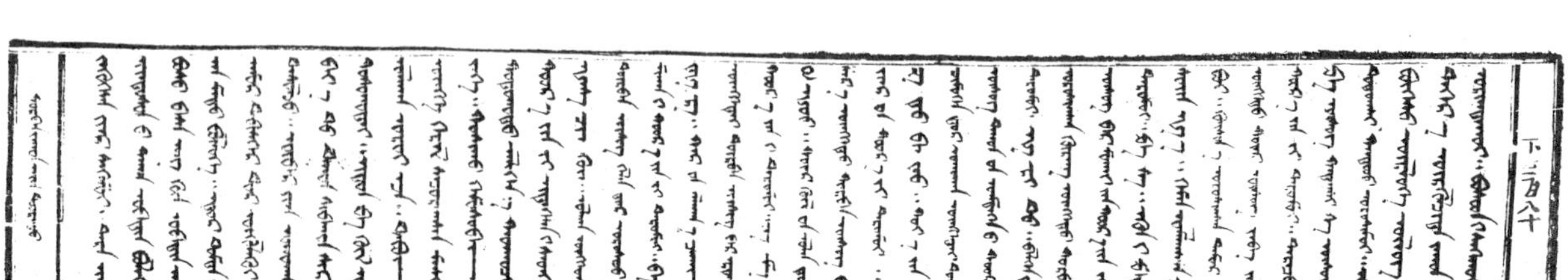
下三百八十

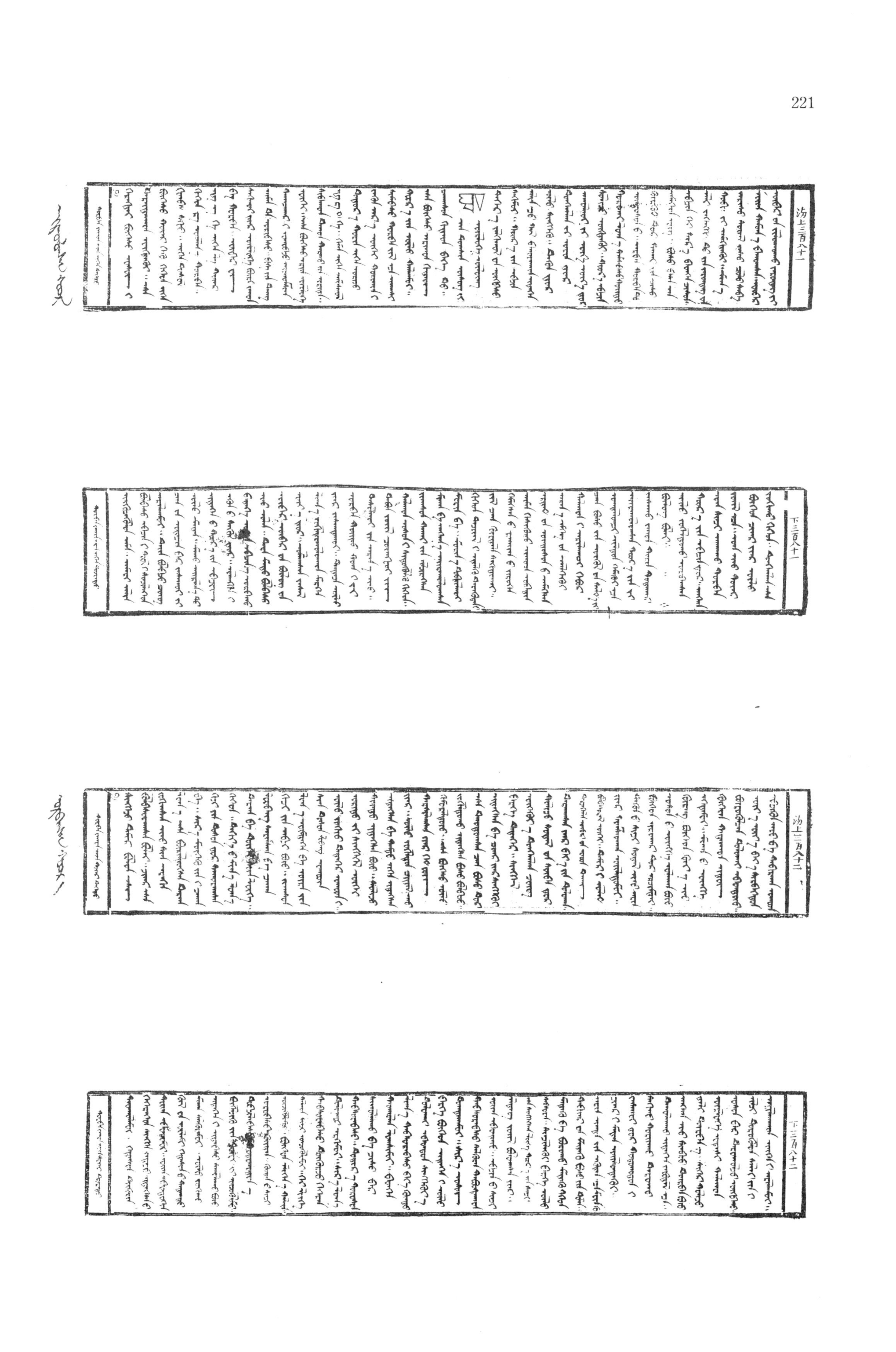

汤上三百八十一

[illegible]

下三百八十一

[illegible]

汤上三百八十二

[illegible]

下三百八十二

[illegible]

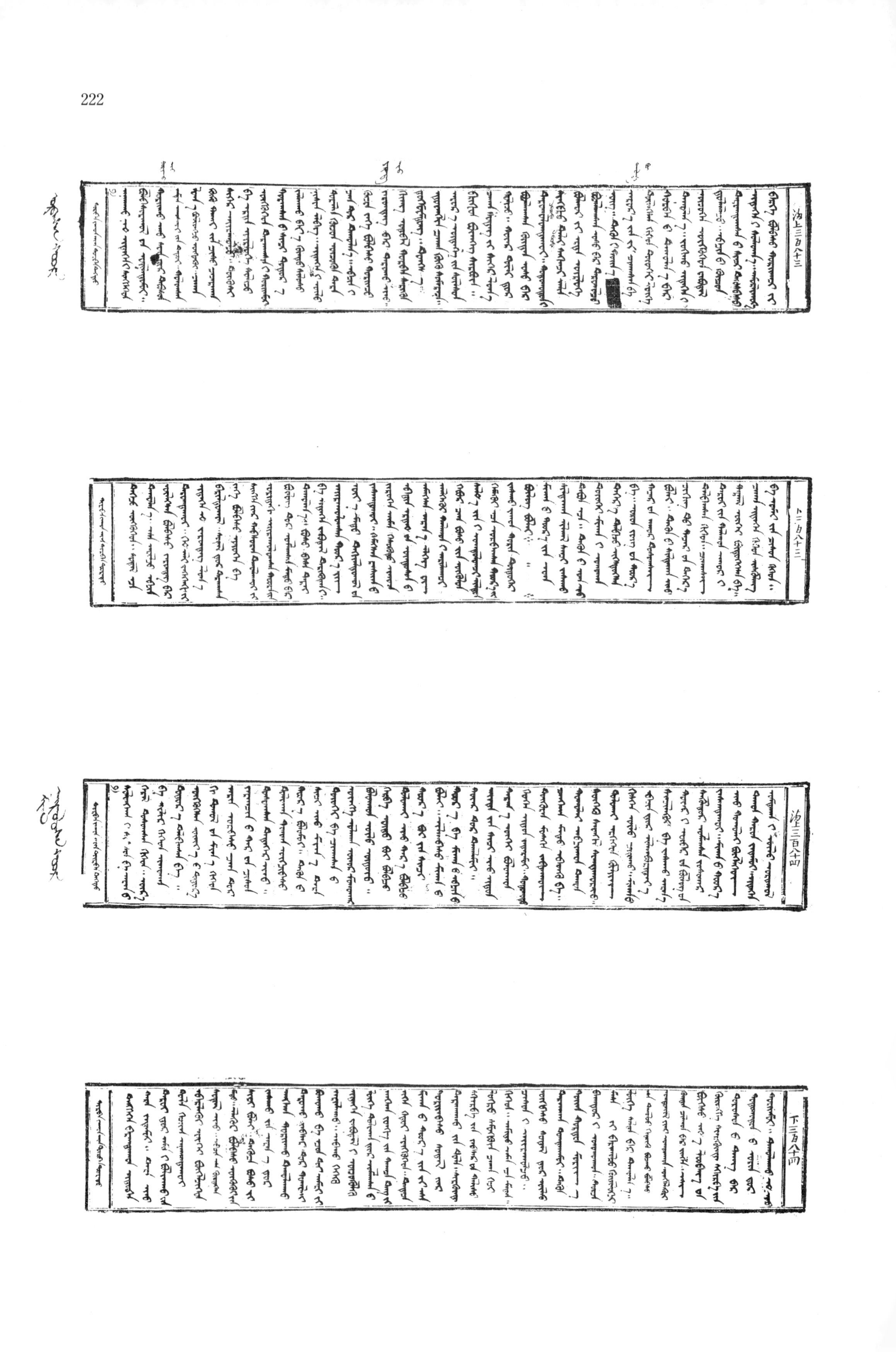

汝上三百八十三

下三百八十三

汝上三百八十四

下三百八十四

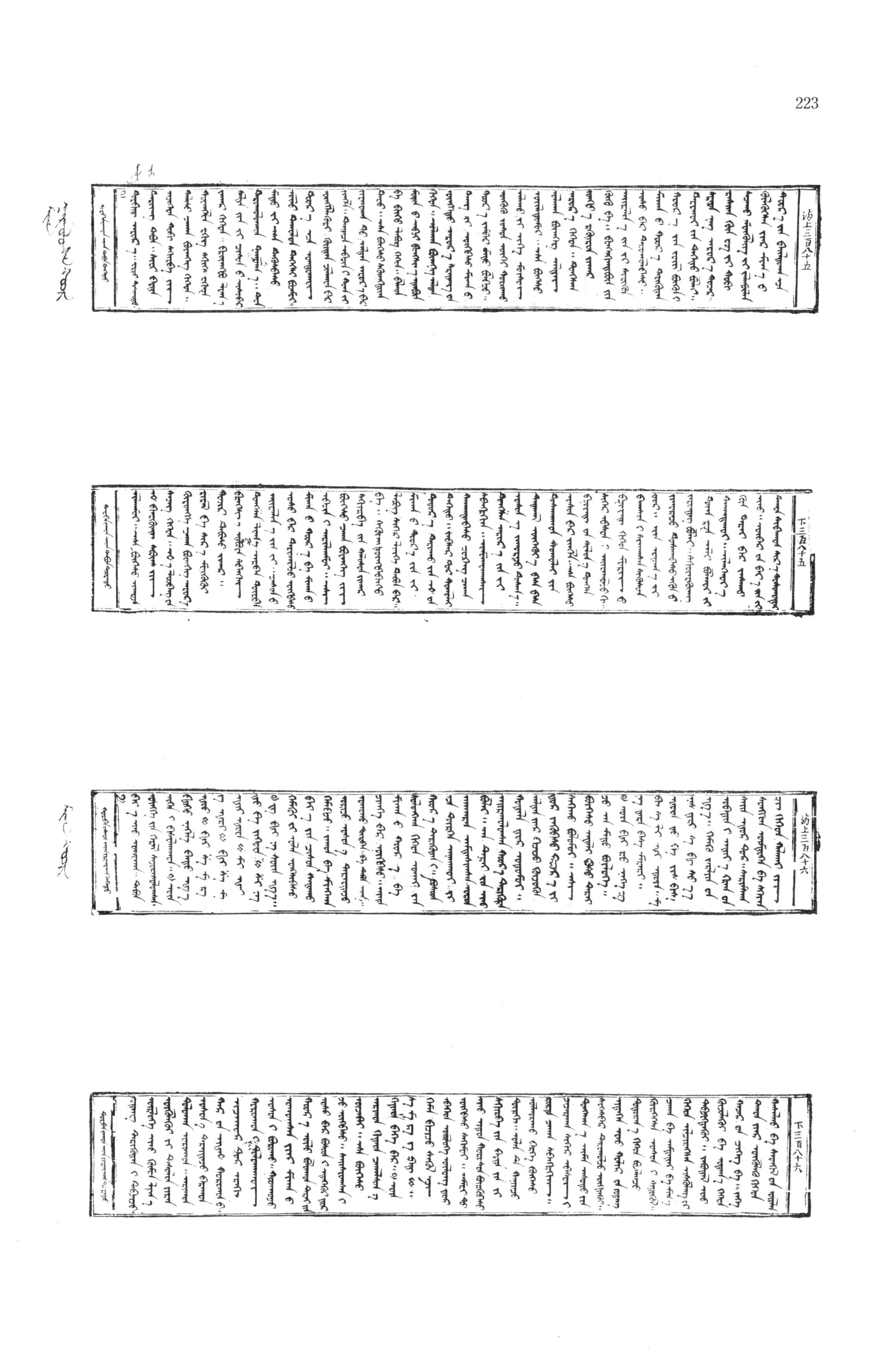

汸上三百八十五

[illegible]

下三百八十五

[illegible]

汸上三百八十六

[illegible]

下三百八十六

[illegible]

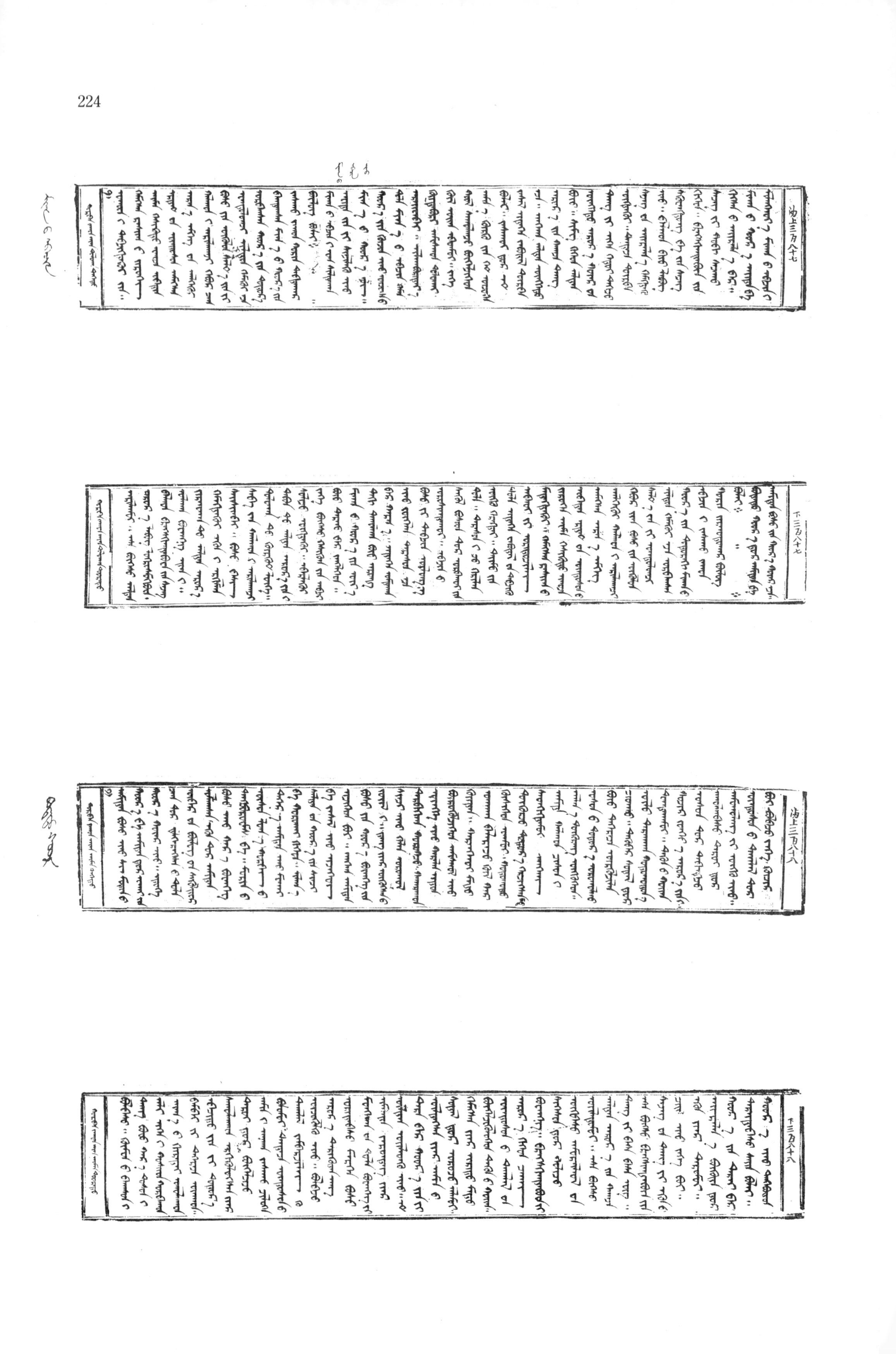

汤上三百八十七

下三百八十七

汤上三百八十八

下三百八十八

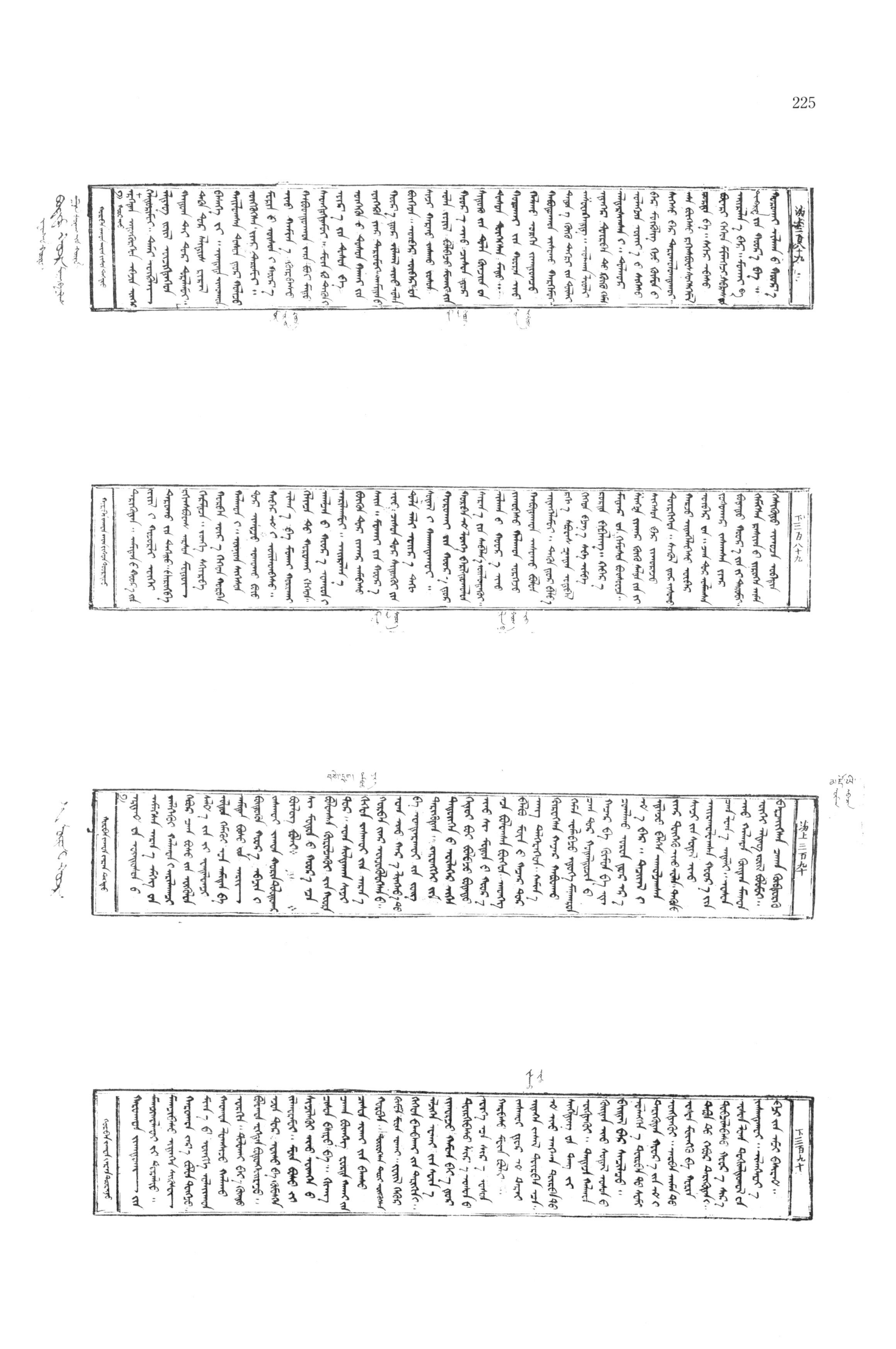

汤上三百八十九

下三百八十九

汤上三百九十

下三百九十

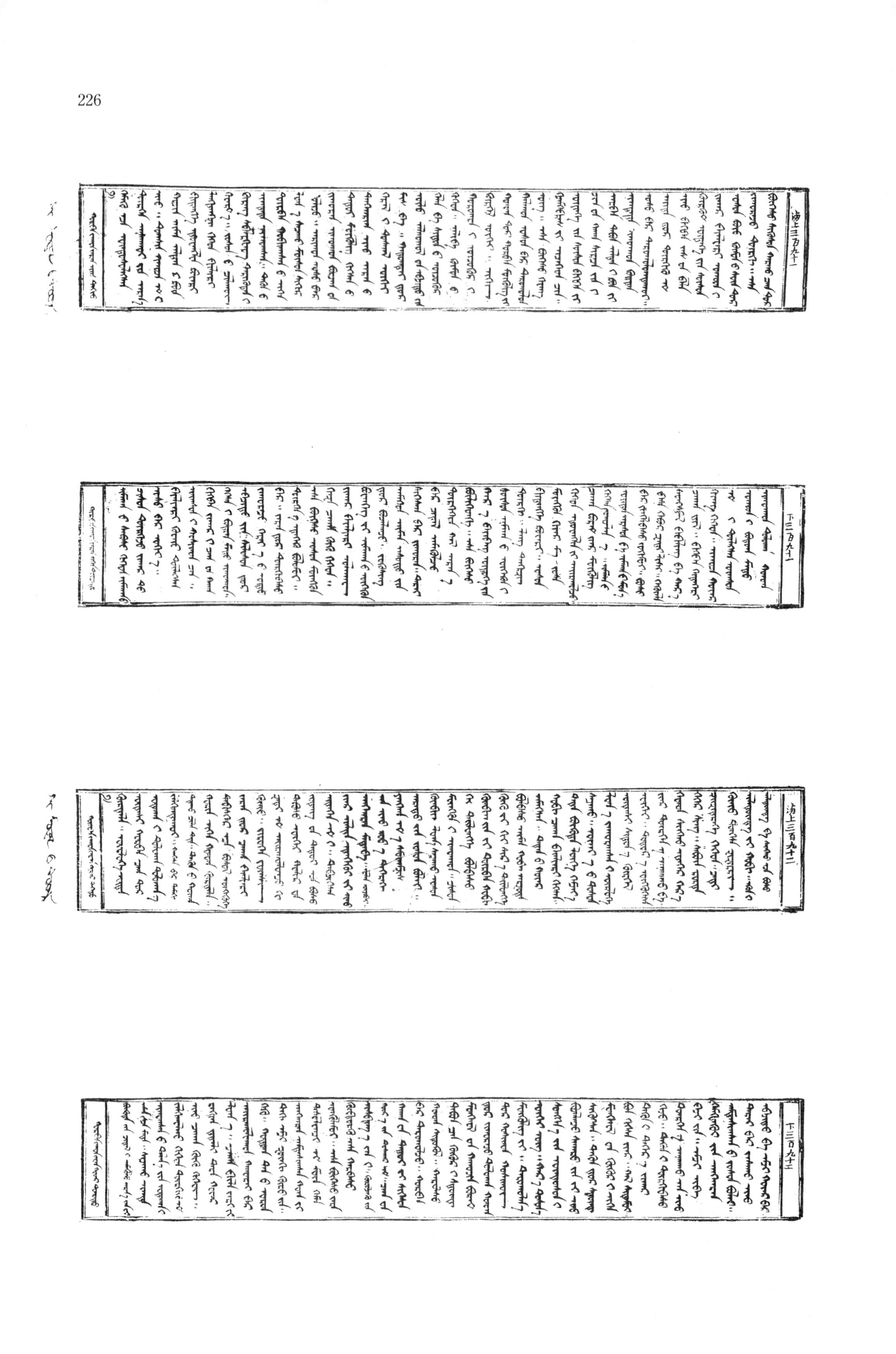

滿上三百九十一

下三百九十一

滿上三百九十二

下三百九十二

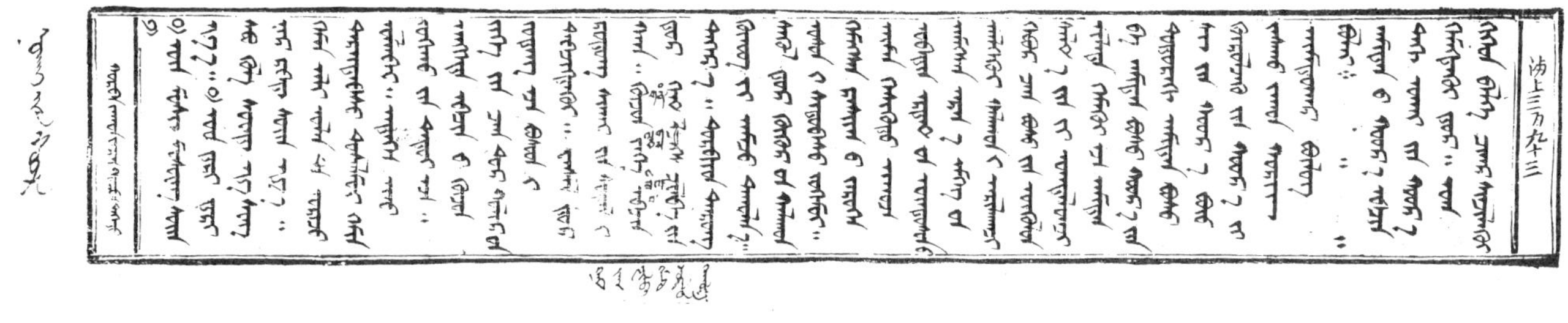
満上三万九十三

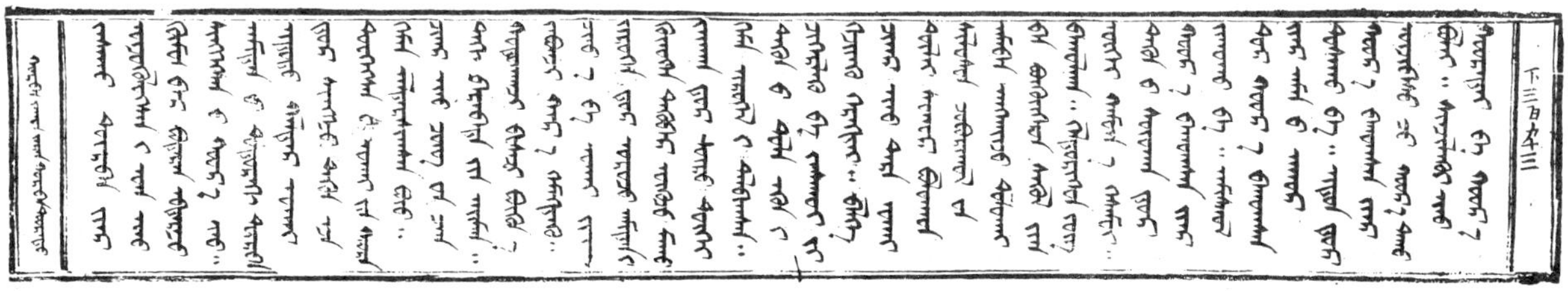
下三百九十三

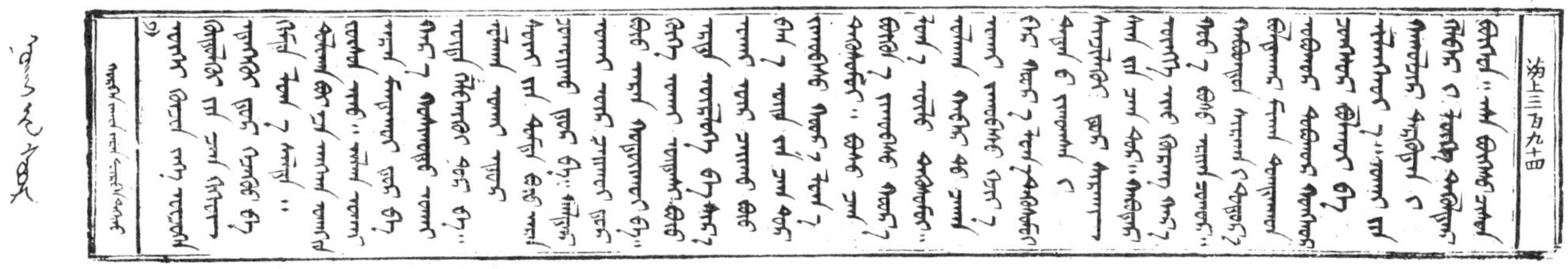
満上三万九十四

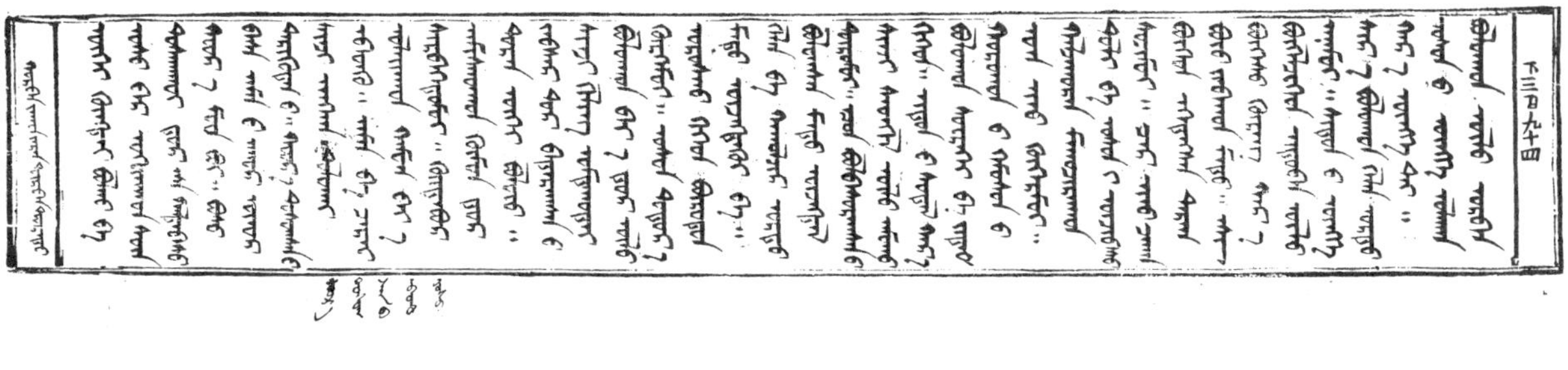
下三百九十四

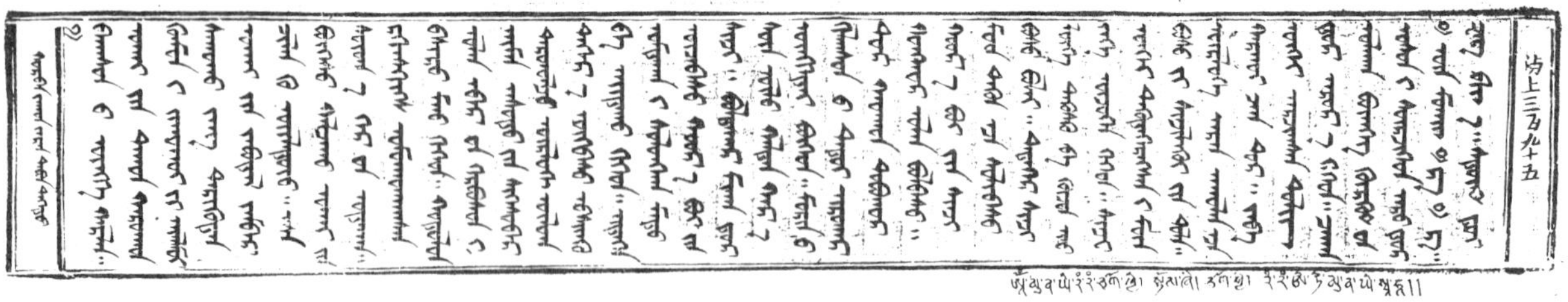
汾上三百九十五

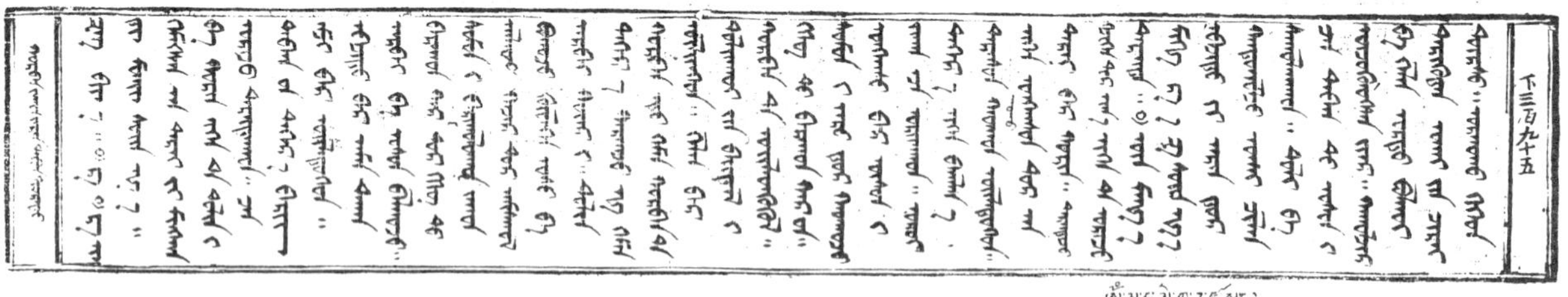
下三百九十五

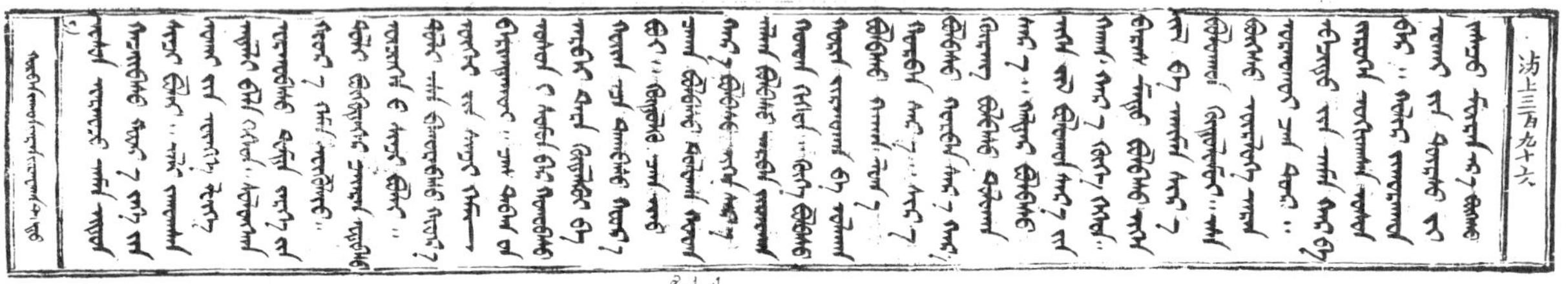
汾上三百九十六

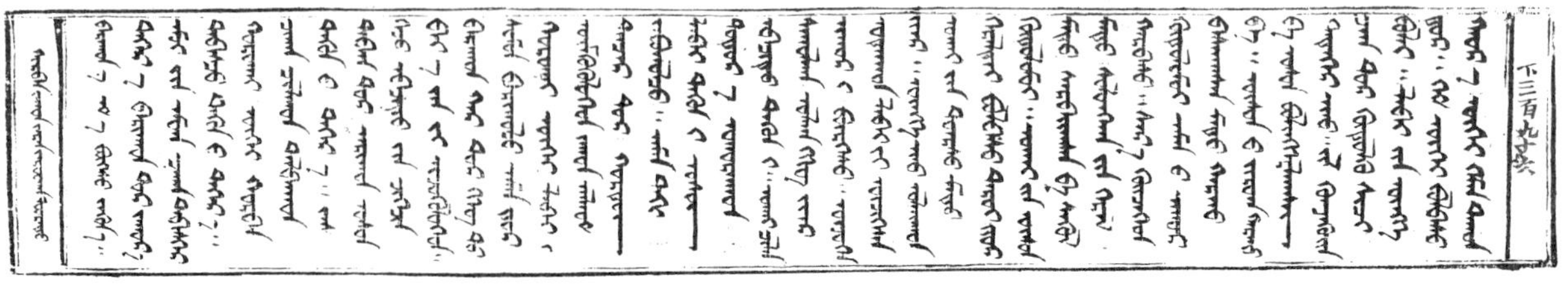
下三百九十六

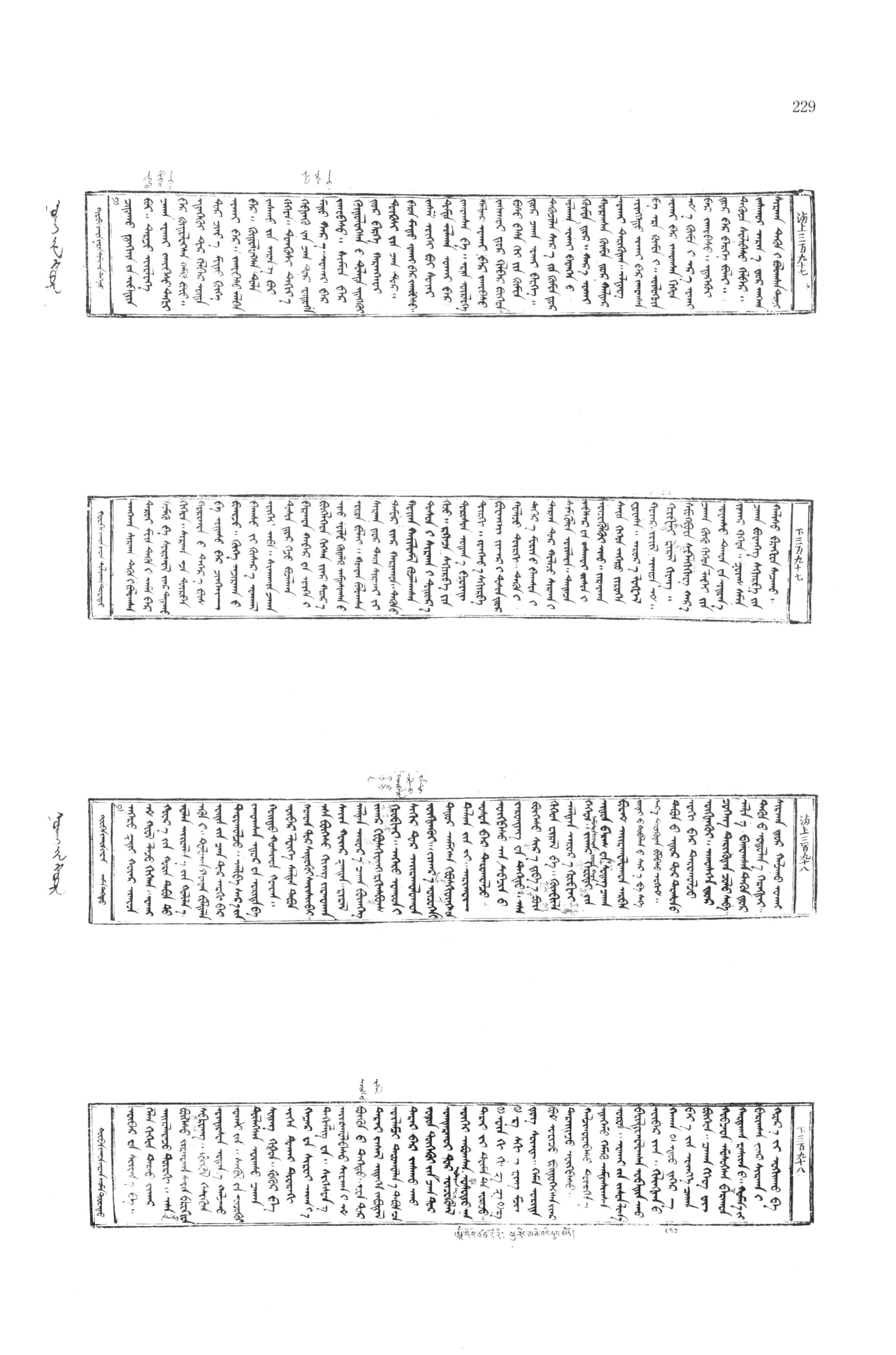

洂上三百九十七

下三百九十七

洂上三百九十八

下三百九十八

沾上三百九十九

下三百九十九

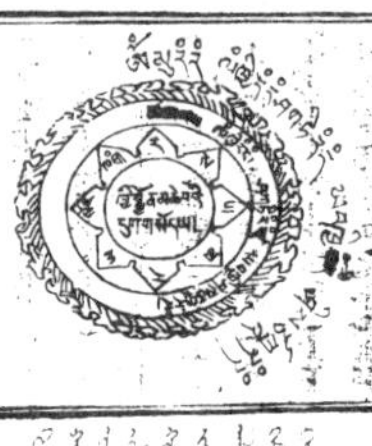

下四百

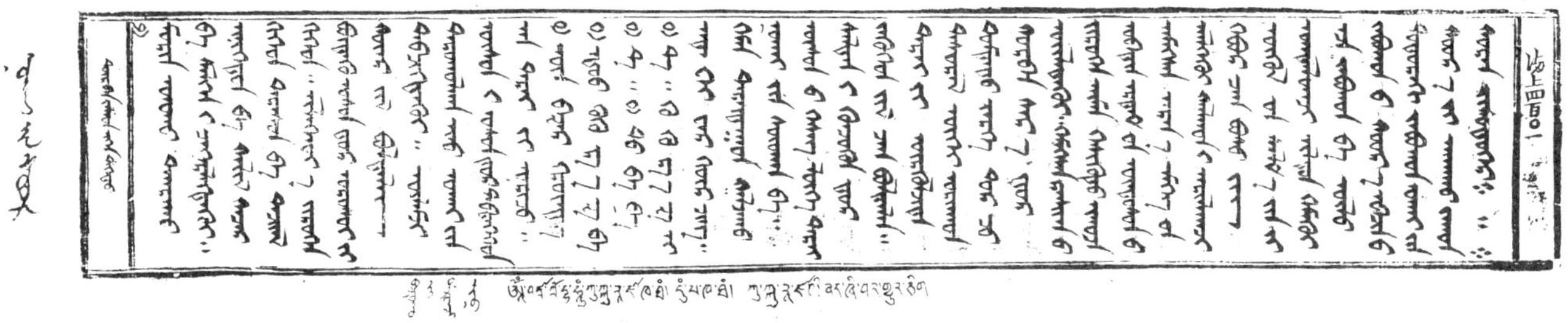

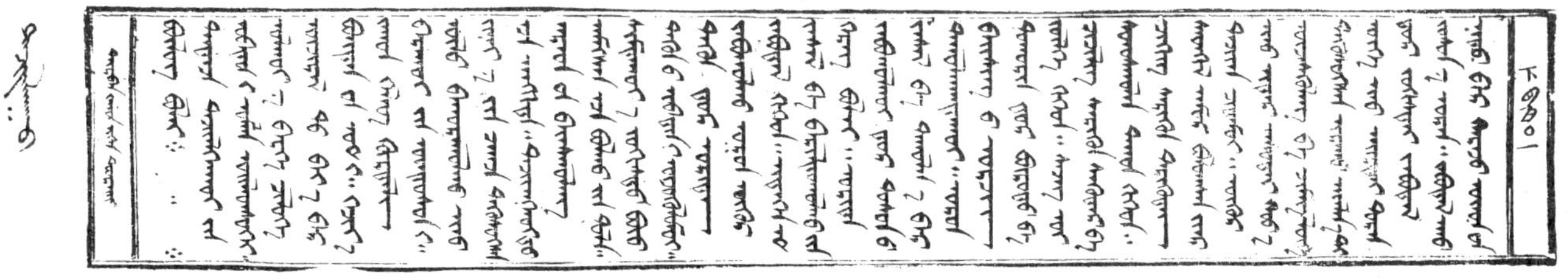

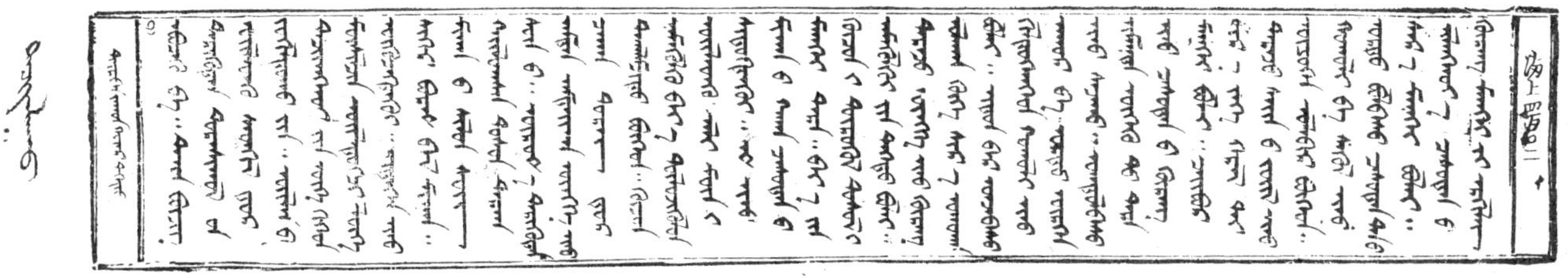

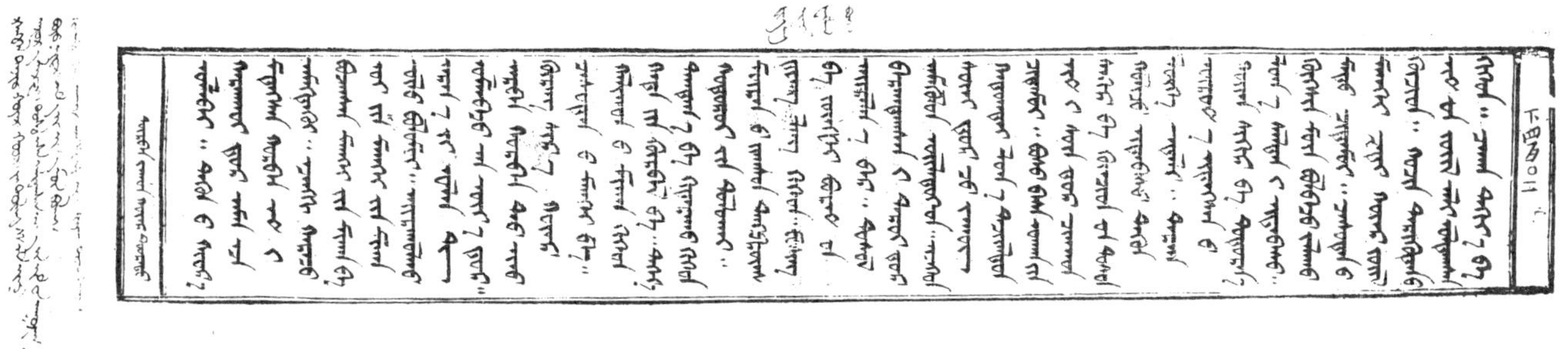

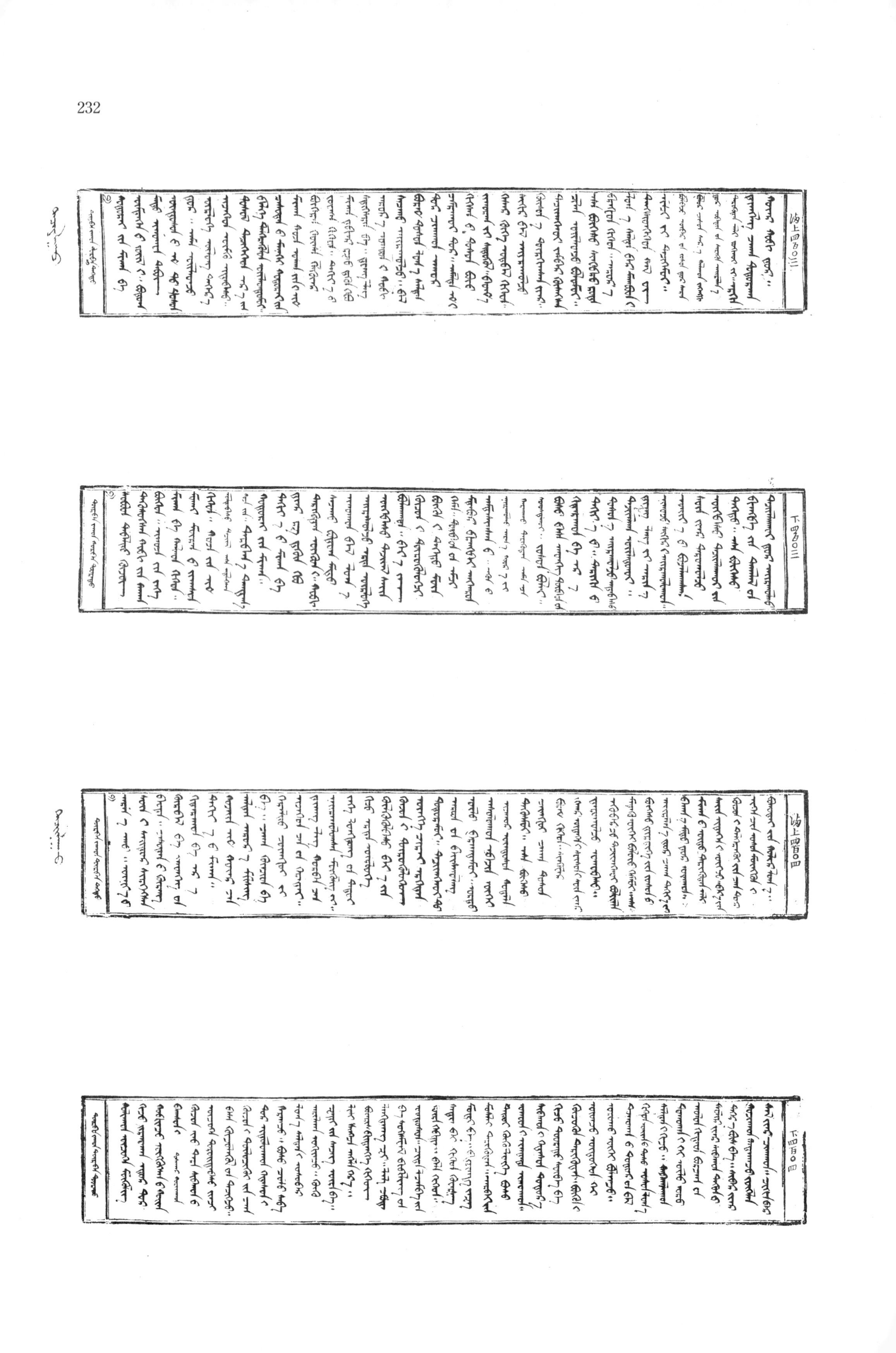

湯上四百〇三

下四百〇三

湯上四百四

下四百四

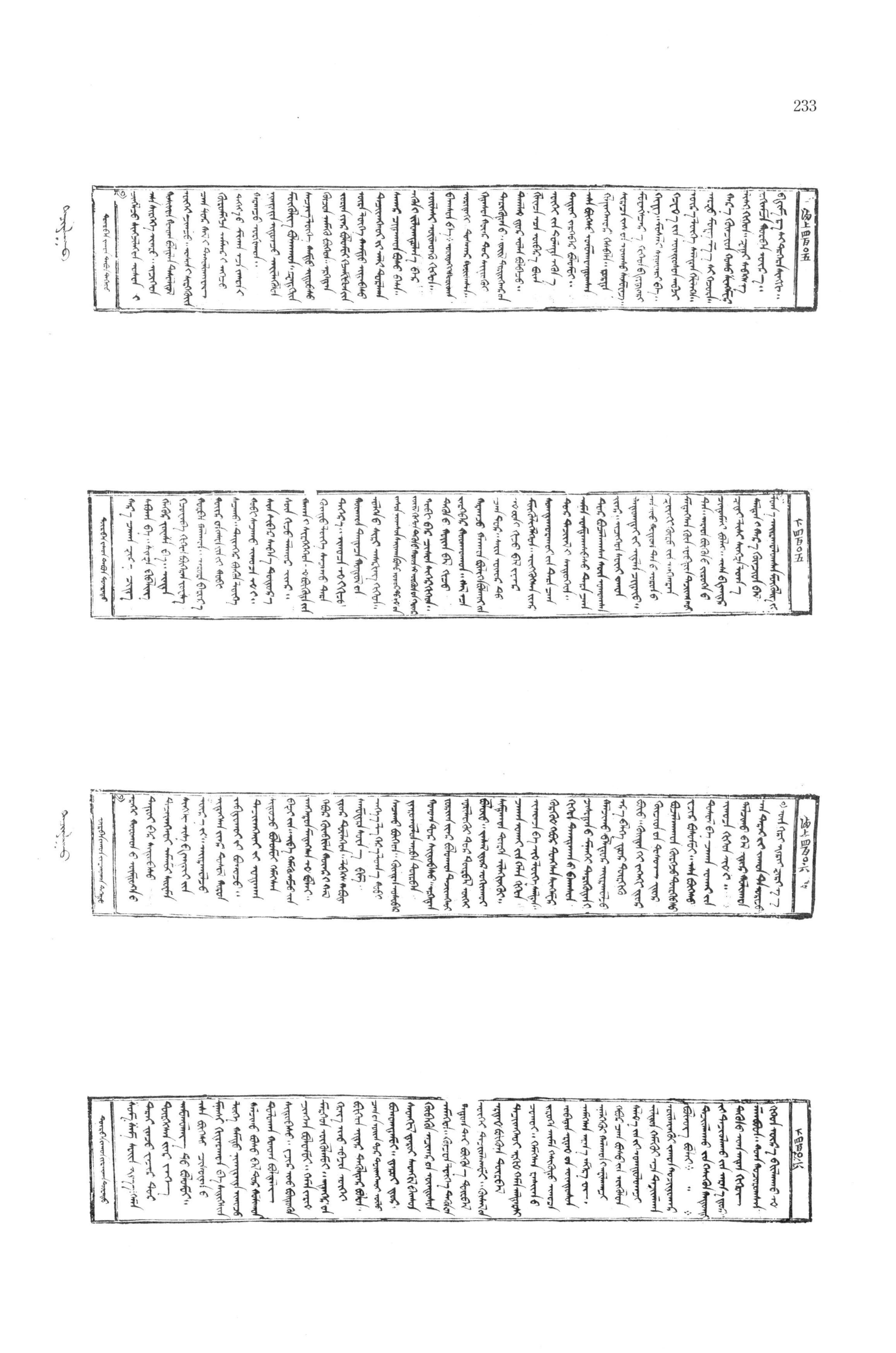

咸十四〇五

十四〇五

咸十四〇六

十四〇六

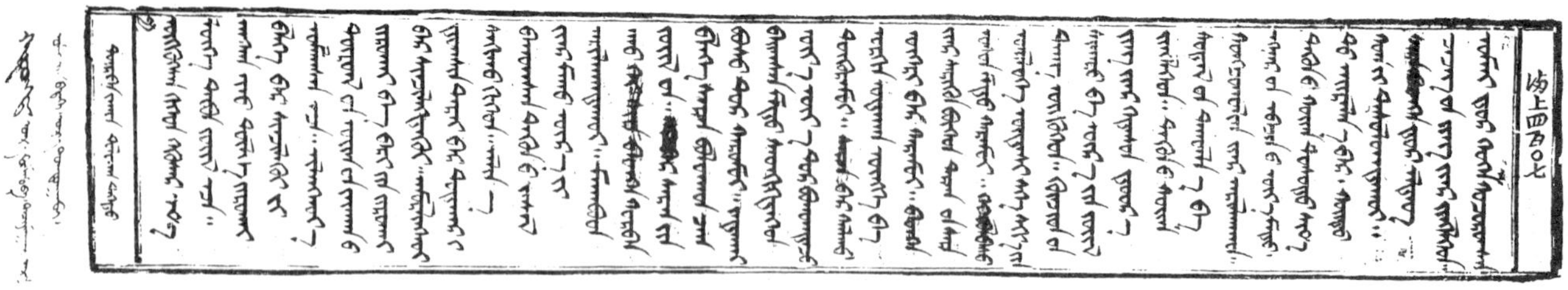

滿上四百〇七

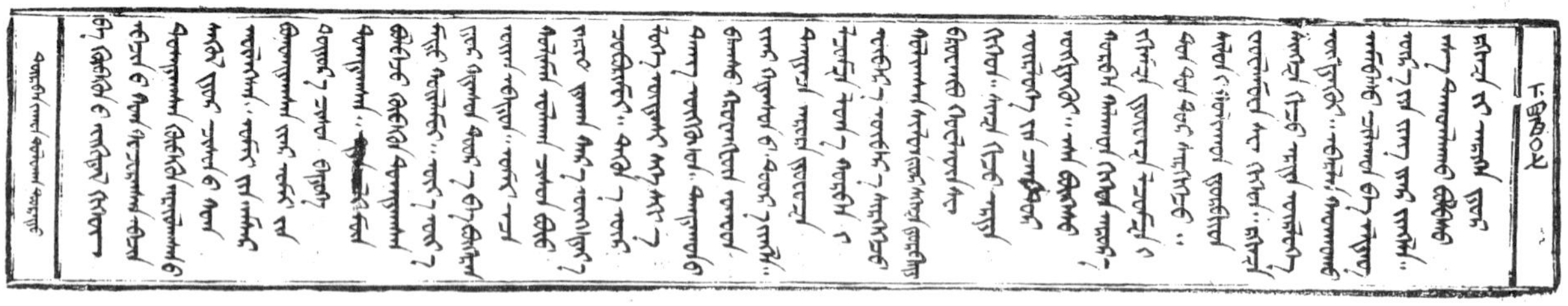

下四百〇七

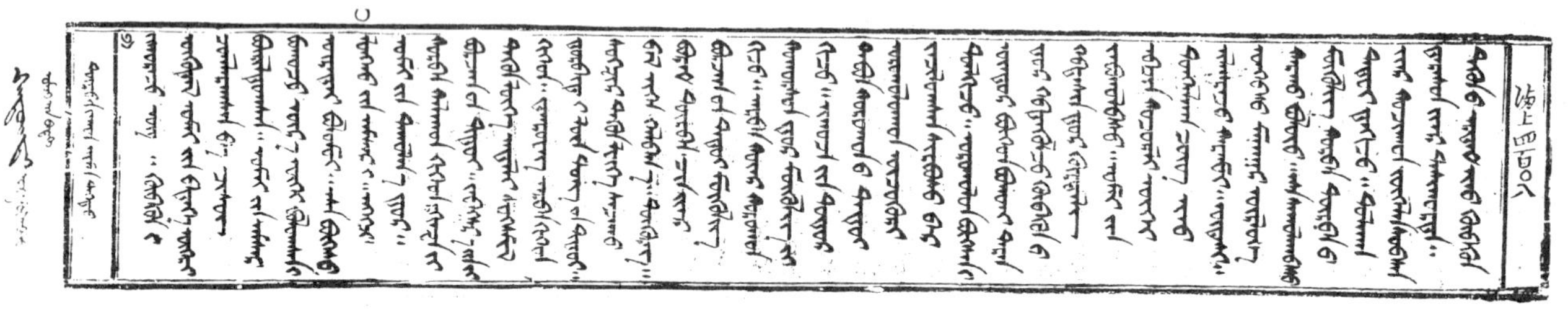

滿上四百〇八

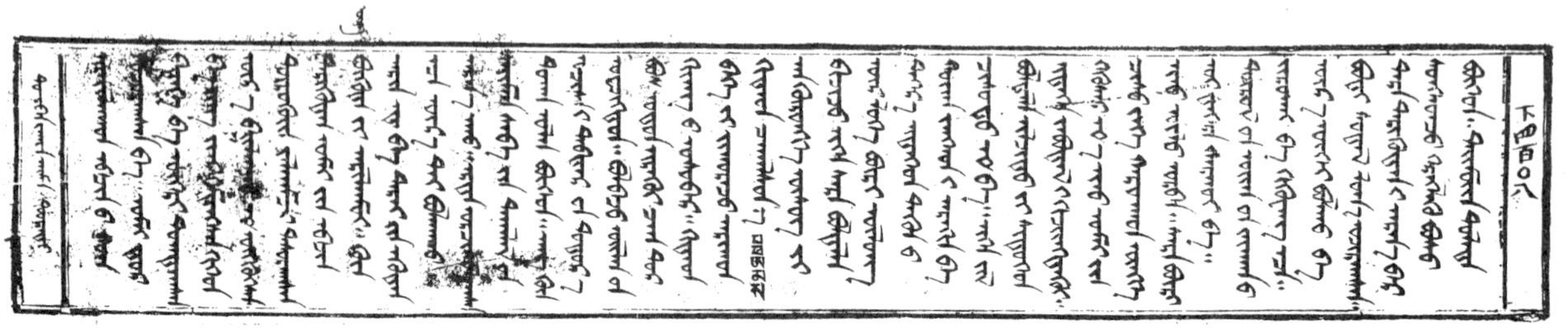

下四百〇八

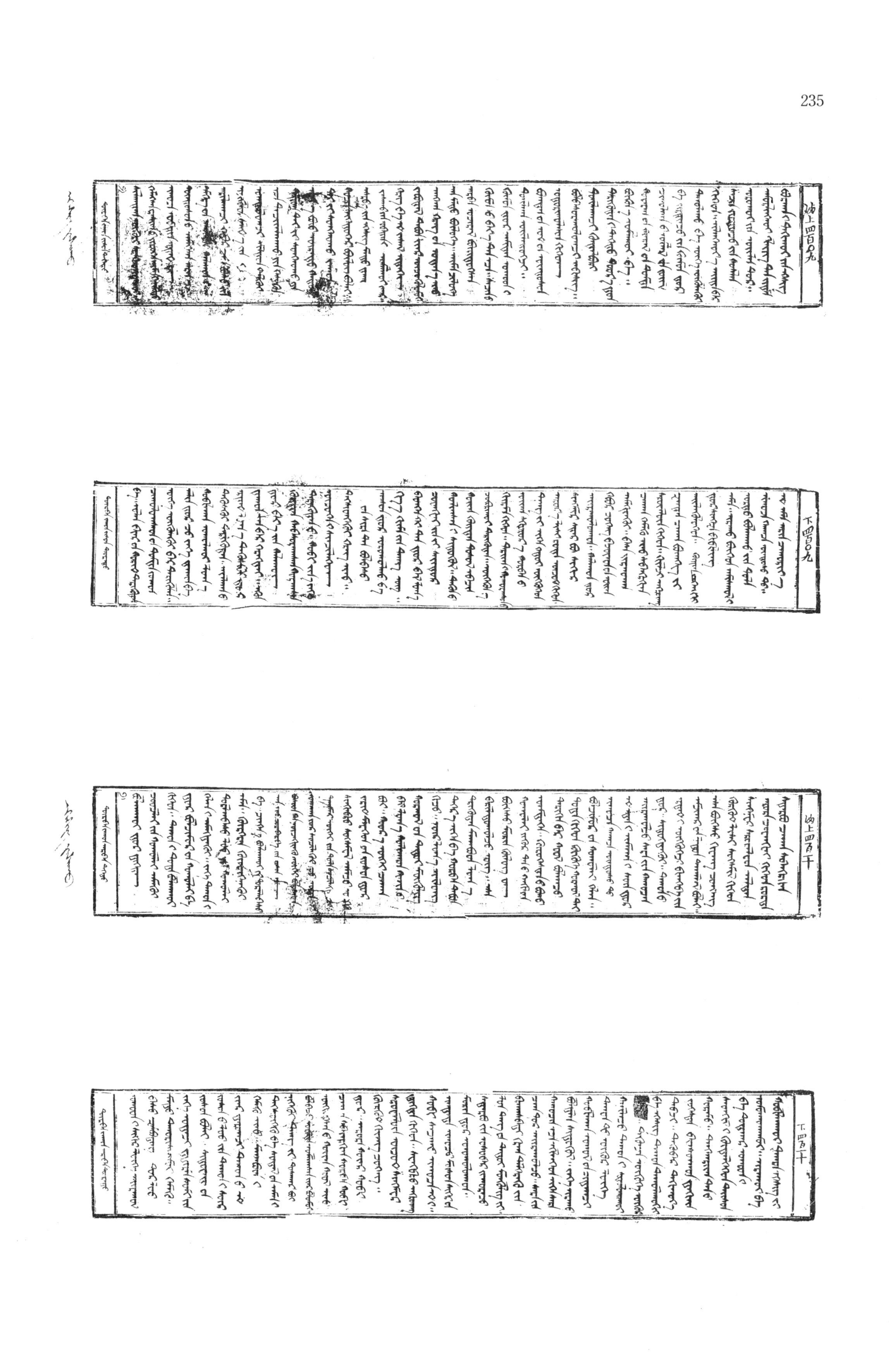

納上四百〇九

下四百〇九

納上四百十

下四百十

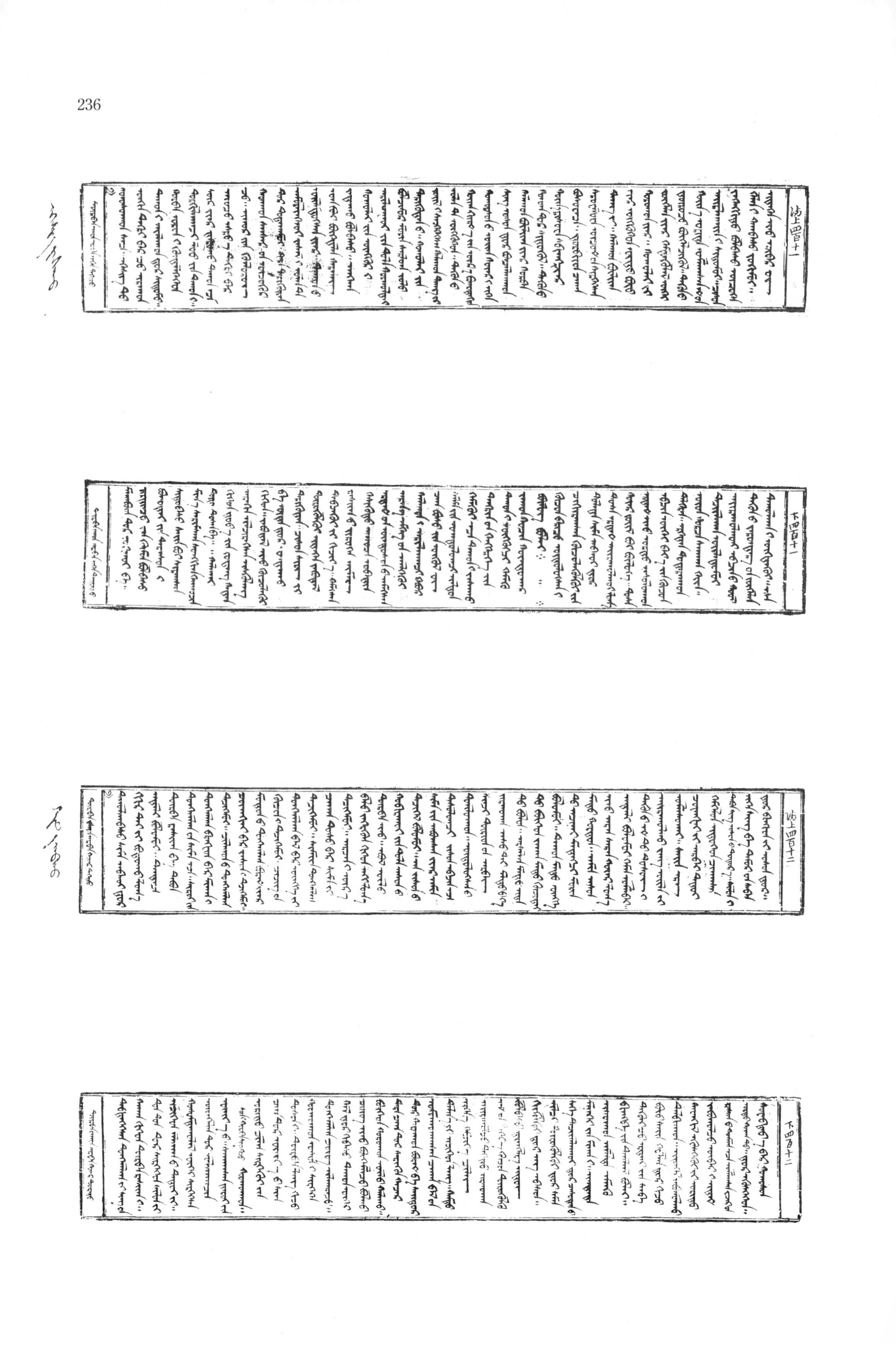

汸上四百十一

下四百十一

汸上四百十二

下四百十二

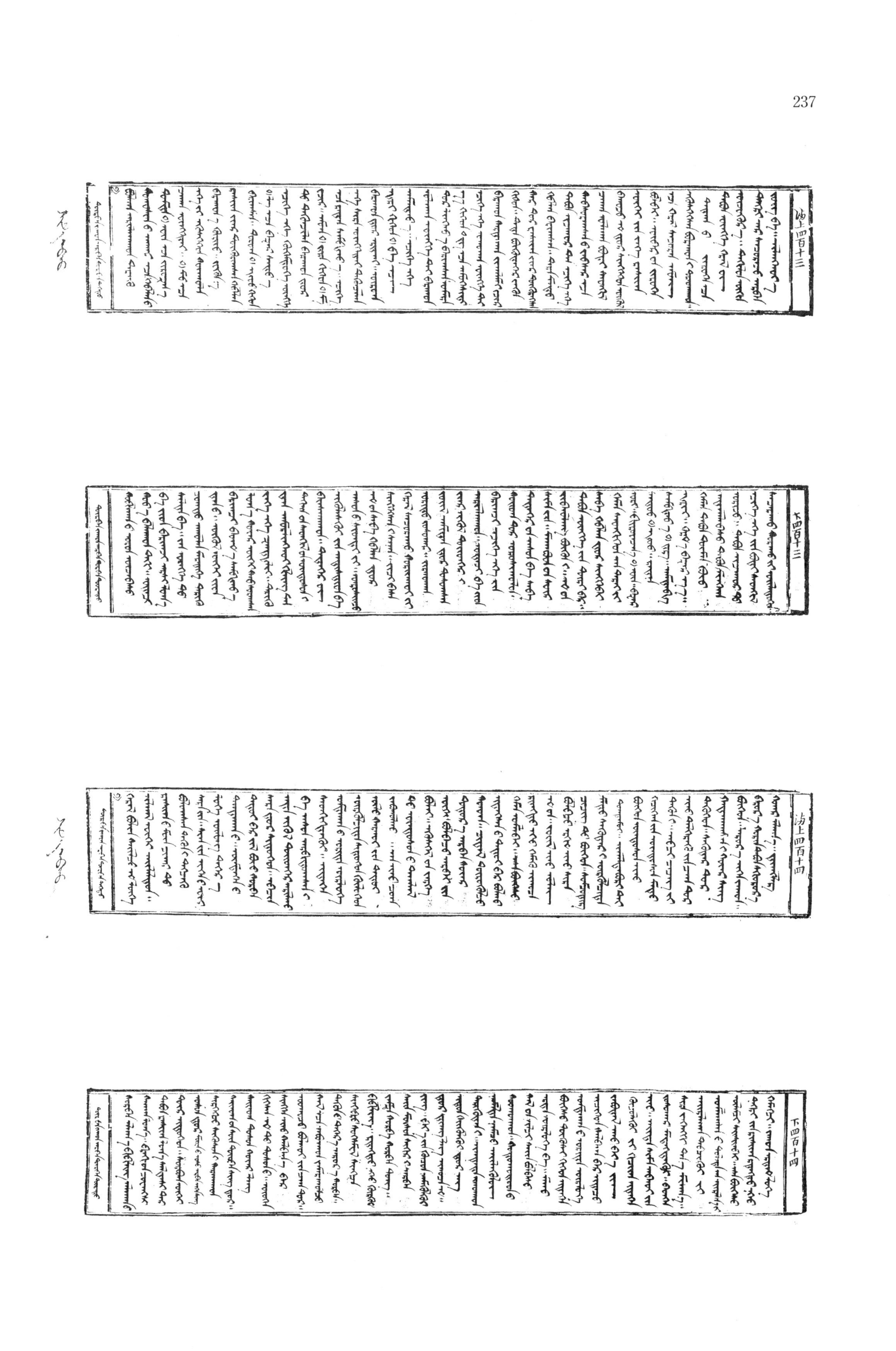

汤上四百十三

下四百十三

汤上四百十四

下四百十四

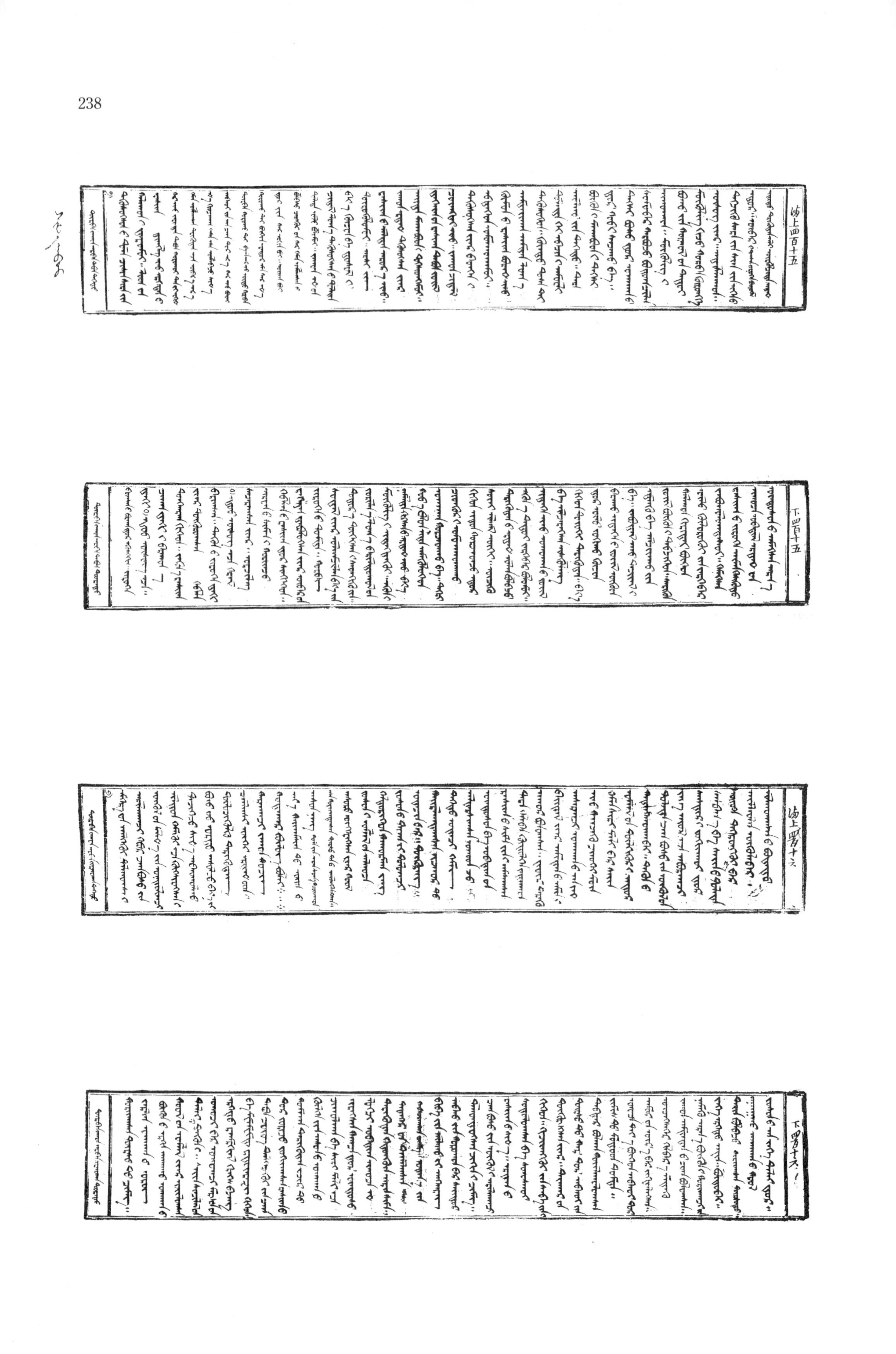

頭上四百十五

[illegible]

下四百十五

[illegible]

頭上四百十六

[illegible]

下四百十六

[illegible]

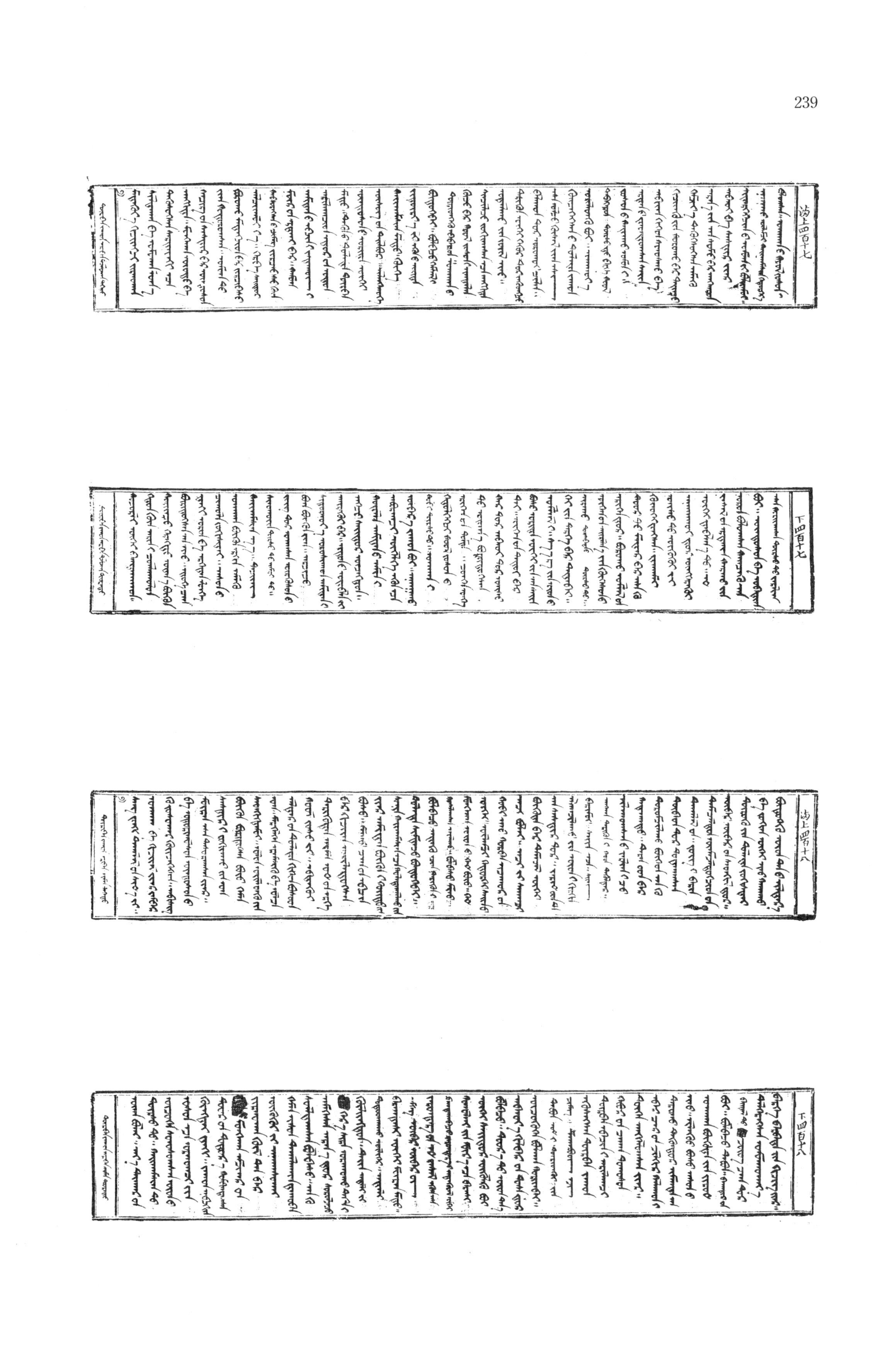

沿上四百十七

下四百十七

沿上四百十八

下四百十八

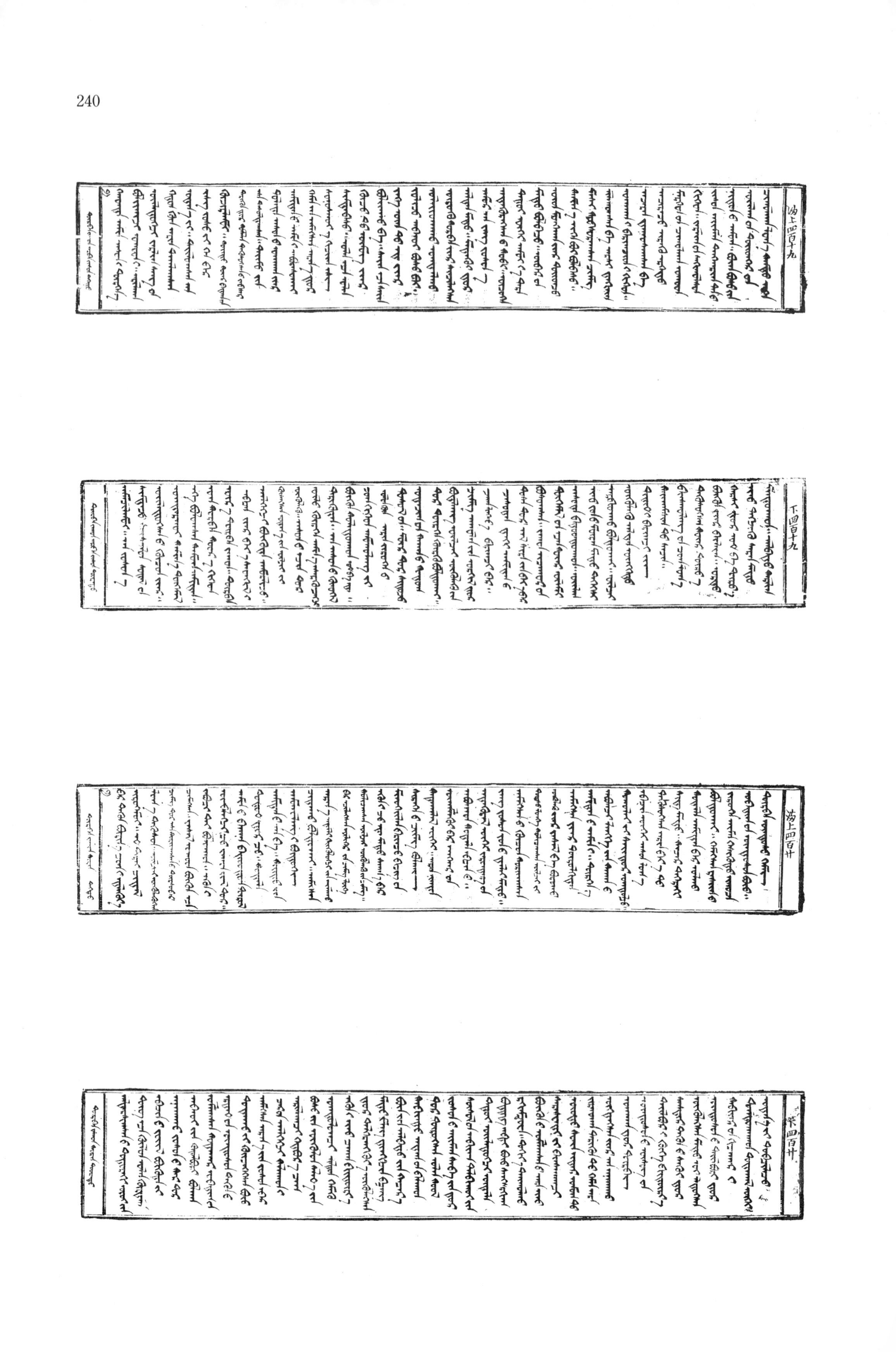

湯上四百十九

下四百十九

湯上四百廿

下四百廿

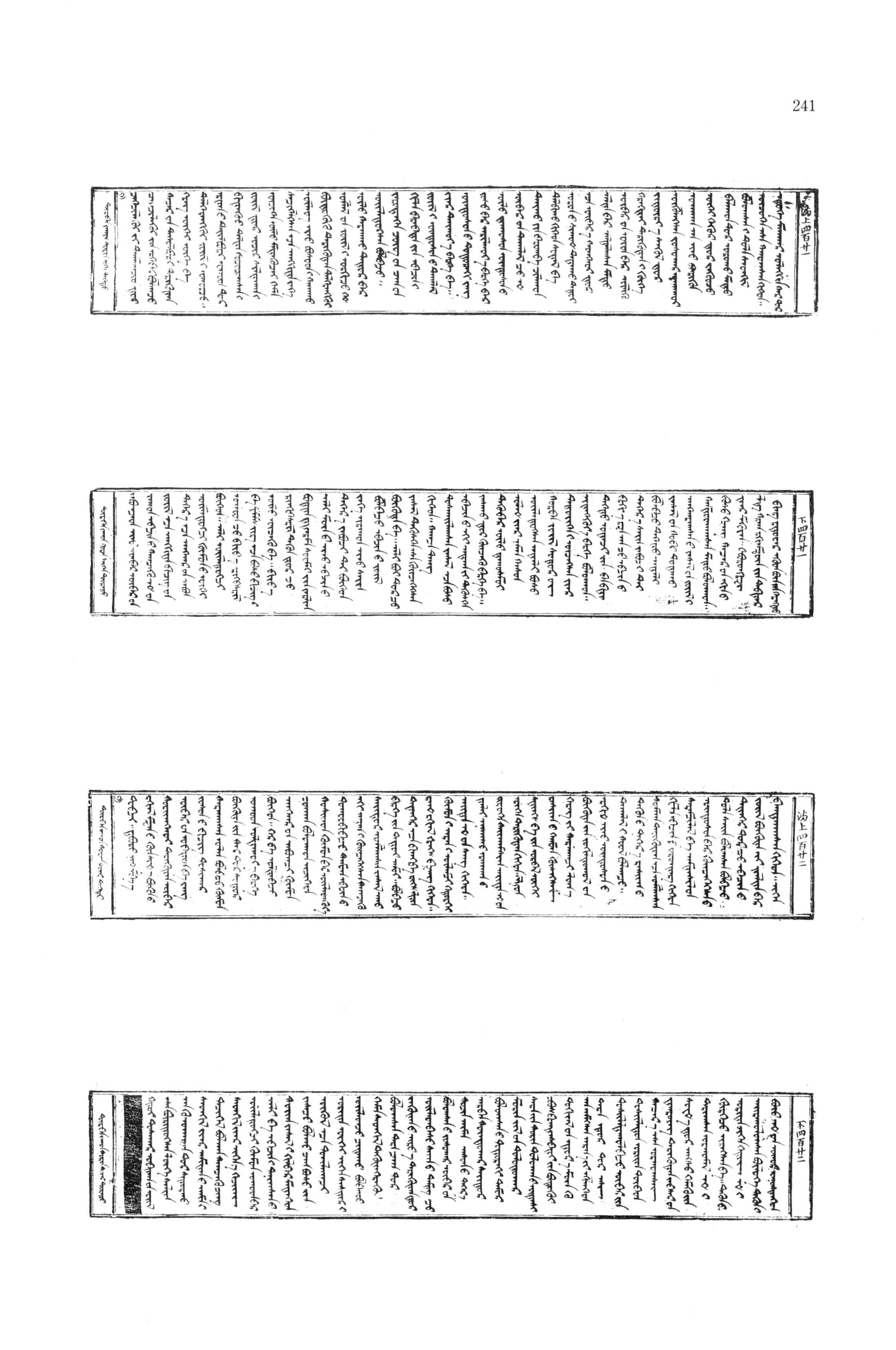

滿上四百廿一

下四百廿一

滿上四百廿二

下四百廿二

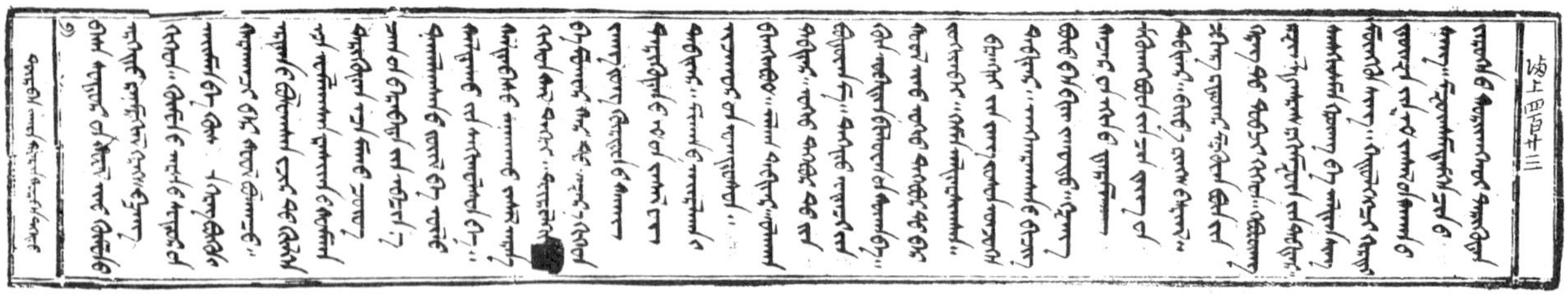
満上四百廿三

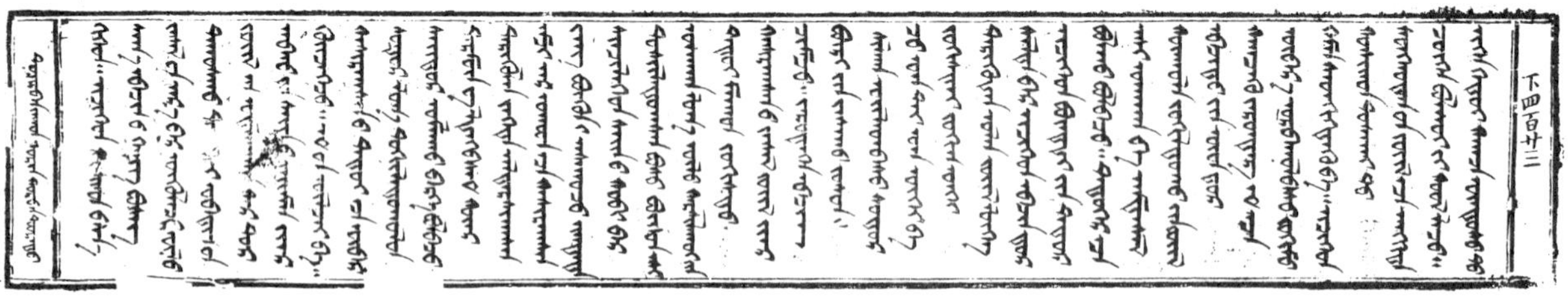
下四百廿三

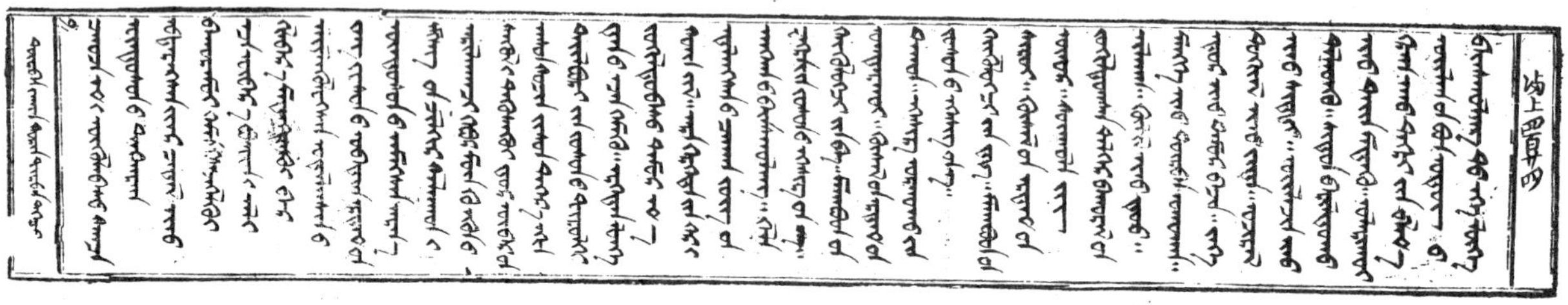
満上四百廿四

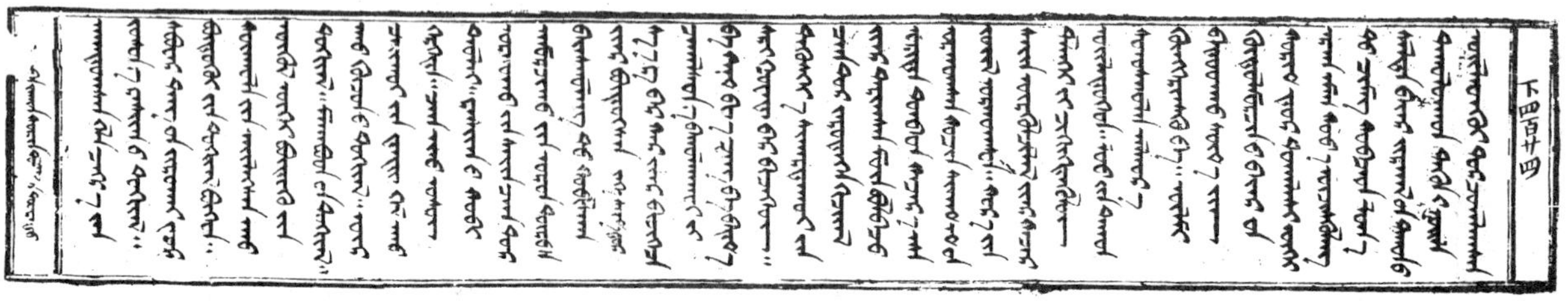
下四百廿四

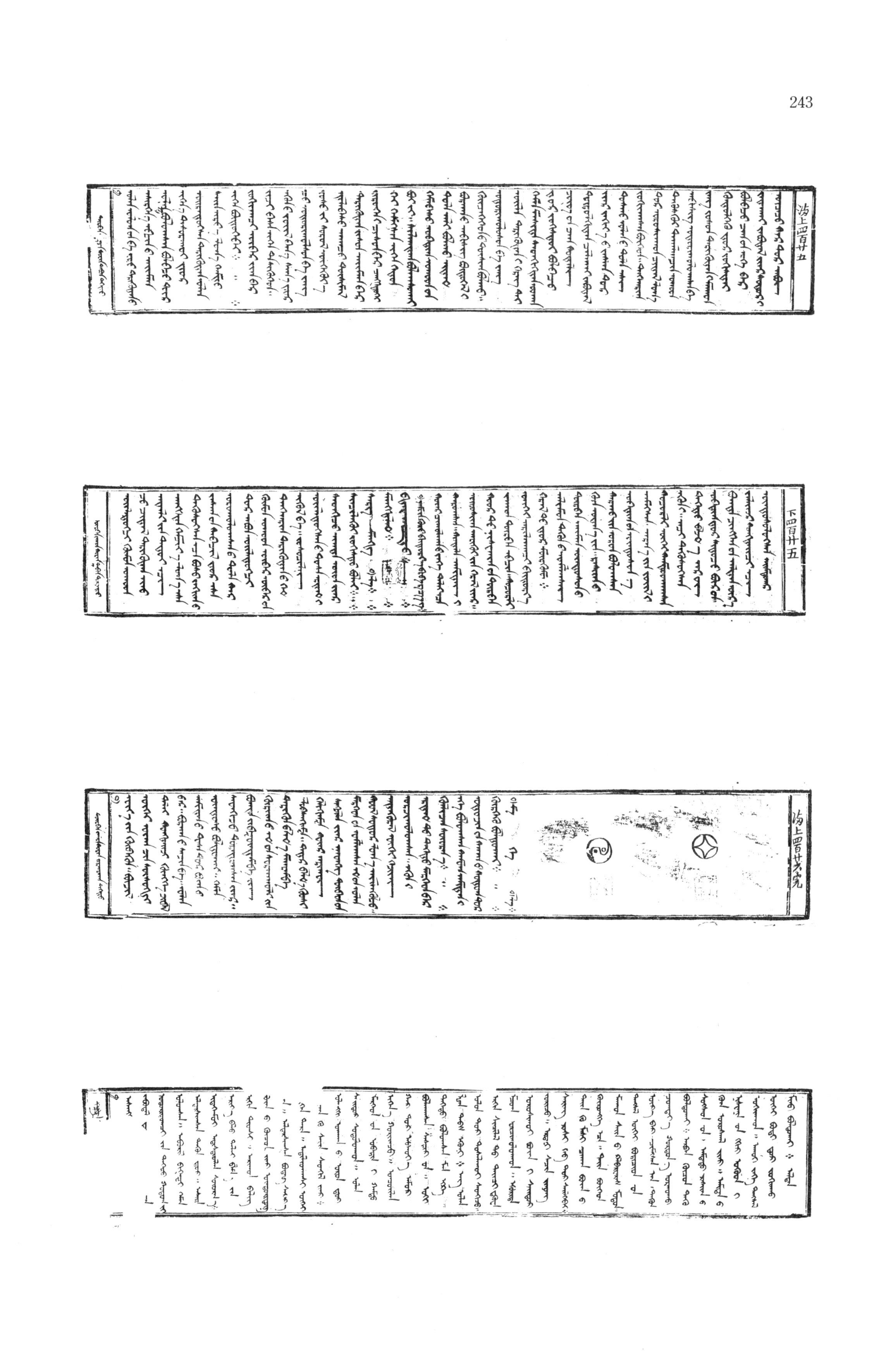

汾上四百廿五

下四百廿五

汾上四百廿六完

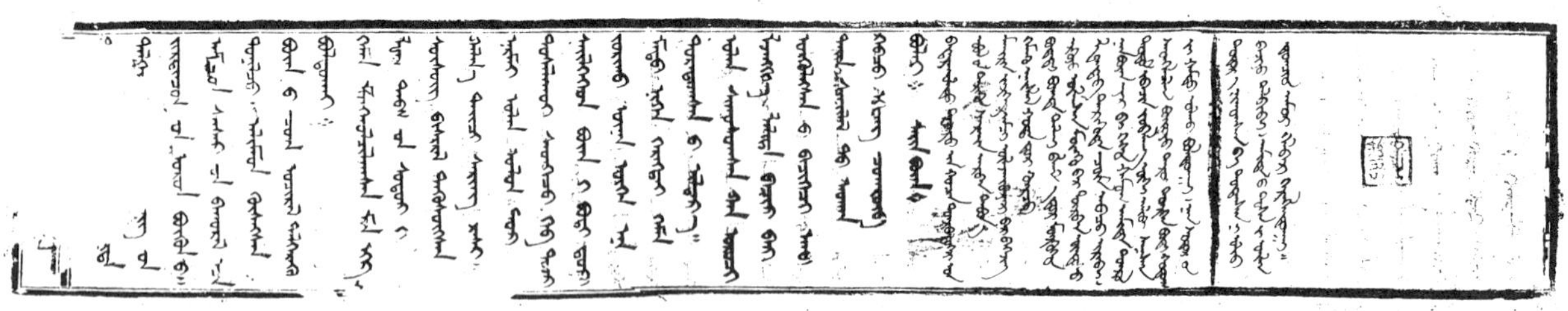

Ⅲ 附 録

財団法人東洋文庫より提供していただいた。本書所収の『ランタブ』に欠落ないしは破損していた部分、あるいは紙を貼られたり、書きかえられたりした部分のみ東洋文庫所蔵木版本より補充した。

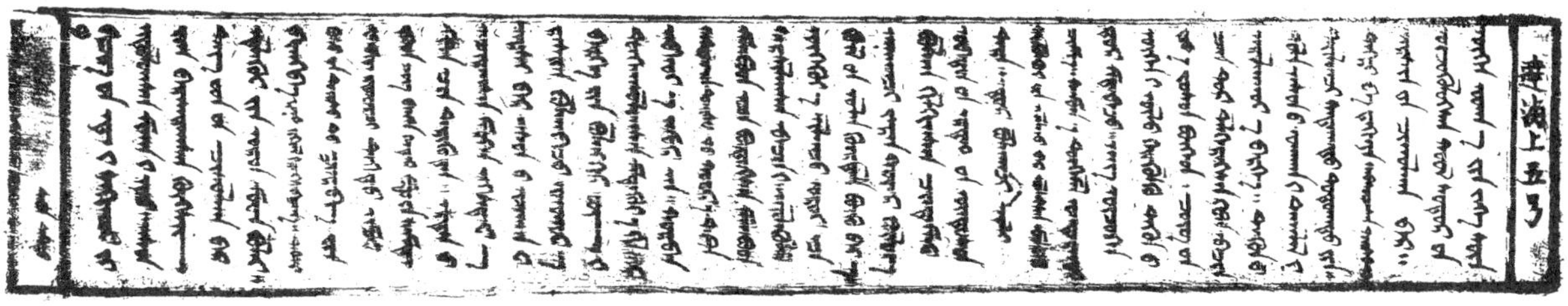
達海上五号

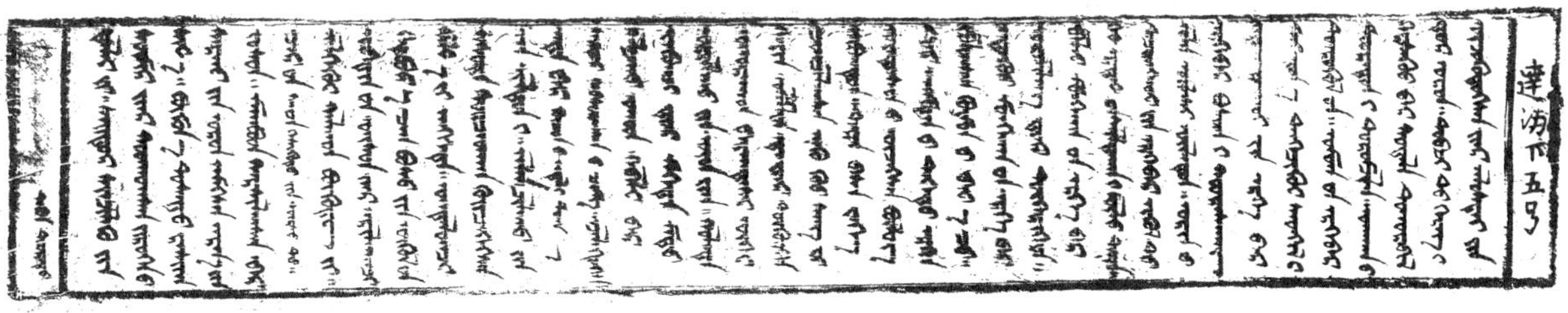
達海下五号

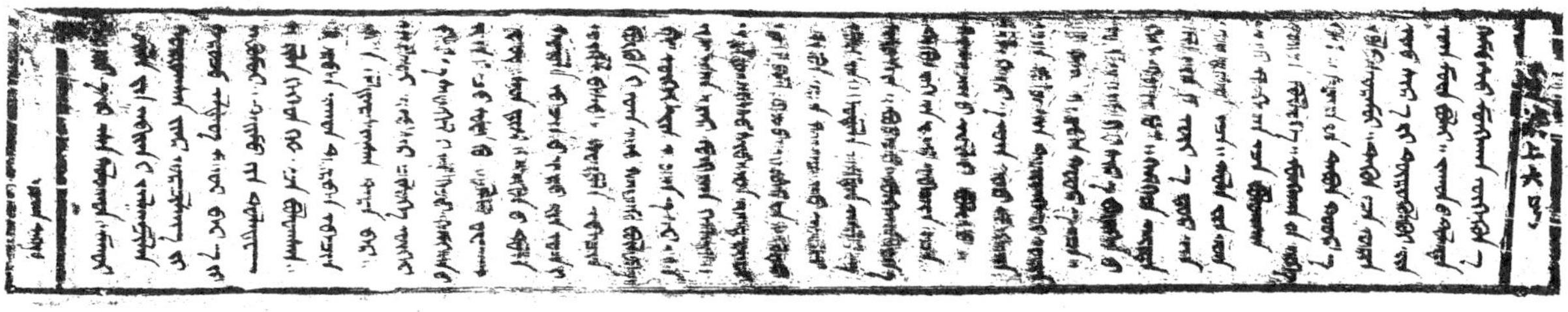
達海上六号

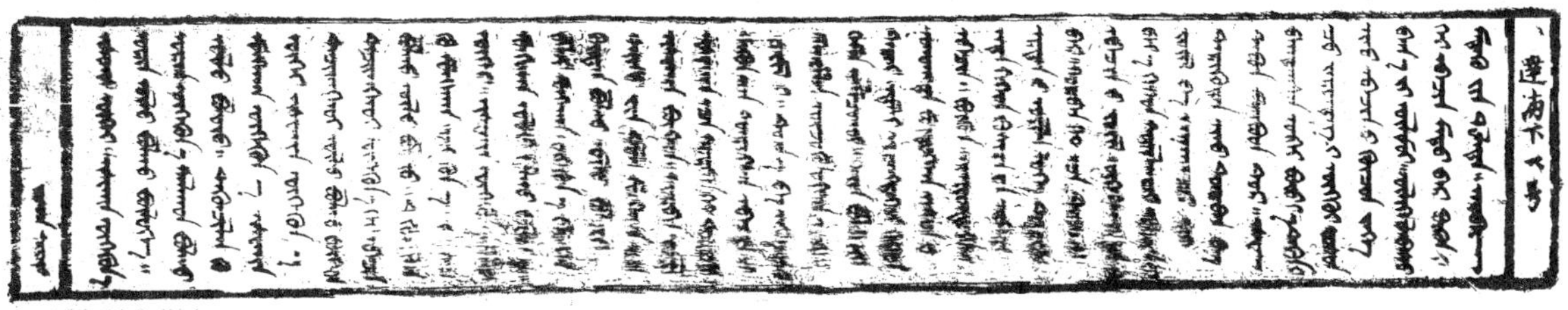
達海下六号

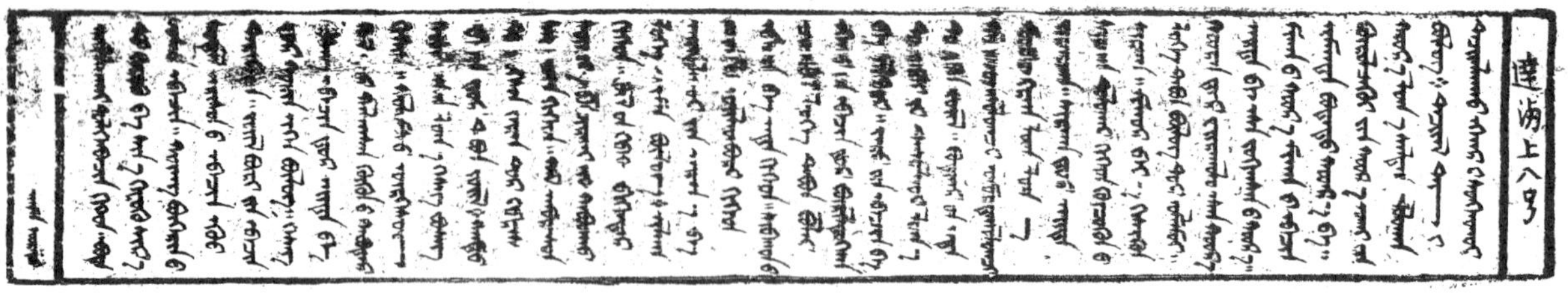
達海上八号

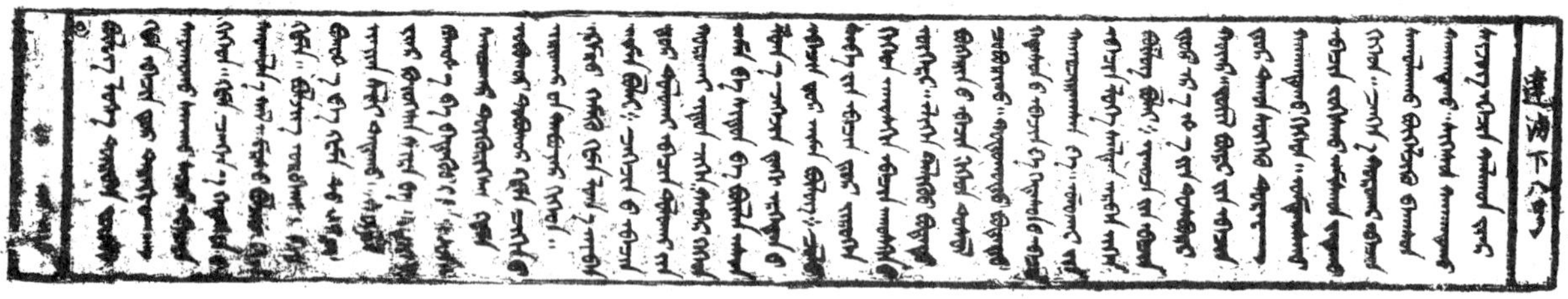
達海下八号

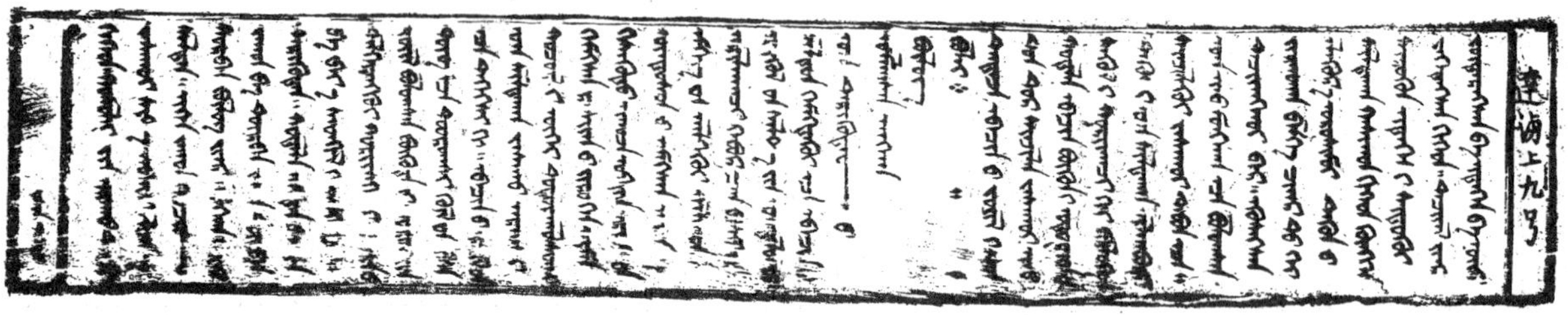
達海上九号

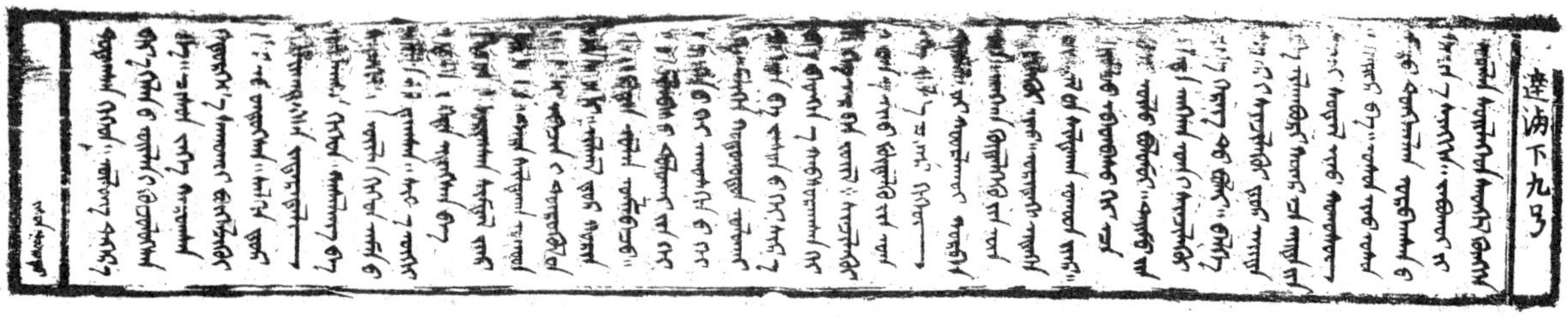
達海下九号

達海上二百〇四

上 三百〇六

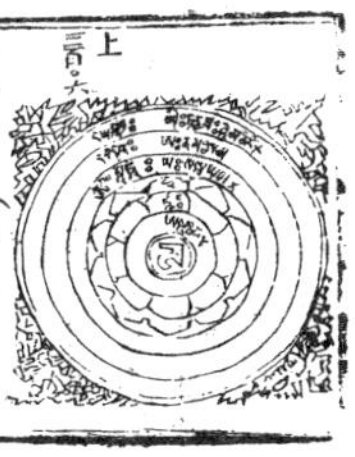

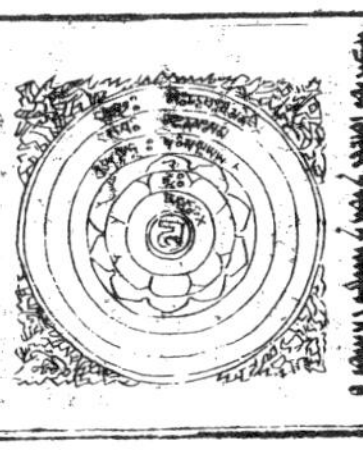

诂上三百七十四

下三百七十四

淌上三百七十五

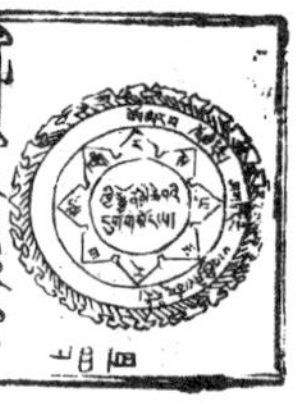

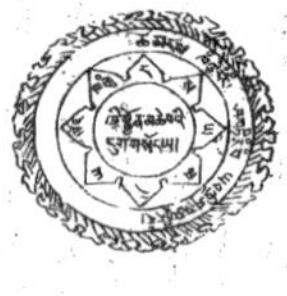

淌上四百〇九

下四百〇九

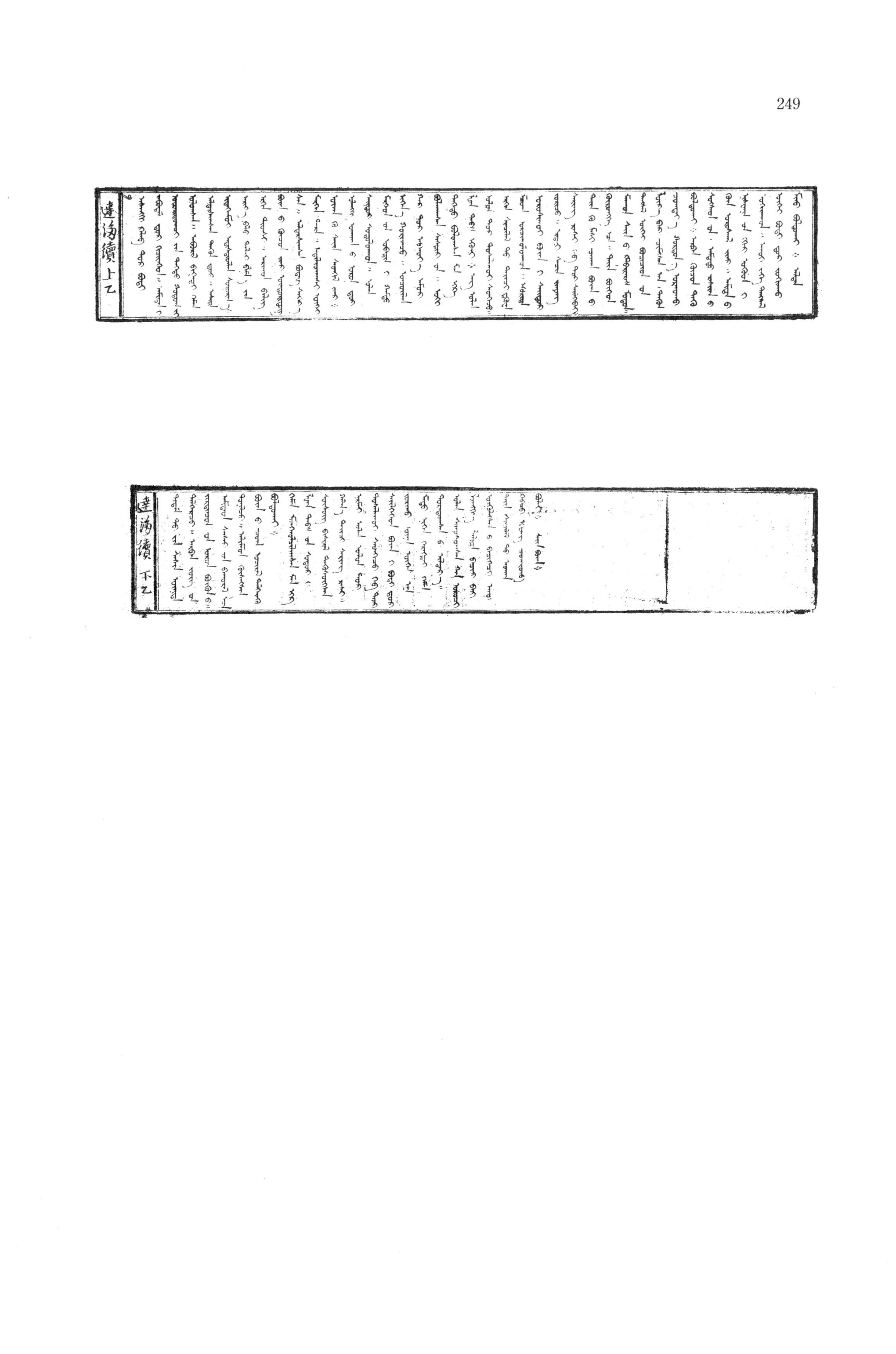

達湯讀 上乙

達湯讀 下乙

Ⅳ ABSTRACT

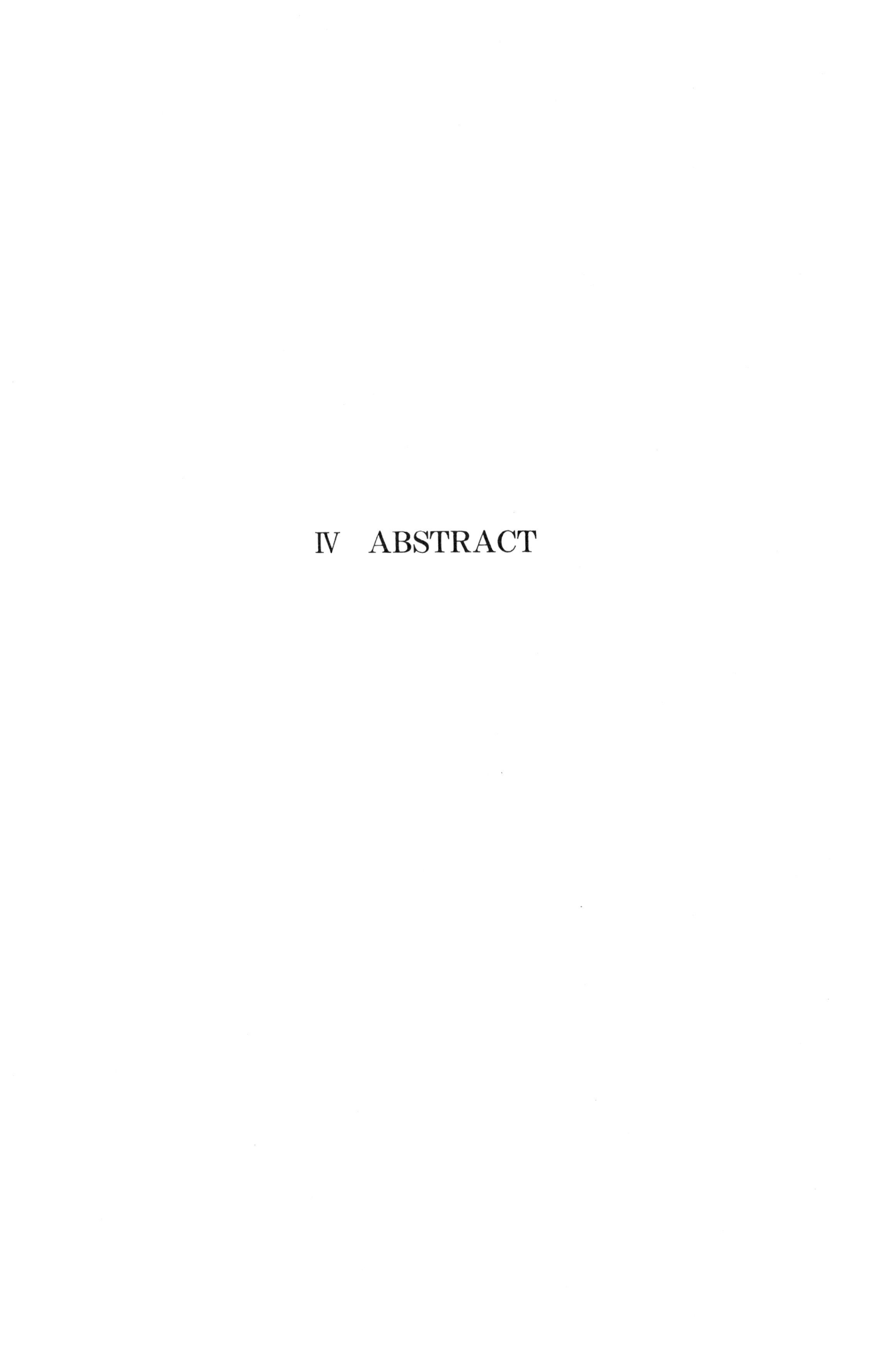

Lhantab — A Masterpiece in Tibetan & Mongolian Classics on Medicine

Yang Haiying

This book presents a reproduction of *Lhantab*, a masterpiece in Tibetan & Mongolian classics on medicine, which is represented in this publication in the form of facsimile based on a wood-printed copy of the original book. The wood-printed original was made up and published in Beijing in 1746.

As is well known, there used to be a famous bookshop (printing firm) near Temple Songzhusi (嵩祝寺) in the Beijing, in which Mongolian and Tibetan Buddhist sutras were made up, printed and published for centuries. This renowned printing firm started its business during the Ming dynasty, flourishing for several hundred years, widely patronized by many intellectuals from the Mongolian steppe who bought books through the centuries. In the pre-modern age, the firm was frequented and crowded by a lot of academicians in Oriental studies, who came from various countries to purchase wood-printed copies of books. Today those copies of books prepared by this particular printing firm form the "very core of Mongolian collections", which are preserved in libraries and museums across the world. Unfortunately, however, many of the wooden templates for printing that had been kept in the firm were destroyed between the end of 1949 and the beginning of 1950. Once the templates disappeared, all that is left for academic studies are the wood-printed copies of those publications.

Lhantab as recorded in this book was part of a collection of old manuscripts, which was possessed by Γanjurjab (1921-1997), a medical scientist who lived in Ordos, Mongolia and committed himself to the preservation of ancient materials, taking great care of the archives. Remaining between lines on pages in this book are footnotes and interpretational remarks, left by the many physicians and scientists who used the book in olden times. Thanks to these notes, this copy of the book offers excellent material for historical studies, through which we can explore how classical books in medicine such as *Lhantab* were actually used by experts in the past. It should be noted that other manuscripts related to medicine in the Γanjurjab collection have also been published and detailed in a book titled *Manuscripts from Private Collections in Ordos, Mongolia*(2) — *The Γanjurjab Collection*(International Society for the Study of the Culture and Economy of the Ordos Mongols, OMS e.V. Köln Germany, 2001).

■編著者紹介
楊　海英（Yang Haiying）

モンゴル名オーノス・チョクト。
1964年　中国・内モンゴル自治区オルドス生まれ。
1987年　北京第二外国語学院大学アジア・アフリカ語学部卒。
同大学助手を経て1989年来日。
1994年　国立民族学博物館・総合研究大学院大学文化科学研究科終了、文化人類学専攻、博士（文学）。主として内モンゴル自治区、新疆ウイグル自治区、モンゴル国にて調査研究を行う。現在、静岡大学人文学部助教授。

主な著書：
『《金書》研究への序説』、1998、国立民族学博物館。
Manuscripts from private collections in Ordus, Mongolia (1),2000, *Mongolian culture studies* Ⅰ, Köln, Germany.
Manuscripts from private collections in Ordus, Mongolia (2)－*The Γanjurjab collection*, 2001, *Mongolian culture studies* Ⅲ, Köln, Germany.
『国外刊行的鄂爾多斯蒙古族文史資料』、2001、中国内蒙古人民出版社。
『成吉思汗《金書》』、共著、2001、中国内蒙古文化出版社。
『草原と馬とモンゴル人』、2001、日本放送出版協会。

ラ　ン　タ　ブ
―チベット・モンゴル医学古典名著―

2002年3月30日　初版第1刷発行

■編著者――楊　海英
■発行者――佐藤　正男
■発行所――株式会社 **大学教育出版**
〒700-0951　岡山市田中124-101
電話（086）244-1268　FAX（086）246-0294
■印刷所――サンコー印刷㈱
■製本所――日宝綜合製本㈱
■装　丁――ティーボーンデザイン事務所

ISBN4−88730−476−5